全国中医药行业高等职业教育“十四五”规划教材
全国高等医药职业院校规划教材（第六版）

中医经典选读

（供中医学、针灸推拿、中西医临床医学、
临床医学、中医骨伤等专业用）

主　编　许　海　姜　侠

全国百佳图书出版单位
中国中医药出版社
·北　京·

图书在版编目（CIP）数据

中医经典选读 / 许海，姜佚主编 . -- 北京：中国中医药出版社，2025. 4. --（全国中医药行业高等职业教育“十四五”规划教材）.

ISBN 978-7-5132-9410-2

Ⅰ. R2-52

中国国家版本馆 CIP 数据核字第 2025KH4091 号

融合教材服务说明

全国中医药行业职业教育“十四五”规划教材为新形态融合教材，各教材配套数字教材和相关数字化教学资源（PPT 课件、视频、复习思考题答案等）仅在全国中医药行业教育云平台“医开讲”发布。

资源访问说明

到“医开讲”网站（jh.e-lesson.cn）或扫描教材内任意二维码注册登录后，输入封底“激活码”进行账号绑定后即可访问相关数字化资源（注意：激活码只可绑定一个账号，为避免不必要的损失，请您刮开序列号立即进行账号绑定激活）。

联系我们

如您在使用数字资源的过程中遇到问题，请扫描右侧二维码联系我们。

中国中医药出版社出版

北京经济技术开发区科创十三街 31 号院二区 8 号楼

邮政编码　100176

传真　010-64405721

河北新华第二印刷有限责任公司印刷

各地新华书店经销

开本 850×1168　1/16　印张 27.5　字数 740 千字

2025 年 4 月第 1 版　2025 年 4 月第 1 次印刷

书号　ISBN 978 - 7 - 5132 - 9410 - 2

定价　96.00 元

网址　www.cptcm.com

服 务 热 线　010-64405510

购 书 热 线　010-89535836

维 权 打 假　010-64405753

微信服务号　zgzyycbs

微商城网址　https：//kdt.im/LIdUGr

官 方 微 博　http：//e.weibo.com/cptcm

天猫旗舰店网址　https：//zgzyycbs.tmall.com

如有印装质量问题请与本社出版部联系（010-64405510）

全国中医药行业高等职业教育“十四五”规划教材
全国高等医药职业院校规划教材（第六版）

《中医经典选读》编委会

主　编

许　海（毕节医学高等专科学校）　　姜　侠（滨州医学院）

副主编

张文涛（重庆三峡医药高等专科学校）　　王　淞（山东中医药高等专科学校）
娄政驰（新乡医学院第三附属医院）　　孟　萍（江西中医药高等专科学校）
杨　静（成都中医药大学附属医院针灸学校）

编　委（按姓氏笔画排序）

王俐钧（滨州医学院）　　冯文林（南方医科大学）
刘　闯（肇庆医学院）　　安荣华（毕节医学高等专科学校）
许照艳（邢台医学院）　　杜相宇（湖北中医药高等专科学校）
巫鑫辉（郑州澍青医学高等专科学校）　　李　凯（海南医科大学）
李谋多（宁波卫生职业技术学院）　　李超慧（南阳医学高等专科学校）
吴宁川（四川中医药高等专科学校）　　张瓅方（南阳理工学院）
欧慧萍（湖南中医药高等专科学校）　　蒋　萃（成都中医药大学）

编写秘书（兼）

安荣华（毕节医学高等专科学校）

全国中医药行业高等职业教育"十四五"规划教材
全国高等医药职业院校规划教材（第六版）

《中医经典选读》融合出版数字化资源编创委员会

主　编

许　海（毕节医学高等专科学校）　　姜　侠（滨州医学院）

副主编

娄政驰（新乡医学院第三附属医院）　　安荣华（毕节医学高等专科学校）
王　淞（山东中医药高等专科学校）　　贾梦丽（新乡医学院第三附属医院）
张文涛（重庆三峡医药高等专科学校）　　孟　萍（江西中医药高等专科学校）
杨　静（成都中医药大学附属医院针灸学校）

编　委（按姓氏笔画排序）

王俐钧（滨州医学院）　　冯文林（南方医科大学）
刘　闯（肇庆医学院）　　许照艳（邢台医学院）
杜相宇（湖北中医药高等专科学校）　　巫鑫辉（郑州澍青医学高等专科学校）
李　凯（海南医科大学）　　李谋多（宁波卫生职业技术学院）
李超慧（南阳医学高等专科学校）　　吴宁川（四川中医药高等专科学校）
张瓅方（南阳理工学院）　　欧慧萍（湖南中医药高等专科学校）
彭杨芷（成都中医药大学）　　程　刚（新乡医学院第三附属医院）
熊春菊（毕节医学高等专科学校）

编写秘书（兼）

安荣华（毕节医学高等专科学校）

前 言

“全国中医药行业高等职业教育‘十四五’规划教材”是为贯彻党的二十大精神和习近平总书记关于职业教育工作和教材工作的重要指示批示精神，落实《中医药发展战略规划纲要（2016—2030年）》等文件精神，在国家中医药管理局领导和全国中医药职业教育教学指导委员会指导下统一规划建设的，旨在提升中医药职业教育对全民健康和地方经济的贡献度，提高职业技术院校学生的实践操作能力，实现职业教育与产业需求、岗位胜任能力严密对接，突出新时代中医药职业教育的特色。鉴于由中医药行业主管部门主持编写的“全国高等医药职业院校规划教材”（三版以前称“统编教材”）在2006年后已陆续出版第三版、第四版、第五版，故本套“十四五”行业规划教材为第六版。

中国中医药出版社是全国中医药行业规划教材唯一出版基地，为国家中医、中西医结合执业（助理）医师资格考试大纲和细则、实践技能指导用书，全国中医药专业技术资格考试大纲和细则唯一授权出版单位，与国家中医药管理局中医师资格认证中心建立了良好的战略伙伴关系。

本套教材由50余所开展中医药高等职业教育的院校及相关医院、医药企业等单位，按照教育部公布的《高等职业学校专业教学标准》内容，并结合全国中医药行业高等职业教育“十三五”规划教材建设实际联合组织编写。本套教材供中医学、中药学、针灸推拿、中医骨伤、中医康复技术、中医养生保健、护理、康复治疗技术8个专业使用。

本套教材具有以下特点：

1. 坚持立德树人，融入课程思政内容和党的二十大精神。把立德树人贯穿教材建设全过程、各方面，体现课程思政建设新要求，发挥中医药文化的育人优势，推进课程思政与中医药人文的融合，大力培育和践行社会主义核心价值观，健全德技并修、工学结合的育人机制，努力培养德智体美劳全面发展的社会主义建设者和接班人。

2. 加强教材编写顶层设计，科学构建教材的主体框架，打造职业行动能力导向明确的金教材。教材编写落实“三个面向”，始终围绕中医药职业教育技术技能型、应用型中医药人才培养目标，以学生为中心，以岗位胜任力、产业需求为导向，内容设计符合职业院校学生认知特点和职业教育教学实际，体现了先进的职业教育理念，贴近学生、贴近岗位、贴近社会，注重科学性、先进性、针对性、适用性、实用性。

3. 突出理论与实践相结合，强调动手能力、实践能力的培养。鼓励专业课程教材融入中医药特色产业发展的新技术、新工艺、新规范、新标准，满足学生适应项目学习、案例学习、模块化学习等不同学习方式的要求，注重以典型工作任务、案例等为载体组织教学单元，有效地激发学生的学习兴趣和创新潜能。同时，编写队伍积极吸纳了职业教育“双师型”教师。

4. 强调质量意识，打造精品示范教材。将质量意识、精品意识贯穿教材编写全过程。教材围绕“十三五”行业规划教材评价调查报告中指出的问题，以问题为导向，有针对性地对上一版教材内容进行修订完善，力求打造适应中医药职业教育人才培养需求的精品示范教材。

5. 加强教材数字化建设。适应新形态教材建设需求，打造精品融合教材，探索新型数字教材。将新技术融入教材建设，丰富数字化教学资源，满足中医药职业教育教学需求。

6. 与考试接轨。编写内容科学、规范，突出职业教育技术技能人才培养目标，与执业助理医师、药师、护士等执业资格考试大纲一致，与考试接轨，提高学生的执业考试通过率。

本套教材的建设，得到国家中医药管理局领导的指导与大力支持，凝聚了全国中医药行业职业教育工作者的集体智慧，体现了全国中医药行业齐心协力、求真务实的工作作风，代表了全国中医药行业为“十四五”期间中医药事业发展和人才培养所做的共同努力，谨此向有关单位和个人致以衷心的感谢。希望本套教材的出版，能够对全国中医药行业职业教育教学发展和中医药人才培养产生积极的推动作用。需要说明的是，尽管所有组织者与编写者竭尽心智，精益求精，本套教材仍有一定的提升空间，敬请各教学单位、教学人员及广大学生多提宝贵意见和建议，以便修订时进一步提高。

国家中医药管理局教材办公室

全国中医药职业教育教学指导委员会

2024 年 12 月

编写说明

为贯彻落实党的二十大精神，促进中医药传承创新发展，服务健康中国战略，根据全国中医药行业高等和中等职业教育规划教材主编会议传达的新一轮教材编写精神及要求，按照全国中医药行业职业教育教材建设研究会的统一部署，我们编写了教材《中医经典选读》供高等职业教育中医学及相关专业使用。

中医文献浩若烟海，只有在中医发展史上起到重要作用、从古至今皆有指导与研究价值、奠定中医体系基础的医著方能谓之“中医经典”。对习医者而言，中医经典为其指明门径，使之对生命的理解和尊重更加深刻，对健康和疾病的探索更加深远，这是中医传承赋予医学教育的现实职责。

习医者习典，犹江河之有源。职业院校医学相关专业开设“中医经典选读”，就是通过课程让学生掌握中医经典中的医学思想、基本理论、证治思维，明脏腑阴阳、知六经气血、识三焦营卫、懂汗吐下和，养其“熟读经典、勤于临床”的治学习惯，为今后岗位胜任和职业发展奠定坚实的基础。

鉴于上述，本着实用、够用、公认原则，结合学情、学时、体例要求，选择《黄帝内经》《伤寒杂病论》和温病学名著中的重要内容进行编写。特点如下：

1. 内容简明紧凑、重点突出 节选内容为重点条文，结合临床岗位需要，简洁明了，内容丰富，突出重点，涵盖《黄帝内经》《伤寒论》《金匮要略》《温热论》《温病条辨》《湿热病篇》内容。

2. 注重以职业精神为导向 增加了“杏林花繁”栏，融入古今中医名家典故或简介，将人文教育与职业教育相结合，通过名家精神的学习，培养学生大医情怀。

3. 聚焦学生能力目标 对标中医执业医师资格考试大纲，强调“理实用”并重，满足职业院校教育教学需要。

本教材各篇分为“概述”和“原文选读”两部分。“概述”主要介绍原著的历史沿革、基本内容。“原文选读”部分，《黄帝内经》按内容分类编写，《伤寒论》《金匮要略》及温病学代表著作按原著篇章顺序编写，原条文编码不变。教材中，《素问》以明顾氏翻宋本为蓝本，《灵枢》以明赵府居敬堂刊本为蓝本，《伤寒论》以明赵开美复刻本为蓝本，《金匮要略》以元邓珍本为蓝本，《温热论》以华岫云收载于《临证医案指南》的“华本”为蓝本，《湿热病篇》以王士雄《温热经纬》辑录版为蓝本，《温病条辨》以问心堂初刊本为蓝本。原文中的通假字、异体字、俗体字以蓝本为准，采用简体横排。

编写分工：第一篇《黄帝内经》选读由许海、王淞、安荣华、冯文林、巫鑫辉、许照艳编写；第二篇《伤寒论》选读由姜侠、杨静、王俐钧、张璨方、李超慧、欧慧萍、娄政驰、李谋多编写；第三篇《金匮要略》选读由姜侠、张文涛、王俐钧、杨静、李凯、孟萍、蒋萃编写；第四篇《温热论》《温病条辨》《湿热病篇》选读由许海、孟萍、安荣华、刘闯、吴宁川、杜相宇编写；最后由许海、姜侠统稿，安荣华兼任编写秘书。本教材融入了课程思政，提供配套融合出版数字化资源，全方位提升职业院校人才培养能力。

本教材在编写过程中，参考了近年来出版的《内经讲义》《伤寒论讲义》《金匮要略讲义》《温病学》《中医经典医著选读》等教材，在此谨向原书作者表示真挚的谢意。由于编者水平所限，书中难免有不足之处，还请同行专家多提宝贵意见和建议，以便再版时进一步修订完善。

《中医经典选读》编委会

2024 年 9 月

目录

扫一扫，查看本教材全部配套数字资源

第一篇 《黄帝内经》选读

第四篇 温病学选读

第一篇 《黄帝内经》选读

模块一 概述

扫一扫，
查阅本模块
数字资源

一、历史沿革

《黄帝内经》，简称《内经》，全书分为《素问》和《灵枢》两部分，各9卷、81篇，共计162篇（部分版本因篇章合并或散佚而略有不同），是我国现存古代文献中最早、最系统的一部医学经典著作。作为中国传统医学的瑰宝，是我国现存最早、影响最大的医学典籍，被誉为"医家之宗"，列为四大经典之首。该书不仅详细阐述了中医学的基本理论，还融合了古代哲学、天文学、气象学、物候学、生物学、地理学等多学科知识，构建了关于自然、生物、心理、社会的"整体医学模式"，为后世医学的发展奠定了坚实基础。

《黄帝内经》书名首见于《汉书·艺文志》："《黄帝内经》十八卷、《外经》三十七卷，《扁鹊内经》九卷、《外经》十二卷，《白氏内经》三十八卷、《外经》三十六卷，《旁篇》二十五卷。"《汉书·艺文志》由《七略》删减而成，《七略》是我国第一部目录学著作，成书于公元前26年。公元前91年，司马迁《史记》成书，其内记载大量古代医籍，《上经》《下经》《五色》《奇恒》《揆度》等，并为扁鹊与仓公两位医家作传，但未见《黄帝内经》的书名。因此推知，《黄帝内经》成书不早于公元前91年，不晚于公元前26年。

《黄帝内经》虽冠以"黄帝"之名，却非黄帝所作。西汉刘安《淮南子》言："世俗之人，多尊古而贱今，故为道者，必托于神农、黄帝而后能入说。"冠以"黄帝"，显示学有根本，便于传播，在当时成为著书立说的时尚和流行。从行文来看，《黄帝内经》非一人一时之作，在《黄帝内经》成书之前，不同的学术观点、学术论文、学术流派已形成，经过整理加工，编辑成册，遂成《黄帝内经》，是春秋战国至秦汉各医家医学论文的汇编，是一部论文集。

《汉书·艺文志》记载了包含《黄帝内经》在内的医经七家，但并未明确指出其由《素问》和《灵枢》两部分组成。晋代医学家皇甫谧在《针灸甲乙经》的序言中，首次提出《黄帝内经》包括《素问》和《针经》（即后来的《灵枢》）两部分，共18卷。唐代王冰鉴于《素问》"世本纰缪，篇目重叠，前后不伦，文义悬隔"，于是将其内容讹误处，经过分合增删，校勘整理分成24卷，成为历史上流行最广、影响最大的《素问》版本。王冰的注本加入了"七篇大论"，构建了"五运六气"理论体系。至宋代成立了"校正医书局"，林亿等人对王冰本再行考证，"正谬误者六千余字，增注义者二千余条"，定名为《重广补注黄帝内经素问》，即今之所见《素问》的原型。

《灵枢》最早称为《九卷》，唐代王冰将其更名为《灵枢》。该书在流传过程中屡遭散佚，至宋代已是残本。幸运的是，在宋哲宗元祐年间，高丽使者来华献书，其中包括《黄帝针经》（即

《灵枢》)。次年，宋哲宗诏颁此书于天下，使其复行于世。南宋绍兴二十五年，史崧校正了家藏旧本《灵枢》，成为后世流传的《灵枢》版本的基础。

另外，南朝齐梁全元起、唐代杨上善、明清时期马莳、吴崑、张介宾、张志聪、高世栻等医家也分别对《黄帝内经》进行了注释和发挥，形成了各自的学术体系。

二、基本内容

全书除了医学知识，还包含了天文、历法、气象等知识。就医学知识而言，分为基础理论和医疗技术两大类，借鉴古今学者的研究成果，分为阴阳五行、藏象、经络、病因病机、诊法、病证、论治等。具体内容简述如下：

阴阳、五行学说是构建《黄帝内经》医学理论体系的一种思维方法，阐述了阴阳五行在中医学的应用，强调人体阴阳平衡和五行相生的整体观。阴阳学说通过阴阳双方的互根互用、消长平衡等解释生理、病理变化；五行学说是指自然界万事万物都可以用木、火、土、金、水进行五行归类，并以五行归类了五脏、五体、五华、五志、五官以五脏为核心的五个生理系统，并揭示脏腑经络的生克制化关系。

藏象学说研究人体的脏腑经络、形体官窍、气血精神各自的生理功能，研究它们之间的复杂联系，以及与气候、气象、地理等自然环境之间的关系。

经络学说描述、研究人体的经络系统的组成内容、生理功能、病理变化及其脏腑气血关系的学说，以及经络系统组成，即经脉、络脉、内属脏腑部分、外连体表部分。

病因病机学说阐述疾病的发病原因和致病特点，以及疾病发生、发展和转归规律，并分析外感六淫、内伤七情等因素，揭示疾病发生、发展的内在机制，为中医预防和治疗提供指导。

病证是指热病、咳嗽、风病、痹病、痿病、厥病等病证的病机、症状与治法。

诊法是指通过长期对生理、病理现象的观察，以及大量的临床实践，总结出的一套独特的诊病方法，包括“望、闻、问、切”四种诊法，简称“四诊”。

论治包括了治则、治法、制方等，在治则方面提出了因势利导、治病求本、同病异治、异病同治、标本缓急、补虚泻实等原则；在治法方面除针灸、药治外，涉及精神疗法、按摩、导引、药熨、药浴等疗法；组方中提出的君臣佐使组方原则，对后世新方的创立起到了指导作用，沿用至今。

养生学说提出“不治已病治未病”的预防思想，提出多种养生方法和原则，还提出了顺应自然四时变化的调摄方法。

五运六气学说是以五行、六气、三阴三阳等为理论基础，运用天干地支所配合的甲子作为演绎工具，来推测气候变化规律和疾病流行情况，探讨人体生理病理变化与自然界气候变化的关系，为中医预防和治疗时令性疾病提供理论依据。

（王淞）

扫一扫，
查阅本模块
数字资源

模块二 养生

项目一 养生通论

【学习目标】

1. 掌握养生的原则与方法。
2. 熟悉"形与神俱"的内涵，肾精与生长壮老已的关系。
3. 了解人之寿夭的根本因素。

一、养生的意义和方法

【提要】

经文以古今之人的不同寿命作对比，阐述了养生的意义，并指出"上古之人"遵循的五项养生具体方法。

【原文】

昔在黄帝，生而神灵[1]，弱而能言[2]，幼而徇齐[3]，长而敦敏[4]，成而登天[5]，乃问于天师曰：余闻上古之人，春秋[6]皆度百岁，而动作不衰；今时之人，年半百而动作皆衰者，时世异耶？人将失之耶？岐伯对曰：上古之人，其知道者，法于阴阳，和于术数[7]，食饮有节，起居有常，不妄作劳[8]，故能形与神俱[9]，而尽终其天年，度百岁乃去。今时之人不然也，以酒为浆，以妄为常[10]，醉以入房，以欲竭其精，以耗散其真，不知持满[11]，不时御神[12]，务快其心，逆于生乐[13]，起居无节，故半百而衰也。(《素问·上古天真论篇第一》)

【注释】

[1] 神灵：聪明的意思。

[2] 弱而能言：年龄小时即能够用语言清晰地表达自己的想法。

[3] 徇（xún）齐：疾速之义；引申指敏慧。在此指思维敏捷，领会事物很快。

[4] 敦敏：敦厚诚实，又聪明敏捷。

[5] 成而登天：成，成年、成人。登天，登天子之位。

[6] 春秋：指一年四季的更替，意为年龄。

[7] 法于阴阳，和于术数：法，效法，取法，意为效法自然界往来寒暑的阴阳变化规律。和，调和，引申为合理运用。术数，修身养性之法，即导引、按跷、吐纳等调节精神、锻炼身体的一些方法。指遵循自然界的阴阳变化规律，运用适当的方法调节身体。

[8] 不妄作劳：妄，乱也。作劳，劳作，包括劳力、劳心、房劳等方面。即不要违背常规

地劳动而导致过度疲劳。

［9］形与神俱：形，形体；神，精神；俱，偕也，有共存、协调一致之意。指形体与精神协调统一。

［10］以酒为浆，以妄为常：浆，泛指饮料。指把酒当作琼浆玉液嗜饮无度，把错误的生活方式当成常态。

［11］不知持满：不懂得保持精气充盛。

［12］不时御神：时，善也；御，用也。指不善于调养精神。

［13］逆于生乐：违背生命之愿望。《中华大字典》：“乐，愿也。”

【解析】

上古时期的黄帝，生来十分聪明，很小的时候就善于言谈，幼年时对周围事物领会得很快，长大之后，既敦厚又勤勉，及至成年之时，登上了天子之位。他向天师岐伯问道：我听说上古时代的人，年龄能超过百岁，身体动作不显衰退。现在的人，年龄至五十，动作就衰弱无力了。这是由于时代变了，还是因为今天的人们失于养生所造成的呢？

岐伯答：上古时代，那些懂得养生之道的人，能够遵循自然界阴阳的规律，合理地运用养生的方法和技术。饮食有节制，作息有规律，既不妄事操劳，又避免过度的房事，所以身体和精神都很健康，活到天赋的年龄，超过百岁才离开人世。现在的人不是这样了，把酒当作日常饮品，把不正常的生活方式当作常态，醉酒行房，恣情纵欲而使阴精竭绝，为满足嗜好而耗散自己的真气，不懂得谨慎地保持精气的充沛，不善于把握和调养精神，只求心志的欲望得到满足，违逆保养生命的道理，起居作息毫无规律，所以到半百之年就衰老了。

【执医考纲】

《素问·上古天真论篇》中“上古之人，其知道者……度百岁乃去”的养生意义与方法。

二、养生的基本原则

【提要】

论述养生的基本原则。一是对外要适应自然环境，“虚邪贼风，避之有时”；二是对内要调摄精神，“恬淡虚无，精神内守”；三是形神共养，这样才能达到“真气从之”“形与神俱”。

【原文】

夫上古圣人[1]之教下[2]也，皆谓之虚邪贼风[3]，避之有时，恬淡虚无[4]，真气从之[5]，精神内守[6]，病安从来。是以志闲而少欲[7]，心安而不惧，形劳而不倦，气从以顺，各从其欲，皆得所愿[8]。故美其食，任其服，乐其俗[9]，高下不相慕[10]，其民故曰朴[11]。是以嗜欲不能劳其目，淫邪不能惑其心[12]，愚智贤不肖不惧于物[13]，故合于道[14]。所以能年皆度百岁而动作不衰者，以其德全不危[15]也。（《素问·上古天真论篇第一》）

【注释】

［1］圣人：能够保持肉体不衰，精神不耗，活到百岁以上之人。《黄帝内经》中提到的有真人、至人、圣人、贤人，以示其养生水平高低不同。

［2］下：指一般民众。

［3］虚邪贼风：泛指异常气候和外来致病因素。

［4］恬淡（tián dàn）虚无：恬淡，安静淡泊。虚无，心无杂念和妄想。指思想娴静，没有杂念。

［5］真气从之：真气，脏腑之真气，泛指正气。从，顺从，调和之意。指真气能够顺畅

运行。

［6］精神内守：内守，即守持于内。意为内在精力充沛而不妄泄。

［7］志闲而少欲：思想安静清闲而少贪欲。

［8］各从其欲，皆得所愿：都能顺其所欲，达其所愿。

［9］美其食，任其服，乐其俗："美""任""乐"为名词意动用法。意为随便吃什么食物，都觉得甘美；无论穿什么衣服，都感到舒服；不管处于什么样的风俗习惯中生活，都觉得快乐。

［10］高下不相慕：无论什么地位的人，都能安于自身的社会地位。

［11］朴：质朴、淳朴。

［12］嗜欲不能劳其目，淫邪不能惑其心：各种嗜好、欲望都不能引起他的注目；淫乱邪念，不能迷惑他的心志。

［13］不惧于物：不为外界物欲所惊扰。

［14］合于道：符合养生的规律。

［15］德全不危：德，同得，指养生有得于心；德全，全面实行养生之道。不危，不受衰老的危害。

【解析】

古代深通养生之道的人在教导民众的时候，都告诉他们，对外来的致病因素，要适时避开；对内要保持心情清静安闲，排除杂念妄想，身体里的真气就会顺畅，精神都守持于内，能够做到这样，疾病从哪里来呢。因为人们心志安闲而少奢欲，心态平和不为外物所扰，形体劳作而不使过于疲倦，真气调顺，志不贪，每个人都能按照自己的意愿生活，心易足，每个人都能得到自己想要的。所以，人们享受自己的食物，穿什么衣服也都感到满意，喜爱自己的习俗，社会地位无论高低，都不羡慕别人，这些称得上淳朴敦厚。任何不正当的嗜欲都不会引起他们注目，任何淫乱的事物也都不能迷惑他们的心志，无论愚蠢之人、智慧之人、贤明之人、不肖之人都不为外界事物所惊扰，这些符合养生之道。他们之所以能够活到年龄超过百岁而身体行动依然不衰弱，正是由于他们的生活符合养生之道，身体不被内外邪气危害的结果。

三、肾精与人之生长壮老已

【提要】

论述肾精在人体生长壮老已的过程中的重要作用。

【原文】

帝曰：人年老而无子者，材力[1]尽邪？将天数[2]然也？岐伯曰：女子七岁，肾气盛，齿更[3]发长；二七而天癸至[4]，任脉通，太冲脉盛，月事以时下[5]，故有子[6]；三七，肾气平均，故真牙生而长极；四七，筋骨坚，发长极，身体盛壮；五七，阳明脉衰，面始焦[7]，发始堕；六七，三阳脉衰于上，面皆焦，发始白；七七，任脉虚，太冲脉衰少，天癸竭，地道不通[8]，故形坏而无子也。丈夫八岁，肾气实，发长齿更；二八，肾气盛，天癸至，精气溢泻[9]，阴阳和，故能有子；三八，肾气平均，筋骨劲强，故真牙生而长极；四八，筋骨隆盛，肌肉满壮；五八，肾气衰，发堕齿槁；六八，阳气衰竭于上，面焦，发鬓颁白；七八，肝气衰，筋不能动；八八，天癸竭，精少，肾脏衰，形体皆极，则齿发去。肾者主水，受五脏六腑之精而藏之，故五脏盛乃能泻。今五脏皆衰，筋骨解堕[10]，天癸尽矣，故发鬓白，身体重，行步不正，而无子耳。（《素问·上古天真论篇第一》）

【注释】

[1] 材力：张介宾注：“精力也”，代指生殖能力。

[2] 天数：自然寿数。

[3] 齿更：更换牙齿。

[4] 天癸至：天癸，是指一种促进并维持生殖功能的精微物质，常随肾中精气的充盛而产生，并随肾中精气的衰少而枯竭。至，降临。天癸至，天癸产生并降临。

[5] 月事以时下：月事，月经。以时下，按时来潮。

[6] 有子：指具有生殖能力。

[7] 焦：通“憔”，憔悴。

[8] 地道不通：月经停止来潮。

[9] 精气溢泻：精液满盈而外泻。

[10] 解堕：解，通“懈”。堕，通“惰”。懈怠无力之义。

【解析】

黄帝问：人年纪老的时候，不能生育子女，是由于精力衰竭了呢？还是受自然规律的限定呢？

岐伯答：女子到了七岁，肾气旺盛起来，乳齿更换，头发开始茂盛。十四岁时，天癸产生，任脉通畅，太冲脉旺盛，月经按时来潮，具备了生育子女的能力。二十一岁时，肾气充满，智齿生出。二十八岁时，筋骨强健有力，头发的生长达到最茂盛的阶段，此时身体最为强壮。三十五岁时，阳明经脉气血逐渐衰弱，面部开始憔悴，头发也开始脱落。四十二岁时，三阳经脉气血衰弱，面部憔悴无华，头发开始变白。四十九岁时，任脉气血虚弱，太冲脉的气血也衰少了，天癸枯竭，月经断绝，所以形体衰老，失去了生育能力。男子到了八岁，肾气充实起来，头发开始茂盛，乳齿也更换了。十六岁时，肾气旺盛，天癸产生，精气满溢而能外泻，两性相交，就能生育子女。二十四岁时，肾气充满，筋骨强健有力，智齿生出，牙齿长全。三十二岁时，筋骨丰隆盛实，肌肉亦丰满健壮。四十岁时，肾气衰退，头发开始脱落，牙齿开始枯槁。四十八岁时，阳气逐渐衰竭，显于上部，面部憔悴无华，头发和两鬓花白。五十六岁时，肝气衰弱，筋的活动不能灵活自如。六十四岁时，天癸枯竭，精气少，肾脏衰，牙齿头发脱落，形体衰疲。肾主水，接受其他各脏腑的精气而加以贮藏，所以五脏功能旺盛，肾脏才能外泻精气。现在年老，五脏功能都已衰退，筋骨懈惰无力，天癸已竭，所以发鬓都变白，身体沉重，步伐不稳，失去生育能力了。

杏林花繁

甄权，隋唐时期著名的针灸家。因母亲生病，故与弟甄立言，精究医术，专习方书，遂为名医。甄权通颐养之术，在其103岁时，唐太宗李世民亲临其家为其祝寿，询问其养生之道，权在饮食和药饵方面并无特别，其养生秘诀在于常灸足三里，因此足三里也被称为长寿穴。民间素有“若要身体安，三里常不干”之说。

【复习思考题】

1.《素问·上古天真论》认为思想无杂念，则“嗜欲不能劳其（　　）”

A. 口　　B. 心　　C. 目　　D. 耳　　E. 神

2. 下列不属于《素问·上古天真论》中所述善于养生者的主要做法是（ ）

A. 起居有节 B. 务快其心 C. 食饮有节 D. 法于阴阳 E. 和于术数

3. 下列不属于《素问·上古天真论》中所述不善于养生者的主要表现为（ ）

A. 以酒为浆 B. 以妄为常 C. 和于术数 D. 不知持满 E. 不时御神

4.《素问·上古天真论》中女子五七发始堕的原因是（ ）

A. 肾气虚 B. 肾精亏 C. 血不足 D. 阳气衰于上 E. 阳明脉衰

5.《素问·上古天真论》所述，人体生长发育过程中起决定性作用的是（ ）

A. 五脏之气的充盛 B. 天癸的形成 C. 水谷的摄入

D. 肾气的充盛 E. 三焦的气化

6.《素问·上古天真论》认为男子衰老始于（ ）

A. 四七 B. 五七 C. 四八 D. 五八 E. 七八

7.《素问·上古天真论》认为女子四七则（ ）

A. 肾气平均 B. 筋骨隆盛 C. 筋骨坚 D. 阳明脉衰 E. 肾气实

扫一扫，查阅复习思考题答案

（巫鑫辉）

项目二 四时养生

【学习目标】

1. 掌握“春夏养阳，秋冬养阴”的养生思想。
2. 熟悉四气调神的养生方法。
3. 了解“治未病”的含义及其在养生保健中的作用。

一、春季养生

【提要】

论述春三月的气候变化和养生要点。

【原文】

春三月[1]，此谓发陈[2]，天地俱生[3]，万物以荣，夜卧早起，广步于庭，被发缓形[4]，以使志生[5]，生而勿杀[6]，予而勿夺[7]，赏而勿罚[8]，此春气之应，养生之道也。逆之则伤肝，夏为寒变[9]，奉长者少[10]。（《素问·四气调神大论篇第二》）

【注释】

［1］春三月：按节气指从立春起到立夏为止的三个月时间，包括立春、雨水、惊蛰、春分、清明、谷雨六个节气。

［2］发陈：发，启也。陈，故也。发陈即推陈出新。

［3］天地俱生，万物以荣：自然界的生发之气都已发动，万物因之而欣欣向荣。

［4］被发缓形：被，通“披”。被发，披开束发。缓形，松缓衣带，让形体舒缓。

［5］以使志生：使意志顺着春天生发之气而活动。

［6］生而勿杀：助长万物的生长而不可杀伐。

［7］予而勿夺：把东西给予别人而不可掠夺。

［8］赏而勿罚：多行赏赐而不可惩罚。

［9］逆之则伤肝，夏为寒变：肝主春令，应生发之气，逆春阳生发之气即伤肝。以下伤心、伤肺、伤肾，均通此理。寒变，寒冷的病变。肝木不荣，不能生其心火，至夏心火当旺反衰，发生寒冷的病变。

［10］奉长者少：春天生发之气不足，奉养夏天长养之气的营养减少。

【解析】

春季的三个月，是推陈出新，万物生长的时期。天地之间充满生机，万物显得欣欣向荣。此时，温气生寒气散，人们可稍晚入睡，早些起身，多在庭院中漫步，并且衣着宽松，舒缓形体，使精神愉悦，促进生命力的增长。在春天，要助长万物的生长而不可滥行杀伐，多给予而不可肆意剥夺，多行奖励而不是惩罚，这是适应春季的时令，保养生发之气的方法。如果违逆了春生之气，便会损伤肝脏，到夏季因肝气受损就可能会发生寒性病变，提供给夏长之气的条件不足。

二、夏季养生

【提要】

论述夏三月的气候变化和养生要点。

【原文】

夏三月[1]，此谓蕃秀[2]，天地气交，万物华实[3]，夜卧早起，无厌于日[4]，使志无怒，使华英成秀[5]，使气得泄，若所爱在外[6]，此夏气之应，养长之道也。逆之则伤心，秋为痎疟[7]，奉收者少，冬至重病[8]。(《素问·四气调神大论篇第二》)

【注释】

［1］夏三月：包括立夏、小满、芒种、夏至、小暑、大暑六个节气。

［2］蕃（fán）秀：蕃，茂盛也；秀，华美也。形容夏季万物生长茂盛的自然景象。

［3］天地气交，万物华实：华，开花；实，果实。天地阴阳之气交合，万物繁茂充实。

［4］无厌于日：不要厌恶夏天昼长天热。

［5］使华英成秀：华英指神气；秀，秀丽，旺盛之意。使人的神气旺盛饱满。

［6］使气得泄，若所爱在外：使体内阳气宣发于外，如出汗。形容精神外向，意气舒展，以与夏天阳盛的环境相适应。

［7］痎（jiē）疟：泛指疟疾。

［8］冬至重（chóng）病：重复发病。亦有医家根据前后文例，推断此四字为衍文。

【解析】

夏季的三个月，是自然界万物繁茂秀美的时期。此时，天气下降，地气上腾，天地之气相交，植物开花结果，长势旺盛。人们应该晚睡早起，不要厌恶夏天昼长天热。调节情志，不要发怒，要使精神旺盛饱满，并适当让体内阳气得到释放，就像对外界的事物充满喜爱一样，这是适应夏季的气候，保护长养之气的方法。如果违逆了夏长之气，就会伤害心脏，到了秋天因为心气受损容易发生疟疾，提供给秋收之气的条件不足。到了冬天由于夏季养生不当再次发生疾病。

三、秋季养生

【提要】

论述秋三月的气候变化和养生要点。

【原文】

秋三月[1]，此谓容平[2]，天气以急，地气以明[3]，早卧早起，与鸡俱兴[4]，使志安宁，以缓秋刑[5]，收敛神气，使秋气平[6]，无外其志，使肺气清[7]，此秋气之应，养收之道也，逆之则伤肺，冬为飧泄[8]，奉藏者少。(《素问·四气调神大论篇第二》)

【注释】

[1]秋三月：包括立秋、处暑、白露、秋分、寒露、霜降六个节气。

[2]容平：容，万物之容貌；平，平定，万物成熟，形态平定，不再生长的自然景象。秋天是万物成熟收获的季节，所以称为容平。

[3]天气以急，地气以明：形容秋风劲急，天地清肃明朗。

[4]与鸡俱兴：兴，起也。此句是言人之起居时间与鸡之起居时间一致。

[5]使志安宁，以缓秋刑：秋气肃杀，故称“秋刑”。意为使神志安宁，顺应秋收之气，以减缓肃杀之气对人体的影响。

[6]收敛神气，使秋气平：收敛神气而不外露，如秋气之平定。

[7]无外其志，使肺气清：不使神思外驰而扰乱气机，使肺气而清肃。

[8]飧（sūn）泄：泻出未消化的食物，又称完谷不化的泄泻。

【解析】

秋季的三个月，是自然界万物成熟、形态平定的时期。此时，天高风急，地气清肃。阳和日退、阴寒日生的时候，人们应早睡早起，和鸡的作息时间相仿，以保持神志的安宁，减缓秋季肃杀之气对人体的影响。收敛神气，以适应秋季容平的特征，不要让神思过于外放，保持肺气的清肃，这就是适应秋天时令，保养人体收敛之气的方法。若违逆了秋收之气，就会伤及肺脏，到了冬天因肺气受损就可能发生水谷不分的寒泻病，提供给冬藏之气的条件不足。

四、冬季养生

【提要】

论述冬三月的气候变化和养生要点。

【原文】

冬三月[1]，此谓闭藏[2]，水冰地坼[3]，无扰乎阳，早卧晚起，必待日光，使志若伏若匿，若有私意，若已有得[4]，去寒就温，无泄皮肤，使气亟夺[5]，此冬气之应，养藏之道也。逆之则伤肾，春为痿厥[6]，奉生者少。(《素问·四气调神大论篇第二》)

【注释】

[1]冬三月：包括立冬、小雪、大雪、冬至、小寒、大寒六个节气。

[2]闭藏：形容生机潜伏，阳气内藏。

[3]水冰地坼（chè）：坼，裂也。冬季寒冽，水成冰而地冻裂。

[4]使志若伏若匿，若有私意，若已有得：使神志藏匿在内，安静自若，好像有隐私而不外泄，像得到心爱之物而窃喜。

[5]无泄皮肤，使气亟（jí）夺：亟，频数、屡次；夺，损失、耗伤。冬季不要使皮肤过多

出汗，导致阳气频繁耗伤。

［6］痿厥：指四肢软弱无力而逆冷。

【解析】

冬天的三个月，是生机潜伏，万物蛰藏的时期。当此时节，水寒成冰，大地干裂。尽量不要扰乱人体的阳气，人们应该早睡晚起躲避寒冷，等到太阳出来时再起床活动，神志也要深藏于内，安静自若，好像有个人的隐秘，严守而不外泄，又像得到了渴望的东西，把它密藏起来一样。要躲避寒冷，求取温暖；不要轻易使皮肤开泄出汗，令阳气屡屡地受到损失，这是适应冬季的气候，保养人体闭藏之气的方法。违逆了冬藏之气，就会损伤肾脏，到春天因肾气受损就可能发生痿厥之疾，提供给春生之气的条件不足。

以上四段原文论述了四时生长收藏的规律，以及顺应四时之气变化而养生的方法。四时生长收藏的规律是春发陈、夏蕃秀、秋容平、冬闭藏。与之相应，人体也应该慎起居，调情志，春养生、夏养长、秋养收、冬养藏，从而防止疾病发生，保持身体健康。这体现了“天人相应”的整体观思想。

五、养生防病的原则

【提要】

论述顺应自然四时之气“春夏养阳，秋冬养阴”的养生原则和“不治已病治未病”的预防医学思想。

【原文】

逆春气，则少阳不生，肝气内变[1]。逆夏气，则太阳不长，心气内洞[2]。逆秋气，则太阴不收，肺气焦满[3]。逆冬气，则少阴不藏，肾气独沉[4]。

夫四时阴阳者，万物之根本也，所以圣人春夏养阳，秋冬养阴[5]，以从其根[6]，故与万物沉浮于生长之门[7]。逆其根，则伐其本，坏其真[8]矣。故阴阳四时者，万物之终始也，死生之本也，逆之则灾害生，从之则苛疾[9]不起，是谓得道。道者，圣人行之，愚者佩[10]之。从阴阳则生，逆之则死；从之则治，逆之则乱。反顺为逆，是谓内格[11]。

是故圣人不治已病治未病，不治已乱治未乱，此之谓也。夫病已成而后药之，乱已成而后治之，譬犹渴而穿井，斗而铸锥，不亦晚乎！（《素问·四气调神大论篇第二》）

【注释】

［1］肝气内变：变，病变。肝气内郁，内变为病。

［2］心气内洞：洞，空虚。心气内虚不足。

［3］肺气焦满：肺热叶焦，胸中胀满。

［4］肾气独沉：沉，坠也，引申作下泄。肾气失藏而下泄为病。

［5］春夏养阳，秋冬养阴：养阳，即养生养长；养阴，即养收养藏。春夏季节自然界阳气生发，人应顺应调养阳气，秋冬季节自然界阴气收藏，人应顺应调养阴气。

［6］以从其根：顺从四时阴阳变化这个万物的根本。

［7］与万物沉浮于生长之门：沉浮，为降升运动之意；门，门径、道路。意为圣人能同自然界万物一样，都在自然循环的道路中，生长变化、运动不息。

［8］逆其根，则伐其本，坏其真：违逆了四时阴阳变化的根本，就会伤及生命的本元，败坏人体真气。

［9］苛疾：苛，通疴，病也。疾病。

[10] 佩：即违背之意。

[11] 内格：格，格拒也。体内脏腑气血的活动与自然界阴阳消长变化不相协调。

【解析】

违逆了春季少阳生发之气，人体内的少阳之气就当生而不生，首先影响肝脏之气，肝气内郁而发生病变。违逆了夏长之气，太阳就不能盛长，以致心气内虚。违逆了秋收之气，太阴就不能收敛，以致肺气不能清肃，肺热叶焦而胀满。违逆了冬藏之气，少阴就不能潜藏，以致肾气不固，出现下泄等疾病。

四季阴阳的变化，是万物生命的根本。所以懂得养生之道的人，在春夏季节保养阳气，在秋冬季节保养阴气，适应自然界生命发展的根本规律，因此就能与万物一样，在生、长、收、藏的生命过程中运动发展。如果违逆了这个基本规律，就会损害人体的生命力，破坏人体的真元之气。因此，阴阳四时、升降出入、生长收藏这些变化，是万物的终始，也是一切生命的产生和衰亡的基本规律。如果违逆了自然规律，就会导致灾害，对于人来说，就会产生疾病；如果遵循了自然规律，就不会发生重病，这样便掌握了养生之道。对于养生之道，圣人能够加以实行，愚笨的人，违背这个规律。顺从阴阳的规律则生命得以延续，违逆了就会死亡；顺从了它，就会正常，违逆了它，就会产生疾病。如背道而行，就会使机体与自然环境相格拒。

所以，深通养生之道的人不会等到疾病已经发生再去治疗，而是预防疾病的发生；对于国家社会来说，不要等到动乱发生再去治理，而是治理在它发生之前，否则就会受到重大损失。疾病已经形成后再用药治疗，混乱已经形成后再去治理，就像口渴了才去挖井，要打仗了才去铸造武器，不是太晚了吗？

【执医考纲】

《素问·四气调神大论》“夫四时阴阳者，万物之根本也……坏其真矣”；“春夏养阳，秋冬养阴”的养生原则及意义；“治未病”的养生防病原则。

杏林花繁

王冰，号启玄子，唐代著名医家，官至太仆令，故称为王太仆。潜心研究《素问》12年之久，对《素问》进行了重新编次、补亡续阙，训诂解惑，发挥经义，并分类注解，著有《补注黄帝内经素问》24卷，81篇，是研究《素问》的重要版本，为整理保存《素问》作出了突出贡献。《上古天真论》便是王冰补入的七篇大论之一，集中反映了王冰的养生思想。

【复习思考题】

1.“夜卧早起，无厌于日”的养生方法适应于（　　）

A. 春三月　　B. 夏三月　　C. 秋三月

D. 冬三月　　E. 四时皆可

2. 据《素问·四气调神大论》，“蕃秀”描述的是哪一季节的物候规律（　　）

A. 春　　B. 夏　　C. 秋

D. 冬　　E. 长夏

3. 据《素问·四气调神大论》，“发陈”描述的是哪一季节的物候规律（　　）

A. 春　　B. 夏　　C. 秋

D. 冬　　E. 长夏

4. 据《素问·四气调神大论》，“容平”描述的是哪一季节的物候规律（　）

A. 春　　B. 夏　　C. 秋

D. 冬　　E. 长夏

5. 据《素问·四气调神大论》，“闭藏”描述的是哪一季节的物候规律（　）

A. 春　　B. 夏　　C. 秋

D. 冬　　E. 长夏

6.《素问·四气调神大论》认为秋三月养生，人应持有的情绪是（　）

A. 若有私意　　C. 收敛神气　　B. 若已有得

D. 若所爱在外　　E. 生而勿杀

7.《素问·四气调神大论》中“春夏养阳，秋冬养阴”的观点是（　）

A. 春夏顺其生长之气即养生养长，秋冬顺其收藏之气即养收养藏

B. 阳为阴之根，阴为阳之基

C. 春夏阳盛于外而养其内虚之阳，秋冬阴盛于外而养其内虚之阴

D. 春夏顺其阳气，秋冬顺其阴气

E. 春夏阳盛，故食寒凉以制其亢阳；秋冬阴盛，故宜食热以抑其盛阳

8.《素问·四气调神大论》中“不治已病治未病”，体现了（　）

A. 未病先防的思想

B. 有病早治的思想

C. 顺应四时养生防病的思想

D. 善治者治皮毛的思想

E. 以上均不是

扫一扫，查阅复习思考题答案

（巫鑫辉）

扫一扫，
查阅本模块
数字资源

模块三　阴阳五行

项目一　阴阳学说

【学习目标】

1. 掌握阴阳的基本概念和基本内容；掌握药食气味的阴阳属性和作用特点；掌握壮火和少火的概念及作用；掌握阴阳之间互根互用的关系。

2. 熟悉阴阳平衡、阴阳的分类。

3. 了解阴阳相互消长变化。

一、阴阳的基本概念和基本内容

【提要】

论述阴阳的基本概念和基本内容。

【原文】

黄帝曰：阴阳者，天地之道[1]也，万物之纲纪[2]，变化之父母[3]，生杀之本始[4]，神明之府[5]也。治病必求于本。

故积阳为天，积阴为地。阴静阳躁[6]，阳生阴长，阳杀阴藏[7]。阳化气，阴成形[8]。寒极生热，热极生寒；寒气生浊[9]，热气生清[10]；清气在下，则生飧泄[11]，浊气在上，则生䐜胀[12]。此阴阳反作，病之逆从[13]也。

故清阳为天，浊阴为地。地气上为云，天气下为雨；雨出地气，云出天气[14]。故清阳出上窍[15]，浊阴出下窍[16]；清阳[17]发腠理，浊阴[18]走五脏；清阳实四支，浊阴归六府。（《素问·阴阳应象大论篇第五》）

【注释】

[1] 天地之道：指阴阳是自然界的一般法则。天地：泛指自然界。之：的。道：法则、规律。

[2] 纲纪：纲领。张介宾注："大曰纲，小曰纪，总之为纲，周之为纪。"

[3] 父母：此指根源、根本。

[4] 生杀之本始：生：发生、生长。杀：减少、消亡。本始：即本原、由来。

[5] 神明之府：事物发生变化乃至显露的神机所在之处。神明，自然界万物运动变化的内在动力。显而易见谓之明，变化莫测谓之神。明，指自然界万物的外在变化。神，指万物变化的内在力量。《淮南子·泰族训》云："其生物也，莫见其所养而物长；其杀物也，莫见其所丧

而物亡，此之谓神明。”府：所在之处。

［6］阴静阳躁：安静属阴，躁动属阳。

［7］阳生阴长，阳杀阴藏：互文。阳既能生杀万物，亦能长藏万物；阴既能长藏万物，亦能生杀万物。意为阴阳同为生长杀藏之本。阳生阴长：春季主万物产生，属阳；夏季主万物成长，属阴。生：产生，化生；长：成长，长养。阳杀阴长：秋季主万物凋零、属阳；冬季主万物收藏，属阴。杀：肃杀、凋零。藏：收藏，消亡。

［8］阳化气，阴成形：阳能化生力量，阴能构成形体。化：化生；成：构成。

［9］寒气生浊：寒气生浊阴。浊：浊阴。

［10］热气生清：热气生清阳。清：清阳。

［11］飧（sūn）泄：指大便泄泻清稀，并有不消化的食物残渣。

［12］䐜（chēn）胀：指胸膈胀满。䐜：胀满。“䐜”与“胀”字一同出现，用于描述一种因浊气上升而引发的身体状态或病症，即“浊气在上，则生䐜胀”。这里的“䐜”很可能是“胀”的异体字或古代写法，表示身体内部的某种膨胀或不适。

［13］逆从：在此为偏义复词，逆而不顺也。逆，不顺从。从：顺从。

［14］雨出地气，云出天气：雨虽自天而降，实则源于地之湿气，故谓其“出地气”；云虽由地气上而成，实由天阳之气蒸腾所致，故谓其“出天气”。

［15］清阳出上窍：清阳，此指水谷精微营养之气。上窍：指耳、目、口、鼻等七窍而言。出：出于。此句意为水谷精微营养之气出于耳、目、口、鼻等七窍。

［16］下窍：指前后二阴而言。

［17］清阳：此指卫阳。

［18］浊阴：此指营阴。

【解析】

黄帝问：阴阳是宇宙间的一般规律，是一切事物的纲纪，万物变化的起源，生长毁灭的根本，有很大道理在乎其中。凡医治疾病，必须求得病情变化的根本，而道理也不外乎阴阳二字。

拿自然界变化来比喻，清阳之气聚于上，而成为天，浊阴之气积于下，而成为地。阴是比较静止的，阳是比较躁动的；阳主生成，阴主成长；阳主肃杀，阴主收藏。阳能化生力量，阴能构成形体。寒到极点会生热，热到极点会生寒；寒气能产生浊阴，热气能产生清阳；清阳之气居下而不升，就会发生泄泻之病。浊阴之气居上而不降，就会发生胀满之病。这就是阴阳的正常和反常变化，因此疾病也就有逆证和顺证的分别。

所以大自然的清阳之气上升为天，浊阴之气下降为地。地气蒸发上升为云，天气凝聚下降为雨；雨是地气上升之云转变而成的，云是由天气蒸发水汽而成的。人体的变化也是这样，清阳之气出于上窍，浊阴之气出于下窍；清阳发泄于腠理，浊阴内注于五脏；清阳充实于四肢，浊阴内走于六腑。

【执医考纲】

《素问·阴阳应象大论》中“治病必求于本”的临床价值。

二、药食气味的阴阳属性和作用特点

【提要】

论述药食气味的阴阳属性和作用特点，提出壮火和少火的概念及作用。

【原文】

水为阴，火为阳。阳为气[1]，阴为味[2]。味归形[3]，形归气[4]，气归精[5]，精归化[6]；精食气，形食味[7]；化生精，气生形。味伤形，气伤精，精化为气，气伤于味。

阴味出下窍，阳气出上窍。味厚者为阴，薄为阴之阳[8]；气厚者为阳，薄为阳之阴[9]。味厚则泄，薄则通；气薄则发泄，厚则发热。壮火之气衰[10]，少火[11]之气壮，壮火食[12]气，气食[13]少火，壮火散气，少火生气。气味辛甘发散为阳，酸苦涌泄为阴。(《素问·阴阳应象大论篇第五》)

【注释】

[1] 气：饮食、药物的气，四气（寒、热、温、凉）。气属阳。

[2] 味：饮食、药物的味，五味（酸、苦、甘、辛、咸）。味属阴。

[3] 味归形：饮食五味可以滋养形体。归：归属，此指滋养。形：形体。

[4] 形归气：形体可以产生元气。气：阳气，元气。

[5] 气归精：元气可以产生阴精。气：阳气。精：阴精。

[6] 精归化：阴精产生于阳气的转化。化：气化，转化。

[7] 精食气，形食味：精的化生依赖元气的饲养，形体的充实依赖五味的饲养。食：动词，通"饲"，饲养、取食之义。张介宾注："食，如子食母乳之义。"

[8] 味厚者为阴，薄为阴之阳：味与气相对而言，气属于阳，味属于阴。以味本身来分阴阳，则味厚者为阴中之阴，味薄者为阴中之阳。味：饮食药物之味。

[9] 气厚者为阳，薄为阳之阴：以气本身来分阴阳，则气厚者为阳中之阳，气薄者为阳中之阴。气：饮食药物之气。

[10] 壮火之气衰：亢烈之火可以使元气衰弱。壮火：亢烈之火。气：元气。之：使。

[11] 少火：生理之火。

[12] 食：通"蚀"，消蚀，消耗。

[13] 食：通"饲"，饲养，充养。

【解析】

水为阴，火为阳。阳是无形的气，而阴则是有形的味。饮食五味滋养了形体，而形体的生长发育又依赖于真气的充养；真气充养人体则人体产生精微物质，精微物质的化生离不开真气的推动和激发作用。精微物质的形成依赖于饮食五味，而形体的生成则依赖于真气的充养；化生精微物质的真气，是由饮食五味所产生的精微物质化生而来，形体也是由充养的真气所形成的。过食五味可以伤害形体，充养过度也可以耗伤精微物质；精微物质可以化生为真气，饮食五味太过又会耗伤真气。

阴味从人体的下部排泄，而阳气则从人体的上部发散。味道醇厚的食物或药物属于阴中之阴，味道清淡的属于阴中之阳；气厚的食物或药物属于阳中之阳，气薄的属于阳中之阴。味道醇厚的药物有泄泻的作用，味道清淡的药物则具有疏通的作用；气薄的药物能够向外发散邪气，气厚的药物可以助阳生热。亢奋的阳气能够消耗正气，而柔和的阳气能够使正气旺盛。亢奋的阳气耗散正气，柔和的阳气则能够滋生正气。过用阳性药物则耗散正气，过用阴性药物则滋生正气。药物具有辛甘发散作用的属阳，酸味和苦味属阴。(《素问·阴阳应象大论篇第五》)

【执医考纲】

《素问·阴阳应象大论》"阴味出下窍，阳气出上窍……壮火散气，少火生气"的临床指导意义。

三、阴阳相互资生、相互影响

【提要】

论述阴阳在生理上相互资生，在病理上相互影响。

【原文】

岐伯曰：阴者，藏精而起亟[1]也；阳者，卫外而为固也。阴不胜其阳，则脉流薄疾[2]，并[3]乃狂[4]。阳不胜其阴，则五脏气争，九窍不通。是以圣人陈阴阳[5]，筋脉和同，骨髓坚固，气血皆从[6]。如是则内外调和，邪不能害，耳目聪明，气立如故[7]。(《素问·生气通天论篇第三》)

【注释】

[1] 起亟：起，扶持。亟，张介宾注："即气也。"起亟，扶助阳气。

[2] 薄疾：此指脉象紧数。薄，通"迫"，迫近。疾，通"急"，急促。

[3] 并：此指外感阳邪与里热亢盛，两阳相加。合并，相加。

[4] 狂：狂躁。

[5] 陈阴阳：使阴阳平衡，各无偏胜。陈，列也。列，等比也。

[6] 从：顺从。

[7] 立：此作"行"解，运行。

【解析】

岐伯答："阴，是贮藏精气而使精气内守的；阳，是保卫人体外部而使体表固密的。如果阴不胜阳，阳气亢盛，就使血脉流动急促，若再受热邪，阳气更盛就会发为狂病。如果阳不胜阴，阴气亢盛，就会使五脏之气不调，以致九窍不通。所以懂得养生之道的人，能够调和阴阳，使筋脉和顺，骨髓坚固，气血畅行。这样，便会内外调和，邪气不能侵害，耳目聪明，气机正常运行而不会发生紊乱。"(《素问·生气通天论篇第三》)

【执医考纲】

《素问·生气通天论》"阴者，藏精而起亟也；阳者，卫外而为固也"对于阴阳气机运行的指导作用。

四、阴阳平衡

【提要】

论述阴阳平衡协调的重要性。

【原文】

凡阴阳之要[1]，阳密[2]乃固[3]。两者不和[4]，若春无秋，若冬无夏。因而和之[5]，是谓圣度[6]。故阳强不能密，阴气乃绝[7]；阴平阳秘，精神乃治[8]；阴阳离决[9]，精气乃绝。(《素问·生气通天论篇第三》)

【注释】

[1] 要：紧要，关键。

[2] 阳密：阳气致密，卫护于外。

[3] 乃固：乃，阴精。固，固守。指阴精充实，固守于内。

[4] 两者不和：两者，指阴阳。不和，不相和谐。指阴阳不和之谐。

[5] 和之：之，指阴阳。和之，使阴阳相和谐。

[6] 圣度：圣人的尺度。指维持正常生理功能的最高标准。

[7] 绝：竭绝。

[8] 治：治安，平安。

[9] 离决：分离决绝。

【解析】

大凡阴阳的关键，以阳气的致密最为重要。阳气致密于外，阴精就能固守于内。阴阳二者不协调，就像一年之中，只有春天而没有秋天，只有冬天而没有夏天一样。因此，阴阳的协调配合，相互为用，是维持正常生理状态的最高标准。所以，阳气亢盛于外，不能固密，阴气就会竭绝于内。阴气和平，阳气固密，人的精神才会平安。如果阴阳分离决绝，人的精气就会随之而竭绝。

五、阴阳的分类

【提要】

论述时间分阴阳的方法。

【原文】

故曰：阴中有阴，阳中有阳。平旦[1]至日中，天之阳，阳中之阳也；日中[2]至黄昏，天之阳，阳中之阴也；合夜[3]至鸡鸣[4]，天之阴，阴中之阴也；鸡鸣至平旦，天之阴，阴中之阳也。故人亦应之。(《素问·金匮真言论篇第四》)

【注释】

[1] 平旦：清晨。

[2] 日中：中午。

[3] 合夜：黑夜来临之际。

[4] 鸡鸣：半夜。

【解析】

所以说：阴阳之中，还各有阴阳。白昼属阳，平旦到中午，为阳中之阳。中午到黄昏，则属阳中之阴。黑夜属阴，合夜到鸡鸣，为阴中之阴。鸡鸣到平旦，则属阴中之阳。人的情况也与此相应。

【提要】

论述了人体部位、脏腑划分阴阳的方法，说明阴阳之中复有阴阳的道理。

【原文】

夫言人之阴阳，则外为阳，内为阴。言人身之阴阳，则背为阳，腹为阴。言人身之脏腑中阴阳，则脏者为阴，腑者为阳。肝、心、脾、肺、肾五脏皆为阴，胆、胃、大肠、小肠、膀胱、三焦六腑皆为阳。所以欲知阴中之阴、阳中之阳者，何也？为冬病在阴[1]，夏病在阳[2]，春病在阴[3]，秋病在阳[4]。皆视其所在，为施针石也。故背为阳，阳中之阳，心也；背为阳，阳中之阴，肺也。腹为阴，阴中之阴，肾也；腹为阴，阴中之阳，肝也；腹为阴，阴中之至阴，脾也。此皆阴阳、表里、内外、雌雄相输应[5]也，故以应天之阴阳也。(《素问·金匮真言论篇第四》)

【注释】

[1] 冬病在阴：冬季发病在肾。肾居下焦，为阴中之阴，应于冬，故云。

[2] 夏病在阳：夏季发病在心。心居上焦，为阳中之阳，应于夏，故云。

[3] 春病在阴：春季发病在肝。肝居膈下，为阴中之阳，应于春，故云。

[4] 秋病在阳：秋季发病在肺。肺居膈上，为阳中之阴，应于秋，故云。

[5] 输应：指相互联系和对应。

【解析】

就人体阴阳而论，外部属阳，内部属阴。就身体的部位来分阴阳，则背为阳，腹为阴。从脏腑的阴阳划分来说，则脏属阴，腑属阳；肝、心、脾、肺、肾五脏都属阴；胆、胃、大肠、小肠、膀胱、三焦六腑都属阳。了解阴阳之中复有阴阳的道理是什么呢？这是要分析四时疾病的在阴在阳，以作为治疗的依据。如冬病在阴，夏病在阳，春病在阴，秋病在阳。都要根据疾病的部位来施用针刺和砭石的疗法。此外，背为阳，阳中之阳为心，阳中之阴为肺。腹为阴，阴中之阴为肾，阴之阳为肝，阴中之至阴为脾。以上这些都是人体阴阳、表里、内外、雌雄相互联系、相互对应的例证，所以人与自然界的阴阳是对应的。

【提要】

论述阴阳的无限可分性和高度概括性。

【原文】

黄帝问曰：余闻天为阳，地为阴，日为阳，月为阴，大小月[1]三百六十日成一岁，人亦应之。今三阴三阳[2]，不应阴阳[3]，其故何也？岐伯对曰：阴阳者，数之可十，推之可百，数之可千，推之可万,万之大不可胜数，然其要一[4]也。(《素问·阴阳离合论篇第六》)

【注释】

[1] 大小月：大月和小月。

[2] 三阴三阳：三阴指太阴、少阴、厥阴；三阳指太阳，阳明、少阳。

[3] 不应阴阳：指与天地、日月等一对一的阴阳之数不相符。

[4] 其要一：谓阴阳的要领只有一个，即对立统一法则。

【解析】

黄帝问道：我所说天属阳，地属阴，日属阳，月属阴，大月和小月合起来三百六十天而为一年，人也与此相应。如今所说人体的三阴三阳，和天之阴阳之数不符，这是什么道理呢？岐伯回答说：阴阳在具体运用时，经过进一步推演，可以由一及十，由十及百，由百及千，由千及万，甚至数也数不尽，但是概括起来，它的规律却只有一个。

六、阴阳相互消长

【提要】

论述阴阳相互消长变化的道理以及伏邪致病的观点。

【原文】

四时之变，寒暑之胜[1]，重阴必阳，重阳必阴[2]，故阴主寒，阳主热，故寒甚则热，热甚则寒[3]，故曰寒生热，热生寒，此阴阳之变也。故曰：冬伤于寒，春生瘅热[4]；春伤于风，夏生后泄肠澼[5]；夏伤于暑，秋生痎疟[6]；秋伤于湿，冬生咳嗽。是谓四时之序[7]也。(《灵枢·论疾诊尺第七十四》)

【注释】

[1] 寒暑之胜：胜，胜复。指寒暑的更替。

[2] 重阴必阳，重阳必阴：重，两种意思，一是重复、重叠；一是极点。指阴气发展到极点必然转变为阳气，阳气发展到极点必然转变为阴气。

[3] 寒甚则热，热甚则寒：甚，极。指寒气发展到极点就会转变为热气，热气发展到极点就会转变为寒气。

[4] 瘅热：发热的疾病。《素问·阴阳应象大论》作“温病”。

[5] 后泄肠澼：后泄，泄泻。肠澼，痢疾。指泄泻痢疾。

[6] 痎疟：疟疾。

[7] 四时之序：四时的次序。

【解析】

一年四季的气候变化，寒暑的更替，其规律是阴盛至极则转变为阳，阳盛至极则转变为阴。阴性主寒，阳性主热，所以寒到一定程度就会变热，热到一定程度就会变寒。因此说寒能生热，热能生寒，这是阴阳相互消长变化的道理。所以，冬天感受了寒邪，不立即发病，到了春天就发生温热病；春天感受了风邪，不立即发病，到了夏天就发生泄泻、痢疾一类的病；夏天感受了暑邪，不立即发病，到了秋天就容易发生疟疾；秋天感受了湿邪，不立即发病，到了冬天就发生咳嗽病。这是由于四季气候不同，依春、夏、秋、冬的顺序而发生的各种疾病。

【提要】

论述阴阳失去平衡而发病的特点，以及相互消长转化的情况。

【原文】

阴胜[1]则阳病[2]，阳胜则阴病。阳胜则热，阴胜则寒。重[3]寒则热，重热则寒。(《素问·阴阳应象大论篇第五》)

【注释】

[1] 胜：偏胜，指邪气而言。

[2] 病：受病。

[3] 重：重叠，这里作“极”字解。

【解析】

阴阳失去平衡时，如果阴气偏亢，阳气就会受病；阳气偏亢，阴气就要受病。阳胜于阴，会出现热证；阴胜于阳，会出现寒证。寒到极点，会转化为热；热到极点，会转化为寒。

杏林花繁

张志聪（1616—1674年），字隐庵，钱塘（今浙江杭州）人，清代著名医家。世业医，师事名医张卿子。代表著作《黄帝内经素问集注》《灵枢集注》《伤寒论集注》《本草崇原》等。其中《本草崇原》一书摘录《本草纲目》中本经药233味，从药物性味、生成、阴阳五行属性、形色等入手，阐明药物功效，对后学者产生了重要影响。

【复习思考题】

1.《素问·阴阳应象大论》曰：天地者，(　　)

A. 血气之男女也

B. 阴阳之道路也

C. 万物之能始也

D. 阴阳之征兆也

E. 万物之上下也

2. 关于“阴味”和“阳气”的出入，下列说法正确的是(　　)

A. 阴味出上窍，阳气出下窍

B. 阴味出下窍，阳气出上窍

C. 阴味和阳气都出自上窍

D. 阴味和阳气都出自下窍

E. 阴味与阳气无特定出入路径

3. 对于“味”的厚薄与阴阳的关系，以下哪项描述正确？（　　）

A. 味厚者为阳，薄为阳之阴

B. 味厚者为阴，薄为阴之阳

C. 味厚者为阴，薄为阳之阴

D. 味厚者为阳，薄为阴之阳

E. 味之厚薄与阴阳无关

4. 在描述“味”和“气”的作用时，以下哪项描述是错误的？（　　）

A. 味厚则泄，薄则通

B. 气薄则发泄，厚则发热

C. 味厚则通，薄则泄

D. 壮火食气，气食少火

E. 味厚者为阴，薄为阴之阳

5. 关于“壮火”和“少火”与“气”的关系，以下哪项描述是正确的？（　　）

A. 壮火食气，气食壮火

B. 壮火散气，少火散气

C. 壮火食气，气食少火

D. 少火食气，气食壮火

E. 壮火少火均不直接食气

扫一扫，查阅复习思考题答案

（许海）

项目二　五行学说

【学习目标】

1. 掌握取象比类的方法，按照功能、行为相应或相似的原则，将天地人三个领域中的各种事物进行五行归类的联系。

2. 熟悉五脏的部分生理功能及其外在联系。

3. 了解五脏失调的病因、病机和病证。

一、五行学说及其配属归类关系

【提要】

论述五行之木在天地人、五方、五气、五脏、五味、五体、五色、五音、五声、五变动、五窍、五志等的归属规律及相克的道理。

【原文】

岐伯对曰：东方生风[1]，风生木[2]，木生酸[3]，酸生肝[4]，肝生筋[5]，筋生心[6]，肝主目[7]。其在天为玄，在人为道，在地为化[8]。化生五味[9]，道生智，玄生神[10]。神在天为风，在地为木，在体为筋，在脏为肝，在色为苍，在音为角，在声为呼，在变动为握，在窍为目，在味为酸，在志为怒。怒伤肝，悲胜怒[11]；风伤筋，燥胜风[12]；酸伤筋，辛胜酸[13]。（《素问·阴阳应象大论篇第五》）

【注释】

[1] 东方生风：东方之一，与下文南方、中央、西方、北方义同。在此是春季的代词。生，滋生，生发之义。风，五气之一，与下文火、湿、燥、寒义同。东方生风，指春季气候多风。

[2] 风生木：在天之风气化生在地五行之木气。

[3] 木生酸：五行化生五味，木气化生酸味。

[4] 酸生肝：酸味入于肝而滋生肝。

[5] 肝生筋：肝主筋，肝之精血充足则筋得以滋养。

[6] 筋生心：筋代指肝，筋生心即肝生心，以肝主筋也。此言五脏有相互资生的关系。肝木滋生心火。下文“血生脾”“肉生肺”“皮毛生肾”“髓生肝”，句式与此同。

[7] 肝主目：肝开窍于目。

[8] 其在天为玄，在人为道，在地为化：其，指阴阳的变化。玄，深奥。道，道理，规律。化，化生。全句义为：阴阳的变化在天表现为深奥莫测；在人表现为生命活动符合阴阳五行变化的规律；在地表现为生长化收藏。

[9] 化生五味：万物变化，产生五味。

[10] 道生智，玄生神：道，思维活动。智，智慧。玄，深奥莫测之自然。神，阴阳的变化。人的思维活动产生无穷的智慧，深奥莫测之自然产生阴阳五行的变化。

[11] 怒伤肝，悲胜怒：怒为肝之志，过则伤肝，肝属木。悲为肺之志，肺属金，金胜木，故悲胜怒。

[12] 风伤筋，燥胜风：肝主筋，风气通于肝，风气太过则伤筋。风属木，燥属金，金胜木，故燥胜风。

[13] 酸伤筋，辛胜酸：肝主筋，酸入肝，酸味太过则伤筋。酸属木，辛属金，金胜木，故辛胜酸。

【解析】

岐伯回答：东方是风气生发的地方，风气产生木气，木气产生酸味，酸味滋养肝气，肝气养筋。筋生心，肝又主目。这些都是阴阳变化的作用。这种作用，在天是深奥莫测的，它含蓄着主宰万物变化的无穷力量；在人表现为通晓自然事物变化的道理和规律；在地表现为万物的生化，生化的作用产生了五味。通晓了自然变化的道理，就产生智慧。天的深微含蓄的力量，产生了各种莫测的变化。这些变化，在天表现为风，在地为木，在体为筋，在脏为肝，在色为苍，在音为角，在声为呼，在变化为握（抽搐），在窍为目，在味为酸，在情志为怒。怒可以伤肝，但悲可以抑制怒；风气可以伤筋，燥气可以抑制风气；酸味可以伤筋，辛味又可以抑制酸味。

【提要】

论述五行之火在天地、五方、五气、五脏、五味、五体、五色、五音、五声、五变动、五窍、五志等的归属规律及相克的道理。

【原文】

南方生热[1]，热生火[2]，火生苦[3]，苦生心[4]，心生血[5]，血生脾[6]，心主舌[7]。其在天为热，在地为火，在体为脉，在脏为心，在色为赤，在音为徵，在声为笑，在变动为忧，在窍为舌，在味为苦，在志为喜。喜伤心，恐胜喜[8]；热伤气，寒胜热[9]；苦伤气，咸胜苦[10]。（《素问·阴阳应象大论篇第五》）

【注释】

［1］南方生热：南方是夏季的代词，夏季气候多热。

［2］热生火：在天之热气化生在五行之火气。

［3］火生苦：火气化生苦味。

［4］苦生心：苦味入于心而滋生心。

［5］心生血：心主血脉，血奉心神而化，故心生血。

［6］血生脾：血代指心，血生脾，即心生脾，以心主血也。心属火，脾属土，五行之中火生土，故心生脾。

［7］心主舌：心开窍于舌。

［8］喜伤心，恐胜喜：喜为心之志，过则伤心，心属火。恐为肾之志，肾属水，水胜火，故恐胜喜。

［9］热伤气，寒胜热：热属火，火太过则为壮火，壮火食气，故曰热伤气。寒属水，水胜火，故寒胜热。

［10］苦伤气，咸胜苦：苦味太过则伤气，苦属火，咸属水，水胜火，故咸胜苦。

【解析】

南方产生热气，热能生火，火产生苦味，苦味养心，心生血，血生脾，心又主舌。阴阳莫测的变化，在天为热，在地为火，在体为脉，在脏为心，在色为赤，在音为徵，在声为笑，在变动为忧，在窍为舌，在味为苦，在情志为喜。过喜可以伤心，恐惧可以抑制喜乐；热气可以伤元气，寒气可以抑制热气；苦味可以伤气，咸味又可以抑制苦味。

【提要】

论述五行之土在天地、五方、五气、五脏、五味、五体、五色、五音、五声、五变动、五窍、五志等的归属规律及相克的道理。

【原文】

中央生湿[1]，湿生土[2]，土生甘[3]，甘生脾[4]，脾生肉[5]，肉生肺[6]，脾主口。其在天为湿，在地为土，在体为肉，在脏为脾，在色为黄，在音为宫，在声为歌，在变动为哕，在窍为口，在味为甘，在志为思。思伤脾，怒胜思[7]；湿伤肉，风胜湿[8]；甘伤肉，酸胜甘[9]。（《素问·阴阳应象大论篇第五》）

【注释】

［1］中央生湿：中央是长夏的代词，长夏气候多湿。

［2］湿生土：在天之湿气化生在地五行之土气。

［3］土生甘：土气化生甘味。

［4］甘生脾：甘味入于脾而滋生脾。

［5］脾生肉：脾主肌肉，脾气旺盛，气血充足则肌肉丰满。

［6］肉生肺：肉代指脾，脾属土，肺属金，土生金，故脾生肺。

［7］思伤脾，怒胜思：思为脾之志，过则伤脾，脾属土。怒为肝之志，肝属木，木胜土，

故怒胜思。

［8］湿伤肉，风胜湿：脾主肉，湿气通于脾，湿气太过则伤肉。风属木，湿属土，木胜土，故风胜湿。

［9］甘伤肉，酸胜甘：甘味太过则伤肉，甘属湿，酸属木，木胜土，故酸胜甘。

【解析】

中央产生湿气，湿能生土，土产生甘味，甘味养脾，脾生肉，肉能生肺，脾又主口。阴阳莫测的变化，在天为湿，在地为土，在体为肉，在脏为脾，在色为黄，在音为宫，在声为歌，在变动为哕，在窍为口，在味为甘，在情志为思。思虑可以伤脾，怒可以抑制思；湿气可以伤肉，风气可以抑制湿气；甘味可以伤肉，酸味又可以抑制甘味。

【提要】

论述五行之金在天地、五方、五气、五脏、五味、五体、五色、五音、五声、五变动、五窍、五志等的归属规律及相克的道理。

【原文】

西方生燥[1]，燥生金[2]，金生辛[3]，辛生肺[4]，肺生皮毛[5]，皮毛生肾[6]，肺主鼻。其在天为燥，在地为金，在体为皮毛，在脏为肺，在色为白，在音为商，在声为哭，在变动为咳，在窍为鼻，在味为辛，在志为忧。忧伤肺，喜胜忧[7]；燥伤皮毛，热胜燥[8]；辛伤皮毛，苦胜辛[9]。(《素问·阴阳应象大论篇第五》)

【注释】

［1］西方生燥：西方是秋季的代词，秋季气候多燥。

［2］燥生金：在天之燥气化生在地五行之金气。

［3］金生辛：金气化生辛味。

［4］辛生肺：辛味入于肺而滋生肺。

［5］肺生皮毛：肺生皮毛，肺气宣发，气血充足则皮毛润泽。

［6］皮毛生肾：皮毛代指肺，肺属金，肾属水，金生水，故肺生肾。

［7］忧伤肺，喜胜忧：忧为肺之志，过则伤肺，肺属金。喜为心之志，心属火，火胜金，故喜胜忧。

［8］燥伤皮毛，热胜燥：原作“热伤皮毛，寒胜热”，据《太素》改。肺主皮毛，燥气通于肺，燥气太过则伤皮毛。热属火，燥属金，火胜金，故热胜燥。

［9］辛伤皮毛，苦胜辛：辛味太过则伤皮毛，苦属火，辛属金，火胜金，故苦胜辛。

【解析】

西方产生燥气，燥气生金，金产生辛味，辛味滋养肺气。肺生皮毛，皮毛又能生肾，肺又主鼻。阴阳莫测的变化，在天为燥，在地为金，在体为皮毛，在脏为肺，在色为白，在音为商，在声为哭，在变动为咳，在窍为鼻，在味为辛，在情志为忧。忧可以伤肺，喜可以抑制忧；燥气可以伤皮毛，热气可以抑制燥气；辛味可以伤皮毛，苦味又可以抑制辛味。

【提要】

论述五行之水在天地、五方、五气、五脏、五味、五体、五色、五音、五声、五变动、五窍、五志等的归属规律及相克的道理。

【原文】

北方生寒[1]，寒生水[2]，水生咸[3]，咸生肾[4]，肾生骨髓[5]，髓生肝[6]，肾主耳。其在天为寒，在地为水，在体为骨，在脏为肾，在色为黑，在音为羽，在声为呻，在变动为栗，在窍为耳，在味为咸，在志为恐。恐伤肾，思胜恐[7]；寒伤骨，湿胜寒[8]；咸伤骨，甘胜咸[9]。（《素问·阴阳应象大论篇第五》）

【注释】

［1］北方生寒：北方是冬季的代词，冬季气候多寒。

［2］寒生水：在天之寒气化生在地五行之水气。

［3］水生咸：水气化生咸味。

［4］咸生肾：咸味入于肾而滋生肾。

［5］肾生骨髓：肾主骨髓，肾气旺盛，气精充足则骨髓充满。

［6］髓生肝：髓代指肾，肾属水，肝属木，水生木，故肾生肝。

［7］恐伤肾，思胜恐：恐为肾之志，过则伤肾，肾属水。思为脾之志，脾属土，土胜水，故思胜恐。

［8］寒伤骨，湿胜寒：原作“寒伤血，燥胜寒”，据《太素》改。肾主骨，寒气通于肾，寒气太过则伤骨。寒属水，湿属土，土胜水，故湿胜寒。

［9］咸伤骨，甘胜咸：咸伤骨，原作“咸伤血”，据《太素》改。咸味太过则伤骨，咸属水，甘属土，土胜水，故甘胜咸。

【解析】

北方产生寒气，寒气生水，水产生咸味，咸味滋养肾气。肾生骨髓，骨髓又能生肝，肾又主耳。阴阳莫测的变化，在天为寒，在地为水，在体为骨，在脏为肾，在色为黑，在音为羽，在声为呻，在变动为栗，在窍为耳，在味为咸，在志为恐。恐可以伤肾，思可以胜恐；寒气可以伤骨，湿气可以抑制寒气；咸味可以伤骨，甘味又可以抑制咸味。

二、五脏的部分生理功能及其外在联系

【提要】

论述五味所入、五气所病、五精所并、五脏所恶、五脏化液、五味所禁的生理关系。

【原文】

五味所入[1]：酸入肝，辛入肺，苦入心，咸入肾，甘入脾，是谓五入。

五气所病[2]：心为噫[3]，肺为咳，肝为语，脾为吞，肾为欠为嚏；胃为气逆为哕为恐，大肠、小肠为泄，下焦溢为水[4]，膀胱不利为癃，不约为遗溺[5]，胆为怒，是谓五病。

五精所并[6]：精气并于心则喜，并于肺则悲，并于肝则怒[7]，并于脾则思[8]，并于肾则恐，是谓五并。虚而相并者也。

五脏所恶：心恶热，肺恶燥[9]，肝恶风，脾恶湿，肾恶寒[10]，是谓五恶。

五脏化液：心为汗，肺为涕，肝为泪，脾为涎，肾为唾，是谓五液。

五味所禁：辛走气，气病无多食辛；咸走血，血病无多食咸；苦走骨，骨病无多食苦；甘走肉，肉病无多食甘；酸走筋，筋病无多食酸。是谓五禁，无令多食。（《素问·宣明五气篇第二十三》）

【注释】

［1］五味所入：入，进入。五味分别进入各自所喜好的脏腑。

［2］五气所病：五脏所病。

［3］噫：嗳气。

［4］下焦溢为水：溢，溢出，泛滥。下焦病则水肿。

［5］膀胱不利为癃，不约为遗溺：不利，不通利。癃，小便闭。不约，失于约束。遗溺（溺同“尿”），小便失禁。指膀胱功能失调导致的排尿异常。

［6］五精所并：五精，五脏之精气。并，合并。五精所并指五脏之精气不能各藏其脏而合并在一起。

［7］怒：原作“忧”，据文义与文例改。

［8］思：原作“畏”，据文义与文例改。

［9］肺恶燥：原作“肺恶寒”，与“肾恶燥”相错，据《素问悬解》改。

［10］肾恶寒：原作“肾恶燥”，与“肺恶寒”相错，据《素问悬解》改。

【解析】

五味入胃之后，各归其所喜入的脏腑，酸味先入肝，辛味先入肺，苦味先入心，咸味先入肾，甜味先入脾，这就是五味各随其所喜而入五脏。

五脏之气失调后所产生的病变：心气失调则嗳气；肺气失调则咳嗽；肝气失调则多言；脾气失调则吞酸；肾气失调则为呵欠、喷嚏；胃气失调则为气逆为哕，或有恐惧感；大肠小肠病则不能泌别清浊，传送糟粕，而为泄泻；下焦不能通调水道，则水液泛滥于皮肤而为水肿；膀胱之气化不利，则为癃闭；膀胱不能约制，则为遗尿；胆气失调则易发怒。这是五脏之气失调而发生的病变。

五脏之精气相并所发生的疾病；精气并于心则喜，精气并于肺则悲，精气并于肝则怒，精气并于脾则思，精气并于肾则恐，这就是所说的五并，都是由于五脏乘虚相并所致。

五脏各有所恶：心恶热，肺恶燥，肝恶风，脾恶湿，肾恶寒，这就是五脏所恶。

五脏化生的液体：心之液化为汗，肺之液化为涕，肝之液化为泪，脾之液化为涎，肾之液化为唾，这就是化生的五液。

五味所禁：辛味走气，气病不可多食辛味；咸味走血，血病不可多食咸味；苦味走骨，骨病不可多食苦味；甜味走肉，肉病不可多食甜味；酸味走筋，筋病不可多食酸味。这就是五味的禁忌，不可使人多食。

三、五脏失调的病因、病机和病证

【提要】

论述五病所发、五脏所藏、五邪所乱、五邪所见、五脏所主、五劳所伤、五脏应于四时的脉象的临床意义。

【原文】

五病所发：阴病发于骨，阳病发于血，阴病发于肉，阳病发于冬，阴病发于夏，是谓五发。

五邪所乱[1]：邪入于阳则狂，邪入于阴则痹，搏阳则为巅疾，搏阴则为喑[2]，阳入之阴则静，阴出之阳则怒，是谓五乱。

五邪所见[3]：春得秋脉，夏得冬脉，长夏得春脉，秋得夏脉，冬得长夏脉，名曰阴出之阳，病善怒不治，是谓五邪。皆同命，死不治。

五脏所藏：心藏神，肺藏魄，肝藏魂，脾藏意，肾藏志，是谓五脏所藏。

五脏所主：心主脉，肺主皮，肝主筋，脾主肉，肾主骨，是谓五主。

五劳所伤：久视伤血，久卧伤气，久坐伤肉，久立伤骨，久行伤筋，是谓五劳所伤。

五脏应象[4]：肝脉弦，心脉钩，脾脉代，肺脉毛，肾脉石，是谓五脏之脉。（《素问·宣明五气篇第二十三》）

【注释】

［1］五邪所乱：五种疾病由邪气干扰，阴阳失调所致。

［2］喑（yīn）：声音嘶哑或失音。

［3］五邪所见：五脏感受邪气在脉象的反映。

［4］五脉应象：五脏应四时的脉象反映。

【解析】

五种病的发生：阴病发生于骨，阳病发生于血，阴病发生于肉，阳病发生于冬，阴病发生于夏，这是五病所发。

五邪所乱：邪入于阳分，则阳偏胜而发为狂病；邪入于阴分，则阴偏胜而发为痹病；邪搏于阳则阳气受伤而发为癫疾；邪搏于阴则阴气受伤而发为音哑之疾；邪由阳而入于阴，则从阴而为静；邪由阴而出于阳，则从阳而为怒。这就是所谓五乱。

五脏各有所藏：心脏藏神，肺脏藏魄，肝脏藏魂，脾脏藏意，肾脏藏志，这就是五脏所藏的神志。

五脏各有所主：心主血脉，肺主皮毛，肝主筋，脾主肌肉，肾主骨。这就是五脏所主。

五种过度的疲劳，可以伤耗五脏的精气：久视则劳于肝的精气而伤血，久卧则阳气不伸而伤气，久坐则血脉灌输不畅而伤肉，久立则劳于肾及腰、膝、胫而伤骨，久行则劳于筋脉而伤筋。这就是五劳所伤。

五脏之脉应四时的形象：肝脉应春，端直而长，其脉像弦；心脉应夏，来盛去衰，其脉像钩；脾分王于四季，其脉软弱，随四时而更代；肺脉应秋，轻虚而浮，其脉像毛；肾脉应冬，其脉沉坚像石，这就是五脏应于四时的脉象。

杏林花繁

张从正，字子和，号戴人，金元四大家之一，代表作为《儒门事亲》。张从正提倡心理治疗，把五行理论和五情巧妙地结合起来，主张“悲胜怒，以怆恻苦楚之言感之；恐胜喜，以迫遽死亡之言怖之；怒胜思，以污辱欺罔之言触之；喜胜悲，以戏谑亵狎之言娱之；思胜恐，以虑彼志此之言夺之”。

【复习思考题】

1. 中医理论中，“南方生热，热生火，火生苦，苦生心”描述的是五行相生关系中的哪一环节？（　　）

A. 木生火　　B. 火生土　　C. 土生金

D. 金生水　　E. 水生木

2. 在中医理论中，“脾主口”的表述，主要体现了脾脏的哪一功能？（　　）

A. 运化水谷　　B. 统摄血液　　C. 主肌肉四肢

D. 运化水湿　　E. 开窍于口

3. 根据中医五行学说，“忧伤肺，喜胜忧”体现了哪种中医治疗方法？（　　）

A. 清热泻火　　B. 培土生金　　C. 抑木扶土

D. 以情胜情　　E. 滋水涵木

4. 中医理论中，“五精所并，并于肾则恐”指的是哪种情况？（　　）

A. 肾精过旺导致恐惧

B. 肾精不足产生恐惧

C. 肾精外泄引起恐惧

D. 肾精与恐惧无直接关系

E. 肾精过盛而抑制恐惧

5. 中医五行学说中，“咸入肾”体现了五味与五脏之间的哪种关系？（　　）

A. 相生关系　　B. 相克关系　　C. 相互制约

D. 相互资生　　E. 相互感应

（许海）

扫一扫，查阅复习思考题答案

扫一扫，
查阅本模块
数字资源

模块四 脏腑气血津液

项目一 脏腑

【学习目标】

1. 掌握脏象的基本概念和五脏性能；掌握十二脏腑的功能特点及相互关系；掌握五脏“藏而不泻”和六腑“泻而不藏”的含义及其临床指导意义。

2. 熟悉饮食代谢与脏腑功能的关系。

3. 了解脏腑学说的具体应用。

一、五脏性能及其功能系统

【提要】

提出脏象的名称并论述五脏的性能特点及其功能系统。

【原文】

帝曰：藏象何如？岐伯曰：心者，生之本[1]，神之处[2]也，其华在面，其充在血脉，为阳中之太阳，通于夏气。肺者，气之本，魄[3]之处也，其华在毛，其充在皮，为阳中之太阴，通于秋气。肾者，主蛰[4]，封藏之本，精之处也，其华在毛，其充在骨，为阴中之少阴，通于冬气。肝者，罢极之本[5]，魂之居也，其华在爪，其充在筋，以生血气，其味酸，其色苍，此为阳中之少阳，通于春气。脾、胃、大肠、小肠、三焦、膀胱者，仓廪之本，营之居[6]也，名曰器[7]，能化糟粕，转味而入出者也，其华在唇四白，其充在肌，其味甘，其色黄，此至阴之类，通于土气。凡十一脏取决于胆[8]也。(《素问·六节藏象论篇第九》)

【注释】

[1] 生之本：生命之根本。

[2] 神之处：原作“神之变”，据全元起本并《太素》改。神，神明，此指精神活动。

[3] 魄：是属于精神活动的一部分。如《灵枢·本神篇》说：“并精而出入者谓之魄。”古人认为人耳目的感觉、手足的运动等，皆是魄的作用。

[4] 蛰：蛰伏，指冬季藏伏土中冬眠的虫。

[5] 罢极之本：罢，通“疲”。《说文解字》：“燕人谓劳曰极。”罢极之本，耐受疲劳的根本。肝主筋，筋强则耐疲劳。

[6] 营之居：王冰注：“营起于中焦，中焦为脾胃之位，故云营之居也。”

[7] 器：器物，盛物用具。吴崑注：“盛贮水谷，犹夫器具，故名曰器。”以脾胃等脏腑能

受纳传化水谷，故名曰“器”。

[8] 凡十一脏取决于胆：一说认为脏腑气化需要胆气的升发，才能正常运行，故取决于胆，另有一说认为，“十一”当为“土”字之误。

【解析】

黄帝问：藏象是怎样的呢？岐伯答：心，是生命的根本，为神所居之处，其荣华表现于面部，其充养的组织在血脉，为阳中的太阳，与夏气相通。肺，是气的根本，为魄所居之处，其荣华表现在毫毛，其充养组织在皮肤，是阳中的太阴，与秋气相通。肾主蛰伏，是封藏精气的根本，为精所居之处，其荣华表现在头发，其充养的组织在筋，可以生养血气，其味酸，其色苍青，为阳中之少阳，与春气相通。脾、胃、大肠、小肠、三焦、膀胱，是仓廪之本，为营气所居之处，因其功能像是盛贮食物的器皿，故称为器。它们能吸收水谷精微，转化为糟粕，负责饮食五味转化、吸收和排泄，其荣华在口唇四旁的白肉，其充实的组织在肌肉，其味甘，其色黄，属于至阴之类，与土气相通。以上十一脏功能的发挥，都取决于胆气的升发。

二、十二脏的生理功能和相互联系

【提要】

论述十二脏的职责分工。

【原文】

黄帝问曰：愿闻十二脏之相使[1]，贵贱[2]何如？岐伯对曰：悉乎哉问也！请遂言之。心者，君主之官也，神明[3]出焉。肺者，相傅[4]之官，治节[5]出焉。肝者，将军之官，谋虑出焉。胆者，中正之官，决断出焉。膻中[6]者，臣使之官，喜乐出焉。脾胃者，仓廪[7]之官，五味出焉。大肠者，传道[8]之官，变化出焉。小肠者，受盛之官，化物出焉。肾者，作强之官，伎巧[9]出焉。三焦者，决渎[10]之官，水道出焉。膀胱者，州都[11]之官，津液藏焉，气化则能出矣。凡此十二官者，不得相失也。故主明则下安，以此养生则寿，殁世不殆[12]，以为天下则大昌。主不明则十二官危，使道[13]闭塞而不通，形乃大伤，以此养生则殃[14]，以为天下者，其宗[15]大危，戒之戒之！（《素问·灵兰秘典论篇第八》）

【注释】

[1] 相使：张介宾注“相使者，辅相臣使之谓”，此指十二脏腑的功能及其相互联系。

[2] 贵贱：张介宾注“贵贱者，君臣上下之分”，此指十二脏腑的功能主次之分。

[3] 神明：指精神意识。

[4] 相傅：宰相。

[5] 治节：治理与节制。

[6] 膻中：此指心包而言。《灵枢·胀论》云：“膻中者，心主之宫城也。”

[7] 仓廪：《礼记·月令》：“谷藏曰仓，米藏曰廪。”即粮仓也。

[8] 传道：即传导。

[9] 伎：通“技”。伎巧，技术精巧。

[10] 决渎：渎，水道。决渎，通决水道。

[11] 州都：《说文》：“水中可居曰州。”《水经注·文水注》：“水泽所聚谓之都”，引申为水液会聚之处。

[12] 殁世不殆：殁世，终生。殆，危险。殁世不殆，终生没有危险。

[13] 使道：此指各脏腑相互联系的通道。

[14] 殃：夭殃，短命。

[15] 宗：宗庙，借指国家的统治地位。

【解析】

黄帝问道：我想知道人体十二脏腑的功能及其相互联系，功能主次之分是怎样的呢？岐伯回答说：您问得真详细呀！请让我谈谈这个问题，心主宰全身，是君主之官，人的精神意识、思维活动都由此而出。肺是相傅之官，辅佐着君主，主一身之气而调节全身的活动。肝主怒，像将军一样的勇武，称为将军之官，谋略由此而出。膻中围护着心而接受其命令，是臣使之官，心志的喜乐，靠它传布出来。脾和胃负责饮食的受纳和布化，是仓廪之官，五味的营养靠它们的作用而得以消化、吸收和运输。大肠是传导之官，负责传送食物的糟粕，使其变化为粪便排出体外。小肠是受盛之官，承受胃中下行的食物而进一步分别清浊。肾是作强之官，能够使人发挥强力而产生伎巧。三焦是决渎之官，它能够通行水道。膀胱是州都之官，蓄藏津液，通过气化作用，方能排出尿液。以上这十二官，虽有分工，但其作用应该协调而不能相互脱节。所以君主如果明智顺达，则下属也会安定正常，用这样的道理来养生，就可以使人长寿，终生不会发生危殆。用来治理天下，就会使国家昌盛繁荣。君主如果不能明智顺达，那么，包括其本身在内的十二官就都要发生危险。各脏腑相互联系的通道闭塞不通，形体就要受到严重伤害。用这样的方式来养生，只会招致灾殃，缩短寿命。同样，以昏君来治理天下，政权就危险了。一定要引以为戒啊。

三、脏腑藏泻理论

【提要】

论述脏腑藏泻不同的理论，以及魄门与五脏的关系。

【原文】

黄帝问曰：余闻方士[1]，或以脑髓为脏，或以肠胃为脏，或以为腑，敢问更相反[2]，皆自谓是。不知其道，愿闻其说。岐伯对曰：脑、髓、骨、脉、胆、女子胞[3]，此六者，地气之所生也，皆藏于阴而象于地，故藏而不泻，名曰奇恒之府[4]。夫胃、大肠、小肠、三焦、膀胱，此五者，天气之所生也，其气象天，故泻而不藏[5]，此受五脏浊气，名曰传化之府，此不能久留，输泻[6]者也。魄门亦为五脏使[7]，水谷不得久藏。所谓五脏者，藏精气而不泻也，故满而不能实。六腑者，传化物而不藏，故实而不能满也。所以然者，水谷入口，则胃实而肠虚；食下，则肠实而胃虚。故曰实而不满，满而不实也。(《素问·五脏别论篇十一》)

【注释】

[1] 方士：通晓方术的人。

[2] 敢问更相反：敢于提出相反的意见。

[3] 女子胞：胞宫，子宫。

[4] 奇恒之府：奇，奇异。恒，平常。奇恒之府，即不同于平常的脏腑。

[5] 泻而不藏：泻，排泻。藏，贮藏。泻而不藏，指六腑排泄浊气而不贮藏精气。

[6] 输泻：转输排泄。

[7] 魄门亦为五脏使：魄，通"粕"。魄门，即"肛门"。肛门传送糟粕，故云"魄门"。以其能排泄五脏所生之浊气，故云"亦为五脏使"。

【解析】

黄帝问道：我听说方士之中，有人以脑髓为脏，有人以肠胃为脏，也有的把这些都称为腑，如果向他们提出相反的意见，他们都坚持自己的看法正确，不知哪种理论是对的？希望你谈一谈这个问题。岐伯回答：脑、髓、骨、脉、胆、女子胞，这六者是禀承地气而生的，都能贮藏阴精，就像大地包藏万物一样，所以它们的作用是藏而不泻，叫作奇恒之腑。胃、大肠、小肠、三焦、膀胱，这五者是禀承天气所生的，它们的作用，像天一样健运周转，所以是泻而不藏的。它们受纳五脏的浊气，所以称为传化之腑。这是因为浊气不能久停其间，而必须及时转输和排泄的缘故。此外，肛门也为五脏行使输泄浊气的职能，这样，水谷的糟粕就不会久留于体内了。五脏的功能是贮藏精气而不向外泄的，所以它是经常地保持精气饱满，而不是一时地得到充实。六腑的功能是将水谷加以传化，而不是加以贮藏，所以它有时显得充实，但却不能永远保持盛满。之所以出现这种情况，是因为水谷入口下行，胃充实了，但肠中还是空虚的，食物再下行，肠充实了，而胃中就空虚了。这样依次传递，所以说六腑是一时的充实，而不是持续的盛满。五脏则是持续盛满，而不是一时的充实。

四、脾病四肢不用

【提要】

论述了“脾病而四肢不用”的机理及临床意义。

【原文】

帝曰：脾病而四肢不用何也？岐伯曰：四肢皆禀气于胃，而不得至经[1]，必因于脾，乃得禀也。今脾病不能为胃行其津液[2]，四肢不得禀水谷气，气日以衰，脉道不利，筋骨肌肉皆无气以生，故不用焉。(《素问·太阴阳明论篇第二十九》)

【注释】

[1] 至经：《太素》作“径至”。张介宾注：“四肢之举动，必赖胃气以为用，然胃气不能自至于诸经，必因脾气之运行，则胃中水谷之气，化为精微，乃得及于四肢也。”

[2] 津液：在此指水谷之精气。

【解析】

黄帝问：脾病会引起四肢功能丧失，为什么？岐伯答：四肢都要依赖胃中水谷精气以濡养，但胃中精气不能直接到达四肢经脉，必须依赖脾气的传输，才能营养四肢。如今脾有病不能为胃输送水谷精气，四肢失去水谷精气的营养，经气日渐衰减，经脉不能畅利，筋骨肌肉都得不到濡养，因此四肢便丧失正常的功能了。

【执医考纲】

《素问·太阴阳明论》“脾病而四肢不用”的机理及临床意义。

五、脾不主时论

【提要】

论述了脾不主时的原因。

【原文】

帝曰：脾不主时何也？岐伯曰：脾者土也，治[1]中央，常以四时长四脏，各十八日寄治，不得独主于时也。脾脏者，常著[2]胃土之精也，土者生万物而法天地，故上下至头足，不得主时也。(《素问·太阴阳明论篇第二十九》)

【注释】

[1] 治：主。王冰注：“主也”。

［2］著：明显。高世栻注："著者，昭著也。胃土水谷之精，昭著于外，由脾脏之气运行，故脾脏者，常胃土之精也。"

【解析】

黄帝问：脾脏不能主旺一个时季，为什么？岐伯答：脾属土，主管中央之位，分旺于四时以长养四脏，在四季之末各寄旺十八日，所以脾不单独主旺于一个时季。脾脏经常为胃土传输水谷精气。土生自然界万物而主宰天地，所以属土的脾脏主宰人体从上到下，从头到足，而不专主旺于一时季。

【执医考纲】

《素问·太阴阳明论》"脾者土也，治中央……不得独主于时也"的意义。

六、饮食代谢与脏腑功能

【提要】

论述了食物与水液在体内的代谢过程。

【原文】

食气入胃，散精[1]于肝，淫气于筋[2]。食气入胃，浊气[3]归心，淫精于脉。脉气流经，经气归于肺，肺朝百脉[4]，输精于皮毛。毛脉合精，行气于府[5]。府精神明[6]，留于四脏[7]，气归于权衡[8]。权衡以平，气口[9]成寸，以决死生。饮入于胃，游溢[10]精气，上输于脾；脾气散精，上归于肺；通调水道，下输膀胱。水精四布，五经[11]并行，合于四时五脏阴阳，揆度[12]以为常也。(《素问·经脉别论第二十一》)

【注释】

［1］散精：散，输散、传送；精，指水谷化生的精微物质。

［2］淫气于筋：淫，浸淫滋养。联上句意为：食气入到胃中，化生精微之气，散入肝脏，以浸淫滋养于筋。

［3］浊气：指的是水谷精气的浓厚部分。

［4］肺朝百脉：朝，下属晋见上司，含有朝会，拜见之意。从原文分析，肺朝百脉，就是百脉朝肺。如王冰说："肺为华盖，位复居高，治节由之，故受百脉之朝会也。"

［5］毛脉合精，行气于府：毛，皮毛，属肺。脉，脉管，属心。府，血之府，亦指脉管。毛脉合精，行气于府是指皮毛和脉管中的精气汇合之后，又重新返回到脉管中。

［6］府精神明：府，指脉。神明，指心而言。此言脉管中的精气充足则能够养心脏，心安则明。

［7］留于四脏：指精气存留在肺，脾、肝、肾四脏。

［8］气归于权衡：此指各个脏器的精气都要按照生理需求充实进去，不能偏多，也不能偏少。

［9］气口：又称寸口，是中医切脉的部位。

［10］游溢：游，流行。溢，涌泄。即散布的意思。

［11］五经：五脏的经脉。

［12］揆度：古书名。一说，揆，估计；度，衡量，多从此说。

【解析】

五谷入胃，其所化生的一部分精微之气输散到肝脏，再由肝脏将此精微之气滋养于筋。五谷入胃，其所化生的精微之气注入于心，再由心将此精气滋养于血脉。精气流行在经脉之中，到达于肺，肺又将精气输送到全身百脉中去，最后把精气送到皮毛。皮毛和经脉的精气汇合后，又返流归入于脉。脉中精微之气，通过不断变化，周流于四脏。这些正常的生理活动，都要取决于气血阴阳的平衡。气血阴阳平衡，则表现在气口的脉搏变化上。气口的脉搏，可以判断疾病的死生。

水液入胃以后，游溢布散其精气，上行输送于脾。经脾对精微的布散转输，上归于肺。肺主清肃而司治节，肺气运行，通调水道，下输于膀胱。如此则水精四布，外而布散于皮毛，内而灌输于五脏之经脉。医生能合于四时寒暑的变易和五脏阴阳的变化，揆测经脉的变化规律，总结出经脉的正常生理现象。

【执医考纲】

《素问·经脉别论》“食气入胃，散精于肝……揆度以为常也”的临床指导意义。

杏林花繁

黄元御（1705—1758年），名玉路，字元御，一字坤载，号研农，别号玉楸子，山东昌邑人，清代乾隆年间著名医学家。乾隆帝曾赐其“妙悟岐黄”匾额。先后写成医著十一部，哲学著作两部。黄元御“土枢四象，一气周流”理论是关于人体气机周流的学说，尤其强调中焦气机通畅的重要性，中焦脾胃为气机升降之枢纽，脾胃之气左升而为心、肝，右降而为肺、肾，气机升降，如环无端。

【复习思考题】

1.《素问·灵兰秘典论》指出心的主要生理功能是（　　）

A. 谋虑出焉　B. 伎巧出焉　C. 神明出焉　D. 喜乐出焉　E. 治节出焉

2.《素问·灵兰秘典论》中“气化则能出矣”的“气化”主要由何脏腑施行（　　）

A. 三焦　B. 脾　C. 肝　D. 肾　E. 命门

3.《素问·灵兰秘典论》中膻中指的是（　　）

A. 虚里　B. 心包络　C. 穴位　D. 气海　E. 心

4. 据《素问·六节藏象论》的论述，十一脏的功能取决于（　　）

A. 肝　B. 心　C. 胆　D. 脾　E. 肾

5. 据《素问·五藏别论》五藏的功能是（　　）

A. 藏精气而不泻也　B. 泻而不藏　C. 传化物而不藏

D. 实而不能满　E. 以上均不是

扫一扫，查阅复习思考题答案

（王淞）

项目二　气血津液

【学习目标】

1. 掌握气血津液的基本概念及其生理作用和病理变化；掌握宗气的生成及作用。

2. 熟悉营卫之气的生成与会合规律。

3. 了解六气的生成、作用及临床意义。

一、六气的名称和生理功能

【提要】

论述了精、气、津、液、血、脉六者的名称和生理功能。

【原文】

黄帝曰：余闻人有精、气、津、液、血、脉，余意以为一气耳，今乃辨为六名，余不知其所以然。岐伯曰：两神相搏[1]，合而成形，常先身生，是谓精。何谓气？岐伯曰：上焦开发，宣五谷味，熏肤、充身、泽毛，若雾露之溉，是谓气。何谓津？岐伯曰：腠理发泄，汗出溱溱[2]，是谓津。何谓液？岐伯曰：谷入气满，淖泽[3]注于骨，骨属屈伸，泄泽[4]，补益脑髓，皮肤润泽，是谓液。何谓血？岐伯曰：中焦受气取汁，变化而赤，是谓血。何谓脉？岐伯曰：壅遏营气，令无所避，是谓脉。(《灵枢·决气第三十》)

【注释】

[1] 两神相搏：两神，指男女二性。搏，此指男女媾合。

[2] 溱溱（zhēn）：出汗多。

[3] 淖（nào）泽：淖，满而外溢。泽，濡润。

[4] 泄泽：渗出而润泽。

【解析】

黄帝问：我听说，人身有精、气、津、液、血、脉，我认为它们是一气，现在却分为六种名称，我不知道为什么？岐伯答：男女交合之后，可以产生新生命，在形体出现之前形成的物质叫作精。什么叫作气？岐伯答：上焦将饮食精微宣发布散到全身各部，以温煦皮肤，充实形体，润泽毛发，像雾露灌溉着各种生物一样，这就叫作气。什么叫作津？岐伯答：肌腠疏泄，流出大量的汗液，这汗液就叫作津。什么叫作液呢？岐伯答：水谷入胃以后，化生精微，向全身布散，使全身精气充满，有余之精气渗润骨髓，使骨骼关节屈伸自如，流泄润泽于脑，以补益脑髓，渗润皮肤。这渗润于骨、脑和皮肤的精微物质就称为液。什么叫作血？岐伯答：中焦受水谷之精气，经气化作用变成红色液体，这就叫作血。什么叫作脉呢？岐伯答：约束营血，使其不向外流溢的管道，就叫作脉。

【执医考纲】

《灵枢·决气》“余闻人有精气津液血脉，余意以为一气耳…… 壅遏营气，令无所避？是谓脉”的临床指导意义。

二、六气病理

【提要】

论述了六气不足之病理。

【原文】

黄帝曰：六气者，有余不足，气[1]之多少，脑髓[2]之虚实，血脉之清浊，何以知之？岐伯曰：精脱者，耳聋；气脱者，目不明；津脱者，腠理开，汗大泄；液脱者，骨属屈伸不利，色夭[3]，脑髓消[4]，胫酸[5]，耳数鸣；血脱者，色白，夭然不泽；脉脱者[6]，其脉空虚。此其候也。(《灵枢·决气第三十》)

【注释】

[1] 气：据前后文义，此前疑脱“精”字。

[2] 脑髓：据前后文义，疑当作“津液”。

[3] 色夭：皮肤颜色无光泽。

[4] 脑髓消：脑髓消耗而不充满。

[5] 胫酸：小腿酸软。

[6] 脉脱者：原脱，据《甲乙经》卷一第十二补，以与前后文例合。

【解析】

黄帝问：上述精、气、津、液、血、脉六气的有余不足，精气的多少，津液的虚实，血脉的清浊等，怎样才能知道呢？岐伯答：精虚的人，会发生耳聋；气虚的人，眼睛看不清东西；津虚的人，腠理开泄，大量出汗；液虚的人，骨骼连接处的关节屈伸不利，面色枯槁不润，脑髓不充满，小腿发酸，时作耳鸣等；血虚的人，肤色苍白枯槁；脉脱的，脉道空虚下陷，这就是六气不足的表现。

【执医考纲】

《灵枢·决气》“精脱者，耳聋……其脉空虚，此其候也。”的临床指导意义。

三、营卫之气的概念和分布

【提要】

论述了营气与卫气的概念和分布。

【原文】

岐伯曰：荣者，水谷之精气也，和调[1]于五脏，洒陈[2]于六腑，乃能入于脉也。故循脉上下，贯五脏，络六腑[3]也。卫者，水谷之悍气[4]也，其气慓疾[5]滑利，不能入于脉也，故循皮肤之中，分肉[6]之间，熏于肓膜[7]，散于胸腹。(《素问·痹论篇第四十三》)

【注释】

[1] 和调：调和。

[2] 洒陈：散布。

[3] 贯五脏，络六腑：指贯通五脏，联络六腑。

[4] 悍气：指刚勇之气。

[5] 慓疾：急速的意思。

[6] 分肉：腠理。

[7] 肓膜：一指心下膈上部位的脂膜，另指肠外之脂膜。

【解析】

岐伯答：荣是水谷所化的精气，能够调和营养于五脏，散布精气于六腑，能够行于以脉之中故循经脉上下运行，贯通五脏，联络六腑，发挥其营养作用。卫是水谷所化的悍气，其气急疾滑利，不能入于脉中，故循行于皮肤之中，腠理之间，熏蒸于肓膜，散布于胸腹。

四、营卫之气的生成与循行

【提要】

论述了营气与卫气的生成与循行。

【原文】

人受气于谷，谷入于胃，以传与肺，五脏六腑，皆以受气，其清者为营，浊者为卫，营在脉中，卫在脉外，营周不休[1]，五十而复大会，阴阳相贯[2]，如环无端。卫气行于阴二十五度，行于阳二十五度，分为昼夜，故气至阳而起，至阴而止。(《灵枢·营卫生会第十八》)

【注释】

[1] 营周不休：营，回绕。周，周身。营卫之气回绕周身运行不止。

[2] 阴阳相贯：阴脉与阳脉连贯。

【解析】

人的精气是依靠水谷精微化生的。饮食入胃，经消化吸收，其精微传注到肺，肺朝百脉，故五脏六腑都能得到营养。水谷化生的精微，其中清的叫营，浊的叫卫，营气行于脉中，卫气走在脉外，两者周流全身，不休止地运行，昼夜各循行五十周，而后会合一次。这样按照十二经脉阴阳，表里的承接顺序依次循行，终而复始，如环无端。卫气夜行于阴二十五周次，昼行于阳二十五周次，划分为昼夜各半，行至阳则人起，行至阴则人卧。

五、营卫的运行

【提要】

论述了营卫的运行规律。

【原文】

黄帝曰：营卫之行奈何？伯高曰：谷始入于胃，其精微者，先出于胃之[1]两焦以溉五脏，别出两行[2]营卫之道。其大气之抟[3]而不行者，积于胸中，命曰气海，出于肺，循喉咽，故呼则出，吸则入。天地之精气，其大数常出三入一[4]，故谷不入，半日则气衰，一日则气少矣。(《灵枢·五味第五十六》)

【注释】

[1] 之：与“至”通。

[2] 别出两行：分别出两条道路运行。

[3] 大气之抟：大气，宗气；抟，结聚。此言宗气结聚。

[4] 出三入一：从体内排出三份，进入体内一份。

【解析】

黄帝问：营卫是怎样运行的呢？伯高说：水谷入胃后，所化生的精微部分，从胃出至中、上二焦，经肺灌溉五脏。它在输布于全身时，分别为两条途径，其清纯部分化为营气，浊厚部分化为卫气，分别从脉中脉外的两条道路运行于周身。同时所产生的大气，则聚于胸中，称为气海。这种气，自肺部沿咽喉而出，呼则出，吸则入，保证人体正常的呼吸运动。呼吸之气和饮食的精微是维持健康的主要来源。人体营养物质代谢的大致情况是：消耗三份，补充一份。消耗的途径有三个：一是从宗气中呼出体外；二是在化生气血精液的过程中消耗掉；三是化成糟粕排泄出去。另一方面补充的途径是从天地间吸入空气与摄取饮食的精微，以供给全身营养的需要。所以半日不吃饭，就会气衰，一天不进食，就会气少了。

六、神的分类及作用

【提要】

论述了神的分类及作用。

【原文】

黄帝问于岐伯曰：凡刺之法，先必本于神。血、脉、营、气、精神，此五脏之所藏也，至其淫泆离脏[1]则精失，魂魄飞扬，志意恍乱，智虑去身[2]者，何因而然乎？天之罪与？人之过乎？何谓德、气、生、精、神、魂、魄、心、意、志、思、智、虑？请问其故。岐伯答曰：天之在我者德也[3]，地之在我者气也，德流气薄而生者也，故生之来谓之精，两精相搏谓之神，随神往来者谓之魂，并精而出入者谓之魄，所以任物[4]者谓之心，心有所忆谓之意，意之所存谓之志，因志而存变谓之思，因思而远慕谓之虑，因虑而处物谓之智。故智者之养生也，必顺四时而适寒暑，和喜怒而安居处，节阴阳而调刚柔，如是则僻邪[5]不至，长生久视。（《灵枢·本神第八》）

【注释】

［1］淫泆离脏：淫，满溢。泆，同“溢”，放纵不收。淫泆离脏，指五脏所藏之精气离散失守。

［2］去身：离身体而去。

［3］天之在我者德也：在，存在，引申为“生”。德，构成宇宙的本原物质。此指人是禀受天德而生。

［4］任物：任，担任，承受。物，事物。任物，承受事物并进行思维。任物者谓之心主神明的意思。

［5］僻邪：僻，不正。指致病邪气。

【解析】

黄帝问岐伯：凡使用针刺的治法，首先必须以神气作为根本。神气是血、脉、营、气、精的表现，而血、脉、营、气、精是五脏所藏的。如果嗜欲太过，恣意耗伤，就使五脏精气失藏，以至魂魄飞扬，意志恍乱，失去思考能力。这是什么原因呢？是天加的罪过呢，还是本人的过失呢？什么叫德、气、生、精、神、魂、魄、心、意、志、思、智、虑？请问其中的道理。

岐伯答：天赋予人的是德；地赋予人的是气；天德地气交感而有人的生成；生命的原始物质叫作精；阴阳两精互相搏结而形成的生命功能叫作神；随着神往来的叫魂；与精同时出入的叫魄；担负支配事物功能的总中枢是心；心有所追忆叫意；主意已定而立下志愿叫作志；为实现志愿反复思考叫作思；反复思考后产生深谋远虑叫作虑；因深谋远虑而巧妙处理事物的，叫作智。所以明智的人对于养生之道，既能适应四时气候的寒暖变化，又能避免一切情绪激动，日常生活安定，节制房事而调和阴阳刚柔。这样不受内外邪气的侵犯干扰，就能健康长寿。

【执医考纲】

1.《灵枢·本神》由心“任物”到智“处物”的思维过程。

2.《灵枢·本神》“生之来谓之精，两精相搏谓之神，随神往来者谓之魂，并精而出入者谓之魄。”

七、五脏与血气精神的关系

【提要】

论述了五脏与气血精神的关系。

【原文】

肝藏血，血舍魂，肝气虚则恐，实则怒。脾藏营，营舍意，脾气虚则四肢不用，五脏不安；实则腹胀，经溲不利。心藏脉，脉舍神，心气虚则悲，实则笑不休。肺藏气，气舍魄，肺气虚则鼻塞不利，少气；实则喘喝[1]，胸盈仰息。肾藏精，精舍志，肾气虚则厥，实则胀，五脏不安。必审五脏之病形，以知其气之虚实，谨而调之也。(《灵枢·本神第八》)

【注释】

[1] 喘喝：气喘有声。

【解析】

血液藏于肝中，而代表人精神状态的魂又依附在肝血中。肝气空虚，肝血缺乏，人就会有恐慌之感；肝气旺盛，人就易怒。营气藏于脾中，而隶属人精神活动的意又依附在营气中。脾气虚，人就会四肢无法活动、五脏不能调和；脾气积压，运化不畅，人就会出现腹部胀痛、小便不利等症状。心支配着人全身血液的运行，而代表人全部思维活动的神又依附在血液中。心气虚，人就会产生悲哀之感；心气旺盛，人就会笑而不止。人的真气藏于肺中，而代表人体器官运动功能的魄又依附在真气中。肺气虚，人就会感到鼻塞、呼吸不畅、气短；肺气壅实，人就会出现大喘、胸部胀闷、仰头呼吸等症状。五脏六腑的阴精藏于肾中，而隶属人精神活动的志又依附在肾精中。肾气虚，元阳不足，人就会手脚冰冷；肾气积压，人就会下腹肿胀，五脏运行异常。因此，医治时，医生首先需要观察五脏疾患的症状，知晓各脏元气的虚实，然后依据病症谨慎地加以调理，才能取得好的治疗效果。

八、血气精神的作用

【提要】

论述了血气、精神、经脉、卫气等对人体的重要作用。

【原文】

黄帝问于岐伯曰：人之血气精神者，所以奉生而周于性命[1]者也。经脉者，所以行血气而营[2]阴阳，濡[3]筋骨，利[4]关节者也。卫气者，所以温[5]分肉，充[6]皮肤，肥[7]腠理，司开阖[8]者也。志意者，所以御[9]精神，收[10]魂魄，适寒温，和喜怒者也。是故血和则经脉流行，营复阴阳，筋骨劲强，关节清[11]利矣。卫气和则分肉解利[12]，皮肤调柔，腠理致密矣。志意和则精神专直，魂魄不散，悔怒不起，五脏不受邪矣。寒温和则六腑化谷，风痹不作，经脉通利，肢节得安矣。此人之常平也。五脏者，所以藏精神血气魂魄者也。六腑者，所以化水谷而行津液者也。(《灵枢·本脏第四十七》)

【注释】

[1] 奉生而周于性命：奉养生命。

[2] 营：周行为营。

[3] 濡：滋润。

[4] 利：滑利。

[5] 温：温煦。

［6］充：充养。

［7］肥：充实。

［8］阖：关闭。

［9］御：驾驭。

［10］收：收聚。

［11］清：据《太素》卷六“五脏分命”改作“滑”。

［12］解利：舒展滑利。

【解析】

黄帝问岐伯答：人体的血气精神，是奉养生命以维持正常生理功能的物质；经脉可以通行气血，并通过气血的不断往复运行来营养身体的内部和外部，濡润筋骨，通利关节。卫气可以温养肌肉，滋润皮肤，充实腠理，同时把握汗孔的开合。人的志意，可以统御精神活动，收摄魂魄，调节人体对冷热刺激的适应能力和情志变化。因此血脉调和则气血畅行，全身内外部在其往复循行的过程中得到充分的营养，从而筋骨劲强有力，关节滑利自如。卫气的功能正常，就会使肌肉舒展滑润而富有弹力，皮肤调和柔润，腠理也能致密；志意和顺，就会精神集中，思维敏达，魂魄的活动有条不紊，没有懊悔愤怒等过度的情志刺激，从而使五脏安定，正气健旺，不会被邪气干扰而生病；若人能对气候、饮食的冷暖很好地适应与调摄，六脏运化水谷的功能就正常，气血来源充盛，经脉运行通利，则不易感受外邪而发生风病痹病，肢体关节都能保持正常的活动。这些就是人体的正常生理状态。五脏是贮藏精神气血魂魄的，六脏是传化水谷、运行津液的。

九、三焦气化

【提要】

论述了三焦气化功能及其三焦生理特点。

【原文】

上焦出于胃上口，并咽以上，贯膈，而布胸中，走腋，循太阴[1]之分而行，还至阳明[2]，上至舌，下足阳明，常与营俱行于阳二十五度，行于阴亦二十五度，一周也。故五十度而复大会于手太阴亦……中焦亦并胃中，出上焦之后，此所受气[3]者，泌糟粕，蒸津液，化其精微，上注于肺脉，乃化而为血，以奉生身，莫贵于此，故独得行于经隧，命曰营气。……下焦者，别回肠，注于膀胱而渗入焉；故水谷者，常并居于胃中，成糟粕而俱下于大肠，而成下焦，渗而俱下，济泌别汁，循下焦而渗入膀胱焉。……上焦如雾[4]，中焦如沤[5]，下焦如渎[6]，此之谓也。(《灵枢·营卫生会第十八》)

【注释】

［1］太阴：指手太阴肺经。

［2］阳明：指手阳明大肠经。

［3］受气：受盛水谷之气。

［4］雾：形容上焦如雾露般敷布精微。

［5］沤：浸泡物品的场所。此指中焦腐熟水谷的功能。

［6］渎：水沟。形容下焦如同水沟一样，有排出糟粕的功能。

【解析】

上焦之气，由胃中水谷精微所化生。出于胃的上口，沿咽部与食管穿过隔膜，布散于胸中，再横走于腋下，沿手太阴经的路径下行至手，从手注入手阳明经，由此下行至舌，向下注于足阳明胃经。……总会于手太阴肺经。……中焦之气也出于胃上口，出于上焦之后，所受纳的谷食之气，需经过泌别糟粕，蒸化津液的消化过程，把饮食的精华部分，向上注于肺脉，同时由饮食的精微和津液相和合，乃能化生成为血液，以奉养全身，是至为宝贵的物质，只在经脉中运行，名叫营气。……下焦泌别由胃传下的水谷，使渣滓别行回肠，由后阴排出；水液渗入膀胱，由前阴排出。所以水谷同时纳入胃中，其所生成的糟粕归入大肠，而水液由此渗入膀胱。上焦的作用是升化蒸腾，像雾露一样弥漫、灌溉全身；中焦的作用是消化饮食，吸收精微，通过脾的转输，以营养全身，像沤渍食物一样使之变化；下焦的作用是排泄，它就像沟渎一样把水液糟粕送出体外，说的就是这个道理。

十、人身四海

【提要】

论述了人体“四海”的名称、功能和气血输注的重要腧穴。

【原文】

岐伯曰：人有髓海[1]，有血海，有气海，有水谷之海，凡此四者，以应四海也。

黄帝曰：远乎哉！夫子之合人天地四海也，愿闻应之奈何？岐伯答曰：必先明知阴阳表里荥腧[2]所在，四海定矣。

黄帝曰：定之奈何？岐伯曰：胃者，水谷之海，其输上在气街，下至三里。冲脉者，为十二经之海，其输上在于大杼，下出于巨虚之上下廉。膻中[3]者，为气之海，其输上在于柱骨之上下，前在于人迎。脑为髓之海，其输上在于其盖[4]，下在风府。(《灵枢·海论第三十三》)

【注释】

[1] 海：比喻汇集之处。

[2] 荥腧：荥穴和腧穴。

[3] 膻中：胸中。

[4] 盖：巅顶，百会穴。

【解析】

岐伯答：人身髓海、血海、气海和水谷之海，这四海可以与自然界的四海相应。

黄帝问：这个问题实在深远啊。你把人与天地间的四海联系起来，可它们究竟是如何响应的呢？岐伯答：首先必须明确地了解人身的阴阳、表里，经脉的荥穴和腧穴等具体分布，然后就可以确定人身的四海了。

黄帝问：四海及其经脉重要穴位是怎样确定的呢？岐伯答：胃的功能是受纳饮食物，故称水谷之海。它的气血输注的重要腧穴，在上边的是气冲穴，在下边的是足三里穴；冲脉与十二经都有密切联系，故称十二经之海，它的气血输注的重要腧穴，在上边的是大杼穴，在下边的是上巨虚、下巨虚两穴；膻中为宗气积聚之处，故称气海，它的气血输注的重要腧穴，上边的有天柱骨（即第七颈椎）上的哑门穴和天柱骨下的大椎穴，前边的有人迎穴；髓充满于脑，所以脑称为髓海，它是气血输注的重要腧穴，上边有脑盖中央的百会穴，下边是风府穴。

杏林花繁

戴思恭（1324—1405年），字原礼，号复庵，明代著名医家。年轻时随朱震亨学医，医术颇精。撰有《证治要诀》《证治要诀类方》等，对朱氏学说有所阐发。戴氏给后世影响很大的是治病独重气血。戴氏对郁证亦有所发挥。戴思恭传丹溪之学，都是在继承的基础上加以发扬。

【复习思考题】

1.《灵枢・本神》篇指出，肝藏血，血舍（　　）

A. 志　B. 魄　C. 神　D. 意　E. 魂

2. 根据《灵枢・决气》篇，不属于“液”的功能的是（　　）

A. 淖泽注于骨　B. 熏肤充身泽毛　C. 骨属屈伸

D. 泄泽补益脑髓　E. 皮肤润泽

3. 根据《灵枢・邪客》“积于胸中，出于喉咙，以贯心脉，而行呼吸”指的是（　）

A. 宗气　B. 营气　C. 卫气　D. 中气　E. 水谷精微之气

4. 据《灵枢・本藏》具有“温分肉，充皮肤，肥腠理，司关合”作用的是（　　）

A. 卫气　B. 营气　C. 肾气　D. 志意　E. 五脏

5. 据《灵枢・本神》篇所述，所以任物者谓之（　　）

A. 意　B. 心　C. 志　D. 思　E. 虑

（王淞）

扫一扫，查阅复习思考题答案

扫一扫，查阅本模块数字资源

模块五　病因病机

项目一　病因与发病

【学习目标】

1. 掌握病因的分类、外感病的发病机理。
2. 熟悉“五气太过”、感受四时邪气伏而后发、“情志所伤”的致病特点。
3. 了解病因学说的基本内容。

一、病因

【提要】

论述了阴阳分病因。

【原文】

夫邪之生也，或生于阴，或生于阳[1]，其生于阳者，得之风雨寒暑；其生于阴者，得饮食居处，阴阳喜怒[2]。(《素问·调经论篇》)

【注释】

[1] 或生于阴，或生于阳：阴为内，阳为外，故生于阴即内伤，生于阳即外感。

[2] 阴阳喜怒：阴阳，指男女房室。喜怒，代指七情。

【解析】

邪气所生的情况，有的人是内伤所导致，有的人是外感所导致；由于外感所导致的是自然界寒暑燥湿风之气的太过与不及，由于内伤所导致的是饮食起居的不慎、男女房室和七情五志的太过与不及。

【提要】

论述了“三部之气”的病因分类。

【原文】

黄帝问于岐伯曰：夫百病之始生也，皆生于风雨寒暑，清湿[1]喜怒。喜怒不节则伤脏，风雨则伤上，清湿则伤下。三部之气[2]，所伤异类[3]，原闻其会[4]。岐伯曰：三部之气各不同，或起于阴，或起于阳[5]，请言其方[6]。喜怒不节则伤脏，脏伤则病起于阴也；清湿袭虚，则病起于下；风雨袭虚，则病起于上，是谓三部。至于其淫泆[7]，不可胜数。(《灵枢·百病始生第六十六》)

【注释】

［1］清湿：清，寒沧。清湿，即寒湿邪。

［2］三部之气：指伤于上部的风雨之邪，伤于下部的寒湿之邪，以及伤于五脏的喜怒之气。

［3］异类：不同，各异。

［4］会：相通，此处指三部之气致病的相通道理。

［5］或起于阴，或起于阳：阴阳，此处指发病部位，阳指体表，阴指内脏。本句意为邪气伤人为病，有的从内脏开始，有的从肌表开始。

［6］方：道理。

［7］淫泆：指病邪逐步浸淫、传变、扩散。

【解析】

黄帝问岐伯答：各种疾病在发病之初，都是因为感受了风、雨、寒、暑、清湿之外邪和喜怒不节所生的情志内伤。喜怒不节容易损伤内脏；风雨之邪容易损伤人体上部；清湿之邪容易损伤人体下部。三类病邪引起不同部位的不同疾病。我想知道其中有无相通的道理？岐伯回答说：现在我讲一下三类病邪致病的特点。喜怒不节容易导致气机的逆乱而损伤内脏，内脏在人体内部，属阴；清湿之邪容易侵犯腿、膝、足，病位多在人体下部；风雨寒暑之邪容易侵犯面、胸胁、背，病位多在人体上部。以上是发病之初三类病致病主要部位。如果病邪深入蔓延，则变化多端，不可计数。

二、发病

【提要】

论述了外感疾病的发病机理，指出风雨寒热等外邪是外感疾病发病的外在条件，而人体正气不足才是发病的内在依据，强调正气在发病中的主导作用。

【原文】

黄帝曰：余固不能数，故问先师。愿卒闻其道。

岐伯曰：风雨寒热[1]不得虚[2]，邪不能独伤人。卒然逢疾风暴雨而不病者，盖无虚[3]，故邪不能独伤人。此必因虚邪之风[4]，与其身形[5]，两虚相得，乃客其形[6]。两实相逢，众人肉坚[7]，其中于虚邪也，因于天时，与其身形，参以虚实[8]，大病乃成。气有定舍，因处为名[9]，上下中外，分为三员[10]。(《灵枢·百病始生第六十六》)

【注释】

［1］风雨寒热：泛指外感六淫病邪。

［2］不得虚：得，遇到。虚：指人体正气虚弱。不得虚，即不遇到人体正气虚弱。卒然：卒，同猝，突然之义。

［3］盖无虚：盖，由于。盖无虚，由于正气不虚。

［4］虚邪之风：即指气候异常，又称虚邪贼风，为一切外来致病因素的统称。

［5］身形：指人体，引申为人体正气。

［6］两虚相得，乃客其形：两虚，虚邪之风和正气虚弱。相得，相合；客，侵犯。言邪气与正气虚弱两种情况相合，就会使人致病。

［7］两实相逢，众人肉坚：两实，指六气正常和正气充实；相逢，相遇；肉坚，指肌肤固密不易受邪发病。

［8］参以虚实：参，参合；虚，正气虚；实，邪气盛实。正气虚与邪气实两种情况相参合，

外感病证即形成。

［9］气有定舍，因处为名：邪气伤人有一定部位，疾病命名则根据其侵害的不同部位来定。气，指邪气。定舍，停留之处。舍，邪气侵害的部位。气，邪气。

［10］上下中外，分为三员：上下属外为两员，加中之一员，共三员。三员，即前述三部。

【解析】

黄帝问：我自然是不能完全了解它的，所以才向先生请教。希望你能让我彻底了解它的道理。岐伯答：风雨寒热，如不得虚邪之气，是不能单独伤害人体的。人有时突然遇到狂风暴雨，而没有得病，这是因为没有虚邪，所以不能伤人。这说明必须是虚邪之风与人体的宿虚两相遇合，外邪才能侵入并留至体内而引发疾病。如果风雨寒热顺应气候节令，而人又身体强健，皮肉坚实，这是所谓“两实相逢”，是不会得病的。人为虚邪所伤，是由于四时不正之气与人体的虚弱所致，形体虚弱与邪气盛实相合，于是形成大病。气有一定的留止之处，依据邪气留止之处给疾病命名，上下内外，分为三部。

【执医考纲】

《灵枢·百病始生》中“风雨寒热不得虚，邪不能独伤人……参以虚实，大病乃成”的内涵及临床意义。

【提要】

论述了五气太过、情志所伤、感受四时邪气伏而后发的致病特点。

【原文】

风胜则动[1]，热胜则肿[2]，燥胜则干，寒胜则浮[3]，湿胜则濡泻[4]。天有四时五行，以生长收藏，以生寒暑燥湿风[5]。人有五脏化五气，以生喜怒思忧恐[6]。故喜怒伤气[7]，寒暑伤形[8]。暴怒伤阴，暴喜伤阳[9]。厥气上行，满脉去形[10]。喜怒不节，寒暑过度，生乃不固[11]。故重阴必阳，重阳必阴。故曰：冬伤于寒，春必温病[12]；春伤于风，夏生飧泄；夏伤于暑，秋必痎疟；秋伤于湿，冬生咳嗽。(《素问·阴阳应象大论篇第五》)

【注释】

［1］动：摇动。

［2］肿：痈疡肿痛。

［3］浮：虚浮胀满。

［4］濡泻：泄泻。

［5］四时五行，以生长收藏，以生寒暑燥湿风：四时变化，春生、夏长、秋收、冬藏。五行化气，冬生寒、夏生暑、秋生燥、长夏生湿、春生风。

［6］五脏化五气，以生喜怒思忧恐：思：原作“悲”，据本篇下文云脾在志为思，肺在志为忧之文例改。五脏化五气，以生五志，心主喜，肝主怒，脾主思，肺主忧，肾主恐。

［7］喜怒伤气：喜怒概指五志，五志自内生，先伤在内脏腑之气。

［8］寒暑伤形：寒暑概指六淫，六淫从外入，先伤在外身体之形。

［9］暴怒伤阴，暴喜伤阳：暴怒伤肝，肝属阴；暴喜伤心，心属阳。

［10］厥气上行，满脉去形：厥逆之气上行，充满经脉之内，使精神离开形体。

［11］生乃不固：生，生命；固，坚固。生乃不固指生命夭折。

［12］温病：温热病。

【解析】

风气太过，则肢体发生振掉动摇；热气太过，则易生痈疡肿痛；燥气太过，则津液干涸；

寒气太过，则出现虚浮胀满；湿气太过，则出现泄泻。自然界有四时五行的变化，促成了万物生长收藏的过程，并产生了寒暑燥湿风的气候。人体有五脏，化生各自的脏气，而产生了喜怒思忧恐五种情志。喜怒等情志变化，可以伤气；寒暑等邪气外侵，可以伤形。突然大怒，可以损伤阴气；突然大喜，可以损伤阳气。若气机逆乱而上行，充满经脉，可导致形气相失而阴阳不守。喜怒不节，寒暑过度，则生命不能坚固。阳极可以转化为阴；阴极可以转化为阳。所以说：冬天被寒邪所伤，到来年春天就容易发生温热病；春天被风邪所伤，夏天就容易发生飧泄；夏天被暑邪所伤，秋天就容易发生疟疾；秋天被湿邪所伤，冬天就容易发生咳嗽。

【提要】

论述了风邪对人体健康的多种危害及其演变过程。

【原文】

帝曰：病成而变何谓？岐伯曰：风成为寒热，瘅成为消中[1]，厥成为巅疾，久风为飧泄，脉风成为疠[2]，病之变化，不可胜数。(《素问·脉要精微论第十七》)

【注释】

[1] 瘅成为消中：瘅，热邪蕴积而成。消，指消化水谷的功能亢进；中，指中焦脾胃。消中，表现为多食数溲。

[2] 疠：即疠风，又名大风，现称之为麻风，系因感受暴疠风毒，邪滞肌肤而成。

【解析】

黄帝问：当疾病发展到一定程度后，为什么会发生变化？岐伯答，风邪可变为寒热病；热邪蕴积过久会出现多食数溲，气逆上而不已，可成为癫痫病；风气通于肝，风邪经久不愈，木邪侮土，可成为飧泄病；风邪客于脉，留而不去则成为疠风病；疾病的发展变化是不能数清的。

【提要】

论述四时发病的一般规律。

【原文】

黄帝问曰：天有八风[1]，经有五风[2]，何谓？岐伯对曰：八风发邪，以为经风，触五脏[3]，邪气发病。所谓得四时之胜者，春胜长夏[4]，长夏胜冬，冬胜夏，夏胜秋，秋胜春，所谓四时之胜也。

东风生于春，病在肝，俞[5]在颈项；南风生于夏，病在心，俞在胸胁；西风生于秋，病在肺，俞在肩背；北风生于冬，病在肾，俞在腰股；中央为土，病在脾，俞在脊。故春气者病在头，夏气者病在脏[6]，秋气者病在肩背，冬气者病在四肢。故春善病鼽衄[7]，仲夏[8]善病胸胁，长夏善病洞泄寒中，秋善病风疟，冬善病痹厥。故冬不按跻[9]，春不鼽衄，春不病颈项，仲夏不病胸胁，长夏不病洞泄寒中[10]，秋不病风疟，冬不病痹厥、飧泄而汗出也。夫精者，身之本也。故藏于精者，春不病温。夏暑汗不出者，秋成风疟。此平人脉法也。(《素问·金匮真言论篇第四》)

【注释】

[1] 天有八风：自然界有八方之风，即东风、西风、南风、北风、东南风、东北风、西北风。

[2] 经有五风：人体经脉有五风。

[3] 八风发邪，以为经风，触五脏：言八方之风发为邪气，伤于经脉，侵犯五脏，而成五脏之风。有心风、肝风、脾风、肺风、肾风。

[4] 长夏：亦称季夏，指夏秋两季之间，即农历六月份。

［5］俞：腧穴。

［6］脏：心脏。心为五脏之主，故亦可真言为脏。

［7］鼽衄（qiú nǜ）：鼻中窒塞为鼽，鼻中出血为衄。

［8］仲夏：农历五月份，泛指整个夏季。

［9］按跻（qiāo）：按摩导引。此泛指扰动阳气的各种运动。

［10］洞泄寒中：洞泄，泄泻。寒中，中寒，里寒。

【解析】

黄帝问：自然界有八风，人的经脉病变又有五风的说法，这是怎么回事？岐伯答：自然界的八风是外部的致病邪气，它侵犯经脉，产生经脉的风病，风邪还会继续循经脉而侵害五脏，使五脏发生病变。一年的五个季节，有相克的关系，如春胜长夏，长夏胜冬，冬胜夏，夏胜秋，秋胜春。某个季节出现了克制它的季节气候，这就是所谓四时相胜。

东风生于春季，病多发生在肝，肝的经气输注于颈项。南风生于夏季，病多发生于心，心的经气输注于胸胁。西风生于秋季，病多发生在肺，肺的经气输注于肩背。北风生于冬季，病多发生在肾，肾的经气输注于腰股。长夏季节和中央的方位属于土，病多发生在脾，脾的经气输注于脊。所以春季邪气伤人，多病在头部；夏季邪气伤人，多病在心脏；秋季邪气伤人，多病在肩背；冬季邪气伤人，多病在四肢。春天多发生鼽衄，夏天多发生在胸胁方面的疾患，长夏多发生洞泄等里寒证，秋天多发生风疟，冬天多发生痹厥。若冬天不进行按跻等扰动阳气的活动，来年春天就不会发生鼽衄，夏天就不会发生胸胁的疾患，长夏就不会发生洞泄之类的里寒病，秋天就不会发生风疟病，冬天也不会发生痹厥、飧泄、汗出过多等病证。精是人体的根本，所以阴精内藏而不妄泄，春天就不会得温热病。夏暑阳盛，如果不能排汗散热，到秋天就会酿成风疟病。这是诊察普通人四时发病的一般规律。

【提要】

论述了四时病邪的致病特点。

【原文】

因于露风[1]，乃生寒热。是以春伤于风，邪气留连，乃为洞泄[2]；夏伤于暑，秋为痎疟[3]；秋伤于湿，上逆而咳，发为痿厥[4]；冬伤于寒，春必温病[5]。四时之气，更伤五脏[6]。（《素问·生气通天论篇第三》）

【注释】

［1］露风：露指雾露；风指风寒。在此露风泛指外邪。

［2］洞泄：指水谷不化，下利无度的重要泄泻。

［3］痎疟：疟疾的总称。

［4］痿厥：痿即肢体枯萎不用；厥，四肢厥冷。

［5］冬伤于寒，春必温病：因冬季养生不当，感受寒邪，至春天发为温病。

［6］四时之气，更伤五脏：更，更替。指四时不正之气，交替地损伤五脏。

【解析】

由于雾露风寒之邪的侵犯，可以导致寒热病变。春天伤于风邪，邪气若留连不去，会发生急骤的泄泻。夏天伤于暑邪，到秋天会发生疟疾。秋天感受湿邪，湿邪留滞，至冬季可致肺气上逆并发生咳喘。此外，湿邪留滞筋脉，还可发生肢体痿弱不用和四肢厥冷之证。如果冬季感受寒邪，邪气潜伏不去，至第二年春天就可以发生温病。总之，四时之邪气，交替着伤害人体的五脏。

【提要】

论述了其他病邪的致病特点。

【原文】

风客淫气，精乃亡[1]，邪伤肝也。因而饱食，筋脉横解[2]，肠澼为痔[3]；因而大饮，则气逆；因而强力[4]，肾气乃伤，高骨[5]乃坏。(《素问·生气通天论篇第三》)

【注释】

［1］风客淫气，精乃亡：淫气即邪气之意。亡，耗散。本句意为风邪侵袭人体，而为淫乱之气。风为阳邪，易使阴精耗散。

［2］筋脉横解：横，放纵的意思；解，通“懈”，即松弛。筋脉横解，即筋横解，即筋脉弛纵不收。

［3］肠澼（pì）为痔：肠澼，即下利脓血的痢疾等病；痔，痔疮。

［4］强力：勉强用力，劳力过度，亦包括房事太过。

［5］高骨：即腰间脊骨。

【解析】

风邪侵入人体而成为淫乱邪气，会使阴精消耗受到损伤，这是由于邪气伤及肝脏所致。若因饮食过饱，导致肠胃络脉受伤，引起痢疾和痔疮一类病变；若因饮酒过度，则导致气随酒气上逆；若因劳力过度（包括房劳过度）则会损伤肾气，腰部的脊骨会受到损伤。

【提要】

论述了“新邪”“故邪”与“因加而发”的发病机理。

【原文】

黄帝曰：夫子言贼风邪气[1]之伤人也，令人病焉，今有其不离屏蔽[2]，不出空穴[3]之中，卒然病者，非不离[4]贼风邪气，其故何也？岐伯曰：此皆尝有所伤于湿气，藏于血脉之中，分肉之间，久留而不去；若有所堕坠[5]，恶血[6]在内而不去。卒然喜怒不节[7]，饮食不适，寒温不时[8]，腠理闭而不通。其开而遇风寒，则血气凝结，与故邪相袭[9]，则为寒痹。其有热则汗出，汗出则受风，虽不遇贼风邪气，必有因加而发[10]焉。(《灵枢·贼风第五十八》)

【注释】

［1］贼风邪气：四时不正之气。

［2］屏蔽：犹屏障、屏风。

［3］空穴：空，《甲乙经》卷六第五、《太素·诸风杂论》并作“室”。空穴指房屋。

［4］离：遭到。

［5］堕坠：从高处跌下。

［6］恶血：陈旧的瘀血。

［7］喜怒不节：过度的情绪变化。

［8］寒温不时：气候冷热无规律。

［9］与故邪相袭：“故邪”指曾经感受的寒湿之邪气。“袭”，合也。

［10］必有因加而发：因于故邪而加以新邪，新故合邪而病发。

【解析】

黄帝问：先生常说贼风邪气伤害了人体，才会生病。但有人并没有离开房屋或遮蔽得很严密，却突然生起病来。他并没有遭遇到贼风邪气的侵袭，这是什么缘故呢？岐伯答：这都是平素就受到邪气的伤害而没有察觉。如曾经为湿气所伤，不能及时排除而潜伏在血脉之中和分肉之间，长久滞留在体内；或者因为跌仆，从高处堕坠下来，致瘀血留积在内。有了这样的内因，加上突然发生的喜怒过度等情志变化，或饮食不当，气候忽冷忽热等，则使腠理闭塞，壅而不通。或正当腠理开泄时而感受风寒，这样使血气凝结，新感风寒和宿邪湿气相互搏结，就会发生寒痹病。又有因热而汗出，因汗出肌腠疏松，则易受风邪，虽然未受到贼风邪气的侵袭，但是，有了这个内因，而后加以外因，就能使人发病。

【提要】

论述人体生命活动与自然界相通的“天人相应观”，顺应自然规律，不易发病。

【原文】

苍天之气清净，则志意治[1]。顺之，则阳气固，虽有贼邪[2]，弗能害也，此因时之序[3]。故圣人传精神[4]，服天气[5]，而通神明[6]。失之[7]，则内闭九窍，外壅肌肉，卫气散解[8]，此谓自伤，气之削[9]也。《素问·生气通天论篇第三》

【注释】

[1] 志意治：志意，指人的精神活动。治，正常。

[2] 贼邪：贼，伤害也。贼邪，即伤害人的邪气。

[3] 因时之序：因，顺也。意即应该顺应四时气候变化的规律而养生。

[4] 传精神：传与“抟”通，聚也。抟精神即聚精神，全神贯注之义。

[5] 服天气：服，顺也。意即顺应自然界阴阳之气的变化。

[6] 通神明：神明，即阴阳变化。通神明，意为使人体阴阳之气与自然界阴阳之气变化统一起来。

[7] 失之：违背之。

[8] 卫气散解：指卫气离散耗解而不固。

[9] 气之削：即阳气被削弱。

【解析】

天气清净，人的精神就相应地调畅平和；顺应天气的变化，就会阳气固密，虽有贼风邪气，也不能加害于人，这是适应时序阴阳变化的结果。所以圣人能够专心致志，顺应天气，而通达阴阳变化之理。如果违逆了这个原则，就会内使九窍不通，外使肌肉壅塞，卫气涣散不固，这是由于人们不能适应自然变化所致，称为自伤，阳气会因此而受到削弱。

【提要】

论述体质与过劳发病的关系。

【原文】

凡人之惊恐恚[1]劳动静，皆为变也。是以夜行则喘出于肾，淫气[2]病肺。有所堕恐，喘出于肝，淫气害脾。有所惊恐，喘出于肺，淫气伤心。度[3]水跌仆，喘出于肾与骨，当是之时，勇者气行则已，怯者则着[4]而为病也。故曰：诊病之道，观人勇怯、骨肉皮肤，能知其情，以为诊法也。故饮食饱甚，汗出于胃。惊而夺精，汗出于心。持重远行，汗出于肾。疾走恐惧，汗出于肝。摇体劳苦，汗出于脾。故春秋冬夏，四时阴阳，生病起于过用，此为常也。(《素问·经脉别论第二十一》)

【注释】

[1] 恚（huì）：怒。

[2] 淫气：偏胜之气。

[3] 度：通“渡”。

[4] 着：赵本作“著”。

【解析】

人在惊恐、愤怒、劳累、活动或安静的情况下，经脉血气都要受到影响而发生变化。所以夜间远行劳累，就会扰动肾气，使肾气不能闭藏而外泄，则气喘出于肾脏，其偏胜之气，就会侵犯肺脏。若因坠堕而受到恐吓，就会扰动肝气，而喘出于肝，其偏胜之气就会侵犯脾脏。或有所惊恐，惊则神越气乱，扰动肺气，喘出于肺，其偏胜之气就会侵犯心脏。渡水而跌仆，跌仆伤骨，肾主骨，水湿之气通于肾，致肾气和骨气受到扰动，气喘于肾和骨。在这种情况下，身体强盛的人，气血畅行，不会出现什么病变；怯弱的人，气血留滞，就会发生病变。所以诊察疾病，观察病人的勇怯及骨骼、肌肉、皮肤的变化，便能了解病情，并以此作为诊病的方法。在饮食过饱的时候，则食气蒸发而汗出于胃。惊则神气浮越，则心气受伤而汗出于心。负重而远行的时候，则骨劳气越，肾气受伤而汗出于肾。疾走而恐惧的时候，由于疾走伤筋，恐惧伤魂，则肝气受伤而汗出于肝。劳力过度的时候，由于脾主肌肉四肢，则脾气受伤而汗出于脾。春、夏、秋、冬四季阴阳的变化都有其常度，人在这些变化中所发生疾病，就是因为对身体的劳用过度所致，这是通常的道理。

杏林花繁

医和，名和，是中国春秋战国时期的秦国著名医家，是当时的名医，因其职业而被尊称为医和，主要成就在于他最早提出了六淫致病说，认为疾病并非鬼神所致，而是由于自然界气候的异常变化（阴、阳、风、雨、晦、明六气的失和）引起，这一理论对后世中医理论的发展产生了深远的影响，并以天人一体、阴阳相生相荡的理论论述疾病，具有朴素唯物主义的思想。

【复习思考题】

1. 根据《灵枢·百病始生》中的描述，“风雨寒热不得虚，邪不能独伤人”这一理论，以下哪项最符合中医关于邪气致病的观点？（　　）

A. 风雨寒热等邪气单独作用即可使人致病

B. 邪气致病只与天时变化有关

C. 邪气致病与人体正气强弱无关

D. 风雨寒热等邪气只侵袭人体上部

E. 只有在人体正气虚弱时，邪气才能侵袭人体致病

2.《灵枢·百病始生》中提到“两实相逢，众人肉坚，其中于虚邪也，因于天时，与其身形，参以虚实，大病乃成”。下列哪项最能体现这一理论的含义？（　　）

A. 只有在人体正气强盛时，邪气才能侵袭人体

B. 无论人体正气强弱，邪气均能致病

C. 邪气致病与人体正气强弱及天时变化均有关

D. 邪气致病主要取决于天时变化

E. 人体正气强盛时，不会受到任何邪气侵袭

3.《灵枢·百病始生》篇认为“两虚相得”的“两虚”是指（　　）

A. 自然界气候正常和人体正气充实

B. 虚邪之风和人体正气虚弱
C. 气候异常和人体正气充实
D. 气候正常和人体正气虚弱
E. 上巨虚穴和下巨虚穴

4.《灵枢·百病始生》篇认为"两实相逢"的"两实"是指（ ）
A. 正常的气候变化和人体正气充实
B. 虚邪之风和人体正气虚弱
C. 气候异常和人体正气充实
D. 气候正常和人体正气虚弱
E. 上巨虚穴和下巨虚穴

扫一扫，查阅复习思考题答案

5. 据《灵枢·百病始生》篇中"三部之气，所伤异类"的观点，"清湿"所伤的部位是（ ）
A. 上部　B. 下部　C. 五脏　D. 经脉　E. 络脉

（安荣华）

项目二　病机与传变

【学习目标】

1. 掌握九气致病的病机变化；掌握审查病机的重要性和"病机十九条"的理解。
2. 熟悉阴阳失调病机变化。
3. 了解五脏疾病的两种传变方式和预后。

一、病机

【提要】

论述了阴阳失调的病机变化，阴阳任何一方太过或不及的病机变化。

【原文】

帝曰：经[1]言阳虚则外寒，阴虚则内热，阳盛则外热，阴盛则内寒，余已闻之矣，不知其所由然也。岐伯曰：阳受气于上焦，以温皮肤分肉之间，令寒气在外，则上焦不通，上焦不通，则寒气独留于外，故寒栗。帝曰：阴虚生内热奈何？岐伯曰：有所劳倦，形气衰少，谷气不盛，上焦不行，下脘不通，胃气热，热气熏胸中，故内热。帝曰：阳盛生外热奈何？岐伯曰：上焦不通利，则皮肤致密，腠理闭塞，玄府[2]不通，卫气不得泄越，故外热。帝曰：阴盛生内寒奈何？岐伯曰：厥气上逆，寒气积于胸中而不泻，不泻则温气去[3]寒独留，则血凝泣，凝则脉不通，其脉盛大以涩，故中寒。（《素问·调经论篇第六十二》）

【注释】

[1] 经：指古代医经。
[2] 玄府：指汗孔。
[3] 温气去：指阳气耗衰。

【解析】

黄帝问：医经上所说的阳虚则生外寒，阴虚则生内热，阳盛则生外热，阴盛则生内寒。我已经听说过了，但不知是什么原因产生的。岐伯答：人体阳的源头，是在人体上焦部位形成的，然后温暖人的皮肤肌肉。假如现在令寒气在人体之外袭击人体，如果人的阳气虚，就会引起人的上焦经气不通。上焦不通，寒气就会独留于人体外部。所以引起人皮肤起鸡皮疙瘩，感受到寒栗。黄帝又问，那阴虚生内热又是什么道理？岐伯答：如果人过于劳作，形体消瘦而气力少，吃得又不多，这种情况下，上焦不能行阳气，下脘不能通食气，胃气就会热。胃热向上蒸，人就会感受到胸腹热。黄帝又问，阳盛生外热又如何讲？岐伯答：阳气盛大时，上焦部位就受到阻碍而不通畅。这样就会引起皮肤致密，腠理闭塞，汗毛孔不通。卫气也不得泄露于外，这种情况下，外卫之阳向外的趋势就会引发人外热的感受。黄帝问：那阴盛则内寒又如何讲？岐伯答：阴寒的厥气就会向上逆行，寒气就会积于胸中而不能散失泻去，寒气不泻则温气阳气耗衰，引起寒气独留的现象，则体内的血脉就会凝泣，凝泣则脉道不能，呈现出脉象盛大却显示出涩象，所以可以断定这个人中寒。

【提要】

论述阴阳失调的病机变化，人体的阳气亢盛的病机变化。

【原文】

阳气者，烦劳则张[1]，精绝，辟积于夏[2]，使人煎厥[3]。目盲不可以视，耳闭不可以听，溃溃乎若坏都，汩汩乎不可止[4]。阳气者，大怒则形气绝[5]，而血菀[6]于上，使人薄厥[7]。有伤于筋，纵[8]，其若不容[9]。汗出偏沮[10]，使人偏枯[11]。汗出见湿，乃生痤疿[12]。高梁之变，足生大丁[13]，受如持虚[14]。劳汗当风，寒薄为皶[15]，郁乃痤。《素问·生气通天论篇第三》

【注释】

[1] 烦劳则张：烦通“繁”，过度之意；张，鸱张，亢盛。意为阳气因过劳而亢盛于外。

[2] 辟积于夏：辟通“襞”，即衣裙褶；在此辟积指反复发生。意指过劳而致的阳气亢盛于外的现象反复发生，持续到炎热的夏天。

[3] 煎厥：病名。指过度烦劳导致阳气鸱张亢盛，损伤阴精，又逢盛夏阳热之气，则两热相合，如煎如熬，以致阴气竭绝而昏厥的病证。

[4] 溃溃乎若坏都，汩汩乎不可止：溃溃，是形容洪水泛滥的样子；都，防水之堤；汩汩，水急湍流的声音。本句形容煎厥发病来势凶猛，发展迅速如同防堤崩溃、洪水泛滥一般。

[5] 形气绝：即脏腑经络之气阻绝不通。

[6] 菀（yù）：同“郁”。

[7] 薄厥：病名。指大怒而气血上逆所致的昏厥病证。

[8] 纵：弛缓不收。

[9] 不容：容通“用”。不容，即不用，指肢体不能随意运动。

[10] 汗出偏沮（jǔ）：沮，阻止。汗出偏沮，指汗出受阻而半侧身体无汗的症状。

[11] 偏枯：即半身不遂。

[12] 痤疿（cuó fèi）：痤，即痤疮。疿，即痱子。

[13] 高梁之变，足生大丁：高通“膏”，即脂膏类食物；梁通“粱”，即精细的食物。丁通“疔”。意为过食膏粱厚味，会使人发生疔疮一类病变。

[14] 受如持虚：形容得病容易，犹如持空虚之器受物一样。

[15] 皶（zhā）：面部的粉刺。

【解析】

在人体烦劳过度时，阳气就会亢盛而张扬于外，使阴精逐渐耗竭。如此多次重复，到夏季暑热之时，便易使人发生煎厥病，发病的时候眼睛昏蒙看不到东西，耳朵闭塞听不到声音，昏乱之势就像堤防崩毁一样，急流奔泻不可收拾。人的阳气，在大怒时就会上逆，血随气升而瘀积于上，与身体其他部位阻隔不通，使人发生薄厥。若伤及诸筋，使筋弛纵不收，而不能随意运动。经常半身出汗，可以演变为半身不遂。出汗的时候，遇到湿邪阻遏就容易发生小的疮疖和痱子。经常以肥甘厚味为食，足以导致发生疔疮，这样的人患病很容易，就像以空的容器接受东西一样。劳动汗出时遇到风寒之邪，迫聚于皮腠，形成粉刺，郁积化热而成疮疖（痤疮）。

【提要】

论述了以九气致病为例，阐发了“百病皆生于气”的发病学观点；强调气机逆乱是百病产生的根源。

【原文】

余知百病生于气也[1]。怒则气上，喜则气缓，悲则气消，恐则气下，寒则气收，炅则气泄，惊则气乱，劳则气耗，思则气结，九气不同，何病之生？岐伯曰：怒则气逆，甚则呕血及飧泄[2]，故气上矣。喜则气和志达，荣卫通利，故气缓矣。悲则心系急[3]，肺布叶举[4]，而上焦不通，荣卫不散，热气在中，故气消矣。恐则精却[5]，却则上焦闭，闭则气还，还则下焦胀，故气下行[6]矣。寒则腠理闭，气不行，故气收矣。炅则腠理开，荣卫通，汗大泄，故气泄。惊则心无所倚，神无所归，虑无所定，故气乱矣。劳则喘息汗出，外内皆越，故气耗矣。思则心有所存，神有所归，正气留而不行，故气结矣。（《素问·举痛论篇第三十九》）

【注释】

［1］百病生于气也：百病，泛指多种疾病。谓多种疾病的发生，都是由于气的失常所致。

［2］飧泄：《甲乙经》《太素》均作“食而气逆”，可参。

［3］心系急：心系，指心与其他脏器相连的络脉，可理解为心脉；急，拘急、牵引。

［4］肺布叶举：谓肺叶张大。

［5］恐则精却：却，退却，精气衰退之意。肾在志为恐，主藏精，恐惧太过则耗伤肾精，故致精却。

［6］气下行：原作“气不行”，义不通，据《素问》新校正改。

【解析】

我知道许多疾病的发生都是由于气机失调而引起的，如暴怒则气逆于上，喜则气机舒缓，悲哀则气消沉，恐惧则气下却，寒冷则气收敛，火热则气外泄，受惊则气紊乱，过劳则气耗散，思虑则气郁结，这九种气的变化各不相同，会发生怎样的疾病呢？岐伯答：大怒则使肝气上逆，血随气逆，甚则呕血，或饮食后嗳气、呕吐，所以说是气上。喜则气和顺而志畅达，荣卫之气通利，所以说是气缓。悲哀太过则心系急迫，但悲为肺志，悲伤肺则肺叶张举，上焦随之闭塞不通，营卫之气得不到布散，热气郁闭于中而耗损肺气，所以说是气消。恐惧伤肾则使精气下却，精气下却则升降不交，故上焦闭塞；上焦闭塞则气还归于下，气郁于下则下焦胀满，所以说是气下。寒冷之气侵袭人体，则使腠理闭密，荣卫之气不得畅行而收敛于内，所以说是气收。火热之气能使人腠理开放，荣卫通畅，汗液大量外出，致使气随津泄，所以说是气泄。受惊则心悸动无所依附，神志无所归宿，思虑无所决定，所以说是气乱。劳役过度则气动喘息，汗出过多，喘则内气越，汗出过多则外气越，内外之气皆泄越，所以说是气耗。思则精力集中，心有所存，神归一处，以致正气留结而不运行，所以说是气结。

【执医考纲】

《素问·举痛论篇》中“余知百病生于气也……思则气结”的内涵及意义。

【提要】

论述了审查病机的重要性，列举“病机十九条”，概括分析病机的基本原则。

【原文】

帝曰：善。夫百病之生也，皆生于风寒暑湿燥火，以之化之变也。经言盛者泻之，虚者补之，余锡[1]以方士，而方士用之，尚未能十全，余欲令要道必行，桴鼓相应，犹拔刺雪污，工巧神圣，可得闻乎？岐伯曰：审查病机，无失气宜，此之谓也。

帝曰：愿闻病机何如？岐伯曰：诸风掉眩[2]，皆属于肝。诸寒收引[3]，皆属于肾。诸气膹郁[4]，皆属于肺。诸湿肿满，皆属于脾。诸热瞀瘛[5]，皆属于火。诸痛痒疮，皆属于心。诸厥[6]固泄[7]，皆属于下[8]。诸痿喘呕，皆属于上[9]。诸禁鼓栗[10]，如丧神守[11]，皆属于火。诸痉项强[12]，皆属于湿。诸逆冲上[13]，皆属于火。诸胀腹大[14]，皆属于热。诸躁狂越[15]，皆属于火。诸暴强直[16]，皆属于风。诸病有声，鼓之如鼓[17]，皆属于热。诸病胕肿[18]，疼酸惊骇，皆属于火。诸转反戾[19]，水液[20]浑浊，皆属于热。诸病水液，澄澈清冷[21]，皆属于寒。诸呕吐酸，暴注下迫[22]，皆属于热。故《大要》曰：谨守病机，各司其属，有者求之，无者求之，盛者责之，虚者责之，必先五胜，疏其血气，令其调达，而致和平，此之谓也。（《素问·至真要大论篇第七十四》）

【注释】

[1] 锡：通“赐”，指“给”的意思。

[2] 诸风掉眩：诸：众也，此处作“多种”，下同。掉，摇也，指肢体不由自主地摇摆或震颤。眩，眩晕，指视物旋转的病证。

[3] 收引：收，收缩也；引，拘急也。此指筋脉收缩，牵引拘急，关节屈伸不利的病证。

[4] 膹郁：膹，通“愤”，愤满之意，指气逆喘急；郁，痞闷。膹郁，为胸闷喘息之证。

[5] 瞀瘛：瞀，昏糊不清；瘛，抽搐，手足时伸时缩。

[6] 厥：厥逆。

[7] 固泄：固，二便不通。泄，二便不禁。

[8] 下：指人身下部的脏腑，如肾、肝、膀胱、大小肠等。

[9] 上：指人身上部的脏腑，如肺、心、胃上口等。

[10] 禁鼓栗：禁，通“噤”，指口噤不开，牙关紧闭；鼓，鼓颔。栗，战栗。

[11] 如丧神守：犹如失去神明所主一般。

[12] 痉项强：痉，病名，症见牙关紧急、项背强急、角弓反张；项强，项部强硬不舒，转动困难。项强可为独立证候，也可为痉病的症状。

[13] 逆冲上：指气机急促上逆而致的病证，如急性呕吐、呃逆等。

[14] 胀腹大：指腹部胀满膨隆。

[15] 躁狂越：躁，躁扰不宁；狂，狂乱；越，举止越常。此指狂言乱语，行为失常。

[16] 暴强直：指突然发作的全身筋脉挛急，伸而不屈，角弓反张。

[17] 病有声，鼓之如鼓：病有声，指肠中鸣响；鼓之如鼓，谓叩击腹部如击鼓之有声。此形容肠鸣腹胀之病。

[18] 胕肿：胕，通“腐”。胕肿，即皮肉肿胀溃烂。

[19] 转反戾：转，扭转；反，角弓反张；戾，身体屈曲。转反戾，指筋脉拘挛所致的腰身

扭转、背反张、体屈曲的病证。

［20］水液：指人体代谢所排出的液体，如汗、尿、涕、唾、涎、痰、白带等。

［21］澄澈清冷：形容水液清稀而寒冷。

［22］暴注下迫：暴注，突然剧烈的泄泻；下迫，指欲便不能，肛门窘迫疼痛，即里急后重。

【解析】

黄帝问：大凡各种疾病，都生于风、寒、暑、湿、燥、火六气的化与变，医书里说，盛就应该泄，虚就应该补。我把这些方法教给医生，而医生运用后还不能收到十全十美的效果。我想使这些重要的理论得到普遍的运用，能够收到桴鼓相应的效果，好像拔除棘刺、洗雪污浊一样，使一般医生能够达到工巧神圣的程度，可以讲给我听吗？岐伯答：仔细观察疾病的病机，不违背调和六气的原则，就可以达到这个目的。

黄帝问：我想听听病机是怎样的呢？岐伯答：凡是风病振摇眩晕等证，都属于肝病。凡是寒病收敛牵引等证，都属于肾病。凡是气病满闷怫郁等证，都属于肺病；凡是湿气水肿胀满等证，都属于脾病。凡是热邪昏闷抽搐等证，都属于火。凡是疼痛瘙痒疮疡等证，都属于心病。凡是厥逆、二便固闭或下泄等证，都属于下焦。凡是痿病、喘息、呕吐等证，都属于上焦。凡是口噤、鼓颔战栗、如神志丧失等证，都属于火。凡是痉病项强等证，都属于湿。凡是逆气上冲的，都属于火。凡是胀满腹大等证，都属于热。凡是躁动不安、发狂不宁等证，都属于火。凡是突然身体强直的，都属于风。凡是腹胀叩之有声如击鼓者，都属于热。凡是浮肿酸痛惊骇等证，都属于火。凡是筋脉拘挛、水液浑浊等证，都属于热。凡是水液清冷的，都属于寒。凡是呕吐酸水、急剧下泻如注、肛门里急后重的，都属于热。因此，《大要》中说：在诊治疾病时，必须严谨地把握疾病的本质和病机，同时明确各脏腑经络在疾病中的归属和相互关系。对于已经出现的病症，要深入探求其原因；对于尚未显现的潜在问题，也要提前防范和寻找线索。当遇到病邪亢盛的情况时，要追究其根源并加以清除；若是正气虚弱所致，则须补益扶正。在治疗之前，务必先根据五行相生相克的原理，分析脏腑之间的制约与资助关系，以明确治疗的主次和先后。接着，通过调理疏通患者的气血，使其运行顺畅，恢复正常的生理状态，从而达到身体内外环境的和谐平衡。这便是治疗疾病的关键所在。

【执医考纲】

《素问·至真要大论篇》中“诸风掉眩，皆属于肝……诸呕吐酸，暴注下迫，皆属于热”的内涵及临床意义。

二、传变

【提要】

论述了五脏疾病的两种传变方式和预后。

【原文】

五脏受气于其所生[1]，传之于其所胜[2]，气舍于其所生，死于其所不胜[3]。病之且死，必先传行，至其所不胜，病乃死。此言气之逆行[4]也，故死。肝受气于心，传之与脾，气舍于肾，至肺而死。心受气于脾，传之于肺，气舍于肝，至肾而死。脾受气于肺，传之于肾，气舍于心，至肝而死。肺受气于肾，传之于肝，气舍于脾，至心而死。肾受气于肝，传之于心，气舍于肺，至脾而死。此皆逆死[5]也。一日一夜五分之，此所以占死生之早暮也[6]。《素问·玉机真脏论篇第十九》

【注释】

［1］受气于其所生：受气，遭受病气；所生，即我生之脏。指五脏从其所生的子脏接受病气，即子病传母，如心病传肝。

［2］传之于其所胜：传，传变。所胜，即我克之脏。指五脏疾病的一般传变规律是按相克规律而传，即下文所说的顺传，如肝病传脾等。

［3］气舍于其所生，死于其所不胜：舍，留止也；所生，指生我之脏，即母脏；所不胜，指克我之脏。全句言病气的传变规律，一般来说是传于我克之脏。若传至克我之脏时，就有死亡的可能。一般来说，肝应传于脾，若不能传于脾，病气留舍于母脏肾，进而传至肺，因肺金克肝木，故肝病传至肺时就有死亡的可能。

［4］气之逆行：指病气的逆传，即上文子病传母的疾病传变方式，因其与顺传方式不同，故曰“逆行”，如肝病传肾，肾病传肺等。

［5］逆死：逆行传变至克我之脏，预后不良，有死亡的可能。与上文“气之逆行”同义。

［6］一日一夜五分之，此所以占死生之早暮也：占，预测；根据五脏分主的一昼夜的不同时辰，可以预测出五脏病气逆传至其所不胜而死的大约时辰。

【解析】

五脏间病邪之气的传变，是受病气于其所生之脏，传于我所克之脏，病气留止于生我之脏，死于我所不胜之脏。当病到快死的时候，必先传行于克我之脏，病者才死。这是病气的逆传，故主死亡。如肝受病气于心脏，而又传行于脾脏，其病气留止于肾脏，传至肺脏而死。心受病气于脾脏，而传行于肺脏，其病气留止于肝脏，传到肾脏而死。脾受病气于肺脏，而传行于肾脏，其病气留止于心脏，传到肝脏而死。肺受病气于肾脏，而传行于肝脏，其病气留止于脾脏，传到心脏而死。肾受病气于肝脏，而传行于心脏，其病气留止于肺脏，传到脾脏而死。以上都是病气的逆传，故主死。将一日一夜的时间划分为五个阶段，分属五脏，这是用以推测五脏病死生的早晚时辰。

杏林花繁

淳于意，西汉时期临淄（今山东淄博东北）人，是一位杰出的医学家、教育家，对中国医学史产生了深远的影响。他因曾任齐太仓令，故史称“仓公”。他首创医案记录，将患者的籍贯、姓名、职业、病名、病因、病性、诊断、治疗和预后的情况都一一记录下来，最后把这些病历装订成册，起名叫《诊籍》。这是中国乃至世界医学史上第一部病历，具有重要的历史意义和研究价值。

【复习思考题】

1. 根据《素问·举痛论篇》中关于“九气致病”的描述，以下哪项是“恐则气下”的直接病理机制？（　　）

A. 恐则气逆，导致呕血

B. 恐则心系急，热气在中

C. 恐则精却，上焦闭，气还下焦胀

D. 恐则腠理闭，气不行

E. 恐则心无所倚，神无所归

2. 下列哪项不属于《素问·举痛论篇》中所述“九气致病”的范畴？（　　）

A. 怒则气上，甚则呕血

B. 喜则气和志达，荣卫通利

C. 悲则心系急，肺布叶举

D. 寒则腠理闭，气不行

E. 惊则心无所倚，神无所归

3. 根据《素问·至真要大论篇》中的描述，下列哪项症状与“诸风掉眩”直接相关，并归属于肝？（　）

A. 肢体震颤，头目眩晕

B. 畏寒肢冷，关节拘急

C. 胸闷气促，情绪抑郁

D. 肢体水肿，腹部胀满

E. 神志不清，肢体抽搐

4. 在《素问·至真要大论篇》中，关于“诸逆冲上”的病机，以下哪项描述是正确的？（　　）

A. 属于肺，因肺气郁滞

B. 属于脾，因脾失健运

C. 属于肾，因肾气不固

D. 属于火，因火热上冲

E. 属于心，因心血不足

5. 根据《素问·至真要大论篇》的理论，下列哪项症状与病机不匹配？（　　）

A. 诸热瞀瘛，皆属于火——高热神昏，手足抽搐

B. 诸湿肿满，皆属于脾——湿气内停，肢体水肿

C. 诸痛痒疮，皆属于心——心火亢盛，导致疼痛疮疡

D. 诸禁鼓栗，如丧神守，皆属于水——寒战鼓栗，神志不清

E. 诸病水液，澄澈清冷，皆属于寒——排出液体清冷，为寒邪所致

扫一扫，查阅复习思考题答案

（安荣华）

模块六 病证

扫一扫，
查阅本模块
数字资源

项目一 热病

【学习目标】

1. 掌握热病的治疗方法。
2. 熟悉热病的概念、病因病机。
3. 了解伤寒六经分证、传变规律。

一、热病的概念及病机

【提要】

论述热病的概念及病机。

【原文】

黄帝问曰：今夫热病者，皆伤寒[1]之类也，或愈或死，其死皆以六七日之间，其愈皆以十日以上者何也？不知其解，愿闻其故。岐伯对曰：巨阳[2]者，诸阳之属[3]也，其脉连于风府[4]，故为诸阳主气也。人之伤于寒[5]也，则为病热，热虽甚不死；其两感[6]于寒而病者，必不免于死。（《素问·热论篇第三十一》）

【注释】

［1］伤寒：病名。广义伤寒，泛指由感受四时邪气引起的外感热病；狭义伤寒，指由感受寒邪引起的外感热病。此处为广义伤寒。

［2］巨阳：太阳。

［3］属：统率、聚会。

［4］风府：属督脉，为足太阳经、督脉、阳维脉交会之处。

［5］寒：代表六淫外邪。

［6］两感：表里两经同时感受外邪，如太阳与少阴两感、阳明与太阴两感、少阳与厥阴两感。

【解析】

太阳经为六经之长，统摄阳分，故诸阳皆隶属于太阳经脉。太阳经与督脉、阳维脉相会，其脉都连于风府，所以太阳经能统率人身阳经之气。人感受四时邪气，正邪交争，阳气郁遏，均可致发热，发热虽重，一般不会死亡。表里两经同时感受外邪而发病，就难免死亡。

二、伤寒六经分证和治法

【提要】

论述伤寒六经分证、传变规律，提出“汗”“泄”治疗方法。

【原文】

伤寒一日[1]，巨阳受之，故头项痛，腰脊强。二日阳明受之，阳明主肉，其脉夹鼻络于目，故身热[2]目疼而鼻干，不得卧[3]也。三日少阳受之，少阳主骨[4]，其脉循胁络于耳，故胸胁痛而耳聋。三阳经络皆受其病，而未入于脏[5]者，故可汗而已。四日太阴受之，太阴脉布胃中络于嗌[6]，故腹满而嗌干。五日少阴受之，少阴脉贯肾络于肺，系舌本，故口燥舌干而渴。六日厥阴受之，厥阴脉循阴器而络于肝，故烦满而囊缩。三阴三阳、五脏六腑皆受病，荣卫不行，五脏不通，则死矣。

其不两感于寒者，七日巨阳病衰，头痛少愈；八日阳明病衰，身热少愈；九日少阳病衰，耳聋微闻；十日太阴病衰，腹减如故，则思饮食；十一日少阴病衰，渴止不满[7]，舌干已而嚏；十二日厥阴病衰，囊纵，少腹微下，大气[8]皆去，病日已矣。帝曰：治之奈何？岐伯曰：治之各通其脏脉，病日衰已矣。其未满三日者，可汗而已；其满三日者，可泄而已。(《素问·热论篇第三十一》)

【注释】

[1]一日：一日与下文二日、三日等都指外感热病传变或者转愈的次序及发展的阶段，并非局限于具体日数。

[2]身热：阳明主肌肉，身热尤甚。

[3]不得卧：邪入阳明，影响于腑，胃中不和，故不得安卧。

[4]少阳主骨：骨，原作“胆”，今据《甲乙经》《太素》改。《灵枢·经脉》有“胆足少阳之脉，……是主骨所生病者”，可证。

[5]未入于脏：指邪气仍在三阳之表，而未入三阴之里，故可汗而已。

[6]嗌：咽喉。

[7]不满：按上文不言腹满，此为衍文。

[8]大气：此指邪气。

【解析】

伤寒一日，太阳经受邪（足太阳经上额交巅，下项，循肩髆内，侠脊抵腰中），所以头项部、脊背及腰间僵硬疼痛。二日，阳明经受邪，阳明经主肌肉，足阳明经脉挟鼻络目，下行入腹，所以发热较严重、目痛、鼻干、不得安卧。三日，少阳经受邪，少阳主骨，足少阳经脉循胁肋而上络于耳，所以胸胁痛而耳聋。三阳经都受邪，尚未入里入阴，所以可以发汗而愈。四日，太阴经受邪，足太阴经脉散布于胃中，上络于咽，所以腹中胀满而咽干。五日，少阴经受邪，足少阴经脉贯肾络于肺，上系舌本，所以口燥舌干而渴。六日，厥阴经受邪，足厥阴经脉环阴器而络于肝，所以烦闷而阴囊收缩。如果三阴三阳经脉和五脏六腑都受邪，以致营卫不能运行，五脏之气不畅，人就要死亡了。

如果表里两经没有同时受邪发病，则第七日太阳经病衰，头痛稍愈；八日，阳明经病衰，身热稍退；九日，少阳经病衰，耳聋微微舒缓逐渐能听到声音；十日，太阴经病衰，腹满已消，恢复正常，而想进饮食；十一日，少阴经病衰，口不渴，腹不胀满，舌不干，能打喷嚏；十二日，厥阴经病衰，阴囊收缩和少腹拘急的症状微微舒缓。邪气都去，病也逐渐痊愈。治疗时，疏通调治病变所在的各脏腑经脉，病气将日渐衰退而愈。热病未满三日，病邪在三阳之表，可用发汗解表法使热退；已满三日，邪入三阴之里，用清泄里热法使热平。

【执医考纲】

《素问·热论》中“治之各通其藏脉……可泄而已”的内涵及意义。

杏林花繁

秦伯未（1901—1970 年），名之济，号谦斋，上海浦东人。代表作有《谦斋医话讲稿》《内经知要浅解》《中医临证备要》等。秦老在论及张仲景的伟大成就时总结道：“张仲景……认识到热性病和杂病各有不同的特点，病情复杂，变化急剧，治疗上最多困难。他在临床实践中掌握了病症不同的发展规律，灵活运用《素问·热论》的三阳三阴，代表着疾病发展过程中的几个不同阶段，并以此六个阶段的不同证候群作为提纲，而细加分析（即辨证），并据以立法处方论治。”

三、劳风病的病位、症状及治法

【提要】

论述劳风病的病变部位、症状、治法及预后。

【原文】

帝曰：劳风为病何如？岐伯曰：劳风法在肺下，其为病也，使人强上，瞑视，唾出若涕，恶风而振寒，此为劳风之病。帝曰：治之奈何？岐伯曰：以救俯仰。巨阳引精者三日，中年者五日，不精者七日，咳出青黄涕，其状如脓，大如弹丸，从口中若鼻中出，不出则伤肺，伤肺则死也。(《素问·评热病论篇第三十三》)

【解析】

黄帝问：劳风的病情是怎样的呢？岐伯答：劳风的受邪部位常在肺下，其发病的症状，使人头项强直，头昏眩而视物不清，唾出黏痰似涕，恶风而寒栗，这就是劳风病的发病情况。黄帝问：怎样治疗呢？岐伯答：首先应使其胸中通畅，俯仰自如。肾经充盛的青年人，太阳之气能引肾经外布，则水能济火，经适当治疗，可三日而愈；中年人精气稍衰，须五日可愈；老年人精气已衰，水不济火，须七日始愈。这种病人，咳出青黄色黏痰，其状似脓，凝结成块，大小如弹丸，应使痰从口中或鼻中排出，如果不能咳出，就要伤其肺，肺伤则死。

【执医考纲】

《素问·评热病论篇第三十三》中“劳风法在肺下……伤肺则死也”的理解及其应用。

【复习思考题】

1. 据《素问·热论》，巨阳为诸阳主气，是因其脉连于（　　）。

A. 风池　B. 风府　C. 百会　D. 大椎　E. 阳维

2.《素问·热论》认为伤寒二日，则（　　）受之。

A. 太阳　B. 阳明　C. 少阳　D. 太阴　E. 巨阳

3.《素问·热论》认为三阳经络皆受病而未入于脏者，治以（　　）法。

A. 吐　B. 下　C. 汗　D. 清　E. 和

4. 据《素问·热论》，两感于寒者则（　　）

A. 病轻　B. 病甚　C. 易已　D. 必不免于死　E. 愈甚

扫一扫，查阅复习思考题答案

5.《素问·热论》认为伤寒四日，则（ ）

A. 太阳受之 B. 阳明受之 C. 少阳受之 D. 太阴受之 E. 巨阳受之

（冯文林）

项目二 厥病

【学习目标】

1. 掌握寒厥、热厥的含义。
2. 熟悉寒厥、热厥的病因病机。
3. 了解寒厥、热厥的主要表现。

【提要】

论述寒厥、热厥的含义、病因病机、主要表现。

【原文】

黄帝问曰：厥之寒热者何也？岐伯对曰：阳气衰于下，则为寒厥[1]；阴气衰于下，则为热厥[2]。

帝曰：热厥之为热也，必起于足下者何也？岐伯曰：阳气起于足五指之表[3]，阴脉者集于足下而聚于足心，故阳气胜则足下热也。

帝曰：寒厥之为寒也，必从五指而上于膝者何也？岐伯曰：阴气起于五指之里[4]，集于膝下而聚于膝上，故阴气胜则从五指至膝上寒，其寒也，不从外，皆从内也。（《素问·厥论篇第四十五》）

【注释】

[1] 阳气衰于下，则为寒厥：三阳脉气衰于下，则阳气少而阴气盛，阴盛则寒，故发为寒厥。阳气，指足三阳经脉之气。

[2] 阴气衰于下，则为热厥：三阴脉气衰于下，则阴气少而阳气盛，阳盛则热，故发为热厥。阴气，指足三阴经脉之气。

[3] 五指之表：足三阳经均起于足趾之外侧端，故曰五指之表。指，通“趾”。表，外侧。

[4] 五指之里：足三阴经均起于足趾之内侧端，故曰五指之里。里，内也。

【解析】

足三阳经之气虚衰，阴寒内盛，表现为以足下寒为首发症状的寒厥；足三阴经之气虚衰，虚热外扰，表现为以足下热为首发症状的热厥。

足三阳经之气均走于足趾的外侧，足的阴经集于足底而汇集到足心，所以阴经之气衰竭于下而阳经之气偏胜，就会使足底发热。

足三阴经之气均起于足五趾的内侧，汇集于膝下后，向上聚于膝关节上部，所以阳经之气衰竭于下而阴经之气偏胜，就会从足五趾至膝关节上部发冷，这种冷，非为外感之寒，乃内生之寒。

杏林花繁

全元起，南朝时齐梁间人，履贯欠详。善医术，其医术悉本诸《黄帝内经》，有“得元起则生，舍之则死”之誉。尝任侍郎，著有《注黄帝素问》八卷，是我国最早对《素问》之注解，该书虽佚，但宋代林亿等在校正《黄帝内经》时，尚得见其书，并引录其《内经·素问》篇名次序。唐代王冰注释《素问》，亦曾参考其书。

【复习思考题】

1.《素问·厥论》中“热厥”的主症是（　　）

A. 高热　　B. 肢厥　　C. 头晕

D. 足下热　　E. 仆倒

2.《素问·厥论》中“寒厥”的主症是（　　）

A. 手足逆冷　　B. 足下寒　　C. 手足青至节

D. 五趾至膝上寒　　E. 五趾至膝下寒

3.《素问·厥论》“阴气衰于下”句中之“阴气”是指（　　）

A. 元阴之气　　B. 五脏之气　　C. 营阴之气

D. 足三阴经气　　E. 肝肾之气

4.《素问·厥论》“阳气衰于下”句中之“阳气”是指（　　）

A. 肾阳之气　　B. 脾阳之气　　C. 卫阳之气

D. 足三阳经气　　E. 六腑之气

5.《素问·厥论》指出，“阳气衰于下”则为（　　）

A. 寒厥　　B. 煎厥　　C. 大厥

D. 薄厥　　E. 热厥

扫一扫，查阅复习思考题答案

（冯文林）

项目三　痹病

【学习目标】

1. 掌握脏腑痹的辨证要点及临床意义。
2. 熟悉痹病的概念、病因病机。
3. 了解痹病的分类。

一、痹病的病因病机和分类

【提要】

论述痹病的概念、病因病机及分类。

【原文】

黄帝问曰：痹之安生？岐伯对曰：风寒湿三气杂至[1]，合而为痹也。其风气胜者为行痹[2]，寒气胜者为痛痹[3]，湿气胜者为著痹[4]也。

帝曰：其有五者何也？岐伯曰：以冬遇此者为骨痹，以春遇此者为筋痹，以夏遇此者为脉痹，以至阴遇此者为肌痹，以秋遇此者为皮痹。

帝曰：内舍五脏六腑，何气使然？岐伯曰：五脏皆有合，病久而不去者，内舍于其合[5]也。故骨痹不已，复感于邪，内舍于肾。筋痹不已，复感于邪，内舍于肝。脉痹不已，复感于邪，内舍于心。肌痹不已，复感于邪，内舍于脾。皮痹不已，复感于邪，内舍于肺。所谓痹者，各以其时重感于风寒湿之气也。(《素问·痹论篇第四十三》)

【注释】

[1] 风寒湿三气杂至：风寒湿三气杂合而侵犯人体。

[2] 行痹：关节疼痛，游走不定。又称风痹。

[3] 痛痹：关节疼痛，寒冷，固定不移。又称寒痹。

[4] 著痹：关节疼痛，沉重。又称湿痹。

[5] 内舍于其合：指邪气入里客于五体，深入与之相合的五脏。

【解析】

风、寒、湿三种邪气错杂而至相合伤人而形成痹证。其中风邪偏胜的叫作行痹，寒邪偏胜的叫作痛痹，湿邪偏胜的叫作著痹。

冬季感受风寒湿三气发为痹证的，称为骨痹；春季感受风寒湿三气发为痹证的，称为筋痹；夏季感受风寒湿三气发为痹证的，称为脉痹；长夏感受风寒湿三气发为痹证的，称为肌痹；秋季感受风寒湿三气发为痹证的，称为皮痹。

五脏都有外合，病邪久留不除，就会向内稽留在其相合的内脏。所以，骨痹不愈，再感受风寒湿邪气，向内稽留在肾；筋痹不愈，再感受风寒湿邪气，向内稽留在肝；脉痹不愈，再感受风寒湿邪气，向内稽留在心；肌痹不愈，再感受风寒湿邪气，向内稽留在脾；皮痹不愈，再感受风寒湿邪气，向内稽留在肺。痹证是各脏在所主季节里重复感受了风、寒、湿气所造成的。

二、脏腑痹的临床表现和预后

【提要】

论述脏腑痹的临床表现。

【原文】

凡痹之客五脏者，肺痹者，烦满喘而呕。心痹者，脉不通，烦则心下鼓[1]，暴上气而喘，嗌干善噫，厥气上则恐。肝痹者，夜卧则惊，多饮数小便，上为引如怀[2]。肾痹者，善胀，尻以代踵，脊以代头[3]。脾痹者，四肢解堕，发咳呕汁，上为大塞[4]。肠痹者，数饮而出不得[5]，中气喘争，时发飧泄。胞痹[6]者，少腹膀胱按之内痛，若沃以汤[7]，涩于小便，上为清涕。(《素问·痹论篇第四十三》)

【注释】

[1] 心下鼓：心下鼓动，即心悸。

[2] 上为引如怀：开满弓则形圆，以此形容腹胀大，如怀妊之状。

[3] 尻（kāo）以代踵，脊以代头：尻以代踵，谓足不能行，以尻代之。脊以代头，谓头俯

不能仰，背驼甚，以致脊高于头。尻，尾骶部。踵，足后跟。

［4］上为大塞：上，指上焦。大塞，即“痞塞”。

［5］出不得：小便不通。

［6］胞痹：胞通“脬”，胞痹，即膀胱痹。

［7］若沃以汤：好像灌以热汤，形容按之热盛也。

【解析】

肺痹为心烦胀满，气喘，呕吐；心痹为血脉不通，心烦，心悸，突然气机上逆而喘息，咽喉干燥，易嗳气，厥逆之气上行则引起恐惧；肝痹为夜眠多惊，多饮水而小便频数，腹部胀大如怀孕；肾痹为腹胀满，足不能站立和行走，以尻代之，头俯不能仰，背驼甚而脊高于头；脾痹为四肢倦怠，咳嗽，呕吐清水，上腹部痞塞不通。肠痹为频频饮水而小便困难，腹中有气攻冲，肠中雷鸣，常有完谷不化的泄泻。膀胱痹为少腹膀胱部位按之疼痛，似灌热水感，小便涩滞不爽，鼻流清涕。

【执医考纲】

《素问·痹论》中“凡痹之客五藏者……涩于小便，上为清涕”的内涵及意义。

杏林花繁

汪昂为明末清初著名新安医家，其治疗痹症学术思想集中在《医方集解》《本草备要》之中，上遵《黄帝内经》四时气候相关的痹症思想，中禀《金匮要略》祛邪治痹之法，下撷历代诸家之论不乏新解，并首次提出痹痿统一的观点，于方药后注明六经所归以明病所，重视外邪强弱与气血盛衰，以祛风、理血、补养为治痹法则，并在治疗时在常用酒为溶媒，增强药力。

【复习思考题】

1. 据《素问·痹论》，冬季感受风寒湿之气，发为（　　）

A. 行痹　B. 痛痹　C. 著痹　D. 肾痹　E. 骨痹

2. 据《素问·痹论》，春季感受风寒湿之气，发为（　　）

A. 筋痹　B. 行痹　C. 痛痹　D. 肾痹　E. 肝痹

3. 据《素问·痹论》，夏季感受风寒湿之气，发为（　　）

A. 筋痹　B. 脾痹　C. 心痹　D. 脉痹　E. 骨痹

4. 据《素问·痹论》，至阴感受风寒湿之气，发为（　　）

A. 脾痹　B. 著痹　C. 肌痹　D. 脉痹　E. 筋痹

5. 据《素问·痹论》，秋季感受风寒湿之气，发为（　　）

A. 皮痹　B. 肺痹　C. 行痹　D. 著痹　E. 筋痹

扫一扫，查阅复习思考题答案

（冯文林）

项目四 瘘病

【学习目标】

1. 掌握“治痿独取阳明”的含义及临床意义。

2. 熟悉痿病的概念、病因病机。

3. 了解各类痿证的症状。

一、五体痿的基本内容

【提要】

论述痿病的概念、五体痿的病因病机及其证候。

【原文】

黄帝问曰：五脏使人痿何也？岐伯对曰：肺主身之皮毛，心主身之血脉，肝主身之筋膜，脾主身之肌肉，肾主身之骨髓。故肺热叶焦[1]，则皮毛虚弱急薄[2]，著[3]则生痿躄[4]也。心气热，则下脉厥而上，上则下脉虚，虚则生脉痿，枢折不挈[5]，胫纵而不任地也。肝气热，则胆泄口苦筋膜干，筋膜干则筋急而挛，发为筋痿。脾气热，则胃干而渴，肌肉不仁，发为肉痿。肾气热，则腰脊不举，骨枯而髓减，发为骨痿。（《素问·痿论篇第四十四》）

【注释】

［1］肺热叶焦：形容肺叶受热，灼伤津液。

［2］急薄：形容皮肤干枯不润，肌肉消瘦。

［3］著：留着不去也。

［4］痿躄（bì）：统指四肢萎废不用。躄，两腿行动不便。

［5］枢折不挈（qiè）：形容关节弛缓，不能提举活动，犹如枢轴折断不能活动一样。枢，枢纽，转轴，这里指关节。折，断也。挈，提举。“不”原脱，可据文义补于“挈”前。

【解析】

肺主全身皮毛，心主全身血脉，肝主全身筋膜，脾主全身肌肉，肾主全身骨髓。所以肺有热，灼伤津液，则肺叶焦枯，使皮毛失养而虚弱，出现皮肤干枯不润，肌肉消瘦，邪热留着不去，则发生四肢萎废不用；心有热，则下部经脉气血厥逆而上，气血上逆则在下的血脉空虚，血脉空虚就会产生脉痿，关节弛缓，不能提举活动，犹如枢轴折断不能活动一般，足胫弛纵而不能着地行走。肝有热，则胆汁外溢而口苦，筋膜失养而干枯，筋膜干枯则筋脉挛缩拘急，产生筋痿。脾有热，则灼耗胃津而口渴，肌肉失养而麻木不仁，产生肉痿。肾有热，则髓减骨枯，腰脊不能举动，产生骨痿。

二、痿证的病因病机

【提要】

论述痿证的病因病机。

【原文】

帝曰：何以得之？岐伯曰：肺者，脏之长[1]也，为心之盖也，有所失亡，所求不得[2]，则发肺鸣[3]，鸣则肺热叶焦。故曰：五脏因肺热叶焦，发为痿躄。此之谓也。悲哀太甚，则胞络绝[4]，胞络绝则阳气内动，则心下崩[5]，数溲血也。故《本病》曰：大经空虚，发为脉痹[6]，传为脉痿。思想无穷，所愿不得，意淫于外，入房太甚，宗筋[7]弛纵，发为筋痿，及为白淫[8]。故《下经》曰：筋痿者，生于肝，使内[9]也。有渐[10]于湿，以水为事，若有所留，居处相湿，肌肉濡渍，痹而不仁，发为肉痿。故《下经》曰：肉痿者，得之湿地也。有所远行劳倦，逢大热而渴，渴则阳气内伐，内伐则热舍于肾，肾者水脏也，今水不胜火，则骨枯而髓虚，故足不任身，发为骨痿。故《下经》曰：骨痿者，生于大热也。(《素问·痿论篇第四十四》)

【注释】

[1] 脏之长：肺居脏腑之最高位，故为脏之长。

[2] 有所失亡，所求不得：若所爱之物亡失，有所求而不得遂愿。

[3] 肺鸣：呼吸喘息有声。

[4] 胞络绝：胞络，心主包络之脉。绝，阻绝之意。

[5] 心下崩：盖心属火而主血，心病火发，迫血妄行，遂下流于小肠与膀胱。崩，崩溃。

[6] 脉痹：原作“肌痹”，据《太素》改。

[7] 宗筋：指男子前阴。

[8] 白淫：指男子滑精，女子白带。

[9] 使内：入房。

[10] 渐：浸渍。

【解析】

肺主气、朝百脉、居于五脏之上，又是心的华盖，心情不畅，若所爱之物亡失，或个人愿望、所求得不到满足，则使肺气郁而不畅，出现呼吸喘息有声，进而气郁化热，肺叶枯焦，所以说五脏因肺热而肺叶枯焦（肺宣发肃降功能失常，精气不能正常敷布于周身，四肢百骸得不到营养）而发生痿躄，就是这个道理。悲哀过度，则心包之络脉阻绝，心包之络脉阻绝则阳气在内妄动，逼迫心血下崩，屡次小便出血，所以《本病》说：大的经脉空虚，发生脉痹，进一步传变为脉痿。胡思乱想而欲望又不能达到，意念受外界影响而惑乱，房事不加节制，则男子的前阴弛缓，形成筋痿，以及男子滑精、女子带下，所以《下经》说：筋痿之病发生在肝，房事太过内伤精气所致。在湿中浸渍，在水中工作，如果湿邪留滞，居所伤湿，肌肉受湿邪浸渍，发生痹阻不通而且麻木不仁，日久发展而成为肉痿，所以《下经》说：肉痿是久居湿地引起的。长途跋涉，劳累太甚，又逢炎热天气而口渴，口渴是阳热之气内侵，伤及阴液，内侵的邪热稽留在肾，肾为水脏，现在水不胜火，则骨枯髓虚，所以两足不能支持身体，形成骨痿。所以《下经》说：骨痿是由大热所致。

三、痿病的治疗

【提要】

论述“治痿独取阳明”的含义、临床意义。

【原文】

帝曰：如夫子言可矣，《论》言治痿者独取阳明[1]何也？岐伯曰：阳明者，五脏六腑之海，主润宗筋[2]，宗筋主束骨而利机关[3]也。冲脉者，经脉之海也，主渗灌溪谷[4]，与阳明合于宗筋，阴阳揔宗筋之会[5]，会于气街，而阳明为之长[6]，皆属于带脉，而络于督脉。故阳明虚则宗筋纵，带脉不引，故足痿不用也。(《素问·痿论篇第四十四》)

【注释】

[1] 独取阳明：强调治疗痿病取阳明经的穴位。

[2] 宗筋：总全身之诸筋，故曰宗筋。又众筋聚于前阴，故前阴亦可称宗筋。宗者，总也。

[3] 机关：指关节。

[4] 主渗灌溪谷：谓滋养肌肉腠理。渗灌，渗透灌溉，滋养之义也。溪谷，指肌肉腠理。

[5] 阴阳揔宗筋之会：阴阳指阴经阳经。揔，汇聚也。

[6] 阳明为之长：阳明为诸经的统领。

【解析】

足阳明胃是五脏六腑营养的源泉，能濡养全身之的筋膜，全身之的筋膜主司约束骨节而滑利关节。冲脉为十二经气血汇聚之处，输送气血以渗透灌溉肌肉分腠，与足阳明经会合于宗筋，阴经阳经总会聚于前阴，再会合于足阳明经的气街穴，阳明经能主持诸经，阴经阳经统受带脉的约束，系络于督脉。所以阳明经气血不足则宗筋失养而弛缓，带脉不能约束收引，所以两足痿弱不用。

【执医考纲】

《素问·痿论》"阳明者，五脏六腑之海……故足痿不用也"的临床指导意义。

杏林花繁

皇甫谧（215—282年），魏晋间著名医家。字士安，号玄晏先生。安定朝那（今甘肃省平凉市西北）人。代表作《针灸甲乙经》。在治疗痿证时，皇甫谧谨守《黄帝内经》中痿证病机，在遵循"治痿独取阳明"原则的基础上，针灸选穴常选阳经穴位，从《甲乙经》先后所列之治痿8个穴来看，阳经穴占6个（地仓、京骨、绝骨、丘墟、光明、阳谷），即占大多数，这一取穴原则，一直沿袭至今。

【复习思考题】

1. 渡血见于《素问·痿论》中的（　　）

A. 肉痿　B. 骨痿　C. 脉痿　D. 筋痿　E. 痿躄

2. 枢折挈见于《素问·痿论》中的（　　）

A. 肉痿　B. 骨痿　C. 脉痿　D. 筋痿　E. 痿躄

3. 腰脊不举见于《素问·痿论》中的（　　）

A. 骨痿　B. 痿躄　C. 脉痿　D. 筋痿　E. 肉痿

4. 肌肉不仁见于《素问·痿论》中痿证的（　　）

A. 骨痿　B. 肉痿　C. 脉痿　D. 筋痿　E. 痿躄

5. 据《素问·痿论》所述，具有"主束骨而利机关"作用的是（　　）

A. 经脉　B. 宗筋　C. 经筋　D. 肌肉　E. 络脉

扫一扫，查阅复习思考题答案

（冯文林）

项目五　痛病

【学习目标】

1. 掌握痛病的病因病机。
2. 熟悉不通则痛的机制。
3. 了解不荣则痛的机制。

【提要】

论述痛病的病因病机。

【原文】

帝曰：愿闻人之五脏卒痛[1]，何气使然？岐伯对曰：经脉流行不止，环周不休，寒气入经而稽迟[2]，泣而不行[3]，客于脉外则血少，客于脉中则气不通，故卒然而痛。《素问·举痛论篇第三十九》

【注释】

［1］卒痛：忽然疼痛。

［2］稽迟：稽留迟缓。

［3］泣而不行：指寒邪凝滞气血，使气血运行涩滞不行。泣同“涩”。

【解析】

人体经脉中的气血流行不止，如环无端，如果寒邪侵入了经脉，则经脉气血留滞不行，滞涩而不通畅，寒邪侵袭于经脉内外，或者血气少，或者血气不通，所以突然作痛。

杏林花繁

林亿，宋代医家。里贯欠详，尝任朝散大夫、光禄卿直秘阁。嘉佑二年（1057年）政府设立校正医书局，与掌禹锡、苏颂等校定《嘉佑补注神农本草》二十卷，在神宗熙宁年间（1068—1077年）与高保衡、孙兆等共同完成《素问》《灵枢》《难经》《伤寒论》《金匮要略》等唐以前医书校订刊印，为保存古代医学文献和促进医药传播作出巨大贡献。

【复习思考题】

1. 据《素问·举痛论》寒气入经则（　　）

A. 气血稽迟，泣而不行　B. 血不得散　C. 血少
D. 气不通　E. 脉缩绻而绌急

2. 据《素问·举痛论》寒客于脉外则（　　）

A. 气血稽迟，泣而不行　B. 血不得散　C. 血少
D. 气不通　E. 脉缩绻而绌急

3. 据《素问·举痛论》寒客于脉中则（　　）

A. 气血稽迟，泣而不行　B. 血不得散　C. 血少

D. 气不通　　E. 脉缩绻而绌急

4.《素问·举痛论》论五脏卒痛之病因为（　　）

A. 瘀血　　B. 炅气　　C. 跌仆

D. 七情　　E. 寒气

5.《素问·举痛论》论五脏卒痛的发生，是因邪气侵入（　　）

A. 经脉　　B. 五脏　　C. 六腑

D. 气血　　E. 筋骨

扫一扫，查阅复习思考题答案

（冯文林）

项目六　咳嗽

【学习目标】

1. 掌握“外内合邪”“五脏六腑皆令人咳”的内涵及其临床意义。

2. 熟悉“皆聚于胃、关于肺”的意义及其临床意义。

3. 了解五脏六腑咳的分证要点。

一、咳嗽的发病机理

【提要】

论述“外内合邪”“五脏六腑皆令人咳”的内涵及其临床意义。

【原文】

黄帝问曰：肺之令人咳，何也？岐伯对曰：五脏六腑皆令人咳，非独肺也。帝曰：愿闻其状。岐伯曰：皮毛者，肺之合[1]也，皮毛先受邪气，邪气以从其合[2]也。其寒饮食入胃，从肺脉上至于肺则肺寒，肺寒则外内合邪因而客之，则为肺咳。五脏各以其时受病，非其时，各传以与之[3]。

人与天地相参，故五脏各以治时[4]感于寒则受病，微则为咳，甚者为泄为痛。乘秋则肺先受邪，乘春则肝先受之，乘夏则心先受之，乘至阴[5]则脾先受之，乘冬则肾先受之。（《素问·咳论篇第三十八》）

【注释】

[1] 皮毛者，肺之合：五体（筋脉肉皮骨）与五脏（肝心脾肺肾）相关联，故肺合皮毛。

[2] 邪气以从其合：邪气侵犯人体，先客于在外的五体，再循经深入与之相合的脏腑。

[3] 非其时，各传以与之：若不在肺当令之时，其他脏腑各自在当令之时受邪，都会传给肺而发生咳嗽。非其时，不在肺当令（秋天）之时。各，代指其他脏腑。之，代指肺。

[4] 治时：指五脏在一年中分别所主的时令。

[5] 至阴：代指长夏。

【解析】

五脏六腑有病，都会使人咳嗽，而不仅仅是肺有病才会使人咳嗽。皮毛是肺之外的外合，皮毛先感受了外邪，邪气就会从皮毛而影响到肺。寒冷的饮食进入胃，寒气循着肺脉上到肺，引起肺寒，肺寒则内外寒邪相合，从而侵袭肺，发为肺咳。五脏在各自所主的时令受邪发病，并非在肺所主的秋季，分别波及肺而引起咳嗽。人和自然界是相应的，所以五脏在各自所主旺的时令感受了寒邪就会发病，轻微的则发为咳嗽，严重的则有腹泻、腹痛为兼症。当秋季之时，肺先感受邪气；当春季之时，肝先感受邪气；当夏季之时，心先感受邪气；当长夏之时，脾先感受邪气；当冬季之时，肾先感受邪气。

【执医考纲】

《素问·咳论》中“五脏六腑皆令人咳”的理论及其临床意义；“肺之令人咳，何也？……乘冬则肾先受之”理论。

二、脏腑咳的临床表现

【提要】

论述五脏六腑咳的分证要点，“皆聚于胃、关于肺”的意义及其临床意义。

【原文】

帝曰：何以异之？岐伯曰：肺咳之状，咳而喘息有音，甚则唾血。心咳之状，咳则心痛，喉中介介如梗状，甚则咽肿喉痹[1]。肝咳之状，咳则两胁下痛，甚则不可以转，转则两胠下[2]满。脾咳之状，咳则右胁下痛，阴阴[3]引肩背，甚则不可以动，动则咳剧。肾咳之状，咳则腰背相引而痛，甚则咳涎。

帝曰：六腑之咳奈何？安所受病？岐伯曰：五脏之久咳，乃移于六腑。脾咳不已，则胃受之，胃咳之状，咳而呕，呕甚则长虫出[4]。肝咳不已，则胆受之，胆咳之状，咳呕胆汁。肺咳不已，则大肠受之，大肠咳状，咳而遗矢[5]。心咳不已，则小肠受之，小肠咳状，咳而失气[6]，气与咳俱失。肾咳不已，则膀胱受之，膀胱咳状，咳而遗溺。久咳不已，则三焦受之，三焦咳状，咳而腹满，不欲食饮。此皆聚于胃，关于肺[7]，使人多涕唾[8]而面浮肿气逆也。（《素问·咳论篇第三十八》）

【注释】

[1] 喉痹：病名。指咽喉阻塞肿痛一类的病。

[2] 两胠（qū）下：左右腋下。

[3] 阴阴：即隐隐。

[4] 长虫出：蛔虫居肠胃之中，呕甚则随气而上出。

[5] 遗矢：大便失禁的意思。矢同屎，即大便。

[6] 失气：从肛门排气，俗称放屁。

[7] 聚于胃，关于肺：汇聚在胃，关联于肺。此指胃为生痰之源，肺为贮痰之器的意思。

[8] 多涕唾：痰增多。与下句面浮肿气逆结合来看，是痰湿内盛。

【解析】

肺咳的症状，咳嗽伴气喘有声，严重的痰中带血。心咳的症状，咳嗽伴心痛，咽部如物梗塞，严重的咽喉肿痛，吞咽阻塞不利。肝咳的症状，咳嗽伴两侧胁肋下部疼痛，严重的痛得不能转侧，转侧则左右腋下胁肋部胀满。脾咳的症状，咳嗽伴右胁下疼痛，隐隐牵引肩背，严重的不可以动，一动就会使咳嗽加剧。肾咳的症状，咳嗽伴腰背互相牵引作痛，严重的咳吐稀痰涎沫。

五脏咳嗽日久不愈，就要转移到六腑。脾咳不愈，则胃就受邪发病，胃咳的症状是咳嗽伴呕吐，严重的呕出蛔虫。肝咳不愈，则胆就受邪发病，胆咳的症状是咳嗽伴呕吐胆汁。肺咳不愈，则大肠受邪发病，大肠咳的症状是咳嗽伴大便失禁。心咳不愈，则小肠受邪发病，小肠咳的症状是咳嗽伴放屁，咳嗽一停则放屁也止。肾咳不愈，则膀胱受邪发病，膀胱咳的症状是咳嗽伴遗尿。上述各种咳嗽经久不愈，则三焦受邪发病，三焦咳的症状是咳嗽伴腹满，不思饮食。这些都是水饮聚于胃，则上关于肺而为咳，使人多痰，面部浮肿，气机上逆。

杏林花繁

赵献可，字养葵，明代医家，鄞县（今浙江省鄞州区）人，著有《医贯》《邯郸遗稿》《内经抄》《素问注》《经络考》等。其温补学思想亦始终贯穿在咳嗽的治疗之中，在《医贯·咳嗽论》中指出外感咳嗽，补脾为主，虚则补母；咳嗽暴重，滋肾为要，虚则补子；火烁肺金，滋阴降火，肺肾同调；脾虚痰嗽，六君八味，引水归原。

【复习思考题】

1.《素问·咳论》论述了外内合邪而致肺咳，其中最易伤肺的外邪是（　　）邪。

A. 燥　B. 寒　C. 湿　D. 热　E. 暑

2.《素问·咳论》认为，若寒饮食入胃，其邪气伤肺是沿（　　）而行。

A. 肺脉　B. 胃脉　C. 脾脉　D. 心脉　E. 肾脉

3. 据《素问·咳论》，“咳则腰背相引而痛”的症状常出现于（　　）之中。

A. 肺咳　B. 心咳　C. 肾咳　D. 肝咳　E. 脾咳

4. 据《素问·咳论》，“咳而失气”常见于（　　）

A. 肝咳　B. 胃咳　C. 大肠咳　D. 小肠咳　E. 六腑咳

5. 据《素问·咳论》，咳病甚则唾血常见于（　　）

A. 胃咳　B. 心咳　C. 脾咳　D. 肺咳　E. 肝咳

扫一扫，查阅复习思考题答案

（冯文林）

项目七　肿胀与癥瘕

【学习目标】

1. 掌握水胀、鼓胀、肤胀的鉴别要点。
2. 熟悉肠覃、石瘕的形成、临床意义。
3. 了解肠覃、石瘕的治疗。

一、水胀、肤胀、鼓胀的症候特点和鉴别

【提要】

论述水胀、肤胀、鼓胀的症候特点及其鉴别。

【原文】

黄帝问于岐伯曰：水[1]与肤胀、鼓胀[2]、肠覃、石瘕、石水[3]，何以别之？岐伯答曰：水始起也，目窠上微肿，如新卧起之状[4]，其颈脉动[5]，时咳，阴股间寒，足胫瘇[6]，腹乃大，其水已成矣。以手按其腹，随手而起，如裹水之状，此其候也。

黄帝曰：肤胀何以候之？岐伯曰：肤胀者，寒气客于皮肤之间，鼟鼟[7]然不坚，腹大，身尽肿，皮厚，按其腹窅[8]而不起，腹色不变，此其候也。

鼓胀何如？岐伯曰：腹胀，身皆大，大与肤胀等也，色苍黄，腹筋起[9]，此其候也。(《灵枢·水胀第五十七》)

【注释】

[1] 水：水肿。

[2] 鼓胀：腹胀，腹色变黄，腹壁青筋隆起。

[3] 石水：为衍文，或后脱其释文，俟考。

[4] 目窠上微肿，如新卧起之状：下眼胞微肿，好像刚睡醒起来的样子。目窠，眼睑。

[5] 其颈脉动：颈脉，谓耳下及结喉旁人迎脉。动，搏动明显。

[6] 瘇：通“肿”。

[7] 鼟鼟（kōng kōng）：指肤胀病皮肤厚如鼓皮。

[8] 窅（yǎo）：深陷。此指水肿以手按之不起。

[9] 腹筋起：腹壁青筋暴露。《太素》“筋”作“脉”。

【解析】

水胀病发生初期，先见眼皮微肿，就像刚起床时的人眼胞微肿一样，人迎脉搏动明显，经常咳嗽，阴器与大腿内侧间寒冷不温，足胫部浮肿，腹部胀大，水胀病已形成。用手按压病人腹部，松手后皮肤随手而起，如同按压装水的囊袋一样有波动感，这是水胀的证候。

肤胀是寒邪侵入皮肤之间，腹部胀气，外形膨隆，叩击呈鼓音，中空不坚实，腹部胀大，全身肿胀，皮肤厚，用手按压腹部，腹壁凹陷，手离开腹壁后仍不能恢复原状，腹部皮肤颜色没有变化，这是肤胀的证候。

腹部和全身都肿胀，与肤胀病肿胀的情况相同，膨胀鼓胀病的肤色青黄，腹壁有脉络显露、突起，这是鼓胀的证候。

二、肠覃、石瘕的症候特点和鉴别

【提要】

论述肠覃、石瘕的症候特点及其鉴别，以及治疗原则。

【原文】

肠覃[1]何如？岐伯曰：寒气客于肠外，与卫气相搏，气不得荣，因有所系，瘕[2]而内著，恶气乃起，瘜肉乃生。其始生也，大如鸡卵，稍以益大，至其成如怀子之状，久者离岁[3]，按之则坚，推之则移，月事以时下，此其候也。

石瘕[4]何如？岐伯曰：石瘕生于胞中[5]，寒气客于子门[6]，子门闭塞，气不得通，恶血当泻不泻，衃以留止[7]，日以益大，状如怀子，月事不以时下[8]。皆生于女子，可导而下[9]。(《灵枢·水胀第五十七》)

【注释】

[1] 覃：通“蕈”。

［2］瘕：瘕，原作“癖（pǐ）”，积也，根据《针灸甲乙经》卷八第四、《黄帝内经太素·胀论》改。

［3］离岁：超过一年。

［4］石瘕（jiǎ）：妇女腹中结硬如石，故名石瘕。

［5］胞中：胞宫之中。

［6］子门：子宫之门，即宫颈口。

［7］衃（pēi）以留止：指怀血瘀结在胞宫之中，当泻不泻。衃，衃血。

［8］月事不以时下：月经不能按时来潮。

［9］导而下：引血下行。

【解析】

寒邪侵袭肠外，与卫气相互搏击，卫气不能正常运行，因为气行有所牵制，寒邪聚积、停留在体内，致病的邪气随之产生，息肉形成。肠覃初期，腹部的肿块像鸡蛋那样大，逐渐增大，直到完全形成时，腹部隆起好像怀孕一样，病久者可超过一年，用手按压，肿块很坚硬，推之能够移动，月经按时来潮。这是肠覃的证候。

石瘕病灶在子宫之内，由于寒邪侵犯子宫口，子宫口闭塞，气血不能流通，应排出的经血不能排出体外，凝聚的死血停留在子宫内，日益增大，腹部隆起像怀孕一样，月经不能按时来潮。这种病都是女性患的，可以用破血逐瘀的方法治疗。

杏林花繁

钱潢，字天来。虞山（今江苏常熟）人，清代医家。中年时曾患伤寒，痛痹几殒，得治而愈，遂立志习医。精研《黄帝内经》《伤寒论》，主张仲景之学当上溯《素问》《灵枢》，故撰《重编张仲景伤寒证治发明溯源集》（简称《伤寒溯源集》）十卷（1707年）。该书对《伤寒论》传世之条文，重新编订，详加诠释，在论述、析义、辨误、主治等方面，颇见创见，对后世影响很大。

【复习思考题】

1.《灵枢·水胀》中“肠覃”是因寒气客于（　　）

A. 肠内　　B. 肠外　　C. 血络

D. 胞中　　E. 阑门

2.《灵枢·水胀》中“石瘕”是因寒气客于（　　）

A. 肠内　　B. 胞内　　C. 胞外

D. 脬内　　E. 子门

3. 根据《灵枢·水胀》，鼓胀与肤胀的共同症状是（　　）

A. 皮厚　　B. 腹筋起　　C. 腹胀身皆大

D. 如裹水之状　　E. 如怀子之状

4. 根据《灵枢·水胀》，肠覃与石瘕的共同点是（　　）

A. 月事以时下　　B. 如怀子　　C. 如裹水之状

D. 如新卧起之状　　E. 皮厚

5. 据《灵枢·水胀》篇所述，具有“色苍黄，腹筋起”症状表现的是（ ）

A. 水胀　　B. 肤胀　　C. 鼓胀

D. 石瘕　　E. 肠覃

（冯文林）

扫一扫，查阅复习思考题答案

项目八 风病

【学习目标】

1. 掌握“风者善行而数变”“风者百病之长”的临床意义。
2. 熟悉多种风病的病因病机。
3. 了解多种风病的临床表现。

一、风病的发病机制

【提要】

论述“风者善行而数变”的临床意义。

【原文】

风气藏于皮肤之间，内不得通，外不得泄，风者善行而数变，腠理开则洒然[1]寒，闭则热而闷，其寒也则衰食饮[2]，其热也则消肌肉[3]，故使人怢栗[4]而不能食，名曰寒热。(《素问·风论篇第四十二》)

【注释】

[1] 洒（xī）然：怕冷的样子。

[2] 衰食饮：食欲减少。

[3] 消肌肉：肌肉消瘦。

[4] 怢（tū）栗：寒战。

【解析】

风邪侵犯人体常常留滞于皮肤之中，使腠理开合失常，使阳气不能通调于内而外泄，或者阳气不能发泄于外而内郁。然而风邪游走动荡，变化多端，若使腠理开张则阳气外泄而洒淅恶寒，若使腠理闭塞则阳气内郁而身热烦闷。风寒伤胃则饮食衰少；风邪化热，灼伤津液则肌肉消瘦，所以使人振寒与发热交替发作，而且不能饮食，这种病称为寒热病。

二、多种风病的形成

【提要】

论述多种风病的形成，理解“风者百病之长”的临床意义。

【原文】

风中五脏六腑之俞，亦为脏腑之风，各入其门户所中，则为偏风。风气循风府而上，则为脑风。风入头系[1]，则为目风，眼寒。饮酒中风，则为漏风。入房汗出中风，则为内风。新沐中风，则为首风。久风入中，则为肠风飧泄。外在腠理，则为泄风。故风者百病之长[2]也，至

其变化乃为他病也，无常方[3]，然致有风气也。(《素问·风论篇第四十二》)

【注释】

［1］头系：乃头中之目系。

［2］风者百病之长：指风是诸多疾病的统领。长，统领。

［3］无常方：没有规律。

【解析】

风邪侵入五脏六腑的俞穴，沿经脉内传，也可成为五脏六腑的风病。若风邪各自侵入机体与外界相通的门户，偏中于人体某脏某位，则为偏风病。风邪由风府穴上行入脑，则为脑风病。风邪侵入眼联系脑的脉络，则为目风病，两眼畏惧风寒。饮酒之后受风邪，则为漏风病。行房汗出时受风邪，则为内风病。刚洗过头时受风邪，则为首风病。风邪久留不去，内犯肠胃，则为肠风或飧泄病。风邪停留于在外的腠理，则为泄风病。所以，风邪是引起多种疾病的首要因素，至于它侵入人体后产生变化，能引起其他各种疾病，就没有一定常规了，然而都是风邪入侵所致。

杏林花繁

罗天益，元代医家，师从金元四大家之李东垣。罗氏认为，头风之病机与肝经风盛有关，金来克之，是子来犯母也。大便实，泻青丸主之。虚者用人参消风散。如头面诸风，偏正头痛，心肺邪热，则用龙脑芎犀丸调治。若头风发作出现头昏目眩、脑痛耳鸣、鼻塞声重，则用神清散治之以消风壅、化痰涎。若雷头风则用清震汤治疗。

【复习思考题】

1. 根据《素问·风论》，风邪的致病特点是（　　）

A. 风易伤阳　　B. 善行而数变　　C. 上先受之
D. 风性开泄　　E. 风胜则动

2.《素问·风论》中的“内风”，是指（　　）

A. 风邪直中于内　　B. 肝阳化风　　C. 入房汗出中风
D. 久风入中　　E. 阴虚风动

3.《素问·风论》中“目风”的病因是（　　）

A. 内侵于目　　B. 风犯睛明　　C. 风中风府
D. 肝风上扰　　E. 风入系头

4.《素问·风论》中的“漏风”的病因是（　　）

A. 汗出中风　　B. 饮酒中风　　C. 新沐中风
D. 腠理中风　　E. 体虚中风

5.《素问·风论》中“脑风”的病因是（　　）

A. 风气与阳明入胃　　B. 风气与太阳俱入　　C. 风入系头
D. 风气循风府而上　　E. 风气循风池而上

扫一扫，查阅复习思考题答案

（冯文林）

项目九 瘅病

【学习目标】

1. 掌握脾瘅的病因病机、治疗。
2. 熟悉胆瘅的病因病机。
3. 了解脾瘅、胆瘅的治疗。

一、脾瘅

【提要】

论述脾瘅的病因病机、治疗。

【原文】

帝曰：有病口甘者，病名为何？何以得之？岐伯曰：此五气之溢[1]也，名曰脾瘅。夫五味入口，藏于胃，脾为之行其精气，津液在脾，故令人口甘也。此肥美之所发也，此人必数食甘美而多肥也，肥者令人内热，甘者令人中满，故其气上溢，转为消渴[2]。治之以兰[3]，除陈气也。(《素问·奇病论篇第四十七》)

【注释】

[1] 五气之溢：五气，五谷之气。水谷五味化于脾，其气上溢，则口中甘味。

[2] 消渴：病证名，口渴多饮。

[3] 兰：兰草，即佩兰之类药草，具有芳香化湿，醒脾辟浊的作用。

【解析】

患口中发甜是五谷化生的精气上泛于口所致，病名叫作脾瘅。五味入于口，在胃中贮藏，脾为胃转输水谷精气，水谷精气滞留在脾（上泛于口），所以使人口中发甜，这是肥甘厚腻之的食物所引起的疾病。患这种病的人，必然经常吃甘美而肥腻的食物，肥腻使人产生内热，甘味使人中满（湿热困脾，脾失健运），所以五谷精气上泛于口，会转成消渴病。用兰草治疗，以排除久积脾胃的湿热邪气。

二、胆瘅

【提要】

论述胆瘅的病因病机、治疗。

【原文】

帝曰：有病口苦，取阳陵泉。口苦者病名为何？何以得之？岐伯曰：病名曰胆瘅[1]。夫肝者中之将也，取决于胆，咽为之使。此人者，数谋虑不决，故胆虚气上溢，而口为之苦。治之以胆募俞，治在《阴阳十二官相使》[2]中。(《素问·奇病论篇第四十七》)

【注释】

[1] 胆瘅：病名。因胆热，气上溢而口苦，故名。

[2]《阴阳十二官相使》：古医书名。今已亡佚。

【解析】

患口中发苦的，治疗时取足少阳胆经的阳陵泉，口苦的病名叫作胆瘅。肝为将军之官，主谋虑，胆为中正之官，主决断，诸谋虑取决于胆，咽部受肝胆支配。这种病人，因屡次谋略而不能决断，导致胆气郁结，胆汁循经上泛，于是口中发苦。治疗时应取胆募日月穴和背部胆俞穴。

杏林花繁

巫彭，上古时代巫医，相传为黄帝之臣。《说文解字》中有“医者，治病工也……古者巫彭初作医”的记载，说明巫彭在古代被视为医学的始祖之一。《路史》：“黄帝命巫彭、桐君处方盄饵（调配药物配方和制定食疗方案），湔浣刺治（清洗针刺治疗），而人得以尽年。”《逸周史》：“巫彭初作医周官，曰：五谷五药养其病，五气五声五色视其生，观之以九窍之变，参之以五脏之动，遂有五毒，攻之以五药，疗之以五气，养之以五味，节之以祛百病。”他的形象体现了古代中国人对医学的重视，以及对健康和生命的尊重。

【复习思考题】

1.《素问·奇病论》中“脾瘅”的主症是（　　）

A. 口干　　B. 口疮　　C. 口甘

D. 口腻　　E. 口黏

2.《素问·奇病论》中“胆瘅”的主症是（　　）

A. 耳聋　　B. 咽干　　C. 目眩

D. 口苦　　E. 胁痛

3. 据《素问·奇病论》，“胆瘅”的原因是（　　）

A. 感受火热之邪　　B. 饮食积聚　　C. 数谋虑不决

D. 劳倦过度　　E. 湿热蕴结胆腑

4. 据《素问·奇病论》，“脾瘅”的治疗是（　　）

A. 饮以半夏汤

B. 治之以鸡矢醴

C. 以泽泻、术各三分，麋衔五分

D. 治之以兰，除陈气也

E. 使之服以生铁洛为饮

扫一扫，查阅复习思考题答案

5. 据《素问·奇病论》，“脾瘅”的病因是（　　）

A. 数食甘美而多肥

B. 不从外皆从内

C. 食饮居处使其然

D. 其人肥则为热中

E. 脾中热，瘅热焦渴

（冯文林）

项目十 水肿病

【学习目标】

1. 掌握水肿病的病机、治则治法。
2. 熟悉水肿病的预后。
3. 了解五谷汤液及醪醴的制作、应用。

一、五谷汤液及醪醴的制作与应用

【提要】

论述五谷汤液和醪醴的制作、应用。

【原文】

黄帝问曰：为五谷汤液及醪醴奈何？岐伯对曰：必以稻米，炊之稻薪，稻米者完，稻薪者坚。帝曰：何以然？岐伯曰：此得天地之和，高下之宜，故能至完；伐取得时，故能至坚也。

帝曰：上古圣人作汤液醪醴，为而不用何也？岐伯曰：自古圣人之作汤液醪醴者，以为备耳！夫上古作汤液，故为而弗服也。中古之世，道德稍衰，邪气时至，服之万全。帝曰：今之世不必已何也。岐伯曰：当今之世，必齐毒药攻其中，镵石针艾治其外也。(《素问·汤液醪醴论篇第十四》)

【解析】

黄帝问：用五谷来做成汤液及醪醴，应该怎样？岐伯答：必须用稻米作原料，以稻杆作燃料，因为稻米之气完备，稻杆又很坚劲。黄帝问：何以见得？岐伯答：稻禀天地之和气，生长于高下适宜的地方，所以它们的品质最为纯净和完善；收割在秋时，故其杆坚实。

黄帝问：上古时代有学问的医生，制成汤液和醪醴，但虽然制好，却备在那里不用，这是什么道理？岐伯答：古代有学问的医生，他做好的汤液和醪醴，是以备万一的，因为上古太和之世，人们身心康泰，很少疾病，所以虽制成了汤液，还是放在那里不用的。到了中古代，养生之道稍衰，人们的身心比较虚弱，因此外界邪气时常能够乘虚伤人，但只要服些汤液醪醴，病就可以好了。黄帝问：现在的人，虽然服了汤液醪醴，而病不一定好，这是什么缘故呢？岐伯答：现在的人和中古时代又不同了，一有疾病，必定要用药物内服，砭石、针灸外治，其病才能痊愈。

二、水肿病的病机、治则治法和预后

【提要】

论述水肿病的病因病机、治则治法及护理。

【原文】

帝曰：其有不从毫毛而生，五脏阳以竭也[1]。津液充郭，其魄独居[2]，孤精于内，气耗于外[3]，形不可与衣相保[4]，此四极急而动中[5]，是气拒于内而形施于外[6]，治之奈何？

岐伯曰：平治于权衡[7]，去宛陈莝[8]，微动四极，温衣缪刺[9]其处，以复其形。开鬼门，洁净府[10]，精以时服[11]；五阳已布，疏涤五脏[12]，故精自生，形自盛，骨肉相保，巨气[13]乃平。

帝曰：善。(《素问·汤液醪醴论篇第十四》)

【注释】

[1] 其有不从毫毛而生，五脏阳以竭：有的水肿病并非体表感邪而发，而是五脏阳气郁遏，不能布散，津液不化，聚为水肿。毫毛，代指体表，此处意为体表感受邪气。以，同"已"。竭，此有"阻遏"之意，与下文"五阳已布"相对应。

[2] 津液充郭，其魄独居：阳气虚不能化气行水，水液停留，充斥周身，故言津液充郭，独居其体。津液，此指停积于体内的病理性水液。郭，同"廓"，此指躯体。魄，体也。其魄独居，即言独居其体。

[3] 孤精于内，气耗于外：水液凝聚独盛于内，阳气耗散虚损于外。

[4] 形不可与衣相保：由于形体肿胀，原有衣服已不合身，形容水肿之甚。

[5] 四极急而动中：意为四肢极度浮肿，心肺受累而喘悸。四极，即四肢。急，肿急，形容极度浮肿。中，内脏，此指心肺。

[6] 气拒于内而形施于外：气，此指水气。拒，格拒。施，音义同"易"，意为改变。

[7] 平治于权衡：意为治疗水肿要调节其阴阳的偏盛偏衰而恢复其平衡、协调的状态。权衡，本义为秤锤与秤杆，此处引申为平衡、协调。

[8] 去宛陈莝(cuò)：当作"去宛莝陈"，意为祛除郁积已久之水饮和瘀血。宛，音义同"郁"，郁积。陈，久也、旧也。宛陈，郁积日久的病理性产物，包括水饮和瘀血。莝，斩也。

[9] 缪刺：原指病在左刺其右、病在右刺其左的刺络法，此处意为远离肿甚之处而施刺治疗。

[10] 开鬼门，洁净府：指通大便、利小便的治法。鬼，即"魄"；魄门，指肛门。净府，指膀胱。一说鬼门即汗孔，开鬼门即发汗的治法，可参考。

[11] 精以时服：意为按时令食用营养丰富的食物。精，精良，即富含营养、补益精气的食物，如鱼肉、豆类等。

[12] 五阳已布，疏涤五脏：五阳，五脏阳气。布，敷布宣达。疏涤，疏通荡涤。五脏阳气得以敷布，郁积在体内的水饮和瘀血便得以荡涤。

[13] 巨气：指人体正气。

【解析】

黄帝问：有的病不是从外表毫毛而生的，是由于五脏的阳气衰竭，以致水气充满于皮肤，而阴气独盛，阴气独居于内，则阳气更耗于外，形体浮肿，不能穿原来的衣服，四肢肿急而影响到内脏，这是阴气格拒与于内，而水气弛张于外，对这种病的治疗方法怎样呢？

岐伯答：要平复水气，当根据病情，衡量轻重，驱除体内的积水，并叫病人四肢做些轻微运动，令阳气渐次宣行，穿衣服温暖一些，助其肌表之阳，而阴凝易散。用缪刺方法，针刺肿处，去水以恢复原来的形态。用发汗和利小便的方法，开汗孔，泻膀胱，使阴精归于平复，五脏阳气输布，以疏通五脏的郁积。这样，经气自会生成，形体也强盛，骨骼与肌肉保持着常态，正气也就恢复正常了。

黄帝说：讲得很好。

【执医考纲】

《素问·汤液醪醴论篇第十四》"平治于权衡……五阳已布，疏涤五脏"的含义。

杏林花繁

张学文，国医大师，陕西中医药大学主任医师、教授，中医急症专家、教育科研工作者，博古研今，长期从事中医急症、中医脑病、温病学、疑难病，以及活血化瘀法等领域的研究。他提出的“颅脑水瘀证”新观点，开辟了中医治疗脑病的新途径。同时，他对中风病的研究也作出了重要贡献，提出了中风先兆证、中风病“四期六证”辨证方法等。临床经验丰富，在血瘀证的论治方面有很高的学术造诣，提出了“从瘀论治顽固性肾性水肿”颇有见解。

【复习思考题】

1. 岐伯对于治疗五脏阳气耗竭、精气内孤的疾病，提出的治法不包括以下哪一项？（　　）

A. 平治于权衡（平衡阴阳）

B. 去宛陈莝（清除陈旧的瘀血和痰浊）

C. 大剂量使用峻猛药物

D. 温衣缪刺其处（用温熨和缪刺法治疗患处）

E. 开鬼门，洁净府（发汗和利尿）

2. 岐伯提到，在治疗过程中，“开鬼门，洁净府”的目的是什么？（　　）

A. 排除体内湿气

B. 调和营卫

C. 使精气自生，形自盛

D. 疏通经络

E. 活血化瘀

3. 根据上文，黄帝所描述的病症中，“其魄独居”的原因是什么？（　　）

A. 阳气过盛

B. 阴气过盛

C. 津液充郭

D. 孤精于内，气耗于外

E. 形不可与衣相保

4. 岐伯提出的治疗方法中，“去宛陈莝”意指什么？（　　）

A. 服用补药以增强体质

B. 清除体内的淤积和陈旧废物

C. 针灸以调和气血

D. 服用清热解毒的药物

E. 按摩四肢以促进循环

（安荣华）

扫一扫，查阅复习思考题答案

扫一扫，
查阅本模块
数字资源

模块七　诊法

项目一　脉诊

【学习目标】

1. 掌握平息调脉法。

2. 熟悉气口独为五脏主的原理；诊法常以平旦的原理；四时脉象的特点。

3. 了解真脏脉和胃气脉的区别。

一、诊法纲要

【提要】

论述诊法中阴阳学说的具体应用，强调中医诊断的重要性、全面性。

【原文】

善诊者，察色按脉，先别[1]阴阳；审清浊[2]，而知部分；视喘息，听音声，而知所苦；观权衡规矩[3]，而知病所主。按尺寸，观浮沉滑涩，而知病所生。以治无过，以诊则不失矣。(《素问·阴阳应象大论篇第五》)

【注释】

[1] 别：分辨。

[2] 清浊：清则明润光泽，属阳；浊则晦暗滞浊，属阴。

[3] 权衡规矩：代指脉象。

【解析】

善于诊治疾病的医生，看病时，先诊察病人的气色和脉象，判断疾病的阴阳属性。再审察五色的清浊，推测病变发生在哪个脏腑；观察病人喘息的形象，听病人发出的声音，知道其痛苦所在；分析脉象，了解疾病的主要影响部位；诊察寸口脉的浮沉，按压尺肤的滑涩，从而判断病因。这样全面综合分析，治疗就不会出现错误，诊断也不会出现过失。

【执医考纲】

《素问·阴阳应象大论》“善诊者，察色按脉，先别阴阳……而知病所生，以治无过，以诊则不失矣。”

二、诊寸口脉的原理

【提要】

论述独取寸口脉以察全身疾病的原理。寸口是手太阴肺经循行处，肺主气而朝百脉，肺经起于中焦，脾胃为五脏六腑精气的源泉，所以全身脏腑经脉气血情况可以从寸口体现出来。

【原文】

帝曰：气口[1]何以独为五脏主？岐伯曰：胃者，水谷之海，六腑之大源也。五味入口，藏于胃，以养五脏气，气口亦太阴也[2]。是以五脏六腑之气味，皆出于胃，变见于气口。故五气入鼻，藏于心肺，心肺有病，而鼻为之不利也。

凡治病必察其上下[3]，适其脉候，观其志意与其病能。拘[4]于鬼神者，不可与言至德[5]。恶于针石者，不可与言至巧[6]。病不许治者，病必不治，治之无功矣。(《素问·五脏别论篇第十一》)

【注释】

［1］气口：又称脉口、寸口。指桡骨茎突内侧动脉搏动的诊脉部位。

［2］气口亦太阴也：张介宾曰："气口属肺，手太阴也；布行胃气则在于脾，足太阴也。……胃气必归于脾，脾气必归于肺，而后行于脏腑营卫，所以气口虽为手太阴，而实即足太阴之所归也。"

［3］上下：杨上善注："疗病之要，必须上察人迎，下察寸口。"

［4］拘：执迷不悟。

［5］至德：至极的道德，这里指医学理论。

［6］至巧：巧，技巧。至巧，这里指针石治疗技术。

【解析】

黄帝问：为何切按气口脉，可以诊察五脏病变？

岐伯答：胃是水谷之海，是脏腑精气的源泉。饮食五味入口，藏于胃中，经脾胃的运化转输，产生精微之气输布全身，滋养脏腑。气口为手太阴，实际也和足太阴关系密切。这是因为脾胃运化水谷精微，上输于肺，肺朝百脉而后行于脏腑营卫，五脏六腑之气同源于脾胃水谷之气，经输布吸收的变化，各个脏腑之气的衰盛就显现于气口。自然界风、暑、湿、燥、寒五气从鼻入，藏留心肺，如心肺有病变，鼻就会出现呼吸不畅、嗅觉失灵等症状。凡治病必须诊察脉象情况，审视脉候的虚实，察看精神状态，以及病情的其他表现。对鬼神迷信观念的人，很难讲通至高无上的医学道理。对厌恶针石治疗的人，不要和他们提针石治疗技术。病人不愿接受医生的治疗，病是不会好的，勉强治疗也收不到应有效果。

三、诊病方法

【提要】

论述平旦诊脉的原理及多种诊法合参。

【原文】

黄帝问曰：诊法何如？岐伯对曰：诊法常以平旦[1]，阴气未动，阳气未散，饮食未进，经脉未盛，络脉调匀，气血未乱，故乃可诊有过之脉[2]。切脉动静而视精明[3]，察五色，观五脏有余不足，六腑强弱，形之盛衰，以此参伍[4]，决死生之分。(《素问·脉要精微论篇第十七》)

【注释】

[1] 平旦：太阳刚升出地平线之时，即清晨。

[2] 有过之脉：过，失常之意。指有病变的脉象。

[3] 精明：指眼睛的动态、色泽，眼神是脏腑精气上注于目的表现。

[4] 参伍：彼此相参互证。

【解析】

黄帝问：诊病应注意些什么？

岐伯答：诊病通常清晨时最好。此时人尚未劳作，阴气未被扰动，阳气尚未耗散；饮食未曾进过，经脉之气尚未充盛，络脉之气匀静，气血未受到扰乱，因而最能诊察有病变的脉象。通过切脉了解脉象的变化，观察眼神和面部色泽的改变，以了解脏腑之强弱虚实，形体的盛衰。把了解到的情况结合，相互参合互证，以判断疾病的吉凶转归。

四、四时脉象

【提要】

论述脉象与四时相应的机制和意义。根据《内经》“天人相应”的观点，四时脉象随自然阴阳消长而变化，因而有“规、矩、权、衡”的不同。

【原文】

帝曰：脉其四时动奈何？知病之所在奈何？知病之所变奈何？知病乍[1]在内奈何？知病乍在外奈何？请问此五者，可得闻乎？岐伯曰：请言其与天运转大也[2]。万物之外，六合[3]之内，天地之变，阴阳之应，彼春之暖，为夏之暑，彼秋之忿[4]，为冬之怒[5]，四变之动，脉与之上下[6]，以春应中规[7]，夏应中矩[7]，秋应中衡[7]，冬应中权[7]。（《素问·脉要精微论篇第十七》）

【注释】

[1] 乍（zhà）：忽然、不规律。

[2] 其与天运转大也：其，指脉。大，广大微妙的意思。此言脉之变化与天地运转相应，其道理广大而微妙。

[3] 六合：上下和东西南北，泛指天地、宇宙。

[4] 忿：生气，形容秋气肃杀劲急之势。

[5] 怒：发怒，形容冬气凛冽风号之势。

[6] 四变之动，脉与之上下：上下，指脉象的浮沉。四季气候的变动，脉象也随之发生相应变化。

[7] 规、矩、衡、权：四者皆为古代的衡量器具。规，为圆之器，形容春脉圆滑；矩，为方之器，形容夏脉方正而盛；衡，秤杆，形容秋脉不上不下平衡于中；权，秤锤，形容冬脉伏沉。

【解析】

黄帝问：脉象是如何随四时变化而变动的？如何通过脉象知道疾病的部位？如何通过脉象知道疾病发生了什么样的变化？如何通过脉象知道疾病忽然发生在内部？如何从脉诊上知道疾病忽然发生在外部？请问这五个问题，可以讲给我听吗？

岐伯答：请让我说一说脉象变化与自然界天地运转相应这个广大而微妙的道理。我们认识的和超出认知范围的所有事物，在宇宙空间的范围之内，自然界的变化都与阴阳相应。如，春天阳气生、气候温暖，夏天阳气长、气候暑热，秋金之气下降、肃杀劲急，冬天阳气潜藏、阴气旺盛、风寒凛冽。这是四季阴阳消长的变化，脉象也随之变化。春天的脉，像圆规画出来的圆，是圆滑而充满的形象；夏天的脉，像用尺画出来的方形，有棱有角，一摸就非常明显；秋天的脉，像秤杆一样，上举之力不足，但又没有完全沉下去，取平之象；冬天的脉，像秤砣似的，脉象沉。

五、调息诊脉法

【提要】

论述平人呼吸与脉率的关系，平息调脉的基本方法，以及脉息变化所反映的病脉、死脉及疾病。还介绍了尺肤和脉诊结合，鉴别疾病。

【原文】

黄帝问曰：平人[1]何如？岐伯对曰：人一呼脉再动，一吸脉亦再动，呼吸定息脉五动，闰以太息[2]，命曰平人。平人者，不病也。常以不病调病人，医不病，故为病人平息以调之为法[3]。人一呼脉一动，一吸脉一动，曰少气[4]。人一呼脉三动，一吸脉三动而躁[5]，尺热[6]曰病温，尺不热脉滑曰病风，脉涩曰痹[7]。人一呼脉四动以上曰死，脉绝不至曰死，乍疏乍数曰死。(《素问·平人气象论篇第十八》)

【注释】

[1] 平人：健康无病的人。

[2] 闰以太息：闰，余也，增加；太息，叹气。张志聪注："太息者，呼吸定息之时，有余不尽而脉又一动，如岁余之有闰也。"

[3] 平息以调之为法：医生调匀自己的呼吸，以衡量病人的脉息至数，以此为诊法。

[4] 少气：一呼一吸脉各一动，则一息二至，减于常人之半矣，是正气虚衰不足的表现。

[5] 躁：躁者，急疾之谓。

[6] 尺热：尺肤灼热。

[7] 脉涩曰痹：涩为血运不通利，故当病痹。

【解析】

黄帝问：正常人的脉象是什么样的呢？

岐伯答：人一呼脉跳动两次，一吸脉也跳动两次，一呼一吸脉共跳动 5 次，这是因为加上了呼吸之间跳脉余数的缘故，这就是平人的脉象。平人就是无病之人。通常以无病之人的呼吸为标准，来测量病人的呼吸至数及脉跳次数。医生无病，就可以用自己的呼吸来计算病人的脉息至数，这是诊脉的方法。如果一呼与一吸，脉各跳动一次，是正气衰少。如果一呼一吸，脉各跳动三次而且急疾，尺肤灼热，乃是温病的表现；如尺肤不热，脉象滑，是感受风邪而发生的病变；如脉象涩，是为痹证。人一呼一吸脉跳动 8 次以上，是精气衰夺的死脉；脉气断绝不至，复不再来，则精气绝竭，为死脉；脉来忽迟忽数，为阴阳气血败乱无主，亦是死脉。

六、真脏脉

【提要】

论述真脏脉的原理及预后。

【原文】

黄帝曰：见真脏[1]曰死，何也？岐伯曰：五脏者皆禀气于胃，胃者五脏之本也，脏气者，不能自至于手太阴，必因于胃气，乃至于手太阴也，故五脏各以其时，自为而至于手太阴也[2]。故邪气胜者，精气衰也。故病甚者，胃气不能与之俱至于手太阴，故真脏之气独见，独见者病胜脏[3]也，故曰死。(《素问·玉机真脏论篇第十九》)

【注释】

［1］真脏：毫无胃气，唯见脏腑真气暴露于外的脉象，叫真脏脉。脉无胃气，即脉象中失去胃气雍容和缓之象。

［2］五脏各以其时，自为而至于手太阴也：五脏之气各按其当旺之时，随同胃气出现于手太阴寸口脉，而呈现弦、钩、毛、石等脉象变化。

［3］病胜脏：邪气盛而脏腑指精气衰减。

【解析】

黄帝问：无胃气而脏腑真气独见的脉象是死脉，这是为何？

岐伯答：维持五脏生命活动的精气都来源于胃，胃气是五脏的根本，是它们气的来源。五脏之气不能直接到达手太阴经，必须依赖胃气的滋养，才能到达手太阴经。五脏精气只有在胃气的资助下，才能按其当旺的时令，与胃气共同到达手太阴经寸口部，表现出正常脉象。因此，当邪气盛时，精气就会衰弱，病情严重时，胃气无法与五脏之气一同到达手太阴经。若真脏脉出现，脉象完全失去柔和滑利之象征，意味着邪气亢盛而精气衰竭，胃气败亡不能滋养五脏，预后不佳。

杏林花繁

滑寿，字伯仁，号撄宁生，元代著名的医学家，被后人尊称为“神医”或“老仙”。所著《诊家枢要》一书是系统学习脉诊的基本理论和技巧的必读书目，书中规范了诊脉方法，厘定30种脉象的主病，设置浮沉迟数滑涩六纲统领诸脉，重视妇人、小儿脉象，并详论“七绝脉”，是中医诊断方面的重要著作。

【复习思考题】

1. 据《素问·脉要精微论》，除哪项外均是平旦诊脉的原因（　　）

A. 经脉未盛，络脉调匀　　B. 气血未乱　　C. 阳气已散
D. 饮食未进　　E. 阴气未动，阳气未散

2.《素问·脉要精微论》提出冬脉所应之象为（　　）

A. 规　　B. 矩　　C. 衡　　D. 权　　E. 毛

3.《素问·平人气象论》认为“呼吸定息，脉五动，闰以太息”者提示（　　）

A. 平人　　B. 少气　　D. 病风　　C. 病温　　E. 病痹

4.《素问·五藏别论》言“恶于针石者，不可与言至巧”的“至巧”是指（　　）

A. 巧妙的针石技术　　B. 高妙的医疗技术　　C. 至精的技巧
D. 至精的技术　　E. 极为灵巧

扫一扫，查阅复习思考题答案

（巫鑫辉）

项目二 望诊

【学习目标】

1. 掌握察五色、望精明的要点。
2. 熟悉五脏之色的诊断。
3. 了解“精明五色者，气之华也”的内涵。

一、望色察目

【提要】

论述望色、察目的原理及要点。

【原文】

夫精明五色者，气之华也[1]。赤欲如白裹朱[2]，不欲如赭[3]；白欲如鹅羽，不欲如盐；青欲如苍璧[4]之泽，不欲如蓝[5]；黄欲如罗裹雄黄，不欲如黄土；黑欲如重漆色，不欲如地苍[6]。五色精微象见[7]矣，其寿不久也。夫精明者，所以视万物，别白黑，审短长。以长为短，以白为黑，如是则精衰矣。(《素问·脉要精微论篇第十七》)

【注释】

[1] 精明五色者，气之华也：姚止庵注：“精明以目言，五色以面言。言目之光彩精明，面之五色各正，乃元气充足，精华发现于外也。”

[2] 白裹朱：白通“帛”，指白色丝织物；朱，朱砂。形容面色隐然红润而不露。不论面现何色，总以明润含蓄为顺，枯槁暴露为逆。

[3] 赭：代赭石。其色赤而灰暗不泽。

[4] 苍璧：苍，青色；璧，玉石。

[5] 蓝：蓼蓝，一种植物，干枯后呈暗蓝绿色。

[6] 地苍：地之苍黑，枯暗如尘。

[7] 五色精微象见：五脏之真脏色暴露于外。

【解析】

目之光彩精明，面之五色各正，是元气充足，精华现于外的表现。赤色应像帛裹朱砂，红润而不显露，不应像赭石，色赤灰暗无光泽；白色应像鹅的羽毛，白净光泽，不应像盐那样白而干燥没有生气；青色应是青而明润如碧玉，不应像蓼蓝干枯后那样暗沉无光；黄色应像纱罗包裹着雄黄，黄而明润，不应像黄土那样，枯暗无华；黑色应像重漆之色，深邃而有光泽，不应像土地枯暗如尘。假如五脏真色暴露于外，这是真气外脱的现象，人的寿命也就不长了。眼睛是观察万物，分别黑白，审察长短的。若出现视觉障碍长短不明，黑白不清，这是精气衰竭的表现。

二、望诊要领

【提要】

通过观察不同颜色的变化，来判断疾病的性质、位置、深浅和严重程度。

【原文】

沉浊为内，浮泽为外，黄赤为风，青黑为痛，白为寒，黄而膏润为脓，赤甚者为血，痛甚为挛，寒甚为皮不仁。五色各见其部，察其浮沉，以知浅深；察其泽夭，以观成败；察其散抟[1]，以知远近；视色上下，以知病处；积神于心，以知往今[2]。(《灵枢·五色第四十九》)

【注释】

[1] 抟（tuán）：同“团”，与散相对而言。

[2] 积神于心，以知往今：指医生聚精会神诊察，才能正确剖析病情的既往和预后。

【解析】

面色沉滞晦浊，主病在里在脏；浮露鲜明，主病在表在腑。色见黄赤多属风热；色青黑多为气血凝滞，见疼痛类疾病；色白主寒证；局部肤色黄润，如软膏脂，是疮疡化脓的表现；局部深红通常表示有瘀血；疼痛剧烈，可以导致肌肉痉挛；受寒严重，会出现皮肤麻木不仁。五色在面部的变化，均与脏腑所主相应部位有关。观察五色的浮沉，可判断病邪浅深；观察五色的光润和枯槁，可推测病情轻重；观察五色的散漫和聚结，可了解病程长短；观察病色出现的位置，可判断疾病发生的部位。全神贯注诊察，才能心中了然，正确剖析病情的既往和预后。

杏林花繁

扁鹊，原名秦越人，战国时期医学家。据《史记》的记载，扁鹊年轻时师从长桑君学医，尽得其传，善于诊断，尤精于望诊和脉诊。史载其以望诊判断齐桓侯病证，由浅入深，并预言其预后不佳，齐侯因拒绝接受诊治，果然不起。又曾从脉象判断虢太子之“尸蹶证”为假死，并据此以针熨诸法而救活。

【复习思考题】

1.《素问·脉要精微论》认为“夫精明五色者”，为（　　）

A. 气之华　　B. 血之华　　C. 精之华

D. 神之华　　E. 色之华

2. 据《素问·脉要精微论》，五色应欲如（　　）

A. 赤欲如帛裹朱　　B. 白欲如盐　　C. 青如蓝

D. 黄欲如土　　E. 黑如地苍

3. 关于面部五色与疾病性质的对应关系，下列哪一项描述是正确的？（　　）

A. 黄与赤色均代表风邪侵袭

B. 青与黑色均指示体内有疼痛

C. 白色仅表示体内有寒邪，无其他含义

D. 黄色一定表示体内有热毒

E. 赤色显著即表示患者出血严重

4. 在中医望诊中，关于面部肤色的健康表现，下列哪一项描述是正确的？（　　）

A. 红色应如赭石般深红，显示气血旺盛

B. 白色应如盐粒般洁白无瑕，表明肺气充盈

C. 青色应如苍璧般有光泽，而非深蓝，显示肝气条达

D. 黄色应如黄土般自然，反映脾胃功能正常

E. 黑色应如浅灰色，表示肾气充足

5.“夫精明五色者，气之华也”这句话主要强调的是哪一方面的中医诊断原则？（　　）

A. 闻声辨病，通过声音判断健康状况

B. 切脉知病，脉象是疾病的重要反映

C. 问诊了解病史，以助诊断

D. 望诊观察面色、舌苔等外部表现，反映内脏气血状况

E. 触诊检查患者体表，感知病变

（巫鑫辉）

扫一扫，查阅复习思考题答案

项目三　问诊

【学习目标】

1. 熟悉社会情志因素对机体的影响。

2. 了解医者诊病易犯之过。

一、问生活状态

【提要】

阐述医生在问诊时常易出现的过失，需了解患者贵贱贫富的生活变化。

【原文】

帝曰：凡未诊病者，必问尝贵后贱[1]，虽不中邪，病从内生，名曰脱营[2]；尝富后贫，名曰失精[3]，五气留连，病有所并[4]。医工诊之，不在脏腑，不变躯形，诊之而疑，不知病名，身体日减，气虚无精，病深无气，洒洒然时惊[5]。病深者，以其外耗于卫，内夺于营。良工所失，不知病情，此亦治之一过也。(《素问·疏五过论篇第七十七》)

【注释】

[1] 尝贵后贱：尝，曾经。指一个人从尊贵的地位跌落到卑贱的境地。

[2] 脱营：形体消瘦，血脉虚减。指情志抑郁、忧思过度所致的营血虚损性疾病。

[3] 失精：身体虚弱、精气不足。指情志郁结加贫困缺乏营养，导致精气衰少的疾病。

[4] 五气留连，病有所并：五气，五脏之气。意谓脱营、失精者均可导致五脏之气运行不畅，形成气滞，气滞则血行受阻，进而影响到脏腑的正常功能，产生疾病。

[5] 病深无气，洒洒然时惊：洒洒，恶寒之貌。病气深，谷气尽，无气则阳虚，故洒然畏寒，阳虚则神不足，故心怯而惊。

【解析】

黄帝说：在诊病前，必须询问病人的生活情况。如果是先贵后贱，虽然未感受外邪，也会病从内生，这种情况称“脱营”。如果是先富后贫，称“失精”，这是由于五脏之气郁结，积久为病。医生诊察时，由于病的初期不在脏腑，形体也无改变，医生常感到疑惑，不知是何病。病人身体日渐消瘦，气虚而精无以生，病势逐渐深重，真气被耗，阳气虚衰，形寒怕冷，时时感到气短、心悸。病势日益深重，这是因为在外耗损了卫气，在内劫夺了营血。即便是技术高

明的医生，如果不深入询问病情，也会犯治疗上的错误，这是诊治中的第一个过失。

二、问饮食居处、情绪变化

【提要】

阐述医生在问诊时常易出现的过失，需了解患者的饮食居处优劣，精神情志所伤。

【原文】

凡欲诊病者，必问饮食居处，暴乐暴苦，始乐后苦，皆伤精气，精气竭绝，形体毁沮[1]。暴怒伤阴，暴喜伤阳，厥气上行，满脉去形[2]。愚医治之，不知补泻，不知病情，精华日脱，邪气乃并[3]，此治之二过也。(《素问·疏五过论篇第七十七》)

【注释】

［1］沮（jǔ）：颓丧、败坏。

［2］厥气上行，满脉去形：厥，气逆；去，离开。气逆于上故满脉，精脱于中故去形。

［3］邪气乃并：阳脱者，邪并于阴；阴脱者，邪并于阳。

【解析】

诊病时，必须询问病人的饮食习惯和居住情况。如果病人经历了精神上极度的欢乐和痛苦，或先乐后悲等情况，都能损伤精气，使精气竭绝，身体衰败。暴怒则伤阴，暴喜则伤阳，阴阳俱伤，则使气血厥逆上行，充满经脉，精气离散，形体衰弱。学识粗浅的医生在诊治这些疾病时，既不能恰当地运用补泻治法，又不了解病情，就会致使精气日渐耗散，邪气乘虚而入，这是诊治中的第二个过失。

三、问疾病始末过程

【提要】

阐述医生问诊时常易出现的过失，需了解患者的疾病始末过程。

【原文】

凡诊者必知终始，有知余绪[1]，切脉问名，当合男女。离绝菀结[2]，忧恐喜怒，五脏空虚，血气离守，工不能知，何术之语。尝富大伤，斩筋绝脉，身体复行，令泽不息。故[3]伤败结，留薄归阳，脓积寒炅。粗工治之，亟[4]刺阴阳，身体解散，四肢转筋，死日有期，医不能明，不问所发，惟言死日，亦为粗工，此治之五过也。

凡此五者，皆受术不通，人事不明也。(《素问·疏五过论篇第七十七》)

【注释】

［1］有知余绪：有通“又”；余绪，即末端。又察知疾病的本末。

［2］离绝菀结：离者，失其亲爱；绝者，断其所怀；菀谓思虑抑郁；结谓深情难解。

［3］故：旧也。

［4］亟：多次。

【解析】

凡诊治疾病，必须认识发病的原因、经过情况和疾病的预后。在切脉问诊时，应注意结合男女生理、病理特点。还要了解是否有生离死别、意愿不遂、忧恐喜怒等情志变化，这些因素可使五脏虚弱，气血运行失常。医者如果不能理解此道理，还有什么诊治技术可言。曾富有后来遭受重大损失的人，会因为情绪的巨大波动损害心神，导致筋脉受损，形体虽然还能行动，但身体的润泽不再持续。因此，原有的伤害和郁结没有得到解除，郁而化热，久则成脓，脓血蓄积，使人寒热交作。技术粗浅的医生治疗时，不知是因脓积劳伤所生，以为是伤寒发热，多次刺其阴阳经脉，使气血大泄而病情加重，身体疲乏，筋脉拘挛，死日有期可待。医生对此既不能明辨，又不问其发病原因，只是说病情危重，这也是粗率的医生，此为诊治上的第五个过失。上述五种过失，都是由于医术不精，不通人情所致。

杏林花繁

恽树珏（1878—1935 年），字铁樵，中西医汇通学派的代表人物之一。其在《伤寒广要按·诊察续》中阐述问诊内容，包括问自觉症和临诊时不易获取的他觉症。其中辨自觉症为诊治外感热病的主要依凭，指患者的主观感觉。此外，口味、渴否、欲饮否、饮食喜寒喜热、饥否、思食否等与饮食相关的感受也是判断机体功能的重要证据。他觉证，则指他人可以感觉的各种症状。可概括为热、汗、舌、二便等。

【复习思考题】

1. 根据《素问·疏五过论篇》凡未诊病者，必问其（　　）

A. 尝贵后贱

B. 饮食

C. 居处

D. 暴乐暴苦

E. 始乐后苦

2. 在《素问·疏五过论篇》中，关于诊病前询问患者生活情况的重要性，下列哪一项描述最为准确？（　　）

A. 询问饮食居处是为了了解患者的经济状况

B. 暴乐暴苦的情绪变化对诊断无实质性影响

C. 了解患者的饮食居处及情绪变化有助于判断精气是否受损

D. 询问生活情况仅是为了建立医患之间的信任关系

E. 暴怒和暴喜只会影响患者的心理状态，与身体健康无关

扫一扫，查阅复习思考题答案

（巫鑫辉）

扫一扫，
查阅本模块
数字资源

模块八 论治

项目一 治则治法

【学习目标】

1. 掌握因地制宜、同病异治的治则；掌握正治法与反治法；掌握“神不使”的含义。
2. 取法阴阳的针刺原则。
3. 理解神机在治疗中的重要性。
4. 具有拟订治疗原则和具体治疗方法的一般能力。

一、因地制宜的治疗方法

【提要】

论述五方的地理环境、生活习惯、居民体质与发病的不同情况，五方常见病证的因地制宜的治疗方法。

【原文】

黄帝问曰：医之治病也，一病而治各不同，皆愈，何也？岐伯对曰：地势使然也。故东方之域，天地之所始生也，鱼盐之地，海滨傍水，其民食鱼而嗜咸，皆安其处，美其食。鱼者使人热中，盐者胜血，故其民皆黑色踈理[1]，其病皆为痈疡，其治宜砭石。故砭石者，亦从东方来。

西方者，金玉之域，沙石之处，天地之所收引也，其民陵居而多风，水土刚强，其民不衣而褐荐[2]，其民华食而脂肥，故邪不能伤其形体，其病生于内，其治宜毒药[3]。故毒药者，亦从西方来。

北方者，天地所闭藏之域也，其地高陵居，风寒冰冽，其民乐野处而乳食，脏寒生满病，其治宜灸焫[4]。故灸焫者，亦从北方来。

南方者，天地所长养，阳之所盛处也，其地下，水土弱，雾露之所聚也，其民嗜酸而食胕[5]，故其民皆致理[6]而赤色，其病挛痹，其治宜微针。故九针[7]者，亦从南方来。

中央者，其地平以湿，天地所以生万物也众，其民食杂而不劳，故其病多痿厥寒热，其治宜导引按跻。故导引按跻者，亦从中央出也。

故圣人杂合以治，各得其所宜，故治所以异而病皆愈者，得病之情，知治之大体[8]也。(《素问·异法方宜论篇第十二》)

【注释】

［1］踈（shū）理：即腠理疏松。踈，通“疏”。

［2］褐荐：褐，粗衣。荐，草席。褐荐，指过着穿粗衣、卧草席的俭朴生活。

［3］毒药：泛指具有治疗作用的药物。张介宾注：“毒药者，总括药饵而言，凡能除病者，皆可称毒药。”

［4］灸焫（ruò）：灸，指艾火灸熏之治法。焫，指火针、火罐之类的治法。

［5］胕：同“腐”，指发酵食物，如豉、酱等。

［6］致理：腠理致密，皮肤细腻。

［7］九针：原指镵（chán）针、员针、鍉（dī）针、锋针、铍（pī）针、员利针、毫针、长针、大针等九种针具，此处泛指各种针具。

［8］得病之情，知治之大体：得病之情，指晓悟病情；大体，指重要的义理，有关大局的道理，用于医学可引申为治则治法。

【解析】

黄帝问：为什么医生用不同的方法都能治好病呢？岐伯回答：这是由于地理环境不同而治法不同的缘故。

东方地区，似春季天地之气始生，盛产鱼盐，靠海傍水。当地居民喜欢吃鱼和咸味的食物，居处安定。然而，多食鱼会使人体内积热，过食咸味易伤血液。所以当地居民，皮肤颜色大都较黑，肌肉纹理疏松，易得痈肿疮疡一类疾病，其治疗宜用砭石刺出脓血。因此，用砭石治疗疾病的方法是从东方传来的。

西方地区，盛产金玉，地多沙石，气候干燥清凉，似秋天具有肃杀收敛之气。地势高，风沙多，水土之性刚强。人们依山而居，以毛布为衣，以细草为席，食用肥美多脂之品，肌肤致密，外邪不易入侵，故病多由内生，治疗多宜药物治疗。因此，药物疗法是从西方传来的。

北方地区，地势高，多丘陵，气候严寒，似冬天天地闭藏之气。当地居民过着游牧生活，吃的多为乳类食品，故当内脏受寒时易得脘腹胀满一类疾病，治疗多用艾火灸烤。因此，艾灸疗法是从北方传来的。

南方地区，气候炎热，似夏天阳气隆盛，地势低下潮湿，尤多雾露。人们喜食酸味及发酵之品，故他们的腠理致密而色红，多发生筋脉拘急、肢体麻痹一类疾病，治疗宜用小针微刺，疏通经络。因此，用九针治疗之法是从南方传来的。

中央地区，地势平坦，气候湿润，似长夏而万物繁荣茂盛。这里物产丰富，食品种类繁多，人们生活安逸，故多患四肢痿弱、厥逆寒热一类疾病，治疗宜用导引按摩的方法，活动肢体，使气血流畅。因此，导引按摩的治疗方法是来自中央地区的。

所以，一个高明的医生会根据病人及其所患疾病的不同，选择合适的治疗方法。之所以用不同的治疗方法都能使疾病痊愈，是因为医生晓悟病情，知道治病需因地制宜、因人制宜的缘故。

【执医考纲】

《素问·异法方宜论》中“医之治病也，一病而治各不同，皆愈，何也？岐伯对曰：地势使然也”的内涵及意义。

二、取法阴阳的针刺原则

【提要】

论述取法阴阳的针刺原则。

【原文】

故善用针者，从阴引阳，从阳引阴[1]，以右治左，以左治右[2]，以我知彼，以表知里，以观过与不及之理，见微得过，用之不殆。(《素问·阴阳应象大论篇第五》)

【注释】

[1] 从阴引阳，从阳引阴：由于人身之阴阳气血内外上下交相贯通，所以，针刺阳分或阴分能够调节相对一方经脉的虚实盛衰。引，指引导经络之气以调节虚实。

[2] 以右治左，以左治右：三阴三阳经脉左右交叉，互相贯通，所以，针刺法可以左病刺右，右病刺左。

【解析】

所以擅长通过针刺来治疗疾病的医生，治疗疾病时会通过针刺阳分或阴分来调节相对一方经脉的虚实盛衰。刺“阴经”从而引出“阳经”的邪气；刺“阳经”从而引出“阴经”的邪气。疾病在“左边”，治疗右侧；疾病在“右边”，治疗左侧。以自己的正常状态，来比较病人的异常状态；以在表的症状，了解内在的病变。观察疾病“太过”和“不及”的规律；在患者病情轻浅，有早期表现时，就可以及时判断出病情严重时的情况。具备了这种能力的医生，给人治病就不会失败了。

【执医考纲】

《素问·阴阳应象大论》“故善用针者……见微得过，用之不殆”的临床指导意义。

三、因势利导的治疗原则

【提要】

论述因势利导的治疗原则。

【原文】

病之始起也，可刺而已；其盛，可待衰而已[1]。故因其轻而扬之[2]，因其重而减之[3]，因其衰而彰之[4]。形不足者，温之以气；精不足者，补之以味。其高者，因而越之；其下者，引而竭之；中满者，泻之于内。其有邪者，渍形以为汗[5]。其在皮者，汗而发之。其慓悍者，按而收之[6]。其实者，散而泻之。审其阴阳，以别柔刚，阳病治阴，阴病治阳[7]，定其血气，各守其乡[8]，血实宜决之[9]，气虚宜掣引[10]之。(《素问·阴阳应象大论篇第五》)

【注释】

[1] 其盛，可待衰而已：盛，指以邪气盛为矛盾主要方面的实证。待，使也。待衰，即通过祛邪法治疗以使邪气削弱。下文“因其轻而扬之，因其重而减之”，以及发、散、越、竭之类均属使衰的具体方法。

[2] 因其轻而扬之：由于病邪轻浅而采用轻扬宣散之法。因，根据。轻，指病邪轻浅。扬，轻扬宣散之意。

[3] 因其重而减之：由于邪气盛实，难以速去，故须采用逐渐削弱之法，如积块宜渐消之、湿滞应渐化之等。

[4] 因其衰而彰之：由于正气虚衰，就采用补益之法以彰扬正气。彰，彰显、彰扬，此指

补益法。

［5］其有邪者，渍形以为汗：邪气在体表的病人，用汤液浸渍或汤液的蒸汽熏渍皮肤来取汗，包括熏蒸、浸浴等治法。渍，水浸也。

［6］其慓悍者，按而收之：邪气急猛的病证，应采用镇静抑制之法以制伏病势。慓悍，指邪气急猛。按，压也、镇也。收，敛也、制也。

［7］阳病治阴，阴病治阳：指从阳引阴、从阴引阳，阳中求阴、阴中求阳，温阳以散寒、滋阴以清热等多种治法，这些治法的共同特点是从疾病病机相对应的一方求本施治。

［8］定其血气，各守其乡：诸经皆有气血，宜安定之，使之各守其位，不得出位乘侮。

［9］血实宜决之：对于血液瘀滞之证，应用针刺放血逐瘀。决，指针刺放血法，后世引申为破瘀法。

［10］掣引：即升提补气法。

【解析】

病初起时，可通过针刺而获愈；当病势正盛时，要待其稍衰之后刺治，方能取效。病轻浅的，宜宣散；病深重的，使之逐步减轻；衰弱的病，用补益法而使其强壮；形体不足的，要用益气的药物加以温补；阴精不足的，要用厚味之品加以滋补。邪在上的，要因势利导，使其从上发越；邪在下的，要用通泄的方法引其邪气排出于下窍；邪在中而有胀满症状的，可用消导的方法，使其化解于内。邪在表的，可用汤液浸渍熏蒸皮肤，使其发汗。邪在皮肤的，用发汗法发散其邪气。邪气急猛的，要抑制收敛它；对于实证，要区别表里，表实的宜散；里实的宜泻。要审察清楚疾病属阴还是属阳，辨别其性质的柔刚，阳病可以治阴，阴病也可以治阳；要确定疾病的在气在血，明察疾病的部位而施治，对瘀血为患的，宜活血通瘀；气虚下陷的，则宜用升提之法加以掣引。

【执医考纲】

《素问·阴阳应象大论》“病之始起也，可刺而已……血实宜决之，气虚宜掣引之”所论因势利导的含义和内容。

四、正治法和反治法的概念及其运用

【提要】

论述正治法和反治法的概念及其运用。

【原文】

寒者热之，热者寒之。微者逆之，甚者从之[1]，坚者削之，客者除之，劳者温之，结者散之，留者攻之，燥者濡之，急者缓之，散者收之，损者温之，逸者行之，惊者平之，上之下之[2]，摩之浴之，薄之劫之[3]，开之发之[4]，适事为故[5]。

帝曰：何谓逆从？岐伯曰：逆者正治，从者反治，从少从多，观其事也。帝曰：反治何谓？岐伯曰：热因寒用，寒因热用[6]，塞因塞用，通因通用，必伏其所主，而先其所因[7]。其始则同，其终则异[8]，可使破积，可使溃坚，可使气和，可使必已。（《素问·至真要大论篇第七十四》）

【注释】

［1］微者逆之，甚者从之：微甚，指病势而言。微，指病势轻浅，病情单纯且无假象。甚，指病势较重，病情复杂而有假象。逆从，指治法而言。逆之，指逆其症状而治，适用于病情单纯且无假象的“微者”。从之，指顺其假象而治，适用于病情复杂而有假象的“甚者”。

[2] 上之下之：上之，指病邪在上者，当用涌吐法使之上越而出。下之，指病邪在下者，当用攻下法使之下夺而去。

[3] 薄之劫之：薄之，用药物侵蚀。劫之，用峻猛之药劫夺其病邪。

[4] 开之发之：开之，指开泄法。发之，指发散法。

[5] 适事为故：指具体选用何法，要以适应病情为准。

[6] 热因寒用，寒因热用：根据下文“塞因塞用，通因通用”应改为“热因热用，寒因寒用”。

[7] 必伏其所主，而先其所因：意为要想从本质上治疗疾病，就必须先弄清楚疾病产生的原因。伏，制服、降服；主，指疾病的本质。

[8] 其始则同，其终则异：反治的初始阶段，药性与假象相同，如用热药治假热，用寒药治假寒；随着药效的发挥，假象消失，真象暴露，药性便与病象相反了。

【解析】

寒病用热法；热病用寒法；病轻者，逆其病气而治；病甚者，从其病气而治；坚实者，削弱之；客邪者，驱除之；劳损者，温养之；结滞者，疏散之；留止者，攻伐之；干燥者，濡润之；拘急者，缓和之；涣散者，收敛之；损伤者，温补之；留滞者，通行之；惊动者，平静之；病在上者，从上而散越之；病在下者，从下而泄泻之。或用按摩法，或用汤浴法，或用侵蚀法，或用劫夺法，或用开泄法，或用发散法，要以适应病情为原则。

黄帝问：什么叫逆治法与反治法？岐伯答：逆治法，就是正治法，从治法就是反治法。顺从药物的多少，要根据病情而定。黄帝问：反治法是什么意思呢？岐伯答：就是热因热用，寒因寒用，塞因塞用，通因通用等治法。必须求病之本而有所制伏之，当先求其病之所因。开始时药性与病情虽有些相同，但最终就不同了。这种治法可以破除积聚，溃散坚结，使气机调和，疾病得愈。

【执医考纲】

《素问·至真要大论篇第七十四》“逆者正治，从者反治……必伏其所主，而先其所因”所论治法的应用。

五、神机在治疗中的重要性

【提要】

论述神机在治疗中的重要性。

【原文】

帝曰：形弊血尽而功不立[1]者何？岐伯曰：神不使[2]也。帝曰：何谓神不使？岐伯曰：针石，道也。精神不进，志意不治，故病不可愈[3]。今精坏神去，荣卫不可复收。何者？嗜欲无穷，而忧患不止，精气弛坏，荣泣卫除，故神去之而病不愈也。

帝曰：夫病之始生也，极微极精，必先入结[4]于皮肤。今良工皆称曰：病成名曰逆，则针石不能治，良药不能及也。今良工皆得其法，守其数，亲戚兄弟远近音声日闻于耳，五色日见于目，而病不愈者，亦何谓[5]不早乎？岐伯曰：病为本，工为标，标本不得[6]，邪气不服，此之谓也。(《素问·汤液醪醴论篇第十四》)

【注释】

[1] 形弊血尽而功不立：患者身体瘦削、憔悴，气血不足几乎到了血要枯竭的程度，经医生药物治疗，并不见好转。

［2］神不使：意为患者脏腑气血功能衰弱而不能对医生实施的治疗作出反应。神，即神机，此处指人体脏腑气血的功能活动。使，役使、运用。

［3］精神不进，志意不治，故病不可愈：《甲乙经》作“精神进，志意治，故病可愈”。

［4］入结：即侵袭结聚之意。《太素》作“入舍”。

［5］何谓：原作“何暇”，据《太素》改。

［6］标本不得：医生的治疗得不到患者身体状态的配合。

【解析】

黄帝问：如果患者身体衰敝，气血枯竭，治疗时就不能见效，其中的道理是什么呢？岐伯回答说：这是由于患者的神气已经不能发挥应有的作用了。黄帝问道：什么是神气不能发挥应有的作用呢？岐伯回答说：用针刺治病，不过是通导人体的气机而已。患者要是精神衰退，意志散乱，营气卫气也不能再恢复了，其病就不能治疗了。这是为什么呢？是由于患者对物质的嗜好与欲望没有穷尽，对名利地位的忧患无休无止，这样就必使精气外泄衰败，营气枯涩而卫气消亡，所以神气就会丧失而疾病不能痊愈。黄帝问：病在初起的时候，是极其轻浅而隐蔽的，病邪只是潜留在皮肤里。现在，医生一看说是病情严重，结果针石不能奏效，汤药也不管用了。现在的医生都能掌握医道的法度，遵守医道的具体技术，与病人的关系像父母兄弟一样近，每天都能听到病人声音的变化，每天都能看到病人五色的改变，可是病却没有治好，是不是没有提早治疗的缘故呢？岐伯答：病人是本，医生是标，二者必须相得。病人和医生不能相互配合，病邪就不能驱除说的就是这种情况啊！

【执医考纲】

《素问·阴阳应象大论》“神不使”的含义及其临床意义。

杏林花繁

伊尹，名挚，夏末商初时期人物。商朝开国元勋。有资料记载中药汤剂创始人就是伊尹。《汉书·艺文志》中有《汤液经法》，医家都认为此书为伊尹所撰。晋代皇甫谧认为：“伊尹以亚圣之才，撰用《神农本草》以为汤液……仲景论广伊尹汤液为数十卷，用之多验。”明代李梃也在历代上古医家圣贤中记载：“伊尹殷时圣人。制《汤液本草》，后世多祖其法。”

【复习思考题】

1. 据《素问·异法方宜论》，中央之域人们的饮食特点是（　　）

A. 食鱼而嗜咸　　B. 食杂而不劳　　C. 华食而脂肥

D. 野处而乳食　　E. 嗜酸而食胕

2. 据《素问·异法方宜论》，地域不同，发病亦异。南方之域多（　　）

A. 其病生于内　　B. 其病多痿厥寒热　　C. 其病挛痹

D. 脏寒生满病　　E. 其病皆为痈疡

3.《素问·阴阳应象大论》指出对“精不足者”，宜采取的治则是（　　）

A. 温之以气　　B. 补之以味　　C. 阴阳双补

D. 泻之于内　　E. 引而竭之

4.《素问·阴阳应象大论》指出“气虚宜掣引之”，“引”是指（　　）

A. 利尿之法　　B. 导引、按跻之法　　C. 益气升提之法

D. 荡涤疏利之法　　E. 涌吐之法

5.《素问·汤液醪醴论》指出“形弊血尽而功不立”的原因是（　　）

A. 神不使　　B. 精神进　　C. 志意治

D. 精坏神去　　E. 精气弛坏

6. 据《素问·阴阳应象大论》，“其高者”的治法是（　　）

A. 散而泻之　　B. 引而竭之　　C. 因而越之

D. 按而收之　　E. 汗而发之

7.《素问·至真要大论》中对“坚者”宜采用的治法为（　　）

A. 除之　　B. 散之　　C. 攻之

D. 削之　　E. 润之

8.《素问·至真要大论》中对“劳者”宜采用的方法为（　　）

A. 濡之　　B. 补之　　C. 温之

D. 摩之　　E. 润之

扫一扫，查阅复习思考题答案

（许照艳）

项目二　论标与本

【学习目标】

1. 掌握标本在临床上的具体运用。
2. 熟悉标本缓急的治疗原则。

标本在临床上的具体运用

【提要】

论述标本在临床上的具体运用。

【原文】

先病而后逆者治其本，先逆而后病者治其本，先寒而后生病者治其本，先病而后生寒者治其本，先热而后生病者治其本，先热而后生中满者治其标，先病而后泄者治其本，先泄而后生他病者治其本，必且调之，乃治其他病。先病而后生中满者治其标，先中满而后烦心者治其本。人有客气有固气[1]。小大不利治其标[2]，小大利治其本。病发而有余，本而标之[3]，先治其本，后治其标；病发而不足，标而本之[4]，先治其标，后治其本。谨察间甚[5]，以意调之，间者并行，甚者独行。先小大不利而后生病者治其本。（《素问·标本病传论篇第六十五》）

【注释】

[1] 人有客气有固气：固，原作“同”，据《新校正》引全元起本改。客气为新感之外邪，固气为体内原本的邪气。则客气为致病之标，固气为致病之本。

[2] 小大不利治其标：即大小便不通，乃危急之候，虽为标病，必先治之，此所谓急则治

其标也。

［3］病发而有余，本而标之：对于邪气有余的实证，应该先治其本，后治其标。即先祛除实邪，再调理他病。

［4］病发而不足，标而本之：对于正气不足的虚证，应该先治其标，后治其本。即先治现存之标症，再补其正气不足之本。

［5］间甚：间者言病情轻浅，甚者言病情深重。

【解析】

先患病而后发生气血逆乱的，当治其先病；先气血逆乱而后患病的，当先治其气血；先因寒邪致病而后发生其他病的，当治其先病之寒；先患病而后发生寒证的，当治其先病。先患热病而后发生其他病的，当治其先病之热；先患热病而后发生中满的，先治其中满之标，先患病而后发生泄泻的，当治其先病；先泄泻而后发生其他病的，必定先调治好泄泻，然后才能治疗其他病；先患病而后发生中满的，当先治其中满之标；先患中满而后发生心烦的，先治其中满的本病。人有由新感外邪而生病的，也有由体内原来之邪而生病的。但不管新感之邪或原有之邪，凡是出现大小便不利的，当先治其大小便不利之标；大小便通利的，则治其本病。如果疾病的发生属于邪气有余的实证，则邪气为本，其他证候为标，当先治其本病之邪，然后再调治其他证候。如果疾病的发生属于正气不足的虚证，则正气为标，邪气为本，当先治其正气不足的标，然后再治其病邪之本。必须谨慎地观察病情的轻重缓急，细心地进行调治。病轻的，可以标本兼治；病重的，或治标或治本，应单独进行。若是先大小便不利而后发生其他疾病的，必须先治其大小便不利。

【执医考纲】

《素问·标本病传论篇第六十五》中“小大不利治其标，小大利治其本”的临床意义。

杏林花繁

黄帝，姬姓，号轩辕氏。传说是远古华夏民族的共同领袖，五帝之首。传说黄帝一生下来，就显得异常神灵，生下没多久，便能说话。到了15岁，已经无所不通，到了20岁，就继承了王位。黄帝在位期间，治国有方，政治稳定，文化进步。播百谷草木，大力发展生产，始制衣冠、建舟车、制音律、创医学等。成书于战国至秦汉时期的《黄帝内经》，托名于黄帝，以黄帝与岐伯讨论医学一问一答的形式而撰成，后世称中医学为“岐黄”或“岐黄之术”，即源于此。《黄帝内经》虽托名于黄帝，但并非一人一时之作。

【复习思考题】

1. 下列关于标本论治原则的说法不正确的是（　　）

A. 先病而后逆者治其标

B. 先逆而后病者治其本

C. 先寒而后生病者治其本

D. 先病而后生寒者治其本

E. 先热而后生病者治其本

2. 在《素问·标本病传论篇第六十五》中，关于“先病而后逆者”的治疗原则是（　　）

A. 标本兼治　　B. 仅治其标　　C. 治其本

D. 先治其标后治其本　　E. 先治其本后治其标

3. 根据条文，对于“先热而后生中满者”的治疗原则是（　　）

A. 清热泻火　　B. 消导中满　　C. 治其标

D. 治其本　　E. 标本同治

4. “人有客气有固气”中的“客气”与“固气”分别指的是（　　）

A. 客气指外感病邪，固气指人体正气

B. 客气指内在脏腑之气，固气指经络之气

C. 客气指新发病邪，固气指旧有病邪

D. 客气指外界环境因素，固气指人体体质

E. 客气指七情六欲，固气指五脏六腑之气

5. 当疾病表现为“病发而不足”时，治疗的原则应是（　　）

A. 仅治其标　　B. 仅治其本　　C. 标本同治

D. 先治其标后治其本　　E. 先治其本后治其标

扫一扫，查阅复习思考题答案

（许照艳）

第二篇 《伤寒论》选读

模块一 概 述

扫一扫，
查阅本模块
数字资源

一、历史沿革

《伤寒论》是《伤寒杂病论》的一部分，为东汉末年著名医家张仲景所撰。张仲景，名张机，字仲景，南郡涅阳（今河南省南阳市邓州市）人。《伤寒杂病论》成书后，因战乱而散佚。经西晋太医令王叔和搜集“仲景旧论”，整理编次成书，其中伤寒部分十卷。唐代孙思邈至晚年撰《千金翼方》时，始得《伤寒论》全貌，分载于卷九、卷十之中。唐代王焘著《外台秘要》时也引载了《伤寒论》部分条文。

北宋年间国家成立“校正医书局”，广征书籍，于治平二年（1065年）经高保衡、林亿等医家的校勘整理而成宋本《伤寒论》，习称“治平本”。但宋刊原本已不复见，今所见乃是明代赵开美的复刻宋本，又称“赵刻本”。目前所见的《伤寒论》版本，除宋版本外，还有成注本、桂林本及日本传本康治本、康平本等。比较通行的有宋版本与成注本（金代成无己注解本）两种。

“宋版本”刊行后，即得到医学界的重视，并出现专门研究《伤寒论》的著作，如金代成无己的《注解伤寒论》和《伤寒明理论》，对后世医家影响至大。

二、基本内容

（一）六经辨证的概念

六经，指太阳、阳明、少阳、太阴、少阴、厥阴，也就是三阴三阳。阴阳由一而为三，是以阴阳气之多少为分类依据的，即《黄帝内经》所谓“阴阳之气，各有多少，故曰三阴三阳也”。就三阳而言，太阳阳气较多，少阳阳气较少，故以太少分类命名；阳明阳气最多，因为“两阳合明，谓之阳明”，故以阳明命名。就三阴而言，太阴阴气较多，少阴阴气较少，故以太少分类命名；厥阴阴气最少，因为“两阴交尽，谓之厥阴”，故以厥阴命名。所以，六经所包含的基本概念，即阴气与阳气的多少不同。

六经辨证，实质是三阴三阳辨证，是用三阴三阳概括脏腑、经络及气化功能与病理演变，又用三阴三阳所表示的阴阳、表里、虚实、寒热，与感受邪气的机体所发生的病理变化、脉证特点结合起来，以说明疾病的正邪斗争、表里进退、虚实转化、阴阳盛衰，以辨明病邪、病位、病性、病势、预后等，从而确立相应的治疗原则，遣用相应的方剂药物，选择相应的煎服方法。

（二）六经病的提纲、兼证、变证、类似证

1. 提纲 六经病的提纲证，即六经病的主证，顾名思义就是主要的、基本的和占主导性的病证，是六经疾病的基础和提纲，也是临床辨证治疗的主要依据。比如，《伤寒论》第1条“太阳

之为病，脉浮，头项强痛而恶寒”，这是太阳病的主证；少阴病第 281 条“少阴之为病，脉微细，但欲寐也”，这是少阴病的主证。

在提纲证的基础上，再细化分类本经证的典型临床表现，称之为本证。

2. 兼证 是在本证的基础上兼有其他的症状和体征。其中本证是居主导地位的，而兼证处于从属的地位，而且本证和兼证之间存在一定的内在联系。举例说明，在太阳中风的本证基础上，同时出现足太阳膀胱经经气的输布不利，导致项背强直等兼证的出现，此时可选用桂枝加葛根汤进行治疗，加疏表解肌的葛根，以疏通太阳经气。

3. 变证 是在疾病发生发展的过程中，由于体质的因素，或病邪的属性发生改变，特别是由于误诊误治导致疾病的性质和病位发生改变，由原来的疾病变成一个新的疾病，且新的疾病与原来的疾病之间没有关联和从属的关系。

4. 类似证 是指在临床中出现的与六经病临床表现相似但又不属于六经病范畴的病证，因其具有鉴别意义，故以类证分列于相关内容之下。

三、《伤寒论》的治则、治法和方药

张仲景对于中医治则、治法和方药的贡献尤为突出。《伤寒论》提出了汗、吐、下、和、温、清、消、补八法，并通过条文和临床病例阐述其应用及治疗禁忌，例如第 12 条桂枝汤证，详细阐述了汗法及药后禁忌。以此为基础，仲景创立了许多直到今天仍然行之有效并广泛应用的方剂。这些方剂均有严密而精妙的配伍，许多药物的配伍成为十分经典的对药，被后世奉为圭臬。

（娄政驰）

扫一扫，
查阅本模块
数字资源

模块二 辨太阳病脉证并治

项目一 太阳病纲要

【学习目标】

1. 掌握太阳病的基本特点。
2. 熟悉太阳病的提纲、分类。
3. 了解病发于阳与病发于阴、辨病之传变与否、辨寒热真假。

一、太阳病提纲

【提要】

论述太阳病的辨证纲要。

【原文】

太阳之为病，脉浮[1]，头项强[2]痛而恶寒。(1)

【注释】

[1] 脉浮：脉象表浅，如木浮水面，轻取即得。

[2] 项强（jiàng）：项，颈后部；强，拘紧不柔和。即头痛、项背强直之意。

【解析】

脉浮，提示表证，是太阳受邪，正邪交争，气血浮盛于外的表现。头项强痛，太阳经循行于头项，邪束太阳，故见头项部经脉不利。恶寒即怕冷，风寒之邪袭太阳，卫气被郁，不能温煦分肉体表，故见恶寒。恶寒是太阳表证的重要标志，贯穿太阳病始终，有“有一分恶寒，便有一分表证”之说法。

太阳主表，乃一身之藩篱，邪气入侵，太阳首当其冲。太阳病以一脉两证，即脉浮、头项强痛、恶寒为特征。首先，脉浮对表证的诊断具有重要的借鉴意义，无论病之新久、病情之复杂，只要见到浮脉，均应考虑是否存在表证。此外，头项强痛是太阳病的另一个重要标志，须与后续条文中的阳明头痛、少阳头痛、厥阴头痛相鉴别。最后，风寒在表，必有恶风寒，“恶寒者，表未解也”，对辨别表证至关重要。太阳病者，多见此类脉证，临床应脉证合参，不要孤立看待。

【执医考纲】

第 1 条原文背诵，并掌握太阳病提纲的主脉、主证及临床意义。

二、太阳病分类

【提要】

论述太阳病的分类及各自脉证特点。

【原文】

太阳病，发热，汗出，恶风，脉缓[1]者，名为中风[2]。（2）

【注释】

［1］脉缓：脉象弛缓，此处相对于第3条的脉紧而言。

［2］中风：太阳病分类的一个证名，该名称出自《难经》，与猝然晕倒、口眼㖞斜的中风证不同。

【解析】

本条首冠太阳病，在第1条太阳病提纲的基础上，进一步指出太阳中风证的脉症特点。风为阳邪，侵犯肌表，卫气抗邪，正邪相争，故见发热。风性开泄，卫外失司，营阴外泄，故见汗出。卫阳被伤，汗出肌疏，卫外不固，故见恶风。风性开泄、缓散，脉搏来而弛缓，浮而不急迫，即浮缓脉，此处缓脉的“缓”并非指至数之迟缓，而是与紧脉相对而言的。条文所论述的中风，为太阳病的一个证候名称，《难经·五十八难》提到“伤寒有五，有中风，有伤寒，有湿温，有热病，有温病”，这里的“中风”与后世一般意义上的猝然晕倒、口眼㖞斜、半身不遂的中风病迥异，应加以鉴别。

【原文】

太阳病，或已发热，或未发热，必恶寒，体痛，呕逆，脉阴阳俱紧[1]者，名为伤寒[2]。（3）

【注释】

［1］脉阴阳俱紧：阴阳，指脉搏部位，寸为阳，尺为阴。指寸、关、尺三部脉均浮紧。

［2］伤寒：太阳病分类的一个证名，即《难经·五十八难》中所述的狭义伤寒。

【解析】

本条在第1条太阳病提纲的基础上，进一步阐释太阳伤寒证的脉症特点。风寒郁闭程度不同及体质差异，表证亦可出现发热与未发热两种不同表现。表寒郁闭较轻者，正气与邪气相争，病初即见发热；表寒郁闭较重者，正气未能及时与邪气相争，病初仅见恶寒不见发热，此时当注意与阳虚鉴别。寒性凝滞，营卫气血涩滞不利，故见全身疼痛。表邪外束，营卫不和，致胃气上逆，故见呕逆。寒性收引，脉道敛束，故见紧脉。结合太阳病脉浮，在太阳病前提下提出“脉阴阳俱紧”，由此推测，此处应指寸关尺俱浮紧。

【原文】

太阳病，发热而渴，不恶寒者，为温病[1]。若发汗已，身灼热者，名风温[2]。风温为病，脉阴阳俱浮，自汗出，身重，多眠睡，鼻息必鼾[3]，语言难出。若被下者，小便不利，直视失溲。若被火[4]者，微发黄色，剧则如惊痫，时瘛疭[5]，若火熏之[6]。一逆尚引日，再逆促命期。（6）

【注释】

［1］温病：病证名，属于广义伤寒范畴。

［2］风温：温病误用辛温发汗后的变证，与后世温病学中的风温病不同。

［3］鼾（hān）：呼吸时鼻中发出的声响。

［4］被火：火指火法，包括烧针、瓦熨、灸、熏、熨等。此处指误用火法治疗。

［5］瘛疭（chì zòng）：瘛，筋脉拘挛。疭，筋脉纵伸。此处指手足抽搐。

［6］若火熏之：形容皮肤颜色如同用烟火熏过一般晦暗。

【解析】

本条首先指出太阳温病的症状是“发热而渴，不恶寒”。因感受外界风热邪气，热邪伤津，故见口渴。“不恶寒”是相对于太阳中风和太阳伤寒而言，意为太阳温病不像太阳中风、太阳伤寒证那样恶风寒明显，当作“微恶寒”更为确切，更符合临床实际。就是说，太阳温病也有恶风，只不过因缘于风热伤卫，恶风时间短暂且轻微。

太阳温病为感受温热之邪，证属表热，治当辛凉解表。若误治，易发生变证。如误用辛温发汗，就会产生“风温”变证。因辛温助热，故见身灼热；热势充斥，风温邪气在表，故脉阴阳俱浮；热盛迫津外泄，故自汗出；热阻经络，气血不达，故身重；热盛神昏，故多眠睡；风热相煽，心肺不利，故鼾声由作，语言难出。若误用下法，阴伤水竭，生化无源，故见小便不利，目失所养则直视。若误用火疗，更是助热伤津，火热熏灼，郁热内蒸，故见身黄，晦暗如火熏一般。热伤阴津，筋脉失养，肝风内动，故见四肢抽动如惊痫之状。

本条作太阳温病误治变证的举例，提示临床应详于辨证。太阳温病误治，变化多端，演变迅速，一次失误，拖延病程，犹可救治，若一误再误，病情会进一步加重，轻者里虚邪陷，小便不利；重者津液亡失，肾精耗竭，目睛直视，心神昏聩，甚则有危及生命的可能，故曰“一逆尚引日，再逆促命期”。

基于以上论述，太阳温病以发热、口渴、微恶寒、脉浮数为诊断要点。与太阳中风、太阳伤寒证相比，太阳温病特点是发热口渴，同时伴有轻微恶寒，以此等症作为太阳温病的提纲，这是太阳温病辨证要点的重中之重。

三、辨病发于阳、病发于阴

【提要】

论述外感病辨阴阳的要点。

【原文】

病有发热恶寒者，发于阳也；无热恶寒者，发于阴也。发于阳，七日愈；发于阴，六日愈，以阳数七，阴数六[1]故也。（7）

【注释】

［1］阳数七，阴数六：六为地阴之数，七为天阳之数，故谓阳数七，阴数六。七天是阳证的转折点，病发于阳，待七日阳气足可愈；六天是阴证的转折点，病发于阴，待六日阴气足可愈，提示阴阳寒热病愈之期。

【解析】

六经病证，错综复杂，千变万化，但不外阴阳。作为八纲辨证的总纲，阴阳对于把握疾病性质有十分重要的意义。所谓阳，指三阳病；阴，指三阴病。本条以外感病最突出的症状发热和恶寒来辨别病发于阴阳，具有提纲挈领的意义。一般而言，以发热为主，说明病在阳，乃正气充盛，与邪相争；恶寒不发热，说明病入三阴，因正气虚衰，无以与邪相争。

至于发于阳七日愈、发于阴六日愈的论述，是对疾病预后的一种预测，缘于河图洛书生成数之词。此处意在说明疾病发展、演变具有可预测性，但具体日数与天时、病情、治疗等多方面因素有关，切不可拘执。

四、辨病之传变与否

【提要】

论述判断疾病传变的脉症依据。

【原文】

伤寒一日，太阳受之，脉若静[1]者，为不传[2]；颇欲吐，若躁烦，脉数急者，为传也。(4)

伤寒二三日，阳明、少阳证不见者，为不传也。(5)

【注释】

[1] 脉若静：指脉与证相符，如伤寒脉紧、中风脉缓之象。

[2] 传：传经，指疾病的发展变化。

【解析】

依据《素问·热论》，伤寒一日是太阳受邪。“脉若静”，即脉证相应，如中风见脉浮缓，伤寒见脉浮紧，无特殊变化，则为不传。“颇欲吐”为有呕吐之意，提示邪气有传入少阳的可能。“躁烦”意为躁扰不宁、烦闷不舒，是阳明有热的标志。“脉数急”指脉象急数，是邪气入里化热的苗头。“颇欲吐，若躁烦，脉数急”，皆为邪气欲传之征兆。

外感伤寒，变化多端，传变迅速，判断疾病的传变与否，当以脉证为依据。伤寒一日，邪气入里，病有传变；伤寒二三日，病有仍在太阳而不传阳明、少阳者。说明病变传与不传，患病时日不是关键，而在于临床脉证是否发生变化。医者应详细观察病情，围绕传变的脉证表现，加以鉴别。

五、辨寒热真假

【提要】

论述辨别病证的寒热真假。

【原文】

病人身太[1]热，反欲得衣者，热在皮肤[2]，寒在骨髓[3]也。身大寒反不欲近衣者，寒在皮肤，热在骨髓也。(11)

【注释】

[1] 太：通“大”。《注解伤寒论》卷二“太”作“大”。

[2] 皮肤：指外表，言其浅。

[3] 骨髓：指内里，言其深。

【解析】

病人身热，反而畏寒，欲加衣覆被，是热在外表，寒在内里，乃阴寒盛于内，虚阳浮于外所致，证属真寒假热，热是表象，寒是本质。病人身大寒，外见一派寒象，反而不欲加衣近暖，是寒在外表，热在内里，乃阳热内伏，不能外达所致，证属真热假寒，寒是表象，热是本质。

条文中的“皮肤”与“骨髓”，代表了表象与实质。发热和恶寒，是外感病常见症状，但有真假之分。真假寒热，难以辨别，当综合脉证，细心审辨。

杏林花繁

王叔和，名熙，字叔和，高平（今属山东）人，魏晋之际的著名医学家。在中医学发展史上，王叔和作出了两大重要贡献，一是整理《伤寒论》，使得《伤寒论》能够流传至今，功莫大焉；二是著述《脉经》，总结汉以前有关脉学之成就，系现存我国最早脉学专书，书中总结脉象24种，又论述三部九候、寸口脉等，对脉学影响甚大。

【复习思考题】

1. 下列哪一项是太阳病提纲（　　）

A. 脉浮，头项强痛而恶寒

B. 脉浮，发热恶寒，头痛

C. 脉浮数，头身疼痛，恶寒

D. 脉浮紧，发热恶寒，无汗而喘

E. 脉浮缓，发热恶寒，汗出

2. 太阳病的性质是（　　）

A. 表证　　B. 表寒证　　C. 表热证

D. 寒热夹杂证　　E. 以上都不是

3. “辨病发于阳与病发于阴”之“阴阳”指（　　）

A. 表证与里证　　B. 三阴证与三阳证　　C. 实证与虚证

D. 新病与痼疾　　E. 寒证与热证

4. 太阳中风之“脉缓”是指（　　）

A. 怠慢迟缓　　B. 脉沉弱　　C. 松弛

D. 柔缓而不紧急　　E. 脉细弱

5. 以下哪项不属于太阳中风脉证提纲（　　）

A. 恶风　　B. 发热　　C. 汗出

D. 脉缓　　E. 头痛

扫一扫，查阅复习思考题答案

（王俐钧）

项目二　太阳病本证

【学习目标】

1. 掌握太阳病本证的分类；掌握桂枝汤证、麻黄汤证的临床应用；掌握太阳伤寒证与太阳中风证之异同。

2. 熟悉麻黄汤禁例、桂枝汤禁例。

3. 了解太阳病轻证的致病特点。

一、太阳中风证

【提要】

论述太阳中风证的病机、主治方药及其禁例。

（一）桂枝汤证

【原文】

太阳中风，阳浮而阴弱。阳浮者，热自发，阴弱者，汗自出。啬啬[1]恶寒，淅淅[2]恶风，翕翕[3]发热，鼻鸣干呕者，桂枝汤主之。（12）

桂枝三两（去皮） 芍药三两 甘草二两（炙） 生姜三两（切） 大枣十二枚（擘）

上五味，㕮咀[4]三味，以水七升，微火煮取三升，去滓，适寒温，服一升。服已，须臾[5]啜[6]热稀粥一升余，以助药力。温覆令一时许，遍身漐漐[7]，微似有汗者益佳，不可令如水流漓，病必不除。若一服汗出病差，停后服，不必尽剂。若不汗，更服依前法。又不汗，后服小促其间，半日许，令三服尽。若病重者，一日一夜服，周时[8]观之。服一剂尽，病证犹在者，更作服。若汗不出，乃服至二三剂。禁生冷、黏滑、肉面、五辛[9]、酒酪[10]、臭恶等物。

【注释】

［1］啬啬（sè）：形容畏寒怕冷之状。

［2］淅淅（xī）：轻微风雨之声，形容如凉水洒身，阵阵怕冷之状。

［3］翕翕（xī）：合羽之状。形容病人发热轻浅，犹如羽毛覆身。

［4］㕮咀（fǔ jǔ）：即将药物碎成小块。

［5］须臾：一会儿。

［6］啜（chuò）：大口喝。

［7］漐漐（zhé zhé）：微汗潮润之状。

［8］周时：一昼夜24小时。

［9］五辛：《本草纲目》中将小蒜、大蒜、韭、芸苔、胡荽称为五辛，泛指辛辣刺激性食物。

［10］酪：指乳制品。

【解析】

太阳中风证的病机是“阳浮而阴弱”。风邪袭表，卫阳浮盛，故而发热；卫失开合，营阴不守，故而汗出。即所谓“阳浮者，热自发，阴弱者，汗自出”。故发热与汗出是太阳中风证的主要临床特征。啬啬恶寒，淅淅恶风，翕翕发热，是太阳中风证发热、恶风的特点。肺主皮毛，开窍于鼻，风邪闭表，肺气不宣，鼻窍不利，故见鼻鸣。胃为卫之源，风邪闭表，卫病干胃，胃气上逆，故见干呕。治当解肌散风，调和营卫，方用桂枝汤。

本条应与第1、2条条文内容相互参照，其典型脉象应为浮缓，发热与汗出同时出现，说明中风证因肌疏汗出外越，故虽热而轻，表现为“翕翕发热”。

桂枝汤以桂枝为君，解肌散风以调卫。芍药为臣，补益阴血以和营，两药合用，既解肌祛风，又调和营卫。生姜配桂枝解表，大枣配芍药益营。甘草调和诸药。本方还有调和脾胃，调和气血，调和阴阳之用，无论外感内伤皆可用之，故被后世称为“群方之首”。

关于桂枝汤的煎法、服法，以及药后的护理禁忌，原文方后注中作了详细的说明：①浓煎后分三次温服；②药后啜热粥及温覆，以助药力，资汗源，防伤正；③获效停药，汗出病解即止，以免过汗伤正；④无效续服，可依前法或缩短服药时间，甚或服至二三剂，以汗出邪去为治疗宗旨；⑤服药禁忌，忌服易伤胃恋邪之物，以免影响疗效。这些医嘱，均属中医辨证论治不可缺少的重要环节，对临床有重要的指导意义。

【执医考纲】

第12条原文背诵，掌握太阳中风证的病机、桂枝汤的临床应用及药后调护。

【原文】

太阳病，头痛，发热，汗出，恶风，桂枝汤主之。（13）

【解析】

本条在第 12 条基础上进一步引申出桂枝汤的适应证。太阳中风证与桂枝汤证的内涵与外延并不完全相同，太阳中风证是桂枝汤主治病证之一，但桂枝汤证并非只有太阳中风一证。

杏林花繁

柯琴，字韵伯，清代医家，著有《伤寒来苏集》等，其从临床实际出发，对《伤寒论》进行了阐发和创新，受到后世医家的赞誉。

对 13 条原文，柯韵伯解释道："此条是桂枝本证，辨证为主，合此证即用此汤，不必问其为伤寒、中风、杂病也。"可谓一语中的，将桂枝汤证与太阳中风证进行了明确区分，促使后学者从临床实际的角度去探究仲景辨证论治的内在意义。

【原文】

太阳病，下之后，其气上冲[1]者，可与桂枝汤。方用前法[2]。若不上冲者，不得与之。（15）

【注释】

[1] 其气上冲：是指卫气仍能抗邪于肌表，仍属于表证。

[2] 方用前法：指第 12 条条文方后注中桂枝汤的煎服方法。

【解析】

太阳病，汗法为正解之法，却误用下法，可能会出现两种转归：一是虽经误下，正气受挫，但正气仍上趋肌表，与邪抗争，表现为"其气上冲"，可以按照前法服用桂枝汤；二是误下正虚邪陷，变证丛生，则不可用桂枝汤。

【原文】

太阳病，发热汗出者，此为荣弱卫强，故使汗出，欲救邪风者，宜桂枝汤。（95）

【解析】

本条是承第 12 条进一步论述太阳中风证的病机特点，指出因卫阳浮盛而发热，即"阳浮者，热自发"之义；因营阴外泄而汗出，即"阴弱者，汗自出"之义。也就是后世所谓的营弱卫强之病机。治当解肌祛风，使营卫复谐，所以宜桂枝汤。

【原文】

太阳病，初服桂枝汤，反烦不解者，先刺风池[1]、风府[2]，却与桂枝汤则愈。（24）

【注释】

[1] 风池：为足少阳胆经之穴。在枕骨粗隆直下凹陷处与乳突之间，当斜方肌和胸锁乳突肌之间。

[2] 风府：为督脉之穴。在后项入发际一寸，枕骨与第一颈椎之间。

【解析】

太阳中风证治以桂枝汤为正治之法。本条初服桂枝汤，反而增加烦闷之感，这是病重药轻，邪郁经络使然。当先刺风池、风府穴，以疏通经络，针后再服桂枝汤必愈。

本条指出太阳中风重证，当针药并行治之。

【原文】

太阳病，外证[1]未解，脉浮弱者，当以汗解，宜桂枝汤。(42)

【注释】

[1] 外证：即外在的证象。此处指太阳表证。

【解析】

太阳表证未解，无论病程长短，只要太阳表证仍在，未出现其他变化，当以汗法解之。汗解之法，有麻黄汤与桂枝汤之别，今示脉浮弱，轻按即得、重按略显不足，则不宜麻黄汤峻汗伤正，宜桂枝汤。

本条提出太阳中风证汗出营弱的脉象特点。

【原文】

太阳病，外证未解，不可下也，下之为逆，欲解外者，宜桂枝汤。(44)

【解析】

"太阳病，外证未解"，有可能是太阳病虽经治疗但表证未解，也有可能太阳病起病之后未经治疗，自然发展而表证一直未解。既然表证未除，当用桂枝汤以解表，禁用攻下之法。即使表证未解又兼里实，亦不可断然先行攻下，否则会使正虚邪陷，故曰"下之为逆"，治当先用桂枝汤解表，表解后再攻里。

【原文】

太阳病，先发汗不解，而复下之，脉浮者不愈。浮为在外，而反下之，故令不愈。今脉浮，故在外，当须解外则愈，宜桂枝汤。(45)

【解析】

本条是言太阳病先行汗法不解，继而误用下法。表证宜汗，里实宜下，今先发汗后复下之，多为表里同病，但治之失宜。这与第44条的"下之为逆"前后呼应，仲景是强调表证不除者不能妄用下法。若脉仍见浮，说明表邪未因误下而内陷，但前期已经误治，正气相对不足，故无论中风伤寒，皆不宜再使用麻黄汤峻汗，治当以桂枝汤解表则愈。

【原文】

伤寒发汗已解，半日许复烦，脉浮数者，可更发汗，宜桂枝汤。(57)

【解析】

太阳伤寒，应以麻黄汤发汗而解，但发汗后半日复见发热、脉浮数等未解之象，此乃汗而未尽，余邪复发之故，可再行发汗。但已经发汗则不宜再用麻黄汤，当用桂枝汤缓汗，此常规之外复有变法。

【原文】

病常自汗出者，此为荣气和[1]，荣气和者，外不谐，以卫气不共荣气谐和故尔。以荣行脉中，卫行脉外，复发其汗，荣卫和则愈，宜桂枝汤。(53)

【注释】

[1] 荣气和：荣气，即营气。荣气和，是相对卫气不和而言，意为自汗出病机的主要方面在卫。

【解析】

无论外感或内伤，自汗出的基本病机多为营卫不和。营属阴而行于脉中，卫属阳而行于脉外，二者互根互依，任何一方发生病变，都会导致营卫不和。此条病人经常自汗出，治以桂枝汤，说明此营卫不和而致的自汗出，病变的重点在于卫，因为卫在外，司汗孔之开合，以桂枝汤调和营卫，汗而解之，营卫和则汗自止。

本条论述内伤杂病亦可致营卫不和自汗出。其中，原文中的“自汗出”为病汗，“复发其汗”为药汗。

【原文】

病人脏无他病[1]，时发热，自汗出，而不愈者，此卫气不和也。先其时[2]发汗则愈，宜桂枝汤。(54)

【注释】

[1] 脏无他病：是指在内之五脏六腑没有其他的病变。

[2] 先其时：指在发热汗出之前。

【解析】

病人脏无他病，是排除脏腑病变。出现阵发性的发热汗出，亦属营卫不和。卫气者，卫外而为固也，今“卫气不和”，必然开阖失常，固密无权，营阴因而无以内守而外泄，故时发热自汗出。因有阵发性的特点，故用药当注意时机，即“先其时发汗”，就是在发热汗出之前用药。若发热汗出之后，营卫处于暂时的调和状态，必汗而无用。

杏林花繁

徐大椿，字灵胎，清代医家，著有《医学源流论》《伤寒论类方》等。其研究《伤寒论》，采取据方分证法，着眼于对张仲景处方用药的探讨，值得后人临证借鉴。对于桂枝汤以汗法治自汗，徐大椿认为：“自汗与发汗迥别，自汗乃荣卫相离，发汗使荣卫相合。自汗伤正，发汗祛邪。复发者，因其自汗而更发之，则荣卫和而自汗反止矣。”可谓深得仲景之心法。

（二）桂枝汤禁例

【原文】

桂枝[1]本为解肌[2]，若其人脉浮紧，发热汗不出者，不可与之也。常须识[3]此，勿令误也。(16下)

【注释】

[1] 桂枝：指桂枝汤方。

[2] 解肌：即解散肌表之邪。

[3] 识(zhì)：铭记，记住。

【解析】

病人若脉浮紧、发热、无汗，这是太阳伤寒证，需以麻黄汤峻汗解表，若以桂枝汤缓汗解肌，则难奏开达腠理之效，属病重药轻，若误用之，易生变证。

【原文】

若酒客[1]病，不可与桂枝汤，得之则呕，以酒客不喜甘故也。(17)

【注释】

[1] 酒客：嗜好饮酒之人。

【解析】

嗜酒之人体内多湿热，桂枝汤为辛甘温剂，辛温助热，味甘助湿，故酒客虽患太阳中风证，亦当禁用桂枝汤，否则易增热助湿，胃失和降而见呕。故曰“酒客不喜甘故也”。

二、太阳伤寒证

【提要】

论述太阳伤寒证的病机、主治方药及其禁例。

（一）麻黄汤证

【原文】

太阳病，头痛发热，身疼腰痛，骨节疼痛，恶风无汗而喘者，麻黄汤主之。（35）

麻黄三两（去节）　桂枝二两（去皮）　甘草一两（炙）　杏仁七十个（去皮尖）

上四味，以水九升，先煮麻黄，减二升，去上沫，内诸药，煮取二升半，去滓，温服八合。覆取微似汗，不须啜粥，余如桂枝法将息[1]。

【注释】

[1] 将息：养息之意，即调养休息。

【解析】

寒为阴邪，其性凝滞，寒邪伤人，营血凝滞不通，故见头身诸痛。寒客肌表，卫阳受伤，故恶风寒。寒性收引，寒邪客表，毛窍闭塞，故而无汗。肺主皮毛，肌表受邪，肺失宣降，故见气喘。治用麻黄汤辛温发汗，宣肺平喘。

麻黄汤是辛温发汗峻剂，方中麻黄发汗解表，宣肺平喘。桂枝助麻黄发汗解表，杏仁助麻黄调肺平喘，炙甘草调和诸药。

本条论述太阳伤寒证的证治，当与第1、3条合看，对太阳伤寒证的临床脉症方能全面了解。

【执医考纲】

第35条原文背诵，掌握太阳伤寒证的病机、麻黄汤的临床应用及麻黄汤证与桂枝汤证的区别。

【原文】

太阳与阳明合病[1]，喘而胸满者，不可下，宜麻黄汤。（36）

【注释】

[1] 合病：两经或三经的症状同时出现。

【解析】

本条论述太阳阳明合病的证治。太阳与阳明合病，属表里同病，一般情况下应遵循先表后里的治疗原则，因此文中明言"不可下"。况且喘而胸满是邪郁肺闭，病偏太阳，故治用麻黄汤。

【原文】

太阳病，十日以去，脉浮细而嗜卧[1]者，外已解也。设胸满胁痛者，与小柴胡汤。脉但浮者，与麻黄汤。（37）

【注释】

[1] 嗜卧：嗜，喜欲之意。嗜卧，即喜欢静卧不欲多动，形容病情初愈之象。

【解析】

太阳病十日以上，说明病程较长，病情有可能已经发生变化，但是否发生变化要以脉症为据，不能单纯以十日之数下定论。

本条论述太阳病迁延日久的三种不同转归。其一是脉由浮变为浮细，亦不见发热、头身疼痛等症，病人但觉身困欲卧，此乃外邪已去，正气渐复，病趋痊愈；其二是症见胸满胁痛，胸胁为少阳经脉循行之处，说明邪气已进入少阳，当治用小柴胡汤和解少阳；其三是脉但浮，以脉代症，说明邪气仍在肌表，不论时日长短，当继用麻黄汤发汗解表。

【原文】

太阳病，脉浮紧，无汗，发热，身疼痛，八九日不解，表证仍在，此当发其汗。服药已微除，其人发烦目瞑[1]，剧者必衄[2]，衄乃解。所以然者，阳气重[3]故也。麻黄汤主之。(46)

【注释】

[1] 目瞑：目视不明。

[2] 衄：指鼻出血。

[3] 阳气重：阳邪郁闭太甚。

【解析】

本条是倒装文法，“麻黄汤主之”应接在“此当发其汗”之后。

太阳伤寒证，迁延八九天，仍见脉浮紧、发热无汗、身疼痛等典型脉症，说明邪气仍羁留于表，虽病程较久，但病机未变，故仍可与麻黄汤发汗解表。

但由于邪郁日久，服用麻黄汤后外邪难以速除，且辛温助热，阳热冲逆，故出现心烦目瞑，甚则鼻衄，此概因邪闭阳郁之机理，即“阳气重”。

因“血汗同源”，邪既不得汗解，则可随衄而解，因此通过鼻衄，亦可达到祛邪解表的目的。根据临床所验，在发生鼻衄之前由于正邪相争，病人常有心烦、头目眩晕的现象，必须闭目静待，不可烦乱躁动。

【原文】

太阳病，脉浮紧，发热，身无汗，自衄者，愈。(47)

【解析】

太阳病而见脉浮紧、发热、无汗，为太阳伤寒证，当以麻黄汤发汗解表，是为正治。但若外邪束表较重，阳气在内郁闭，迫血妄行，即会出现衄血。随血之出，郁阳伸展，外邪随之得解，病即自愈，此为衄解之变局，故后世称之为“红汗”。

【原文】

脉浮者，病在表，可发汗，宜麻黄汤。(51)

【解析】

浮为表脉，说明邪气充盛于表。文中曰宜麻黄汤，说明病属太阳伤寒证。此为省文笔法，还当有头痛发热、恶寒无汗、身痛腰疼等症，仲景以“脉浮”代之，说明伤寒证备，其脉不紧者，亦可用麻黄汤解之。

【原文】

脉浮而数者，可发汗，宜麻黄汤。(52)

【解析】

本条继第 51 条而指出脉浮而数。伤寒闭表，表闭阳郁，阳郁化热，因热脉数。故寒邪愈重，则阳郁愈重；阳郁愈重，则发热愈重；发热愈重，则脉愈加数。说明太阳伤寒证，非仅脉浮紧，亦可出现脉浮数。

太阳伤寒证的典型脉象是脉浮紧，这是常脉。然而临床中也可见到变脉，或如第 51 条的脉浮而有力，或如第 52 条的脉浮而数，虽然不是典型的脉浮紧之象，但亦能反映出病在表的本质。

【原文】

伤寒脉浮紧，不发汗，因致衄者，麻黄汤主之。(55)

【解析】

本条以“脉浮紧”概言太阳伤寒诸证，乃省文笔法。外邪未解，阳气郁闭损伤血络，以致鼻衄，但邪未能随衄而解，太阳伤寒脉证仍在，故仍当以麻黄汤因势利导，汗之则鼻衄自止。此衄血必点滴而下，出而不畅，且症状不因血出而减轻。

综合第46条、第47条、第55条，一为药后自衄而解，一为不汗自衄而解，一为虽衄而表邪未解仍可发汗。当前后条文联系对比学习。

（二）麻黄汤禁例

【原文】

咽喉干燥者，不可发汗。（83）

【解析】

咽喉干燥者，多因阴津不足而致，发汗为祛邪之法，阴虚津亏之时不可用汗法，以免更伤津液。

杏林花繁

尤怡，名在泾，清代医家，著有《伤寒贯珠集》《金匮要略心典》《金匮翼》等。其研究《伤寒论》，强调理解内在的含义并融会贯通，抓住各经辨治的关键脉证治法，加以论述并进行归类。思路清晰，为后世所称道。对于阴亏者误用辛温的危害，尤怡认为：“咽喉者，诸阴之所集，而干燥则阴不足矣。汗者，出于阳而生于阴也，故咽喉干燥者，虽有邪气，不可以温药发汗。若强发之，干燥益甚，为咳，为咽痛，为吐脓血，无所不至矣。”

【原文】

淋家[1]不可发汗，发汗必便血。（84）

【注释】

[1] 淋家：指久患小便淋沥涩痛之人。

【解析】

久患小便淋漓之人，或为湿热下注，或为阴虚火旺，若强用辛温发汗，则可伤阴助热，热迫血行，而小便下血。因此，淋家外感，不可径用辛温。

【原文】

疮家[1]虽身疼痛，不可发汗，汗出则痓[2]。（85）

【注释】

[1] 疮家：久患疮疡之人。

[2] 痓（jìng）：项背拘急。

【解析】

久患疮疡之人，因日久脓血腐败，气血暗耗，而营血受伤，其身痛或因虚而致，或因虚中夹实而致，不可误作外感而予以汗法。若用麻黄汤发汗，则易更伤营血，不能濡养筋脉，使颈项部拘急。

【原文】

衄家不可发汗，汗出必额上陷，脉急紧，直视不能眴[1]，不得眠。（86）

【注释】

[1] 眴（shùn）：即目睛转动。

【解析】

经常衄血之人，阴血必虚，若误用汗法，更伤阴血，经脉失养，则额上凹陷处之脉急紧。血不养目，则目睛不能转动。血不养心，神不归舍，故见不寐。

【原文】

亡血家[1]，不可发汗，发汗则寒栗而振。（87）

【注释】

[1] 亡血家：经常出血的病人。

【解析】

长时间出血的病人，阴血必亏，久之气随血耗，形成气血俱虚之证。若再用汗法，则气血更加不足，温煦濡养功能失常，则见身体寒栗振颤。

【原文】

汗家[1]重发汗，必恍惚心乱[2]，小便已阴疼[3]，与禹余粮丸。（88）

【注释】

[1] 汗家：经常盗汗或自汗之人。

[2] 恍惚心乱：神志模糊，不能自主。

[3] 阴疼：尿道疼痛。

【解析】

汗为心之液，经常自汗或盗汗之人，必致心阴阳两虚，若再用发汗，阴阳更虚，心失所养，而见神志模糊，不能自主，阴中失润，故小便后尿道疼痛。治当固涩敛阴，重镇安神，以禹余粮丸为主治方，惜该方已佚。

【原文】

病人有寒，复发汗，胃中冷，必吐蛔。（89）

【解析】

平素中焦有寒之人，虽患太阳表证，亦不可用发汗之法，发汗则更伤中焦阳气，脾胃升降失常，而致胃气上逆；若肠道内本有蛔虫者，蛔虫性喜温而恶寒，中焦阳虚，蛔虫上行，呕吐时则可伴见吐蛔。

第 83 ～ 89 条说明阴阳气血虚衰，均应禁用或慎用麻黄汤发汗。因麻黄汤为峻汗之剂，易伤正气。

三、太阳病轻证

【提要】

论述太阳病轻证的常见类型及辨治方药。

（一）桂枝麻黄各半汤证

【原文】

太阳病，得之八九日，如疟状[1]，发热恶寒，热多寒少，其人不呕，清便欲自可[2]，一日二三度发。脉微缓[3]者，为欲愈也；脉微而恶寒者，此阴阳俱虚[4]，不可更发汗、更下、更吐也；面色反有热色[5]者，未欲解也，以其不能得小汗出，身必痒，宜桂枝麻黄各半汤。（23）

桂枝一两十六铢（去皮） 芍药 生姜（切） 甘草（炙） 麻黄各一两（去节） 大枣四枚

（擘） 杏仁二十四枚（汤浸，去皮尖及两仁者）

上七味，以水五升，先煮麻黄一二沸，去上沫，内诸药，煮取一升八合，去滓，温服六合。本云，桂枝汤三合，麻黄汤三合，并为六合，顿服。将息如上法。臣亿等谨按：桂枝汤方，桂枝、芍药、生姜各三两，甘草二两，大枣十二枚。麻黄汤方，麻黄三两，桂枝二两，甘草一两，杏仁七十个。今以算法约之，二汤各取三分之一，即得桂枝一两十六铢，芍药、生姜、甘草各一两，大枣四枚，杏仁二十三个零三分枚之一，收之得二十四个，合方。详此方乃三分之一，非各半也。宜云合半汤。

【注释】

[1] 如疟状：指寒热反复发作的情况，类似于疟疾。

[2] 清便欲自可：清同圊，古称厕所。清便欲自可，是指大小便尚属正常。

[3] 脉微缓：微，略微之意，非微脉也。脉微缓，言脉象已不太浮紧，略微缓和。

[4] 阴阳俱虚：阴阳指表里。阴阳俱虚，即表里俱虚之意。

[5] 热色：红色、赤色之意。

【解析】

太阳病，多以七日为一个周期，现已八九日，但尚未出现少阳之呕和阳明之不大便，病人只表现出轻度的发热恶寒，且一天发作二三次，说明邪气仍然稽留于太阳，尚未入里。热多寒少，说明表邪已微而不甚。

在这种情况下，可能会发生三种转归：一是脉由原来之浮紧略微缓和，表示外邪已去，正气将复，其病将愈；二是脉象由浮紧变为微弱，而且恶寒加重，此乃表里之阳气俱虚，不可再用汗吐下法；三是如果病人面红身痒，这是太阳病日久不解，小邪拂郁于表所致，治疗当用桂枝麻黄各半汤辛温轻剂，小发其汗。

桂枝麻黄各半汤，是在剂量上各取桂枝汤和麻黄汤两方的三分之一的药量合煎，或者各取两方三分之一的煎液合并顿服。总之，取其小量而用之，以达到解表发汗而不伤正、调和营卫而不留邪的目的。

（二）桂枝二麻黄一汤证

【原文】

服桂枝汤，大汗出，脉洪大者，与桂枝汤，如前法。若形似疟，一日再发[1]者，汗出必解，宜桂枝二麻黄一汤。（25）

桂枝一两十七铢（去皮） 芍药一两六铢 麻黄十六铢（去节） 生姜一两六铢（切） 杏仁十六个（去皮尖） 甘草一两二铢（炙） 大枣五枚（擘）

上七味，以水五升，先煮麻黄一二沸，去上沫，内诸药，煮取二升，去滓，温服一升，日再服。本云，桂枝汤二分，麻黄汤一分，合为二升，分再服。今合为一方，将息如前法。臣亿等谨按：桂枝汤方，桂枝、芍药、生姜各三两，甘草二两，大枣十二枚。麻黄汤方，麻黄三两，桂枝二两，甘草一两，杏仁七十个。今以算法约之，桂枝汤取十二分之五，即得桂枝、芍药、生姜各一两六铢，甘草二十铢，大枣五枚。麻黄汤取九分之二，即得麻黄十六铢，桂枝十铢三分铢之二，收之得十一铢，甘草五铢三分铢之一，收之得六铢，杏仁十五个九分枚之四，收之得十六个。二汤所取相合，即共得桂枝一两十七铢，麻黄十六铢，生姜、芍药各一两六铢，甘草一两二铢，大枣五枚，杏仁十六个，合方。

【注释】

[1] 一日再发：一天发作两次。

【解析】

本条论述服桂枝汤大汗出后的两种不同转归和证治。

太阳病服桂枝汤，为正治之法。服桂枝汤后，当如第 12 条方后注所述，以遍身微汗出为佳，而若大汗出则是汗不得法，易生他变。

一种情况是大汗出后，见到脉洪大。若脉洪大伴大烦渴不解，这是热入阳明，当治用白虎汤。若脉虽洪大，未见大热大渴，则是因为服用桂枝汤后，卫阳受到药物鼓舞，浮盛于外，是正邪交争较盛的反映，此时邪气仍在太阳之表，故仍从太阳论治，治用桂枝汤。

另一种情况是如果见到发热恶寒，呈阵发性发作，而且每天发作一两次，此乃太阳余邪不解，不得外泄，当治用桂枝二麻黄一汤。取桂枝汤和麻黄汤二比一用量的合方，以调和营卫，兼解小邪，其发汗之力较之桂枝麻黄各半汤更微。

（三）桂枝二越婢一汤证

【原文】

太阳病，发热恶寒，热多寒少，脉微弱者，此无阳[1]也，不可发汗，宜桂枝二越婢一汤。(27)

桂枝（去皮） 芍药 麻黄 甘草各十八铢（炙） 大枣四枚（擘） 生姜一两二铢（切） 石膏二十四铢（碎，绵裹）

上七味，以水五升，煮麻黄一二沸，去上沫，内诸药，煮取二升，去滓，温服一升。本云，当裁为越婢汤桂枝汤，合之饮一升。今合为一方，桂枝汤二分，越婢汤一分。臣亿等谨按：桂枝汤方，桂枝、芍药、生姜各三两，甘草二两，大枣十二枚。越婢汤方，麻黄二两，生姜三两，甘草二两，石膏半斤，大枣十五枚。今以算法约之，桂枝汤取四分之一，即得桂枝、芍药、生姜各十八铢，甘草十二铢，大枣三枚。越婢汤取八分之一，即得麻黄十八铢，生姜九铢，甘草六铢，石膏二十四铢，大枣一枚八分之七，弃之。二汤所取相合，即共得桂枝、芍药、甘草、麻黄各十八铢，生姜一两三铢，石膏二十四铢，大枣四枚，合方。旧云：桂枝三，今取四分之一，即当云桂枝二也。越婢汤方，见仲景杂方中。《外台秘要》一云起脾汤。

【注释】

[1] 无阳：指阳气虚。

【解析】

本条为倒装文法，“宜桂枝二越婢一汤”应接在“热多寒少”之后。太阳病，发热恶寒并见，表未解之象，只言“热多寒少”，未言汗出之有无，说明不是典型的太阳伤寒证或太阳中风证，与第 23、第 25 条相似。以方测证，以用药中有石膏，推测本证应有轻度内热之证，可能会出现心烦、口渴等症。如果脉微弱，阳气不足，则不宜再用汗法。

本条病机为表郁内热，但程度不重，治用桂枝二越婢一汤微发其汗，兼清里热。

桂枝二越婢一汤，为桂枝汤与越婢汤二比一用量的合方，系桂枝汤略加麻黄以解在表之小邪，用石膏以清阳郁之热。

【复习思考题】

1. 太阳伤寒、中风的鉴别要点，下列哪项是正确的（ ）

A. 有无“或已发热” B. 恶寒与否 C. 恶风与否

D. 汗出与否 E. 头痛与否

2. 桂枝汤治疗太阳中风证的用法，下列哪项是错误的（ ）

A. 服已须臾，啜热稀粥一升

B. 温服令一时许，汗出如水流漓

C. 若一服汗出病差，停后服，不必尽剂

D. 病重者，一日一夜服，周时观之

E. 禁生冷、黏滑、肉面、五辛、酒酪、臭恶等

3. 下列哪项不属于太阳伤寒证必见之证（　）

A. 发热　B. 恶寒　C. 体痛　D. 呕逆　E. 脉紧

4. 以下哪项不是桂枝汤的适应证（　）

A. 太阳病下之后，其气上冲者

B. 脏无他病，时发热，自汗出者

C. 脉浮紧，发热汗不出者

D. 伤寒发汗已解，半日许复烦，脉浮数者

E. 外证未解，脉浮弱者

扫一扫，查阅复习思考题答案

5. 太阳病初服桂枝汤“反烦不解”的病机是（　）

A. 表邪内陷　B. 邪热内扰　C. 正虚邪扰　D. 正邪搏击　E. 阳郁不解

（姜侠）

项目三　太阳病兼证

【学习目标】

1. 掌握太阳中风兼证、太阳伤寒兼证的基本特点。

2. 熟悉桂枝加葛根汤证、桂枝加厚朴杏子汤证、桂枝加附子汤证、葛根汤证及葛根加半夏汤证、大青龙汤证、小青龙汤证。

3. 了解桂枝去芍药汤证、桂枝去芍药加附子汤证、桂枝加芍药生姜各一两人参三两新加汤证。

一、太阳中风兼证

【提要】

论述太阳中风各种兼证的证治。

（一）桂枝加葛根汤证

【原文】

太阳病，项背强几几[1]，反汗出恶风者，桂枝加葛根汤主之。（14）

桂枝加葛根汤方

葛根四两　麻黄三两（去节）　芍药二两　生姜三两（切）　甘草二两（炙）　大枣十二枚（擘）　桂枝二两（去皮）

上七味，以水一斗，先煮麻黄、葛根，减二升，去上沫，内诸药，煮取三升，去滓。温服一升，覆取微似汗，不须啜粥，余如桂枝法将息[2]及禁忌。臣亿等谨按，仲景本论，太阳中

风自汗用桂枝，伤寒无汗用麻黄，今证云汗出恶风，而方中有麻黄，恐非本意也。第三卷有葛根汤证，云无汗，恶风，正与此方同，是合用麻黄也。此云桂枝加葛根汤，恐是桂枝中但加葛根耳。

【注释】

［1］项背强几几（shū shū）：几几，南阳地区方言，俯仰不自如之意。项背强几几，指项背拘急不柔和，俯仰不利。

［2］将息：调养休息，指服药后的护理方法。

【解析】

本证为外邪在表，太阳经输不利之证。风寒侵犯太阳，经气不利，津液不能敷布，筋肉失养，故项背拘急，不能俯仰自如。一般而言，“项背强几几”多见于表邪郁闭的无汗之症，今中风自汗而见此症，与平常相异，所以说“反”。“汗出恶风”为太阳中风证的症状，治疗时既要解表，又要顾护体液，以防汗出过多。方用桂枝加葛根汤，以解肌祛风、升津舒经。

方中桂枝汤为治疗外邪在表，汗出恶风而设。葛根味辛甘性平，有升阳发表、解肌退热、升津润燥之功，是治疗项背强痛的常用药。葛根是本方主药，重用，一来增强桂枝汤的发汗力道，助桂枝汤解肌祛邪，故“不须啜粥”助发汗；二来升津液，濡经脉，缓解项背强几几之证。在有无麻黄问题上，根据宋代林亿记载，本方由桂枝汤加葛根组成，“有麻黄恐非本意”，可供参考。桂枝汤方后注具有普遍性的指导意义，本方后云“余如桂枝法将息及禁忌”，表明用药后可参照桂枝汤方后所标注的方法进行调养。

相对太阳病提纲证中的“头项强痛”而言，“项背强几几”指出病变部位不仅局限在后项部，更向下延及背部，部位广泛，表明太阳经气郁滞，经脉失养较重，故将此列为兼证。

（二）桂枝加厚朴杏子汤证

【原文】

喘家[1]，作桂枝汤加厚朴杏子，佳。（18）

太阳病，下之微喘者，表未解故也，桂枝加厚朴杏子汤主之。（43）

桂枝加厚朴杏子汤方

桂枝三两（去皮） 甘草二两（炙） 生姜三两（切） 芍药三两 大枣十二枚（擘） 厚朴二两（炙，去皮） 杏仁五十枚（去皮尖）

上七味，以水七升，微火煮取三升，去滓，温服一升，覆取微似汗。

【注释】

［1］喘家：素来患有喘疾的人。

【解析】

第18条指出，素来患有喘疾的病人，因复感风寒，皮毛受邪，肺寒气逆，失于宣降，诱发宿喘发作。以方测证，本条由太阳中风而引发，故除气喘外，必可见发热、汗出、恶风、脉浮缓等症。第43条论述因太阳病误下，邪陷而致微喘的治法，临床治疗时当以恶风汗出、脉浮缓、有汗而喘为诊断依据，用桂枝加厚朴杏子汤。方中桂枝汤解肌祛风，调和营卫；因兼有肺气壅塞的喘证，故加厚朴、杏子平降肺逆、利肺平喘，二者是治疗喘家宿疾的要药。合方共奏解肌祛风、调和营卫、降肺平喘之功。

对于因外邪上逆诱发喘咳发作者，可酌情使用本方治疗。治疗时应抓住汗出而喘的主症，可随证加减。若见咳痰不利，加桔梗、射干宣肺祛痰；若见喘鸣较重者，加地龙、蜈蚣解痉止喘；若见鼻窍不通，加辛夷花、苍耳子通利鼻窍。此外，还需要注意区分本证与麻黄汤证、麻杏石甘汤证及大小青龙汤证之喘的病因病机不同，治法不同，用药亦当不同。

（三）桂枝加附子汤证

【原文】

太阳病，发汗，遂漏不止[1]，其人恶风，小便难[2]，四肢微急[3]，难以屈伸者，桂枝加附子汤主之。（20）

桂枝加附子汤方

桂枝三两（去皮） 芍药三两 甘草三两（炙） 生姜三两（切） 大枣十二枚（擘） 附子一枚（炮，去皮，破八片）

上六味，以水七升，煮取三升，去滓，温服一升。本云桂枝汤，今加附子。将息如前法。

【注释】

［1］漏不止：汗出不止。

［2］小便难：小便量少不通畅。

［3］微急：微，轻微；急，拘急。指四肢轻微拘急，屈伸活动不利。

【解析】

太阳病发汗当“遍身漐漐，微似有汗者益佳”，言发汗要谨守“适度”原则，不可过汗以免损伤阳气和体液。本条论述太阳病过汗伤阳，汗漏不止的证治。发汗本为太阳病的正治之法，但因汗不如法，致汗出过多，重伤卫阳，卫阳虚则肌表不固，阴液随之外泄，汗出不止，阴阳两伤，祛邪无力，表邪难解，此即汗出“如水流漓，病必不除”的例证。汗出过多不仅伤阴，更会伤阳，阳虚不能温煦肌表，故恶风；阴津不足，则化源不继，加之阳虚无力蒸化，小便不畅；阳虚经脉失温，阴津不足，筋脉失濡，则四肢微急，不能自如。证为阴阳两伤，表邪未解可知。

本证属阴阳两虚，重在阳虚，主要症状在于汗漏不止，用桂枝加附子汤固阳摄阴，兼以解表。本方在桂枝汤基础上加炮附子一枚，重用甘草。其中桂枝汤调和营卫，益阴助阳，炮附子大辛大热，温经扶阳，固表止汗，俾阳气得复、营卫和调，则卫外复常，汗漏自止。

因过汗伤阳、阳虚不固所致汗漏不止，患者阴液不足，即使充分补充阴液，实际作用也微乎其微，治疗当注重固阳摄阴，只要阳气固密，阳生则阴长，阴津自生。需要注意的是，虚证汗出病因不一，有因气虚导致的，可以用黄芪止汗；若因阳虚导致的，用黄芪、小麦、牡蛎之类效果欠佳，表阳虚漏汗非用附子不可，以达温经固表，固密津液之功。

总之，当出现误治导致的兼证或变证时，应根据患者的具体症状进行辨证。本条提示临证施治，要善于抓住主要病机。

（四）桂枝去芍药汤证

【原文】

太阳病，下之后，脉促[1]胸满者，桂枝去芍药汤主之。（21）

桂枝去芍药汤方

桂枝三两（去皮） 甘草二两（炙） 生姜三两（切） 大枣十二枚（擘）

上四味，以水七升，煮取三升，去滓，温服一升。本云，桂枝汤今去芍药。将息如前法。

【注释】

［1］脉促：脉象急促，非今所指的促脉。

【解析】

本条讨论表证误下易导致表邪内陷的变证，是“太阳病，下之后”所致的“脉促胸满”。太阳病，理应汗解，泻下属误治，表邪乘虚内陷，胸阳受挫，不得布展，气郁胸中，故见“胸满”。“脉促”，非指脉来数而一止的促脉，是形容脉急促之象，是表邪未解，正气奋力抗邪的表现，证属邪陷胸中，胸阳损伤。然纵观之，胸阳虽伤但未至太过，邪气虽陷但未至太深，属太阳病误下致胸阳不振之轻证，仍有托邪外达之转机。

方用桂枝去芍药汤以振奋胸阳。其中桂枝、生姜宣通阳气；甘草、大枣调和营卫，使陷落的邪气透表而解；去芍药不用，乃因芍药微寒，有碍胸阳之弊，且对桂枝发散通阳的作用有掣肘之弊。仲景用药时，凡胸阳不利出现胸满闷，皆不用芍药；脾阴不利出现腹满胀，则多用芍药，仲景严格的用药法度于此可窥一斑，对后世中医临床用药产生了深远的影响。学者应善于总结思考，知其然，思其所以然，对于领悟用药之法度，提升诊疗水平，大有裨益。

（五）桂枝去芍药加附子汤证

【原文】

若微寒[1]者，桂枝去芍药加附子汤主之。（22）

桂枝去芍药加附子汤方

桂枝三两（去皮）　甘草二两（炙）　生姜三两（切）　大枣十二枚（擘）　附子一枚（炮，去皮，破八片）

上五味，以水七升，煮取三升，去滓，温服一升。本云，桂枝汤今去芍药，加附子。将息如前法。

【注释】

［1］微寒：此处作“微恶寒”，指微微恶寒之意。

【解析】

本条在第21条基础上，又有“微寒”的表现。参见前条，此处应当亦有胸阳不振之胸满的基础症状，从加用附子这一角度来看，病机当是胸阳受挫，表阳不充，证情更加严重。方用桂枝去芍药加附子汤以温经助阳，宣通气机。其中桂枝、甘草辛甘化阳，桂枝、生姜辛温，宣通阳气；大枣、甘草甘温，益胃健脾，补益营卫；附子辛热，温经助阳，增强温阳之力。因胸阳较前更虚，故仍去芍药，虑其阴柔，有碍胸中阳气的振奋。

桂枝去芍药加附子汤证中的“微寒”，陈修园等解释为脉微又见恶寒，属阳衰的征象，此说可供参考。反映了阳气已虚，危机四伏，突破了太阳之藩篱，露出了少阴之底面，故加附子助表阳，杜少阴四肢厥逆之路，防患于未然。

桂枝去芍药加附子汤证是主治太阳中风证与胸阳虚弱证相兼的基础方，病变证机是风寒乘虚侵袭太阳营卫，阳气虚弱无以温煦，由此演变为阳虚阴寒的病证，主要有胸闷、心悸、气短、汗出、脉浮或弱等表现，需要与桂枝去芍药汤证、桂枝加附子汤证相鉴别。桂枝去芍药汤证因阳气损伤较轻，可见胸满、脉促，无明显恶寒的征象；桂枝加附子汤证则因发汗不如法，耗伤卫阳营阴，肌表、躯体失于固摄濡养，以汗漏不止、四肢拘急、小便难等特征，两证病位及病情轻重各有不同。

（六）桂枝加芍药生姜各一两人参三两新加汤证

【原文】

发汗后，身疼痛，脉沉迟者，桂枝加芍药生姜各一两人参三两新加汤主之。（62）

桂枝加芍药生姜各一两人参三两新加汤方

桂枝三两（去皮）　芍药四两　甘草二两（炙）　人参三两　大枣十二枚（擘）　生姜四两

上六味，以水一斗二升，煮取三升，去滓，温服一升。本云桂枝汤，今加芍药生姜人参。

【解析】

汗法是为表证而设，一般而言，太阳表证之身痛，汗后如若表邪已解，身疼痛亦随之消失。今发汗后仍有身体痛，是发汗未彻，表邪未尽而表证犹存，治疗当继用汗法，守方续进。然而本条论及的汗后身体疼痛不减，并无寒热、头痛、脉浮等表现，反而出现脉沉迟之候，显然非风寒表证。原文第 50 条“脉浮紧者，法当身疼痛，宜以汗解之。假令尺中迟者，不可发汗，何以知然？以荣气不足，血少故也。”与本条讨论的周身疼痛、脉沉迟有异曲同工之妙。沉脉主里，迟主阴血少，不能充盈脉道，故此处的身疼痛，是系汗出过多，营气受伤，津液损耗，阴血虚少，肌肉失养所致。正如成无己所言：“表邪盛则身痛，血虚亦身痛。其脉浮紧者，邪盛也；脉沉迟者，血虚也。盛者损之则安，虚者益之则愈。”明确指出本证与太阳表证身痛有别。

治疗以补益营气为主，在补不在通，待营气得充，经脉自然得养，则诸症可除。方用桂枝加芍药生姜各一两人参三两新加汤，以益气养营，补虚止痛。其中，桂枝汤调和营卫，重用芍药以养营阴，与甘草相伍，有缓急止痛之功，且制姜桂之辛散；重用生姜以宣通阳气，引领药力走表，行血脉之滞；人参益气生津，滋气血生化之源。诸药合用，解除因营卫气血不足导致的身体疼痛，体现了不荣则痛的病机。

方名新加者，体现方随证变，桂枝汤之辛温解表法转化为辛温酸甘和营法。新加汤加强了桂枝汤滋阴和阳、调和营卫的功能，临床上使用时不只限于汗后变证，杂证中亦常用及，临床但见身体疼痛、脉沉迟无力，或伴见怠惰倦卧、身体酸软、心悸气短等表现，均可酌情用之。

二、太阳伤寒兼证

【提要】

论述太阳伤寒各种兼证的证治。

（一）葛根汤证及葛根加半夏汤证

【原文】

太阳病，项背强几几，无汗恶风，葛根汤主之。（31）

葛根汤方

葛根四两　麻黄三两（去节）　桂枝二两（去皮）　生姜三两（切）　甘草二两（炙）　芍药二两　大枣十二枚（擘）

上七味，以水一斗，先煮麻黄、葛根，减二升，去白沫，内诸药，煮取三升，去滓，温服一升，覆取微似汗，余如桂枝法将息及禁忌。诸汤皆仿此。

【解析】

本条是太阳伤寒兼经气不利的证治。本证是在头身痛、发热恶寒、无汗、脉浮紧的基础上，见项背拘急强硬、无汗恶风。项背强几几，是寒邪侵犯太阳、经气不利的反映；无汗恶寒，是寒邪束表的反映。方用葛根汤，以发汗散寒、升津舒筋。

葛根汤由桂枝汤加麻黄、葛根组成。其中，桂枝、麻黄辛温发汗、疏散风寒；葛根生津液而濡筋脉，兼助麻、桂解表；芍药、甘草酸甘化阴，生津养液，缓和筋脉之急；生姜、大枣调和脾胃。诸药共用，治疗风寒外束之无汗恶风、项背强痛之证。

本方的煎服方法，需要先煎麻黄、葛根，去除白色上沫，然后再放入其余的药物，意在缓解麻、葛两药的辛散走窜之性，防止因发汗过多导致的津液损伤。

本证与太阳中风证“项背强几几”的“项强”表现相同，但应注意的是，本证是因风寒外束、津液不升所致的无汗兼项背强痛，在桂枝汤的基础上加麻黄、葛根，组成葛根汤。为何不以麻黄汤直接加葛根，而以桂枝汤加麻黄、葛根？本证因风寒外束导致无汗，需要发汗；但存在经气不利，津液不升，筋脉失养的病理状态，所以又不宜峻汗。麻黄汤为发汗峻剂，如再加葛根，不但达不到滋津润燥、缓和筋脉的目的，反而有可能出现汗多伤津的变证。故选用桂枝汤加麻黄、葛根，发汗散寒，兼顾滋津化阴，缓急解痉，正合病情。

本方与桂枝加葛根汤证均为太阳证之“项背强几几”而设，由风寒客入太阳，津液不得濡润筋脉所致。两方均加葛根以解肌祛风、升津舒络。相对而言，桂枝加葛根汤证因症有自汗，须减麻黄；葛根汤证症为无汗，须加麻黄。

【原文】

太阳与阳明合病[1]者，必自下利，葛根汤主之。（32）

【注释】

［1］合病：两经以上同时发病。

【解析】

本条论述太阳与阳明合病，即太阳与阳明同时受邪。发热恶寒、头项强痛、脉浮等是太阳病，“自下利”为正气抗邪于表，无法顾护于里，里气不和，升降紊乱，大肠传导失司，是阳明病。“自下利”的“自”字，说明此时出现的下利非误用下法或者变证，病机根本是由风寒外束肌表、内迫阳明大肠所致。治疗以解除外邪为首选，方用葛根汤，以解肌发表，升津止利，两解太阳阳明经表之邪。待表邪去、胃肠和，则自利止。这一治利方法，被后世称为“逆流挽舟”之法。

【原文】

太阳与阳明合病，不下利但呕者，葛根加半夏汤主之。（33）

葛根加半夏汤方

葛根四两　麻黄三两（去节）　甘草二两（炙）　芍药二两　桂枝二两（去皮）　生姜二两（切）　半夏半升（洗）　大枣十二枚（擘）

上八味，以水一斗，先煮葛根、麻黄，减二升，去白沫，内诸药，煮取三升，去滓，温服一升。覆取微似汗。

【解析】

本条承接第32条论述太阳与阳明合病。太阳与阳明合病，正气抗邪于表，不能内顾于里，导致里气不和，见下利、呕吐或吐利并见。表气不和影响到里气失降的情况较为多见，如桂枝汤证中的干呕，麻黄汤证中的呕逆，究其原因均是感受外邪为先，这类病在治疗上以散解外邪为首要之务，外邪得解，里气自和，则升降复常，吐利自止。

阳明之腑包括胃与大肠，外邪内扰大肠，见下利；内扰于胃，可见呕吐。表现虽异，基本病理则一，均为风寒外邪侵扰阳明，病性属寒，当兼见口不渴、舌淡红等症。不下利但呕，是正气抗邪于表，不能顾护于里，胃气升降紊乱。治当解表和胃，降逆止呕，用葛根加半夏汤，本方是在葛根汤原方原量基础上加半夏半升，其中葛根汤解两阳经表之邪，半夏辛温，入脾胃，和胃降逆止呕。

葛根汤证与葛根加半夏汤证同为针对太阳阳明合病的病机而设。葛根汤证病变在大肠，见下利；本证病位在胃，不下利而呕。除此之外，葛根汤证还可用于太阳寒邪在经、项背强几几，《金匮要略》用其治疗“欲作刚痉”之证，后世还用它治疗阳明经表气机被郁，面赤、头额作痛之证，临床运用应注意鉴别。

（二）大青龙汤证

【原文】

太阳中风，脉浮紧，发热恶寒，身疼痛，不汗出而烦躁者，大青龙汤主之。若脉微弱，汗出恶风者，不可服之。服之则厥逆[1]，筋惕肉瞤[2]，此为逆也。（38）

大青龙汤方

麻黄六两（去节） 桂枝二两（去皮） 甘草二两（炙） 杏仁四十枚（去皮尖） 生姜三两（切） 大枣十枚（擘） 石膏如鸡子大（碎）

上七味，以水九升，先煮麻黄，减二升，去上沫，内诸药，煮取三升，去滓，温服一升，取微似汗。汗出多者，温粉[3]粉之。一服汗者，停后服。若复服，汗多亡阳遂虚，恶风烦躁，不得眠也。

【注释】

[1] 厥逆：手足逆冷不温。

[2] 筋惕肉瞤（shùn）：筋肉跳动。

[3] 温粉：古代的一种外治止汗法，用于止汗的外扑于体表的药粉。

【解析】

脉浮紧、身疼痛、不汗出等症状，是典型的太阳伤寒证。本证兼见“烦躁”，是因为外有寒邪郁表不能入里，内有阳郁阻滞不能外泄，表闭阳郁，热扰心神所致。此证多见于体质壮盛之人，正气抗邪有力且邪气不衰。此时若用麻黄汤则无清里热之效，若用白虎汤又无烦渴引饮的表现。当外散风寒，内清郁热，大青龙汤最契合病机。

大青龙汤是表里双解之剂，专为表寒里热、表里俱实而设。若见到脉弱、汗出恶风，是表里俱虚之证，不适合服用本方，此时若误用大青龙汤，必致大汗亡阳，阴阳俱伤。阳气外亡，见四肢厥冷；阴液外脱，筋肉失濡，见肌肉跳动不安，出现诸种亡阳失液之变证，故言“此为逆也”。

大青龙汤是麻黄汤倍用麻黄、甘草加石膏、生姜、大枣而成。重用麻黄，外散风寒，与桂枝、生姜配伍，峻猛发汗，从这个配伍思路来看本方属峻汗之剂无疑；石膏辛寒，清热除烦；甘草、大枣和中，防石膏大寒伤中。全方七味，共收发汗解表，清热除烦之功。方名“青龙”，意指该方辛温发散，服用后汗出邪散取效，似青龙之腾云兴雨，郁热顿除。“大”，乃言本方为发汗之峻剂。

因大青龙汤属峻汗之剂，故治疗必须掌握发汗程度，应以“取微似汗”为度，使汗出邪去，中病即止，不可多服久服，服用应遵守“一服汗出，停后服”的原则，即服一次药汗出，则无须再服第二次药。服用过量导致汗出过多，则阳气虚衰，肌腠疏松，见恶风、烦乱、肢体躁扰不宁，以致“不得眠”。对于汗出过多者，可用温粉扑之止汗，以防汗多亡阳。

大青龙汤治疗寒邪闭表，阳郁化热，无汗高热，用之得当，效如桴鼓，不待覆被即可汗出津津、烦热顿除。用之不当，致使大汗淋漓不止，亡阳脱液，甚则死亡的也并非鲜见。临证之时，当严格掌握适应证及药后护理方法，做到祛邪而不伤正。

【原文】

伤寒脉浮缓，身不疼，但重[1]，乍有轻时，无少阴证者，大青龙汤发之。（39）

【注释】

[1] 但重：只是感到身体沉重。

【解析】

本条继 38 条条文进一步论述伤寒兼里热证的变证。恶寒、发热、无汗、烦躁、骨节疼痛、脉浮紧，是大青龙汤证的典型表现，前条已对其作了详尽论述。本条虽亦用大青龙汤治疗，但证候表现却迥然有别，原因是寒邪郁闭太重，故脉不紧而缓涩，身不痛但重滞，表郁或轻或重，故身重有减轻时。上条论述表寒闭郁，偏于外，本条论述表寒化热，趋于里，因未见烦渴引饮等里热弥漫之象，仍属表闭阳郁，故用大青龙汤发之，以宣发表邪之闭遏。

本证出现的身重脉缓，少阴虚寒证亦有可能出现，但是少阴病必兼厥逆下利等症，可作为与本证区分的依据，临证时应除外少阴证，以防犯"虚虚之戒"，当详细鉴别，"无少阴证者"方可用之。

（三）小青龙汤证

【原文】

伤寒表不解，心下有水气[1]，干呕发热而咳，或渴，或利，或噎[2]，或小便不利，少腹满[3]，或喘者，小青龙汤主之。（40）

小青龙汤方

麻黄（去节） 芍药 细辛 干姜 甘草（炙） 桂枝（去皮）各三两 五味子半升 半夏半升（洗）

上八味，以水一斗，先煮麻黄，减二升，去上沫，内诸药，煮取三升，去滓，温服一升。若渴，去半夏，加栝楼根三两；若微利，去麻黄，加荛花，如一鸡子，熬令赤色；若噎者，去麻黄，加附子一枚，炮；若小便不利，少腹满者，去麻黄，加茯苓四两；若喘，去麻黄，加杏仁半升，去皮尖。且荛花不治利，麻黄主喘，今此语反之，疑非仲景意。臣亿等谨按：小青龙汤大要治水。又按《本草》，荛花下十二水，若水去，利则止也。又按《千金》，形肿者应内麻黄，乃内杏仁者，以麻黄发其阳故也。以此证之，岂非仲景意也。

【注释】

[1] 心下有水气：心下，指上腹、胃脘部。水气，即水饮之邪。

[2] 噎（yē）：指食管部有气逆梗阻感。

[3] 少腹满：小腹或下腹部胀满。

【解析】

本条讨论太阳伤寒兼心下水饮的证治。"伤寒表不解，心下有水气"是小青龙汤证的病机。"伤寒表不解"，是因寒邪束表，说明本证具有太阳伤寒证的基本表现，如发热恶寒、无汗、脉浮紧等。"心下有水气"，即水饮之邪在心下胃脘部停留，说明本证有寒饮内停的病机。

外有表寒，内有水饮，是本条病机所在。患者体内素有水饮，在正常代谢情况下，内伏饮邪不能为害。感受外来风寒，外邪引动，阳气抗邪，里阳不足，体内素饮为害，出现干呕、咳喘等表现，形成"风寒客表，水饮内停"的病证。

水饮为患，不居于一处，或逆于上，或聚于中，或滞于下，停留于胃肠、膀胱、肺等部位，随其所至而为病。如水饮停聚，气不化津，津液不能输布，见口渴，但此类口渴多具有喜热饮、饮量不多的特点，与热邪伤津的口渴不难区分；水饮下走大肠，清浊不别，见下利；水寒凝滞，阻于胸膈，胸中阳气不运，见食入则噎、窒闷的感觉；水饮蓄积下焦，膀胱气化失职，见小便不利、少腹胀满。或然症虽不固定，但不离水饮为患的病机。

表寒非辛温不散，水饮非温化不除，治以辛温解表，温化寒饮，方用小青龙汤。小青龙汤由麻黄汤去杏仁加半夏、芍药、细辛、干姜、五味子八味药物而成。其中，麻黄辛温，宣肺、平喘、利水，配桂枝宣通卫阳，增强发汗解表之功；芍药酸收护营，防止诸温药温燥太过；干姜温中化饮，细辛温肺祛痰，半夏和胃止呕、降逆化痰，此三药能增强温化寒饮之功；五味子酸敛止咳，保肺肾之气，体现散收并用，且能防干姜、细辛、半夏因辛散太过而损伤肺气；甘草甘温守中，调和诸药，使邪去不伤正。本方配伍严谨，散中有收，共奏解表蠲饮之功，诸症自平。

关于此方的加减运用，若因津液不足而致口渴，去温燥之半夏，加甘酸微寒之栝楼根以生津止渴；若因水奔大肠而致轻度下利，去辛散之麻黄，加荛花利水止利；若因寒饮之气凝滞而致噎塞，去麻黄，加辛热之附子，以温阳散寒，破水寒之凝滞；若因水饮内停致小腹胀满、小便不利，去麻黄，加甘平之茯苓以渗利小便，行水气；若因水饮射肺而致喘，去麻黄，加杏仁宣肺平喘。但麻黄主喘，是发汗主药，去麻黄看似不妥，故紧接着又云"疑非仲景意"。

【执医考纲】

第40条原文背诵，并掌握小青龙汤证的辨证要点、加减法意义，以及张仲景在太阳病篇治喘的辨治方法。

【原文】

伤寒心下有水气，咳而微喘，发热不渴。服汤已渴者，此寒去欲解也。小青龙汤主之。(41)

【解析】

本条采用倒装笔法，补叙了小青龙汤证的主症及药后寒去欲解的征象，"小青龙汤主之"当接"发热不渴"之后。"伤寒心下有水气"与上条"伤寒表不解，心下有水气"意同，表明本证属外有表寒内有停饮的小青龙汤证。"咳而微喘"是对上条水饮射肺而致喘嗽的补充，微喘是由于素有寒饮内伏，在外邪引动下，寒饮犯肺，肺失宣降所致；发热是表有寒邪的表现；上条言本证兼"或渴"，非必见证，亦有因寒痰水饮内阻而见不欲饮水，即本条所说的"不渴"，因寒饮在胃，未影响气化，并无津伤。"或渴"与"不渴"均为外寒内饮的可能表现，二者并不矛盾，"不渴"是常，"或渴"是变。

服用小青龙汤后，出现口渴，是心下水饮得除，寒邪得解，病证向愈的征兆。温化之余，胃阳渐振，有思水欲饮之征，加之津液一时难以敷布，上承口舌之故，此时虽渴但不甚，只要少少与水饮之，以滋润其燥，待水津散布，口渴定当自除，故言"服汤已渴者，此寒去欲解也"，注意此处须与误用辛温后化热伤津证相区别。

【执医考纲】

掌握小青龙汤证"不渴""或渴""服汤已，渴者"的机理。

【复习思考题】

1. 太阳病兼项背强几几，无汗恶风者，宜选用何方治疗？(　)

A. 麻黄汤　　B. 桂枝汤　　C. 葛根汤
D. 小青龙汤　　E. 大青龙汤

2. 太阳与阳明合病，出现下利者，应选用何方治疗？(　)

A. 葛根黄芩黄连汤　　B. 桂枝加葛根汤　　C. 葛根汤
D. 白虎汤　　E. 麻黄附子细辛汤

3. 太阳病兼呕者，治疗应选用何方？(　)

A. 葛根加半夏汤　　B. 小柴胡汤　　C. 大柴胡汤
D. 生姜泻心汤　　E. 旋覆代赭汤

4. 太阳病，发热汗出恶风，脉缓者，证属何类？(　)

A. 太阳中风　　B. 太阳伤寒　　C. 少阳病
D. 阳明病　　E. 太阴病

5. 太阳病兼喘者，若脉浮紧无汗，宜用何方？（ ）

A. 麻黄汤　B. 桂枝汤　C. 葛根芩连汤
D. 小青龙汤　E. 麻杏甘石汤

6. 太阳病，发汗后，身疼痛，脉沉迟者，宜选用何方治疗？（ ）

A. 桂枝新加汤　B. 桂枝附子汤　C. 芍药甘草汤
D. 真武汤　E. 理中汤

7. 太阳病，下之后，其气上冲者，可与之何方？（ ）

A. 桂枝汤　B. 麻黄汤　C. 葛根汤
D. 小建中汤　E. 四逆汤

8. 太阳病，外证未解，脉浮弱者，治疗当以何方？（ ）

A. 麻黄汤　B. 桂枝汤　C. 小青龙汤
D. 大青龙汤　E. 葛根芩连汤

9. 太阳病兼水气凌心，干呕发热而咳者，宜选用何方？（ ）

A. 小青龙汤　B. 真武汤　C. 苓桂术甘汤
D. 五苓散　E. 小柴胡汤

10. 太阳病，项背强几几，反汗出恶风，桂枝加葛根汤中葛根的主要作用是？（ ）

A. 解表发汗　B. 舒筋解痉　C. 和胃降逆
D. 利水渗湿　E. 清热解毒

11. 太阳病，脉浮紧，发热无汗，身疼痛，宜用何方治疗？（ ）

A. 桂枝汤　B. 麻黄汤　C. 小青龙汤
D. 大青龙汤　E. 葛根汤

12. 太阳病，发汗后，大汗出，胃中干，烦躁不得眠，欲得饮水者，宜少少与饮之，令胃气和则愈。此症状属于？（ ）

A. 阳明病　B. 少阳病　C. 太阴病
D. 少阴病　E. 太阳病变证

13. 太阳病，下之微喘者，表未解故也，治疗宜选用何方？（ ）

A. 麻黄汤　B. 桂枝加厚朴杏子汤　C. 小青龙汤
D. 葛根芩连汤　E. 麻杏甘石汤

14. 太阳病，外证未解，不可下也，下之则为逆。欲解外者，宜何方？（ ）

A. 麻黄汤　B. 桂枝汤　C. 小柴胡汤
D. 大承气汤　E. 小建中汤

15. 太阳病，发热恶寒，身疼痛，不汗出而烦躁者，宜用何方？（ ）

A. 桂枝加葛根汤　B. 麻黄附子细辛汤　C. 桂枝加附子汤
D. 大青龙汤　E. 桂枝去芍药汤

（王俐钧）

扫一扫，查阅复习思考题答案

项目四　太阳病变证

【学习目标】

1. 掌握：太阳病变证治疗时表里虚实先后及标本缓急治则；心阳虚证、脾阳虚证、肾阳虚证、阴阳两虚证、热证、上热下寒证、蓄水证、蓄血证、结胸证、痞证等相关方证的因机证治。

2. 熟悉：虚证实证、汗下先后、标本缓急的辨证要点；疾病向愈的征兆。

3. 了解：变证服药注意事项。

一、辨治纲要

【提要】

论述太阳病变证形成的原因、治疗总则及证治情况。

（一）太阳变证治则

【原文】

太阳病三日，已发汗，若吐、若下、若温针[1]，仍不解者，此为坏病[2]，桂枝不中与[3]之也。观其脉证，知犯何逆[4]，随证治之。（16上）

【注释】

[1] 温针：用针刺入穴位，然后用艾绒裹缠在针柄上燃烧，属温补祛寒治法。

[2] 坏病：是因失治或误治，致证候复杂，疑似难辨而得名。

[3] 不中与：即不可再用此方。

[4] 知犯何逆：即明确知道犯了何种错误治疗而导致变证。

【解析】

太阳病数日，已经用过发汗、涌吐、攻下、温针等治法，而病仍不解的，这是治疗不当，成为坏病，桂枝汤是不适用的。应当运用四诊方法，仔细观察患者症状体征，完整收集病情资料，通过具体分析，得出病变矛盾的主要方面，从而见病知源，然后运用理法方药知识，选择治疗方案。“观其脉证，知犯何逆，随证治之”为张仲景临床诊疗的主要原则。

（二）辨虚证实证

【原文】

发汗后，恶寒者，虚故也。不恶寒，但热者，实也。当和胃气，与调胃承气汤。（70）

【解析】

本条论发汗后有虚实两种转归。太阳表证者，治当发汗，若汗不如法，即引邪入里。发汗后，出现恶寒，是阳气虚的表现。如果不恶寒，唯独恶热，是阳气旺之人，因过汗伤津化燥，或表邪入里，而形成燥实结聚胃肠则不大便的阳明胃家实的表现，应当泻热和胃，可选择调胃承气汤治疗。

（三）辨汗下先后

【原文】

本发汗，而复下之，此为逆也；若先发汗，治不为逆。本先下之，而反汗之，为逆；若先下之，治不为逆。（90）

【解析】

本条论表里同病在不同情况下，汗法和下法先后治疗的差异。病有表里同病而表证急时，本当先用发汗法解表治疗，却反而用了下法，这是治疗上的错误；如果先用发汗法治疗，使邪有出路，则是正确的治法。病有表里同病而里证急时，本来应该先用下法清里治疗，却反而用了汗法，这也是治疗上的错误；如果先用下法治疗，则是正确的治法。

此条反复告诫医者，病有轻重，证有缓急。汗下之法，治分先后。或先解表，或先攻里，或表里同治。既要遵循先表后里的原则，又要突出急重者先治的变通，否则易导致变证。

（四）辨标本缓急

【原文】

伤寒，医下之，续得下利，清谷[1]不止，身疼痛者，急当救里；后身疼痛，清便自调[2]者，急当救表。救里宜四逆汤，救表宜桂枝汤。（91）

【注释】

［1］下利清谷：泻下不消化的食物。

［2］清便自调：大小便正常。

【解析】

本条论伤寒误下后，表里先后缓急的治法。外感风寒之邪犯太阳，本该辛温解表，却误用攻下法治疗，导致太阳直中少阴的太少两感证，此时阳衰阴盛，患者出现腹泻不止，完谷不化，虽伴有身体疼痛的外感表证，仍应当立即治疗里证；若用药后，腹泻已经停止，大便恢复正常，仍身体疼痛的，此时再治表证。条文突出了“急则治其标，缓则治其本”的治疗方法。

【原文】

病发热头痛，脉反沉。若不差，身体疼痛，当救其里。

四逆汤方（92）

甘草二两（炙） 干姜一两半 附子一枚（生用，去皮，破八片）

上三味，以水三升，煮取一升二合，去滓，分温再服。强人可大附子一枚，干姜三两。

【解析】

本条论表里同病，先里后表的证治。病人出现发热头痛的症状，但脉象不浮反沉，是脉证不符，故曰“反”，知属风寒直中太少两感证。如用表里同治法效果不佳，同时伴身体疼痛的症状，此时再发汗解表可能会汗出亡阳，故应当先治疗其里证，以温里扶阳，固其根本，适用方为四逆汤。

二、辨治示例

（一）心阳虚证

【提要】

论述太阳病变证之心阳虚的因机证治。

1. 桂枝甘草汤证

【原文】

发汗过多，其人叉手自冒心[1]，心下悸，欲得按者，桂枝甘草汤主之。（64）

桂枝甘草汤方

桂枝四两（去皮） 甘草二两（炙）

上两味，以水三升，煮取一升，去滓，顿服。

【注释】

[1] 叉手自冒心：叉手，两手交叉。冒，按压。两手交叉按压于心胸部位。

【解析】

本条论发汗太多，损伤心阳而心悸的证治。因发汗太过，气随津脱，心阳不足，心失所主，导致病人出现双手交叉覆按心胸，心中悸动不安的症状，病人希望通过按压以缓解不适感，这种情况可以用桂枝甘草汤来治疗。

桂枝甘草汤，取桂枝之辛温，配甘草之甘温，辛甘化阳。在方后注的煎服法中，提示顿服以峻补心阳。

2. 桂枝甘草龙骨牡蛎汤证

【原文】

火逆[1]下之，因烧针[2]烦躁者，桂枝甘草龙骨牡蛎汤主之。(118)

桂枝甘草龙骨牡蛎汤方

桂枝一两（去皮） 甘草二两（炙） 牡蛎二两（熬） 龙骨二两

上四味，以水五升，煮取二升半，去滓。温服八合，日三服。

【注释】

[1] 火逆：即误用火法而发生的变证。

[2] 烧针：又称火针。即用火将针烧热，然后刺入穴位。本法多用来治疗寒湿顽痹之证。

【解析】

本条论心阳虚烦躁的证治。误用火疗损表阳，又用攻下法伤里阳，致阳气重伤，心阳虚衰，神失所主，心神外越，故见烦躁。治用桂枝甘草龙骨牡蛎汤补心阳，镇心神。

本方以桂枝、甘草，温补心阳以治本；加龙骨、牡蛎，镇潜心神而治标。

3. 桂枝去芍药加蜀漆牡蛎龙骨救逆汤证

【原文】

伤寒脉浮，医以火迫劫之[1]，亡阳[2]必惊狂，卧起不安者，桂枝去芍药加蜀漆牡蛎龙骨救逆汤主之。(112)

桂枝去芍药加蜀漆牡蛎龙骨救逆汤方

桂枝三两（去皮） 甘草二两（炙） 生姜三两（切） 大枣十二枚（擘） 牡蛎五两（熬） 蜀漆三两（洗去腥） 龙骨四两

上七味，以水一斗二升，先煮蜀漆，减二升，内诸药，煮取三升，去滓，温服一升。本云桂枝汤，今去芍药，加蜀漆牡蛎龙骨。

【注释】

[1] 火迫劫之：用火疗强迫发汗。

[2] 亡阳：指亡失心阳。

【解析】

本条论火劫亡失心阳而致惊狂的治疗。伤寒脉浮，病位在表，当以汗解，若用温针、火熨等火法，力量过强，导致发汗太过，而大汗亡阳，心阳不能温化水饮，则痰蒙心窍，故见卧起不安，甚则惊狂等症。治用桂枝去芍药加蜀漆牡蛎龙骨救逆汤温补心阳，镇惊安神，豁痰止狂。

桂枝汤中去芍药，是为了更好地温通心阳，而去阴柔之性的白芍；加龙骨、牡蛎，重镇安神；惊狂每因痰扰，加蜀漆以涤痰。因本证火劫致逆为病，故方名“救逆汤”。

桂枝甘草汤、桂枝甘草龙骨牡蛎汤和桂枝去芍药加蜀漆牡蛎龙骨救逆汤，三方均治疗心阳虚证。桂枝甘草汤证病情较轻，以心悸为主症；桂枝甘草龙骨牡蛎汤证病情复杂，以烦躁为主症；桂枝去芍药加蜀漆牡蛎龙骨救逆汤证病情较重，以惊狂为主症。

4. 茯苓桂枝甘草大枣汤证

【原文】

发汗后，其人脐下悸[1]者，欲作奔豚[2]，茯苓桂枝甘草大枣汤主之。(65)

茯苓桂枝甘草大枣汤方

茯苓半斤 桂枝四两（去皮） 甘草二两（炙） 大枣十五枚（擘）

上四味，以甘澜水一斗，先煮茯苓，减二升，内诸药，煮取三升，去滓，温服一升，日三服。

作甘澜水法：取水二升，置大盆内，以勺扬之，水上有珠子五六千颗相逐，取用之。

【注释】

[1] 脐下悸：悸，跳动之意。脐下悸，是指脐下跳动。

[2] 奔豚：豚，即猪。奔豚以猪的奔跑状态形容病发时患者自觉有气从少腹上冲咽喉，时发时止，伴胸部憋闷。

【解析】

本条论述心阳虚欲作奔豚的证治。心属火位居于上，肾属水位居于下。汗为心之液，若发汗不当，则损伤心阳，心火衰不能下达于肾，则下焦水邪生上泛之势，脐下则悸动不安，犹如奔豚之将作，故曰“欲作奔豚”。治用茯苓桂枝甘草大枣汤，温阳化气，利水平冲。

本方重用茯苓，利水宁心，以平冲逆；桂枝温通心阳，又善化气；甘草、大枣，培土制水，甘缓平冲。甘澜水煎药，此法源于《黄帝内经》，古人认为甘澜水是将水扬之数遍，令其烂熟，去水寒之性不助水邪之义。

5. 桂枝加桂汤证

【原文】

烧针令[1]其汗，针处被寒，核起而赤者，必发奔豚。气从少腹上冲心者，灸其核上各一壮[2]，与桂枝加桂汤，更加桂枝二两也。(117)

桂枝加桂汤

桂枝五两（去皮） 芍药三两 生姜三两（切） 甘草二两（炙） 大枣十二枚（擘）

上五味，以水七升，煮取三升，去滓，温服一升。本云桂枝汤，今加桂满五两，所以加桂者，以能泄奔豚气也。

【注释】

[1] 令：责令、强迫之意。

[2] 一壮：燃烧完一个艾柱即称为“一壮”，其时间通常为3~5分钟，具体因艾柱大小和灸法不同而略有差异。

【解析】

本条论述心阳虚已作奔豚的证治。病本无汗，用烧针之法强迫出汗，导致大汗而心阳外亡。心阳虚不能镇摄肾水，肾中水寒之邪上冲于心而发奔豚。又因针处遇外寒，邪闭肌腠，故见局部核起而赤者。治疗应该当先外用灸针刺赤核部位一壮，以温散寒凝；再内服桂枝加桂汤，温通心阳，平冲降逆。

桂枝加桂汤以桂枝汤加桂枝二两而成，本方重用桂枝，温通心阳，以制肾水。佐甘草大枣补土制水，甘缓平冲。芍药苦泄利水，生姜辛温散水，均对肾中水寒之气的上冲有治疗作用。

本方与茯苓桂枝甘草大枣汤相比，均治心阳虚水寒冲逆之奔豚。茯苓桂枝甘草大枣汤重用茯苓，病机以水气上冲为主。而桂枝加桂汤重用桂枝，病机以寒气上冲为主。

（二）脾阳虚

【提要】

论述太阳病变证之脾阳虚的因机与证治。

1. 茯苓桂枝白术甘草汤

【原文】

伤寒若吐、若下后，心下逆满，气上冲胸，起则头眩，脉沉紧，发汗则动经[1]，身为振振摇[2]者，茯苓桂枝白术甘草汤主之。（67）

茯苓桂枝白术甘草汤方

茯苓四两　桂枝三两（去皮）　白术二两　甘草二两（炙）

上四味，以水六升，煮取三升，去滓，分温三服。

【注释】

［1］动经：伤动经脉之气。

［2］身为振振摇：身体振颤摇动，不能自主。

【解析】

本条论述误治伤脾，致水气上冲的证治及禁忌。文中“茯苓桂枝白术甘草汤主之”，应接在“脉沉紧”之后，此为倒装文法。

太阳伤寒，本当汗解，若误用吐下，脾胃阳气受伤，不能运化水湿。水停心下，则见心下胀满。水气上冲，则气上冲胸。阳虚不能升清，水气上逆清窍，故起则眩晕。脉沉主内有水饮，脉紧主寒。脾阳虚不能升清，水寒阻滞气机，则脉沉而紧。治当温阳健脾，化气行水，方用茯苓桂枝白术甘草汤。如果医者据脉沉紧，误以为表寒盛而用汗法，则阳气更伤，不能温养经脉，致水饮内停、浸渍筋肉，见肌肉动惕，身体振颤动摇。

茯苓桂枝白术甘草汤方中重用茯苓淡渗利水，健脾宁心，桂枝温阳化气，白术健脾燥湿，炙甘草健脾和中。

本方为温阳健脾利水之名方，与茯苓桂枝甘草大枣汤比较，仅有一味药之差。但是本方用白术，重在健脾化饮，治在中焦。而茯苓桂枝甘草大枣汤用大枣，且倍用茯苓，重在利水平冲，治在下焦。

2. 小建中汤

【原文】

伤寒二三日，心中悸而烦者，小建中汤主之。（102）

小建中汤方

桂枝三两（去皮）　甘草二两（炙）　大枣十二枚（擘）　芍药六两　生姜三两（切）　饴糖一升

上六味，以水七升，煮取三升，去滓，内饴，更上微火消解，温服一升，日三服。呕家不可用建中汤，以甜故也。

【解析】

本条论伤寒里虚，心悸而烦的证治。伤寒仅二三日，未经治疗，病人症见心中悸动不安，多由心脾两虚致正气不足，复感外邪所致。治当内和中焦，外调营卫，方用小建中汤。

小建中汤是桂枝汤倍用芍药加饴糖而成，芍药益阴养营，饴糖甘温益脾，为方中主药；桂枝、生姜温补中阳，解肌祛风；大枣、甘草温补中气，扶正达邪，共奏“建中”之功。若是呕家，则不可用本方，因其甘性壅滞也。

【执医考纲】

第102条原文背诵并理解体虚之人外感风寒先建中焦的意义。

3. 厚朴生姜半夏甘草人参汤证

【原文】

发汗后，腹胀满者，厚朴生姜半夏甘草人参汤主之。（66）

厚朴生姜半夏甘草人参汤方

厚朴半斤（炙，去皮） 生姜半斤（切） 半夏半升（洗） 甘草二两（炙） 人参一两

上五味，以水一斗，煮取三升，去滓，温服一升，日三服。

【解析】

本条论脾虚气滞腹胀的证治。发汗后伤脾，脾失健运，寒湿内生，气机郁滞，故腹胀满。本证脾虚为本，气滞为标，属虚性胀满。

方用厚朴生姜半夏甘草人参汤，健补脾气，行气消胀。消补兼施，以消为主。重用厚朴、生姜、半夏，温运除满，以治其标；人参、甘草，补中益气，以治其本。

（三）肾阳虚

【提要】

论述太阳病变证之肾阳虚的因机证治。

1. 干姜附子汤证

【原文】

下之后，复发汗，昼日烦躁不得眠，夜而安静，不呕，不渴，无表证，脉沉微，身无大热者，干姜附子汤主之。（61）

干姜附子汤方

干姜一两 附子一枚（生用，去皮，切八片）

上二味，以水三升，煮取一升，去滓，顿服。

【解析】

本条论述误治致肾阳虚烦躁的证治。病在太阳，解表则愈。但医者失序，先下复发汗，致阳气大虚。阳虚之人，昼日虚阳得天阳之助尚能与阴争，故见烦躁；夜间则阳气衰而不能与阴争，每多安静。据“不呕，不渴，无表证”，本证排除可能的三阳病烦躁，而为肾阳大伤，虚阳外浮，恐有格阳亡阳之象，治当用干姜附子汤急温回阳。

本方附子生用，回阳之力较制附子效强，与干姜配伍共取辛热之性，一次顿服，急挽回阳。

2. 真武汤证

【原文】

太阳病发汗，汗出不解，其人仍发热，心下悸，头眩，身瞤动，振振欲擗地[1]者，真武汤主之。（82）

真武汤方

茯苓 芍药 生姜（切）各三两 白术二两 附子一枚（炮，去皮，破八片）

上五味，以水八升，煮取三升，去滓，温服七合，日三服。

【注释】

[1] 振振欲擗（pǐ）地：即身体颤抖，站立不稳，有欲仆倒在地之状。

【解析】

本条论述肾阳虚水泛之证治。太阳与少阴相表里，太阳过汗，内伤少阴阳气。肾主水，阳虚则不能制水。水气泛滥，上凌于心，则心悸动；水气上蒙清窍，则头目眩晕；水气浸渍肌肉，则肌肉颤动，有将要仆倒在地之状。治当温肾阳，利水气，方用真武汤。

真武汤方中附子温阳化气，茯苓淡渗利水，白术燥湿健脾，生姜辛散水气，芍药苦泄通利小便。

真武汤与茯苓桂枝白术甘草汤均治阳虚水停证，茯苓桂枝白术甘草汤治脾阳虚水饮证，病位在中焦，病证较轻；真武汤治肾阳虚水泛证，病位在下焦，病情较重。

（四）阴阳两虚证

【提要】

论述太阳病变证之阴阳两虚证的因机证治。

1. 甘草干姜汤与芍药甘草汤证

【原文】

伤寒脉浮，自汗出，小便数，心烦，微恶寒，脚挛急[1]，反与桂枝，欲攻其表，此误也，得之便厥。咽中干，烦躁，吐逆者，作甘草干姜汤与之，以复其阳。若厥愈足温者，更作芍药甘草汤与之，其脚即伸。若胃气不和谵语者，少与调胃承气汤。若重发汗，复加烧针者，四逆汤主之。（29）

甘草干姜汤方

甘草四两（炙）　干姜二两

上二味，以水三升，煮取一升五合，去滓。分温再服。

芍药甘草汤方

芍药　甘草各四两（炙）

上二味，以水三升，煮取一升五合，去滓，分温再服。

调胃承气汤方

大黄四两（去皮，清酒洗）　甘草二两（炙）　芒硝半升

上三味，以水三升，煮取一升，去滓，内芒硝，更上火微煮令沸，少少温服之。

四逆汤方

甘草二两（炙）　干姜一两半　附子一枚（生用，去皮，破八片）

上三味，以水三升，煮取一升二合，去滓，分温再服。强人可大附子一枚，干姜三两。

【注释】

[1] 脚挛急：脚，小腿，即小腿肌肉拘挛，活动不利。

【解析】

本条论述伤寒夹里虚误汗导致变证及随证救治。脉浮、汗出、恶风，是太阳表证；心烦、脚挛急，是阴虚筋脉失养；小便频数，是阳虚失于摄敛。此证为阴阳两虚之人复感外邪，理应扶阳益阴解表。医者若不顾正气之虚，用桂枝汤攻表，必然会更伤阴阳之气。阳气更伤，不能温煦四肢，故见厥逆。阴气更伤，阴液不能上滋，则咽中干。阴液亏虚，心神失养，故见烦躁。寒气犯胃，故见呕逆。此时救治，以阳虚为盛，治当先温其阳，待阳回厥愈，再补其阴。温阳用甘草干姜汤，补阴用芍药甘草汤。如果阴伤化燥入胃者，燥热扰心，则见谵语，治当少与调胃承气汤微和胃气，谵语即止。如果重发其汗，复加烧针，必致阳气大伤而见厥逆吐利证，治当用四逆汤回阳救逆。

甘草干姜汤方中干姜配甘草，辛甘化阳，以温中焦之阳。芍药甘草汤方中芍药益阴通络，甘草缓急柔筋，以治脚挛急。

2. 芍药甘草附子汤证

【原文】

发汗，病不解，反恶寒者，虚故也，芍药甘草附子汤主之。(68)

芍药甘草附子汤方

芍药 甘草（炙）各三两 附子一枚（炮，去皮，破八片）

上三味，以水五升，煮取一升五合，去滓，分温三服。

【解析】

本条论述发汗后阴阳两虚之证治。发汗后，表邪不仅未解，反而恶寒症状加剧，多为汗多亡阳，阳虚失温致恶寒，故患者为阴阳两虚证，“虚故也”即意“故虚也”。除恶寒之证外，阳虚不能推动血脉，阴虚不能充盈脉道，当兼见脉微细、脚挛急。治当扶阳益阴，方用芍药甘草附子汤。

芍药甘草附子汤，方中用附子温阳散寒，芍药、甘草益阴缓急，共奏阴阳两补之功。

3. 茯苓四逆汤证

【原文】

发汗，若下之，病仍不解，烦躁者，茯苓四逆汤主之。(69)

茯苓四逆汤方

茯苓四两 人参一两 附子一枚（生用，去皮，破八片） 甘草二两（炙） 干姜一两半

上五味，以水五升，煮取三升，去滓，温服七合，日二服。

【解析】

本条论述汗下后阴阳两虚烦躁的证治。汗下后，病情未见减轻反增昼夜烦躁不安，此乃太阳与少阴相表里，误治致邪入少阴，少阴里虚，阴阳不足，水火不济，阳虚神气外浮，阴虚神失所养，故致烦躁。治当温阳益阴，方用茯苓四逆汤。

茯苓四逆汤，用附子、干姜回阳救逆，人参益气生津，茯苓宁心安神，甘草补气和中，共奏回阳益阴之功。

本方与干姜附子汤，均治烦躁证，但干姜附子汤急温回阳，治疗阳虚烦躁证。茯苓四逆汤回阳益阴，治疗阴阳两虚烦躁证。

4. 炙甘草汤证

【原文】

伤寒脉结代[1]，心动悸[2]，炙甘草汤主之。(177)

炙甘草汤方

甘草四两（炙） 生姜三片（切） 人参二两 生地黄一斤 桂枝三两（去皮） 阿胶二两 麦门冬半升（去心） 麻仁半斤 大枣三十枚（擘）

上九味，以清酒[3]七升，水八升，先煮八味，取三升，去滓。内胶，烊消尽，温服一升，日三服。一名复脉汤。

【注释】

[1] 脉结代：脉来缓而一止，止无定数者为结脉；脉来缓而一止，止有定数者为代脉。均属于间歇脉。

[2] 心动悸：言其心跳得特别厉害，非同一般之心悸。

[3] 清酒：即米酒。

【解析】

本条论述心阴阳两虚、气血两亏的证治。外感伤寒，本该恶寒、发热、脉浮，但素体心阴阳不足者，感受寒邪后，太阳之邪直传少阴，导致心阳虚鼓动无力，脉道滞涩，故脉结代，心阴虚心失所养，故心动悸。

炙甘草汤滋阴养血，通阳复脉。方中重用炙甘草，通血脉，补中焦，为复脉之本；麦冬、生地黄、麻仁、阿胶、人参、大枣，养心阴，充脉体；桂枝、生姜，温心阳，通血脉；清酒煎煮，助温通经脉药效。

【执医考纲】

第 177 条原文背诵并掌握炙甘草汤的临床应用要点。

（五）热证

【提要】

论述太阳病变证之热证的因机与证治。

1. 栀子豉汤证

（1）栀子豉汤类证

【原文】

发汗后，水药不得入口为逆，若更发汗，必吐下不止。发汗吐下后，虚烦[1]不得眠，若剧者，必反复颠倒，心中懊侬[2]，栀子豉汤主之；若少气[3]者，栀子甘草豉汤主之；若呕者，栀子生姜豉汤主之。（76）

栀子豉汤方

栀子十四个（擘） 香豉四合（绵裹）

上二味，以水四升，先煮栀子，得二升半，内豉，煮取一升半，去滓，分为二服，温进一服，得吐者，止后服。

栀子甘草豉汤方

栀子十四个（擘） 甘草二两（炙） 香豉四合（绵裹）

上三味，以水四升，先煮栀子、甘草，取二升半，内豉，煮取一升半，去滓，分二服，温进一服，得吐者，止后服。

栀子生姜豉汤方

栀子十四个（擘） 生姜五两 香豉四合（绵裹）

上三味，以水四升，先煮栀子、生姜，取二升半，内豉，煮取一升半，去滓，分二服，温进一服，得吐者，止后服。

【注释】

［1］虚烦：指无形邪热郁扰胸膈而致的烦躁。虚，非为正气之虚，指邪热之无形。

［2］心中懊侬：指心中烦乱特甚。

［3］少气：指气息微弱。

【解析】

本条论述误吐下后，热扰胸膈的证治。若发汗吐下后，虚烦不得眠，甚则心中懊侬，反复颠倒，当属表热内陷，郁于胸膈，扰乱心神所致。治用栀子豉汤清宣郁热。

栀子豉汤由栀子和淡豆豉两味药组成，栀子性味苦寒，导热下行；豆豉气味轻薄，宣散郁热。二药相伍，一降一宣，胸中郁热得解。

若兼中气不足，气息微弱者，治用栀子甘草豉汤清热宣郁，补益中气。若兼胃失和降而呕吐者，治用栀子生姜豉汤清热宣郁，和胃止呕。

栀子苦寒易伤脾胃，在本方须先煎；豆豉性辛散，宜后下以存其气。方后注“得吐者，止后服”，个别病人服药后，火郁得宣，可见呕吐，吐后郁热尽出，虚烦自愈。

【原文】

发汗若下之而烦热，胸中窒[1]者，栀子豉汤主之。(77)

伤寒五六日，大下之后，身热不去，心中结痛[2]者，未欲解也，栀子豉汤主之。(78)

【注释】

[1] 胸中窒：窒者，塞也。自觉胸中有堵塞感。

[2] 心中结痛：心中结滞疼痛。

【解析】

以上两条是对胸膈郁热栀子豉汤证的补充论述。邪热郁于胸膈，胸中气机郁滞，故胸中窒闷。若大下之后身热不去，热邪留之更甚，致心中结痛。无论胸中窒塞或心中结痛，病机仍属邪热郁阻，均治以栀子豉汤清宣郁热。

(2) 栀子厚朴汤证

【原文】

伤寒下后，心烦腹满，卧起不安者，栀子厚朴汤主之。(79)

栀子厚朴汤方

栀子十四枚（擘） 厚朴四两（炙，去皮） 枳实四枚（水浸，炙令黄）

上三味，以水三升半，煮取一升半，去滓，分二服，温进一服，得吐者，止后服。

【解析】

本条论述心烦兼腹满的证治。表热内陷而心烦；热邪结于肠腑，气机郁滞，兼见腹满。治用栀子厚朴汤，为栀子豉汤去豆豉不用其宣散之性，单留栀子清心除烦，加厚朴、枳实行气消满胀。

(3) 栀子干姜汤证

【原文】

伤寒，医以丸药[1]大下之，身热不去，微烦者，栀子干姜汤主之。(80)

栀子干姜汤方

栀子十四个（擘） 干姜二两

上二味，以水三升半，煮取一升半，去滓，分二服，温进一服，得吐者，止后服。

【注释】

[1] 丸药：在汉代常用的一种具有泻下作用的成药。

【解析】

本条论述虚烦兼中寒下利的证治。太阳伤寒医以丸药下之，非但致表热内陷胸膈，且伤及中焦阳气，邪热内郁，故身热不去而微烦。以方测证当有中焦虚寒之腹痛、下利等症。治当清热除烦，温中散寒，方用栀子干姜汤。

栀子干姜汤方中栀子清上焦之热以除烦，干姜温中焦之阳以散寒。如此清上温中，寒热并用。

(4) 栀子汤证禁例

【原文】

凡用栀子汤，病人旧微溏者，不可与之服。(81)

【解析】

本条论栀子汤证禁例。因栀子苦寒，遇到病人平素大便溏薄者，不可再服用栀子汤。以免加重病人腹泻症状。

2. 麻黄杏仁甘草石膏汤证

【原文】

发汗后，不可更行桂枝汤，汗出而喘，无大热者，可与麻黄杏仁甘草石膏汤。(63)

麻黄杏仁甘草石膏汤方

麻黄四两（去节） 杏仁五十个（去皮尖） 甘草二两（炙） 石膏半斤（碎，绵裹）

上四味，以水七升，煮麻黄，减二升，去上沫，内诸药，煮取二升，去滓，温服一升。

下后，不可更行桂枝汤，汗出而喘，无大热者，可与麻黄杏仁甘草石膏汤。(162)

【解析】

此两条论述汗下后，邪热壅肺作喘的证治。太阳病，在汗下后，若表证未去，宜用桂枝汤解表。然第63条、第162条明确指出，汗下后，不可再用桂枝汤，原因是太阳表证汗下后外邪入里化热，热壅于肺，治当用麻黄杏仁甘草石膏汤清热宣肺平喘。

麻黄杏仁甘草石膏汤方中麻黄配石膏清宣肺热，麻黄配杏仁宣降肺气，甘草调和诸药。重用石膏提示此方乃清热之剂。

3. 白虎汤与白虎加人参汤证

【原文】

伤寒脉浮滑，此以表有热，里有寒[1]，白虎汤主之。(176)

白虎汤方

知母六两 石膏一斤（碎） 甘草二两（炙） 粳米六合

上四味，以水一斗，煮米熟，汤成去滓，温服一升，日三服。

臣亿等谨按：前篇云，热结在里，表里俱热者，白虎汤主之。又云其表不解，不可与白虎汤。此云脉浮滑，表有热，里有寒者，必表里字差矣。又阳明一证云，脉浮迟，表热里寒，四逆汤主之。又少阴一证云，里寒外热，通脉四逆汤主之，以此表里自差明矣。《千金翼》云白通汤，非也。

【注释】

[1] 里有寒：当为里有热。原文系传抄错讹。

【解析】

本条论阳明热盛的证治。伤寒如果病人的脉象浮滑，这表明病人体表有热，体内也有热，这种情况下，可以使用白虎汤来治疗。

脉浮，为阳热浮盛于外；脉滑，为实热壅盛于里。以方测证，当有壮热、汗出、不恶寒、反恶热、尿赤口渴、舌红苔黄等症。里热壅盛，充斥内外，故治以白虎汤清透热邪。

【原文】

服桂枝汤，大汗出后，大烦渴不解，脉洪大者，白虎加人参汤主之。(26)

白虎加人参汤方

知母六两 石膏一斤（碎，绵裹） 甘草二两（炙） 粳米六合 人参三两

上五味，以水一斗，煮米熟汤成，去滓，温服一升，日三服。

【解析】

本条论述服桂枝汤大汗出后，转入阳明，气阴两伤的证治。大汗伤津在前，热邪灼津在后，

故大烦渴不解；热盛阳明，气血充盈，故脉象洪大。治用白虎加人参汤清热益气生津。

4. 葛根黄芩黄连汤证

【原文】

太阳病，桂枝证，医反下之，利遂不止，脉促者，表未解也，喘而汗出者，葛根黄芩黄连汤主之。（34）

葛根黄芩黄连汤方

葛根半斤 甘草二两（炙） 黄芩三两 黄连三两

上四味，以水八升，先煮葛根，减二升，内诸药，煮取二升，去滓，分温再服。

【解析】

本条论述里热挟表下利的证治。原本是太阳病桂枝汤证，应以汗法解之，但医生错误地采用了下法，导致腹泻不止，故曰“反”。如果此时病人的脉象急促，还出现喘息和出汗的症状，那么说明表证还未解除，里气尚能奋起外趋抗邪，应该使用葛根黄芩黄连汤来治疗。

葛根黄芩黄连汤重用葛根外散表热，又升清止利；黄芩、黄连苦寒清热，坚阴止利；炙甘草调和诸药。

葛根黄芩黄连汤与葛根汤两方均治下利，但葛根汤治太阳与阳明合病之下利，以表邪为主；葛根黄芩黄连汤是治邪热内陷大肠之下利，以里热为重。

【执医考纲】

第34条原文背诵并掌握葛根黄芩黄连汤证的辨治要点。

5. 黄芩汤与黄芩加半夏生姜汤证

【原文】

太阳与少阳合病，自下利者，与黄芩汤；若呕者，黄芩加半夏生姜汤主之。（172）

黄芩汤方

黄芩三两 芍药二两 甘草二两（炙） 大枣十二枚（擘）

上四味，以水一斗，煮取三升，去滓，温服一升，日再，夜一服。

黄芩加半夏生姜汤方

黄芩三两 芍药二两 甘草二两（炙） 大枣十二枚（擘） 半夏半升（洗） 生姜一两半一方三两（切）

上六味，以水一斗，煮取三升，去滓，温服一升，日再，夜一服。

【解析】

本条论太阳与少阳合病下利或呕的治则。虽云合病，但病机以少阳为主，推测可能有太阳所主之肤表发热等症。邪犯少阳，胆热内迫阳明，故自下利。多见下利后重，泻下黏秽，肛门灼热等症。治用黄芩汤清热坚阴止利。如果少阳邪热犯胃，胃失和降而见呕吐者，治当用黄芩加半夏生姜汤清热和胃止呕。

黄芩汤方中黄芩苦寒，清泻胆火，燥湿止利；芍药苦寒，调血泄邪，通络止痛；甘草、大枣，缓急止痛，顾护中气。如果呕吐者，另加半夏生姜，和胃止呕。

（六）上热下寒证（黄连汤证）

【提要】

论述太阳病变证之上热下寒证的证治。

【原文】

伤寒胸中有热，胃中有邪气，腹中痛，欲呕吐者，黄连汤主之。（173）

黄连汤方

黄连三两　甘草三两（炙）　干姜三两　桂枝三两（去皮）　人参二两　半夏半升（洗）　大枣十二枚（擘）

上七味，以水一斗，煮取六升，去滓，温服，昼三夜二。

【解析】

胸中有热，即在上之胸脘有热；胃中有邪气，即在下之脾胃有寒，故形成上热下寒格局。邪热扰胃，故见呕吐；寒凝脾络，则腹中疼痛。

黄连汤清上温下，方中用黄连之苦寒以清上热，干姜之辛热以温下寒；桂枝之辛温，以通上下阳气；人参、甘草、大枣补脾益胃，以复中焦之升降；半夏和胃降逆止呕。

（七）蓄水证

【提要】

论述太阳病变证之蓄水证的因机、鉴别、治疗。

【原文】

太阳病，发汗后，大汗出，胃中干，烦躁不得眠，欲得饮水者，少少与饮之，令胃气和则愈。若脉浮，小便不利，微热消渴[1]者，五苓散主之。（71）

五苓散方

猪苓十八铢（去皮）　泽泻一两六铢　白术十八铢　茯苓十八铢　桂枝半两（去皮）

上五味，捣为散，以白酒和服方寸匕，日三服，多饮暖水，汗出愈。如法将息。

【注释】

［1］消渴：口渴较甚，急于饮水。非为杂病中的消渴病。

【解析】

太阳病发汗，若大汗出，可产生两种转归：一是大汗伤及胃中津液，燥热内生，故烦躁不得眠。由于属一时性津伤，无须药治，少与饮水，使胃津渐复，就会自愈。二是本条的重点，即大汗伤及三焦膀胱阳气，三焦乃水道，膀胱属州都，二腑气化失职，水饮内停，津液难以上承口舌，则消渴；不能下输膀胱，则小便不利；脉浮、身热是太阳表邪未解。治疗用五苓散温阳化气解表。

五苓散以猪苓、茯苓、泽泻淡渗利水，白术健脾化湿，桂枝通阳化气，兼以解表。以白饮和服，有服桂枝汤啜粥之意。“多饮暖水”，可助药力行津液而散表邪。

【执医考纲】

第71条原文背诵并掌握五苓散证的辨治要点。

【原文】

发汗已，脉浮数烦渴者，五苓散主之。（72）

【解析】

本条是对71条的补充。发汗后，脉见浮数，说明表邪未解。又见烦渴，同上条之消渴，乃化气不利，津液不得上承。

【原文】

中风发热，六七日不解而烦，有表里证，渴欲饮水，水入则吐者，名曰水逆[1]，五苓散主之。（74）

【注释】

［1］水逆：即因水气上逆而呕吐。

【解析】

本条未提及发汗，说明不经误治，病情自然演变亦可形成蓄水证。本条的重点是“水逆”。蓄水证口渴较重，甚至渴饮不止，但因宿水内停，新水难以受纳，故饮后则吐，吐后仍渴，再饮再吐，此名水逆。虽症状程度加重，但病机未变，故仍用五苓散化气利水，以治其本。

【原文】

伤寒，汗出而渴者，五苓散主之；不渴者，茯苓甘草汤主之。（73）

茯苓甘草汤方

茯苓二两 桂枝二两（去皮） 甘草一两（炙） 生姜三两（切）

上四味，以水四升，煮取二升，去滓，分温三服。

【解析】

五苓散与茯苓甘草汤证都是治疗水饮之方，五苓散证属三焦蓄水，上中下焦水道均气化不利，难以输津，故口渴较重。而茯苓甘草汤证只是水停胃脘，上下二焦尚气化正常，可输津于口，所以虽为停水证，而口不渴。故以是否口渴辨别五苓散证和茯苓甘草汤证。

（八）蓄血证

【提要】

论述太阳病变证之蓄血证的因机、鉴别与辨治。

1. 桃核承气汤证

【原文】

太阳病不解，热结膀胱[1]，其人如狂[2]，血自下，下者愈。其外不解者，尚未可攻，当先解其外；外解已，但少腹急结[3]者，乃可攻之，宜桃核承气汤。（106）

桃核承气汤方

桃仁五十个（去皮尖） 大黄四两 桂枝二两（去皮） 甘草二两（炙） 芒硝二两

上五味，以水七升，煮取二升半，去滓，内芒硝，更上火，微沸下火，先食[4]温服五合，日三服，当微利。

【注释】

［1］热结膀胱：膀胱，泛指下焦部位，热结膀胱，是指邪热与血结于下焦。

［2］如狂：神志轻度异常，似狂非狂之状。

［3］少腹急结：下腹部拘急板结之状。

［4］先食：先于食，即在吃饭前服药。

【解析】

本条论述太阳病并发膀胱热结的蓄血轻证的证治与治禁。太阳病未解，热邪与血结聚于下焦，病人表现出类似发狂的状态。如果此时血能自下，热随之出，那么病情将会好转。然而，如果太阳病的表证还未解除，就不应立即治疗里证，而首先应当解除表证。当表证解除后，如果病人只有少腹部位拘急不适、按之感觉坚硬的症状，那么就可以治疗里证了，此时适宜使用桃核承气汤。

这段文字强调了中医治疗中“先表后里”的原则，并根据病情的变化灵活调整治疗方案。本证神乱尚轻，只是如狂；血结尚轻，只是拘急，故为蓄血轻证；病势轻浅，所以有“血自下，下者愈”的机转。下焦瘀血而兼有表证者，必须先解表，表解后瘀血尚在，当用桃核承气汤泻热逐瘀。

桃核承气汤方中以桃仁、大黄为主，桃仁活血化瘀，大黄泻热逐瘀；桂枝辛温，温通血脉，又防硝黄过寒凝血；芒硝咸寒，泻热软坚；甘草调和诸药，共奏逐瘀泄热之功。

2. 抵当汤证

【原文】

太阳病六七日，表证仍在，脉微而沉，反不结胸[1]，其人发狂者，以热在下焦，少腹当鞕满，小便自利者，下血乃愈。所以然者，以太阳随经，瘀热在里故也。抵当汤主之。（124）

抵当汤方

水蛭（熬） 虻虫各三十个（去翅足，熬） 桃仁二十个（去皮尖） 大黄三两（酒洗）

上四味，以水五升，煮取三升，去滓。温服一升，不下，更服。

【注释】

［1］结胸：病证名。有形之实邪结于胸中，以及脘腹以硬满疼痛为主的一种证。

【解析】

"抵当汤主之"一句，当接在"下血乃愈"之后，为倒装句。太阳病已经六七天，但是表证仍在。既然表证不解，其脉象应浮，今脉反沉微，说明表邪内陷，有形成结胸的可能，今"反不结胸，其人如狂"，说明没有结胸，而是表热随经内陷下焦，与血相结而成蓄血证，故曰"热在下焦"。发狂较如狂为重，硬满较拘急为甚，故属蓄血重证。热与血结，病在血分，与气分水饮无关，故小便自利，此亦是区别蓄血证与蓄水证的关键。

抵当汤是破血逐瘀之峻剂，方中用水蛭、虻虫直入血络，破血逐瘀；佐桃仁活血化瘀，大黄泻热逐瘀。本方破血力峻，当中病即止。

【原文】

太阳病身黄，脉沉结，少腹鞕，小便不利者，为无血也。小便自利，其人如狂者，血证谛也，抵当汤主之。（125）

【解析】

本条继第124条补充了瘀血发黄的证治。身黄、脉沉结、少腹硬，既可见于水热互结于下焦，也可见于瘀热互结于下焦，辨证的关键在于小便利否。身黄若见小便不利者，多属湿热，今小便自利，且见如狂等症，属蓄血证无疑，治疗用抵当汤破血逐瘀。

3. 抵当丸证

【原文】

伤寒有热，少腹满，应小便不利，今反利者，为有血也，当下之，不可余药[1]，宜抵当丸。（126）

抵当丸方

水蛭二十个（熬） 虻虫二十个（去翅足，熬） 桃仁二十五个（去皮尖） 大黄三两

上四味，捣分四丸。以水一升，煮一丸，取七合服之。晬时[2]当下血，若下不者更服。

【注释】

［1］不可余药：不可用其他的药。另有解释为不可使药有剩余。

［2］晬时：即周时，一昼夜。

【解析】

本条再次论述蓄血证的鉴别要点及蓄血证之病势轻缓治法。少腹胀满之症，有病在血分和病在气分之别，若属病在气分的蓄水证，当小便不利，今小便自利，故可断为蓄血证。本证只少腹胀满，尚无如狂发狂，病势较缓，故用抵当丸治之。

抵当丸的药物与抵当汤相同，但水蛭、虻虫是抵当汤的三分之二，且改汤剂为丸剂，取峻

药缓行之意。

（九）结胸证

【提要】

论述太阳病变证之各类结胸证的辨治。

1. 结胸脏结辨证

【原文】

问曰：病有结胸，有脏结，其状何如？答曰：按之痛，寸脉浮，关脉沉，名曰结胸也。（128）

【解析】

本条论述结胸证候特点及与脏结区别。“结胸”和“脏结”是中医的两种不同病证，均属邪气结聚，临床表现相似，病机却有虚实之分。结胸证是水热互结于胸膈心下，甚至波及少腹，可见心下硬满，疼痛拒按，“按之痛”属于实证；“寸脉浮”，通常表示人体上部有邪在表或者体内有热；“关脉沉”，表示邪气结聚导致气机不畅，不通则痛。

2. 热实结胸证

（1）大陷胸汤证

【原文】

太阳病，脉浮而动[1]数，浮则为风，数则为热，动则为痛，数则为虚。头痛发热，微盗汗出，而反恶寒者，表未解也。医反下之，动数变迟，膈内剧痛，胃中空虚，客气[2]动膈，短气躁烦，心中懊憹[3]，阳气[4]内陷，心下因鞕，则为结胸，大陷胸汤主之。若不结胸，但头汗出，余处无汗，剂[5]颈而还，小便不利，身必发黄，大陷胸汤。（134）

大陷胸汤方

大黄六两（去皮） 芒硝一升 甘遂一钱匕

上三味，以水六升，先煮大黄取二升，去滓，内芒硝，煮一两沸，内甘遂末，温服一升，得快利止后服。

【注释】

[1] 动：躁动之意。另有解释为脉短如豆、滑数有力之动脉。

[2] 客气：指邪气。

[3] 懊憹：指心胸烦热，闷乱不宁之状。

[4] 阳气：指邪热。

[5] 剂：音义同“齐”。

【解析】

本条论述热实结胸证的成因和证治。

“太阳病……表未解也”通过脉症分析本证原属太阳表证。脉浮通常表示有风邪，脉数则意味着有热，脉动通常与疼痛有关，数脉虽主热，但为无形之表热，故“数则为虚”，此虚指无形而言，非正气虚。病人出现头痛、发热、微汗，却反而感到恶寒，这表明表邪未解同时有入里之势，此时当及时用汗法解表。

“医反下之……大陷胸汤主之”论表证误下形成热实结胸的病机及证治。医生误用下法，使外邪内陷与痰水结于胸膈，导致气血运行不畅，故原动数脉变为迟缓；阳气内陷，热与水结，气机不畅，故膈内拒痛、心下硬，伴有呼吸短促、烦躁不安、心中烦闷等症。这种情况下，应使用大陷胸汤进行泻热逐水破结。大陷胸汤方中甘遂攻逐水饮为主药，大黄、芒硝以泻热破结。

因本方属逐水峻剂，不可过服，故曰“得快利止后服”。

“若不结胸……身必发黄”是论述表证误下，除了导致结胸之外，也可能会形成湿热发黄的转归。热与湿相结，湿热不能外越，只能上蒸，故头颈部汗出，排尿不畅，身体发黄等表现，应治以清热利湿之法。

【原文】

伤寒六七日，结胸热实，脉沉而紧，心下痛，按之石鞕者，大陷胸汤主之。（135）

【解析】

结胸证成因有两种，一因表证误下而成，二因未经误治但表邪入里化热与水相结而成水热互结的结胸证。此条补述后者的主要脉症及其治法。伤寒六七日，虽未经误治，表热亦可内陷胸膈。热邪与痰水相结，心下脘腹疼痛，且按之石硬。沉脉主里，紧脉主痛，脉见沉紧，说明热邪与痰水凝结，气闭不通。治用大陷胸汤泻热逐水开结。

本条提出的脉沉而紧、心下痛、按之石硬，是结胸证的三个主要脉症，对临床辨证有着重要的意义，也可以说是结胸证辨证的眼目。

【原文】

伤寒十余日，热结在里，复往来寒热者，与大柴胡汤。但结胸，无大热者，此为水结在胸胁也。但头微汗出者，大陷胸汤主之。（136）

大柴胡汤方（见少阳病篇）

【解析】

本条论大陷胸汤证与大柴胡汤证的鉴别。伤寒十余日，热结在里，形成两种病证：其一，若邪热结于少阳偏半里，见心下拘急或心下痞硬，同时出现往来寒热等症，治宜大柴胡汤；其二，邪热与水互结于胸胁，则见胸胁及腹部满痛，阳气内郁，故见头汗出，治用大陷胸汤。

【原文】

太阳病，重发汗而复下之，不大便五六日，舌上燥而渴，日晡所[1]小有潮热[2]，从心下至少腹鞕满，而痛不可近者，大陷胸汤主之。（137）

【注释】

[1] 日晡所：日晡，指申时前后。所，约略之词。

[2] 潮热：是指发热如同海水涨潮一般，按时而至。

【解析】

本条论述热实结胸证与阳明腑实证的区别。太阳病误治后，邪热内陷，既可成为结胸证，又可成为阳明腑实证，二者均可见腹痛、不大便、口舌燥渴等热实证。但结胸证是邪热与痰水相结于胸腹，故腹痛范围大，从心下至少腹硬满而痛不可近；而阳明实证是邪热与燥屎相结于肠，故腹痛范围小，仅绕脐疼痛。另外，阳明腑实证是日晡潮热，程度较重，治疗用大承气汤；而结胸证是日晡所小有潮热，程度较轻，治疗用大陷胸汤。

（2）大陷胸丸证

【原文】

病发于阳，而反下之，热入因作结胸；病发于阴，而反下之，因作痞也。所以成结胸者，以下之太早故也。结胸者，项亦强，如柔痓[1]状，下之则和，宜大陷胸丸。（131）

大陷胸丸方

大黄半斤　葶苈子半斤（熬）　芒硝半升　杏仁半升（去皮尖，熬黑）

上四味，捣筛二味，内杏仁芒硝，合研如脂，和散，取如弹丸一枚，另捣甘遂末一钱匕，白蜜二合，水二升，煮取一升，温顿服之，一宿乃下，如不下，更服，取下为效，禁如药法。

【注释】

[1] 柔痉：痉，是以项背强直、角弓反张为主的一种证候，兼以汗出者为柔痉，无汗者为刚痉。

【解析】

本条论述热实结胸的成因及结胸偏上的证治。太阳病误用下法，致表热内陷与胸膈痰水相结，遂成热实结胸证，这就是“病发于阳，而反下之，热入因作结胸”的含义。至于后句“病发于阴”，是指病发于阴的情况，即使下之亦无热可入，不会形成结胸，至多可能形成痞证。此句为借宾定主，以反衬“热入”而成结胸的特征。

凡热实结胸，必脘腹硬痛，若伴颈项强直、状如柔痉者，说明邪结病位偏高，经脉受阻，津液不布，筋肉失养所致。邪在高位治宜缓，故用大陷胸丸缓攻痰水。

大陷胸丸是由大陷胸汤加葶苈子、杏仁、白蜜而成，且变汤剂为丸剂，以取峻药缓行之意。方中大黄、芒硝泻热破结，甘遂攻逐水邪，葶苈子泻肺之水，杏仁利肺之气，气行则水行，加白蜜之甘缓，以作用于上。

（3）小陷胸汤证

【原文】

小结胸病，正在心下[1]，按之则痛，脉浮滑者，小陷胸汤主之。（138）

小陷胸汤方

黄连一两 半夏半升（洗） 栝楼实大者一枚

上三味，以水六升，先煮栝楼，取三升，去滓，内诸药，煮取二升，去滓，分温三服。

【注释】

[1] 心下：即胃脘部。

【解析】

本条论述小结胸证的证治。小结胸证，是热与痰凝结心下，病位局限，故其疼痛仅局限于胃脘部，而且疼痛程度较轻，按之疼痛，不按不痛。脉见浮滑，浮脉主热盛，滑脉主痰壅，脉浮滑为痰热凝结，治疗用小陷胸汤泻热涤痰开结。

小陷胸汤方中用黄连之苦寒，泻心下之热结；用栝楼之甘寒，清热涤痰开结；半夏之辛温，化痰去饮开结。

【执医考纲】

第138条原文背诵并理解大小陷胸汤治疗热实结胸的鉴别。

3. 寒实结胸证（三物白散证）

【原文】

病在阳，应以汗解之，反以冷水潠[1]之若灌之，其热被劫不得去，弥更[2]益烦，肉上粟起[3]，意欲饮水，反不渴者，服文蛤散；若不差者，与五苓散。寒实结胸，无热证者，与三物小陷胸汤，白散亦可服。（141）

文蛤散方

文蛤五两

上一味为散，以沸汤和一方寸匕服，汤用五合。

五苓散方

猪苓十八铢（去黑皮） 白术十八铢 泽泻一两六铢 茯苓十八铢 桂枝半两（去皮）

上五味为散，更于臼中治之，白饮和方寸匕服之，日三服，多饮暖水，汗出愈。

白散方

桔梗三分　巴豆一分（去皮心，熬黑研如脂）　贝母三分

上三味为散，内巴豆，更于臼中杵之，以白饮和服，强人半钱匕，羸者减之。病在膈上必吐，在膈下必利，不利，进热粥一杯，利过不止，进冷粥一杯。身热皮粟不解，欲引衣自覆，若以水潠之、洗之，益令热却不得出，当汗而不汗则烦。假令汗出已，腹中痛，与芍药三两如上法。

【注释】

［1］潠（xùn）：即以冷水喷洒病人，是古代退热的方法。

［2］弥更：更加之意。

［3］肉上粟起：俗称起鸡皮疙瘩。

【解析】

本条论述寒邪与痰水等实邪结于胸中，即“寒实结胸”的证治。病在太阳之表，当以汗之，反用冷水喷洒退热，使腠理更加郁闭，湿热不得宣散，故肉上粟起。治用文蛤散清热宣郁化湿。若用文蛤散病不愈，甚至见烦渴者，说明表邪已影响三焦的气化，当用五苓散化气行水。

如果患者素体阳虚湿盛，用冷水喷洒之后，则致阴寒水湿内结，而成寒实结胸证。由于寒水气凝，可出现脘腹硬满疼痛等症，但无心烦口渴等热郁之症。治用三物白散，散寒逐饮开结。

桔梗、巴豆、贝母三药皆色白，故称三物白散。方中巴豆攻逐水饮，贝母消痰开结，桔梗开宣肺气，引诸药作用于上。三药共奏散寒逐饮开结之功。因本方泻下之力猛，用白饮和服，既可护胃气，又可制巴豆之毒性。

（十）痞证

【提要】

论述太阳病变证之痞证的因机与证治。

1. 痞证形成

【原文】

脉浮而紧，而复下之，紧反入里，则作痞，按之自濡[1]，但气痞[2]耳。（151）

【注释】

［1］濡：柔软之意。

［2］气痞：相对痞硬而言，指无形之邪结为病。

【解析】

本条论痞证成因及症候特点。“脉浮而紧”，示太阳伤寒脉象，本应辛温发汗，而反用下法，致表邪内陷于里，气机闭塞不通而成心下痞证，故曰“紧反入里，则作痞”。这里的“紧”当作邪气理解。心下，即胃脘部，此处痞塞胀满，知邪结成痞。痞分有形与无形两种，若心下痞满，按之柔软无物，不硬不痛，则属无形之气热壅滞，称“气痞”；若心下痞满，按之较硬，有抵抗感，则属有形之痰湿阻滞，称为“痞硬”。

2. 痞证证治

（1）半夏泻心汤证

【原文】

伤寒五六日，呕而发热者，柴胡汤证具，而以他药下之，柴胡证仍在者，复与柴胡汤。此虽已下之，不为逆，必蒸蒸而振，却发热汗出而解。若心下满而鞕痛者，此为结胸也，大陷胸

汤主之。但满而不痛者，此为痞，柴胡不中[1]与之，宜半夏泻心汤。(149)

半夏泻心汤方

半夏半升（洗）　黄芩　干姜　人参　甘草（炙）各三两　黄连一两　大枣十二枚（擘）

上七味，以水一斗，煮取六升，去滓，再煎取三升，温服一升，日三服。

【注释】

[1] 不中：不适合。

【解析】

本条以与大结胸证相对比的方式辨治痞证。“伤寒五六日，呕而发热者”，病属少阳，治当用小柴胡汤和解少阳，但医者却与他药下之，误治可出现三种不同的转归。

其一，患者正气较盛，“此虽已下之，不为逆”，邪气未陷，少阳病仍在者，仍然可用小柴胡汤。但是误下而正气受挫，因此再次服小柴胡汤后，会出现蒸蒸发热，振栗作汗的情况，但病会随汗而解。

其二，变为大结胸证。误下致邪热内陷，与痰水互结，形成心下满而硬痛的热实结胸证，治疗当用大陷胸汤泻热逐水开结。

其三，成为心下痞硬证。误下伤及脾胃，致胃气呆滞，湿浊中阻，升降失常，形成心下“但满而不痛”的痞证。治当用半夏泻心汤，辛开苦降，和胃消痞。

半夏泻心汤是泻心汤类方的代表方，方中以半夏为主，辛开散结以泻心消痞，燥湿降逆以调中和胃；干姜与黄连、黄芩相伍，干姜辛开，芩连苦降，辛开苦降，泻心消痞，此乃舍性取用之法，且干姜化痰，芩连燥湿，正应湿浊中阻之病机；人参、甘草、大枣之甘温，以补脾胃之虚，复运化升降之常。

（2）生姜泻心汤证

【原文】

伤寒，汗出解之后，胃中不和，心下痞硬，干噫食臭[1]，胁下有水气，腹中雷鸣[2]下利者，生姜泻心汤主之。(157)

生姜泻心汤方

生姜四两（切）　甘草三两（炙）　人参三两　干姜一两　黄芩三两　半夏半升（洗）　黄连一两　大枣十二枚（擘）

上八味，以水一斗，煮取六升，去滓，再煮取三升，温服一升，日三升。

【注释】

[1] 干噫食臭：噫同嗳，干噫食臭，即嗳气有未消化之食味。

[2] 腹中雷鸣：即腹中有肠鸣声。

【解析】

本条论述痞证兼水气的证治。伤寒汗出表证解后，脾胃受损，运化失职。湿浊壅滞，而成痞硬，故干噫食臭。胃肠水气不化，气机逆乱，故腹中雷鸣、下利。治当消痞散饮，方用生姜泻心汤。

生姜泻心汤是半夏泻心汤减干姜之量、加生姜而成。其方义与半夏泻心汤基本相同，均属辛开苦降，泻心消痞之法，但是生姜泻心汤以生姜为主药，意在宣散水饮。因重用生姜，故减干姜用量。

【执医考纲】

第157条原文背诵并掌握三泻心汤证的证治异同。

（3）甘草泻心汤证

【原文】

伤寒中风，医反下之，其人下利日数十行，谷不化，腹中雷鸣，心下痞鞕而满，干呕心烦不得安。医见心下痞，谓病不尽，复下之，其痞益甚，此非结热，但以胃中虚，客气上逆，故使鞕也。甘草泻心汤主之。（158）

甘草泻心汤方

甘草四两（炙）　黄芩三两　干姜三两　半夏半升（洗）　大枣十二枚（擘）　黄连一两

上六味，以水一斗，煮取六升，去滓，再煎取三升，温服一升，日三服。臣亿等谨按：上生姜泻心汤法，本云理中人参黄芩汤，今详泻心以疗痞，痞气因发阴而生，是半夏、生姜、甘草泻心三方，皆本于理中也，其方必各有人参。今甘草泻心中无者，脱落之也。又按《千金》并《外台秘要》，治伤寒䘌食用此方，皆有人参，知脱落无疑。

【解析】

本条论述痞证兼胃虚下利较甚的证治。伤寒或中风，病位在表，本当以汗法，但误用了泻下的治疗方法，导致病人出现腹泻，每天多达数十次，食物未经消化就排出，腹中发出雷鸣般的声音。同时，病人感觉心下部位（胃口区域）痞硬且胀满，伴有干呕和心烦不安的症状。医生看到心下部位痞硬，误认为病情没有完全缓解，于是再次使用泻下的方法治疗，这样做反而使痞硬的症状更加严重。

下利日数十行而完谷不化，说明胃气内虚，泻利急迫较为严重，心下痞硬并不是热实内结，而是脾胃气虚，升降失常，胃气上逆所致。治当用甘草泻心汤补虚消痞，缓急止利。

甘草泻心汤即半夏泻心汤重用甘草，意在补益脾胃，缓急止利。

半夏泻心汤、生姜泻心汤和甘草泻心汤三方，均治胃气呆滞，湿浊中阻，升降失常之心下痞硬，均体现了泻心消痞之治。半夏泻心汤是其基本方，水气偏重者，用生姜泻心汤；胃虚偏重者，用甘草泻心汤。

（4）大黄黄连泻心汤证

【原文】

心下痞，按之濡，其脉关上浮者，大黄黄连泻心汤主之。（154）

大黄黄连泻心汤方

大黄二两　黄连一两

上二味，以麻沸汤[1]二升渍[2]之，须臾绞去滓。分温再服。臣亿等看详：大黄黄连泻心汤，诸本皆二味，又后附子泻心汤，用大黄、黄连、黄芩、附子，恐是前方中亦有黄芩，后加附子也，故后云附子泻心汤。本云加附子也。

【注释】

[1] 麻沸汤：即滚开的水，亦称沸水。

[2] 渍：浸泡之意。

【解析】

本条论述热痞的证治。心下痞，按之濡，是气痞的辨证要点。关上脉浮者，关候中焦，浮主气热，属热结中焦。既是热痞，可兼见心烦、口渴、小便短赤，甚则出现齿衄、鼻衄、舌红苔黄、脉数等脉症，治用大黄黄连泻心汤，泻热消痞。

大黄黄连泻心汤方中用大黄、黄连均苦寒，两药共奏清热泻火消痞之功。本方用药之妙在于煎法，以沸水浸泡大黄和黄连后绞汁饮用，取大黄、黄连轻清之气，清中焦无形之邪热，从而避免了常规煎煮后泻下败胃之弊。

（5）附子泻心汤证

【原文】

心下痞，而复恶寒汗出者，附子泻心汤主之。（155）

附子泻心汤方

大黄二两　黄连一两　黄芩一两　附子一枚（炮，去皮，破，别煮取汁）

上四味，切三味，以麻沸汤二升渍之，须臾绞去滓，内附子汁，分温再服。

【解析】

本条论述气痞兼阳虚的证治。心下痞，胃膈积热于中上焦，当气痞满塞，不应出现恶寒汗出的症状，今见之，当虑为外寒内热、外虚里实之证。因阳虚失其温煦，故见恶寒；阳虚失其固摄，故见汗出。治应泻热消痞，兼固护卫阳，方用附子泻心汤。

附子泻心汤是大黄黄连泻心汤加炮附子组成。用大黄、黄连、黄芩清热消痞，附子扶阳固表。以麻沸汤浸泡大黄、黄连、黄芩以取其轻清气，另煎附子以厚其味，一则清热消痞，一则温阳止汗，两种药汁混合后，诚如清代尤在泾精辟论述：“合和与服，寒热异其气，生熟异其性，药虽同行，而功则各奏，乃先圣之妙用也。”

3. 痞证类似证

（1）五苓散证

【原文】

本以下之，故心下痞，与泻心汤。痞不解，其人渴而口燥烦，小便不利者，五苓散主之。（156）

【解析】

本条论述水饮致痞的辨证。出现心下痞时，按常规多使用泻心汤类方，但服药后痞仍不解，则证明辨证有误。仔细审查，患者有口渴烦躁、小便不利等表现，思考应为气化失司故小便不利，水饮内停心下成痞，津液不能上承故渴而烦躁。故治用五苓散行气利水，水利则痞自解。

（2）旋覆代赭汤证

【原文】

伤寒发汗，若吐若下，解后心下痞硬，噫气不除者，旋覆代赭汤主之。（161）

旋覆代赭汤方

旋覆花三两　人参二两　生姜五两　代赭一两　甘草三两（炙）　半夏半升（洗）　大枣十二枚（擘）

上七味，以水一斗，煮取六升，去滓，再煎取三升。温服一升，日三服。

【解析】

本条论述痰气痞的证治。外感病经汗吐下法后，表证虽解，但伤及脾胃，运化不利，痰气郁阻致心下痞硬且噫气不止。本证虽有心下痞硬，却需要与半夏泻心汤证鉴别，需要注意噫气不除是本证的主症，所以治当用旋覆代赭汤化痰和胃降逆。

旋覆代赭汤用半夏、生姜辛开苦降，人参、甘草、大枣补脾益气，加入旋覆花和代赭石，前药苦辛咸降逆、软坚消痞，后药苦寒重镇降逆，合用消痞降逆。

【执医考纲】

第161条原文背诵并掌握旋覆代赭汤证的辨治要点。

（3）赤石脂禹余粮汤证

【原文】

伤寒服汤药[1]，下利不止，心下痞鞕，服泻心汤已，复以他药下之，利不止，医以理中与之，利益甚。理中者，理中焦，此利在下焦，赤石脂禹余粮汤主之。复不止者，当利其小便。（159）

赤石脂禹余粮汤方

赤石脂一斤（碎）　太一禹余粮一斤（碎）

上二味，以水六升，煮取二升，去滓，分温三服。

【注释】

［1］汤药：在此指具有峻下作用的汤剂。

【解析】

本条论述痞证误下后下利、心下痞硬等辨治。本应治以汗法而误用下法后导致胃失和降，气机痞塞，故见心下痞，应该用甘草泻心汤治疗。医者再次误用下法，导致里气更虚，下利不止。医者见下利不止，用理中汤温中健脾，但下利更重。因理中汤作用在中焦，而此时病已在下焦，需要用赤石脂禹余粮汤涩肠固脱来止泻，如果服用赤石脂禹余粮汤仍不能止利，那是水湿邪气渗入大肠，此时需要利小便而实大便来止利。

此条文以伤寒误下为因，引出几种下利证候及内在联系和辨治。赤石脂禹余粮汤方中赤石脂甘酸性温，禹余粮甘涩性平，二药涩肠固脱止利，此方为治下元不固、久利滑脱不禁之良方。

杏林花繁

成无己，聊摄（今山东省茌平区）人，宋金时期著名医家。成氏一生好学，著有《注解伤寒论》《伤寒明理论》等，尤于伤寒注解，以经释论，融会贯通，积四十年研究，其书方成，可见其功力之深。他对《伤寒论》的全面注解，推动了伤寒学说的流传与发展，在中医发展史上占有重要地位，被誉为第一个全面注解《伤寒论》的医家。

【复习思考题】

1. 太阳病变证的治疗原则为（　　）

A. 先解其表，后攻其里

B. 表里双解

C. 先温里，后解表

D. 观其脉证，知犯何逆，随证治之

E. 急则治其标，缓则治其本

2. 小建中汤证中“心中悸而烦”的病机是（　　）

A. 心脾阳虚，水气凌心

B. 心阳虚，神失所养

C. 肾阳虚，水气泛滥

D. 脾虚气血不足，心火上炎

E. 中焦虚寒，气血亏虚，复被邪扰

3. 下列各项中，不是太阳病变证的是（　　）

A. 栀子豉汤证

B. 麻黄杏仁甘草石膏汤证
C. 葛根黄芩黄连汤证
D. 四逆汤证
E. 真武汤证

4. 哪项不是心阳虚证的证候类型（　　）
A. 奔豚　　B. 心下悸　　C. 烦躁
D. 惊狂，卧起不安　　E. 下利，呕吐

5. 茯苓桂枝甘草大枣汤的辨证要点是（　　）
A. 阵发性气从少腹上冲心、伴心悸等
B. 脐下悸，欲作奔豚，小便不利
C. 心下逆满，气上冲心，心悸头眩，脉沉紧
D. 惊狂，卧起不安，心悸
E. 心悸，烦躁，舌淡，苔白

6. 真武汤证与苓桂术甘汤证均为阳虚饮停为患，其区别正确的是（　　）
A. 前者病变重点在脾，后者病变重点在肾
B. 前者为脾阳虚而水停心下，后者为肾阳虚而水泛全身
C. 前者病情轻，后者病情重
D. 前者水停中焦，后者水停下焦
E. 前者有心下悸，头眩；后者有心下逆满，起则头眩

7. 结胸证最基本的脉证特点是（　　）
A. 按之痛，寸脉浮，关脉小细沉紧
B. 按之痛，寸脉大，关脉沉
C. 按之不痛，寸脉大，关脉细小沉
D. 按之痛，寸脉浮，关脉沉
E. 按之痛，寸脉浮大，关脉沉

8. 旋覆代赭汤主治的痞证是（　　）
A. 中气虚弱，寒热互结之痞
B. 脾虚气滞，寒热互结之痞
C. 胃气虚弱，痰浊内阻之痞
D. 脾胃虚弱，食积内结之痞
E. 湿热食积，内阻肠胃之痞

9. 黄连汤证的主证是（　　）
A. 心下痞硬，噫气不除　　B. 心下痞，呕吐下利　　C. 腹中痛，欲呕吐
D. 腹中痛，下利不止　　E. 腹中雷鸣下利

（杨静）

扫一扫，查阅复习思考题答案

扫一扫，
查阅本模块
数字资源

模块三　辨阳明病脉证并治

项目一　阳明病纲要

【学习目标】

1. 掌握阳明病提纲、阳明病典型脉症。

2. 熟悉阳明病病因病机。

一、阳明病提纲

【提要】

论述阳明病的辨证纲要。

【原文】

阳明之为病，胃家实[1]是也。（180）

【注释】

［1］胃家实："胃家"是指胃与大肠、小肠而言，"实"即邪气盛实。在此是指邪入阳明，胃肠燥热亢盛。

【解析】

阳明病是由胃家实所形成的。胃家，包括胃与大肠而言。阳明为多气多血之腑，阳气昌盛，是以邪入阳明，多易从燥化。胃肠燥热亢盛，其病变每以热实为特征。又因燥热之邪与肠中糟粕相结与否，主要有两种证型：如燥热之邪尚未与肠中之糟粕相结，只是无形之邪热弥漫全身，为阳明病热证；若燥热之邪与肠中糟粕相结，形成燥屎而阻于肠道，为阳明病实证。然无论是热证，还是实证，均属燥热实证，故以"胃家实"统括之。

【执医考纲】

第180条原文背诵并理解"胃家实"的意义。

二、阳明病病因病机

【提要】

论述阳明病的成因及邪入阳明的证候表现。

【原文】

问曰：病有太阳阳明，有正阳阳明，有少阳阳明，何谓也？答曰：太阳阳明者，脾约[1]是也；正阳阳明者，胃家实是也；少阳阳明者，发汗利小便已，胃中燥烦实，大便难是也。（179）

【注释】

［1］脾约：脾之转输功能为胃热所约束，不能为胃行其津液，以致肠燥津伤便结者。

【解析】

本条论阳明病的形成原因有三：一是太阳病汗不得法，或误用吐、下，或妄利小便，致使津液损伤，邪入阳明化燥，约束脾阴，使其不能为胃行其津液，津液不能还入胃肠，而致大便秘结，形成脾约，称为“太阳阳明”；二是外邪直犯阳明，化热成燥，因燥成实，或宿食化燥，燥结成实，而形成阳明腑实证，称为“正阳阳明”；三是少阳病误用汗、吐、下诸法，损伤津液，少阳之邪热化燥，形成胃中燥热实证，而见大便难，称为“少阳阳明”。

杏林花繁

对第179条原文，吴谦等人所著《医宗金鉴》中有这样的解释：阳明可下之证，不止于胃家实也。其纲有三，故又设问答以明之也。太阳之邪乘胃燥实传入阳明，谓之太阳阳明，不更衣无所苦，名脾约者是也。太阳之邪乘胃宿食与燥热结，谓之正阳阳明，不大便，内实满痛，名胃家实者是也。太阳之邪已到少阳，法当和解，而反发汗利小便，伤其津液，少阳之邪复乘胃燥转属阳明，谓之少阳阳明，大便涩而难出，名大便难者是也。

【原文】

问曰：何缘得阳明病？答曰：太阳病，若发汗，若下，若利小便，此亡津液，胃中干燥，因转属阳明。不更衣[1]，内实，大便难者，此名阳明也。（181）

【注释】

［1］不更衣：即不大便。成无己云：“古人登厕必更衣，不更衣者，通为不大便。”

【解析】

本条论太阳病转属阳明的原因。发汗本为太阳病正治之法，若汗不得法或汗出太过，或者太阳病误用泻下、利小便等法治疗，均可导致津液损伤，胃中津液亏损而燥热内盛，则形成阳明病。然由于燥热与津伤的轻重程度不同及病机差异，可有“不更衣”（脾约证）、“内实”（胃家实）及“大便难”三种证候。第179条言“脾约”“胃家实”“大便难”分别来自太阳、阳明、少阳病之误治，本条则言太阳病误治可成“不更衣”“内实”“大便难”三种证候，两条属互文见义之文法，当参合印证。

【原文】

本太阳，初得病时，发其汗，汗先出不彻，因转属阳明也。伤寒发热，无汗，呕不能食，而反汗出濈濈然[1]者，是转属[2]阳明也。（185）

【注释】

［1］汗出濈濈（jí）然：濈，水外流；汗出濈濈然，是汗出连绵不断的意思。

［2］转属：属，系也。即转变属于。

【解析】

本条论太阳病转属阳明病的原因有二：一是太阳病初起，当用汗法治疗，如发汗得当，则邪去病解。若发汗不彻，外邪入里化热，因而形成阳明病；二是伤寒发热无汗，本为太阳表证，因胃阳素旺，或素有内热，则易使表邪入里化热，为胃气上逆之证，故呕不能食。由无汗转为汗出连绵不断则提示表寒全部入里化热，是阳明热盛，逼迫津液外泄之象，是病已转属阳明。

本条与上两条互参，是言太阳病转属阳明，有过汗亡津液而转属，有发汗不彻而转属，亦有不经发汗或误治，因里热亢盛，亦可转属为阳明病。

三、阳明病脉证

【提要】

论述阳明病的脉症及伤寒转系阳明的主要症状。

【原文】

问曰：阳明病外证[1]云何？答曰：身热，汗自出，不恶寒，反恶热也。（182）

【注释】

［1］外证：里证反映于外的症候，称为外证。

【解析】

本条论阳明病外证。阳明病多属里热实证，其反映于外的证候，叫作“外证”，即“有诸内，必形于诸外”之意。阳明病因里热亢盛，蒸腾于外，故见身热；热盛迫津外泄，故汗自出；因邪热炽盛，充斥内外，故不恶寒反恶热，此症为阳明病热证与实证所共有，也是阳明病所特有的辨证要点。

【原文】

伤寒三日，阳明脉大。（186）

【解析】

本条论阳明病的主脉为大脉。因阳明为多气多血之经，外邪入于阳明，正盛而邪实，气血沸腾，血脉充盈，故脉应之而大。总而言之，脉大为阳盛内实之征，阳明无论热证、实证，皆以脉大为共同特征；分而言之，阳明热证之脉多为洪大滑数，阳明实证之脉多为沉实而大。

【原文】

伤寒转系阳明者，其人濈然微汗出也。（188）

【解析】

本条论伤寒初传阳明的症状表现。转系与转属不同，转属指传经而言，转系有并病之意。太阳伤寒证见无汗，阳明里热证见汗出濈濈然，若太阳之邪初传阳明，里热虽成但未炽盛，故证虽见濈然汗出，但仅是微汗而非大汗。汗出虽微，却连绵不断，这是转系阳明病的特征之一。本条只提一症，言简意赅，意在提示一见濈然汗出，说明已现阳明之兆，即应见微知著，提早防治。

【复习思考题】

1. 下列哪项不属于“胃家”的含义（　　）

A. 胃　　B. 大肠　　C. 小肠

D. 膀胱　　E. 阳明经

2. 脾约的病机是（　　）

A. 阴亏肠胃燥热　　B. 脾阴虚心火旺　　C. 脾气虚失运

D. 肠胃气滞邪结　　E. 血虚肠胃失润

3. 濈然汗出的表现是（　　）

A. 汗出不畅　　B. 大汗淋漓　　C. 汗出连绵

D. 目合则汗　　E. 但头汗出

4. 下列哪项不属于阳明病外证（ ）

A. 身热 B. 汗自出 C. 恶热 D. 大便硬 E. 不恶寒

5. 阳明病的主脉是（ ）

A. 浮脉 B. 大脉 C. 洪大脉 D. 浮滑脉 E. 沉脉

扫一扫，查阅复习思考题答案

（张瓅方）

项目二 阳明病本证

【学习目标】

1. 掌握白虎汤的证治及下法辨证。
2. 熟悉三承气汤的主症、病机、治法、方药及药物的煎煮方法。
3. 了解麻子仁丸和导法的临床运用。

一、阳明病热证

（一）白虎汤证

【提要】

论述阳明病白虎汤的证治。

【原文】

三阳合病，腹满身重，难以转侧，口不仁[1]，面垢[2]，谵语遗尿，发汗则谵语，下之则额上生汗，手足逆冷。若自汗出者，白虎汤主之。（219）

白虎汤方

知母六两 石膏一斤（碎） 甘草二两（炙） 粳米六合

上四味，以水一斗，煮米熟，汤成去滓。温服一升，日三服。

【注释】

［1］口不仁：口中感觉失常，食不知味，语言不利。

［2］面垢：面部如蒙油垢，此因阳明热浊之气上熏所致。

【解析】

三阳合病，言太阳、阳明、少阳三经同时发病。然从症状表现看，实以阳明热盛为主。阳明热盛气壅，故见腹满；邪热弥漫，元气受损，故见身重，难以转侧；阳明经脉绕口、过面部，阳明之热循经上熏，则见口中感觉失常，食不知味，语言不利，面色不泽，如蒙尘垢；胃热上扰心神，则见谵语；热盛神昏，膀胱失约，故见遗尿；邪热充斥于上下内外而见自汗出，治法应独清阳明里热，而用白虎汤治之；若误用辛温发汗，必更伤津液，而使胃家燥热益甚，谵语加重；若误用苦寒泻下，因其里未成实，必伤伐无辜，使阴液竭于下，阳气无所依附而脱于上，故见额上汗出如油珠，手足厥冷之危症。

白虎汤由石膏、知母、炙甘草、粳米四药组成，方中石膏辛甘大寒，功擅清热；知母苦寒而润，长于泻火滋燥；石膏、知母相伍，以清阳明独胜之热而保胃津。炙甘草、粳米，益气和中，一则气足则津生，再则可免寒凉伤胃之弊。四药相合，共成辛寒清热之重剂。方名白虎，取金气清肃之意。

【执医考纲】

第 219 条原文背诵并掌握白虎汤证的辨治要点。

（二）白虎加人参汤证

【提要】

论述阳明病白虎加人参汤的证治。

【原文】

伤寒若吐若下后，七八日不解，热结在里，表里俱热，时时恶风，大渴，舌上干燥而烦[1]，欲饮水数升者，白虎加人参汤主之。（168）

白虎加人参汤方

知母六两　石膏一斤（碎）　甘草二两（炙）　人参二两　粳米六合

上五味，以水一斗，煮米熟，汤成去滓，温服一升，日三服。此方立夏后立秋前乃可服。立秋后不可服。正月二月三月尚凛冷，亦不可与服之，与之则呕利而腹痛。诸亡血虚家亦不可与，得之则腹痛。利者但可温之，当愈。

伤寒无大热[2]，口燥渴，心烦，背微恶寒者，白虎加人参汤主之。（169）

【注释】

[1] 舌上干燥而烦：烦，甚也。由津气伤舌干燥而甚。

[2] 无大热：表无大热，意即里有大热。

【解析】

第 168 条属伤寒误治，津液受损，数日不解，津伤化燥，表邪入里化热，形成阳明热盛于里，故曰“热结在里”。里热外蒸，邪热弥漫周身，充斥内外，因而“表里俱热”。热盛津伤，故口大渴；欲饮水数升，是言渴饮之甚；舌上干燥而烦，是言津伤之甚。其中“烦”字既是热扰心神之象，也是津伤渴甚所致。热盛汗出多，津气两伤，且汗出腠理开泄，不胜风袭，故见时时恶风。本证属阳明胃热弥漫，津气两伤，故治以白虎加人参汤清热益气生津。白虎加人参汤是由白虎汤加人参而成，方中以白虎汤辛寒清热，加人参以益气生津。

第 169 条与上条病机相同，其症略有不同。上条是表里俱热，本条外无大热，且背微恶寒，易误为表未解。但口燥渴，心烦，说明热结在里，无大热并不等于无热，实为大热入内，热结在里，因热聚于里，不能外达，故身无大热。背微恶寒与上条时时恶风病机相同，亦为阳明里热太盛，汗出肌疏，津气两伤，不胜风袭所致。此既非太阳表寒，也非少阴里虚。因与上条病机相同，故也用白虎加人参汤治疗。

【执医考纲】

第 168 条原文背诵并掌握背微恶寒、时时恶风、无大热的机理。

【原文】

伤寒脉浮，发热无汗，其表不解，不可与白虎汤。渴欲饮水，无表证者，白虎加人参汤主之。（170）

【解析】

第 170 条论白虎汤的禁忌证及阳明热盛津伤的辨证要点。脉浮，发热无汗，为太阳伤寒，当用辛温发表之法。其表不解，即使兼有内热，也当在发汗解表的前提下兼以清里，而不可单用白虎汤。若误用之，在外则冰伏寒邪，在内则直折中阳，极易造成变证，故前人有“无汗不得用白虎”的戒语。只有当外无表寒，而里热已盛，且又伴津气两伤的渴欲饮水诸证时，才宜用白虎加人参汤清里热、益气津。

【原文】

若渴欲饮水，口干舌燥者，白虎加人参汤主之。（222）

【解析】

本条是论阳明热证误下后胃热津气两伤的证治。阳明热证误下后，不仅邪热未除，而且耗伤气津，出现了渴欲饮水，口干舌燥的见证，故治以清胃热，益气津，用白虎加人参汤。临床中口干的原因有很多，阳虚导致阳气无力推动不能化生津液会引起口干；瘀血阻滞经络，导致津液不能正常布散会引起口干；痰饮导致机体水液代谢异常也会引起口干。因此，在临床中不是看见口干就可以用白虎加人参汤。本条的辨证要点是舌体干燥甚至裂纹，口渴、口干，再加上舌体干燥，则说明胃热盛而津液伤，故用白虎加人参汤。

（三）栀子豉汤证

【提要】

论述阳明病误治后余热留扰胸膈的证治及禁例。

【原文】

阳明病，脉浮而紧，咽燥口苦，腹满而喘，发热汗出，不恶寒反恶热，身重。若发汗则躁，心愦愦[1]反谵语。若加温针，必怵惕[2]烦躁不得眠。若下之，则胃中空虚，客气动膈，心中懊侬，舌上胎[3]者，栀子豉汤主之。（221）

栀子豉汤方

肥栀子十四枚（擘） 香豉四合（绵裹）

上二味，以水四升，煮栀子，取二升半，去滓，内豉，更煮取一升半，去滓。分二服，温进一服，得快吐者，止后服。

阳明病，下之，其外有热，手足温，不结胸，心中懊侬，饥不能食[4]，但头汗出者，栀子豉汤主之。（228）

【注释】

［1］心愦愦（kuì）：愦，昏糊，昏乱。心愦愦，即形容心中烦乱不安之状。

［2］怵（chù）惕：怵，害怕，恐惧。怵惕，即恐惧不安之状。

［3］舌上胎：指舌上有薄黄苔。

［4］饥不能食：言懊侬之甚，似饥非饥，心中嘈杂似饥，不能饮食。

【解析】

第221条论阳明热证误治后的诸种变证及下后余热留扰胸膈的证治，可分为两段理解：

自“阳明病”至“身重”为第一段，说明阳明病原有的证候。由于证情比较复杂，因而有些注家认为是三阳合病，但细加分析，虽然个别脉证与太阳、少阳病证相近似，而实际并不相同。如“脉浮而紧”，一般多见于太阳表证，但从“发热汗出，不恶寒反恶热”等阳明病独特证候分析，则知这是阳明热实证的主要标志。阳明邪热炽盛，热盛于外故脉浮，邪实于里故脉紧。又如“咽燥口苦”酷似少阳病，但咽燥与咽干的程度不同，咽干仅是化热之渐，咽燥则里热津伤的程度已经较重，再结合腹满、恶热等症来分析，则知“咽燥口苦”不是少阳，而是阳明里热，热蒸于上，煎灼津液，不能上潮。至于“腹满而喘”及“身重”，同样是由于阳明热盛所致，热壅气滞则腹满而喘，阳明之热充斥经脉，热盛伤气，气机不利则身重。此证未出治法，后世医家认为，此乃阳明气分邪热炽盛之证，应以辛凉清解为宜，可选用白虎汤之类。

自“若发汗”至“栀子豉汤主之”为第二段，说明误治后的变证及热扰胸膈的证治。由于

"脉浮而紧"，非太阳病而是阳明热盛，是以不可发汗。若误用辛温发汗，不但劫伤津液，而且辛温助热，反使火势上炎，热扰心神，故见烦乱不安，神昏谵语等症。脉紧非寒，是以不可施以温针之法，若误用温针，则火气内攻，心神被扰，阴不敛阳，心神不能内守，故惊惕不安，烦躁不得眠。虽有腹满，尚未出现潮热、手足濈然汗出等症，可知非阳明腑实之证，是以不可用下法。若误用下法，必然损伤胃气而致胃中空虚，邪气乘虚而入，无形之热归并于胸膈之间，热扰胸膈，故出现心中懊憹，心烦郁闷而无可奈何之状。所谓"舌上胎"，是指舌苔薄黄，或黄白相兼，为热扰胸膈，邪热不盛的表现。证属热扰胸膈，郁而不宣，当以栀子豉汤清宣胸膈之郁热。

第228条论阳明病下后余热留扰胸膈的栀子豉汤证治的补充。阳明病，如属腑实，下之当愈，今下后邪热未尽，而留扰胸膈。或腑实未成而早用下法，或燥屎虽去而余热尚存。皆可使邪热入里郁于胸膈。阳明余热未除，故见外有热，手足温；不结胸说明下后热邪未与痰水相结；热邪扰及心神，故心中懊憹；热邪影响于胃，胃气不和，故饥不能食；热郁胸膈不得外散，故不见全身汗出，只是郁热上蒸而见但头汗出。本病之重点为热郁胸膈，故仍用栀子豉汤清宣郁热。

栀子豉汤由栀子、香豉组成。栀子苦寒，清透郁热，解郁除烦；香豉气味轻薄，既能解表宣热，载栀子于上，又能和降胃气于中。二药相伍，清中有宣，宣中有降，为清宣胸中郁热，治虚热懊憹之良方。煎法中，香豉后下，取其气味轻薄，更能发挥其轻浮宣散之效。

（四）猪苓汤证

【提要】

论述阳明津伤水热互结的证治及禁例。

【原文】

若脉浮发热，渴欲饮水，小便不利者，猪苓汤主之。（223）

猪苓汤方

猪苓（去皮）　茯苓　泽泻　阿胶　滑石（碎）各一两

上五味，以水四升，先煮四味，取二升，去滓，内阿胶烊消，温服七合，日三服。

【解析】

本条论阳明热证误下后，邪热未除，且津液受伤，水气不利的证治。阳明病热盛于外则脉浮发热，津伤则渴欲饮水，水饮内停则小便不利。是时其热虽未除，但热已不盛，非白虎汤邪热炽盛，充斥表里可比，故其热势不太甚，津伤也不太甚。本证的病机是津伤有热，水气不利，其治疗以清热滋阴利水为法，方用猪苓汤。

猪苓汤由猪苓、茯苓、泽泻、阿胶、滑石组成，猪苓、茯苓、泽泻甘淡渗泄以利水；滑石甘寒，既能清热，又能利水；阿胶血肉有情之品，咸寒润下，育阴清热，对阴伤而有热者尤宜。诸药合用，有清热利水、滋阴润燥之功。

【原文】

阳明病，汗出多而渴者，不可与猪苓汤，以汗多胃中燥，猪苓汤复利其小便故也。（224）

【解析】

本条论猪苓汤的禁例。阳明里热弥漫、迫津外泄、津气耗伤故汗多口渴，此时因汗多胃燥化源不足，也可能出现小便少，治当用白虎加人参汤。猪苓汤滋阴清热，只适用于津伤有热、水气不利证。而对燥热多汗伤津却并无水停之证，若用猪苓汤复利其小便，必竭欲亡之津，故告诫医者不可与之。

二、阳明病实证

【提要】

论述阳明病三承气汤的证治。

（一）承气汤证

1. 调胃承气汤证

【原文】

阳明病，不吐不下，心烦者，可与调胃承气汤。（207）

调胃承气汤方

甘草二两（炙） 芒硝半升 大黄四两（清酒洗）

上三味，切，以水三升，煮二物至一升，去滓，内芒硝，更上微火一二沸，温顿服之，以调胃气。

太阳病三日，发汗不解，蒸蒸发热[1]者，属胃[2]也，调胃承气汤主之。（248）

伤寒吐后，腹胀满者，与调胃承气汤。（249）

【注释】

［1］蒸蒸发热：形容发热从内达外，如蒸笼中热气蒸腾之状。指身热盛。

［2］属胃：指转属阳明病。

【解析】

调胃承气汤证之来路有三：一为太阳病发汗不当，转属阳明结实；二为伤寒吐后，上焦实邪虽去，但中、下焦化燥成实；三为外邪直犯阳明，燥热结实。

第207条论阳明腑实，燥热致烦的证治。阳明病见心烦，“未经吐下”点出与栀子豉汤证吐下之后所致“虚烦”不同。既未呕吐，又不大便，症见心烦，是因阳明燥热上扰心神所致，当伴有身热、蒸蒸发热、大便硬结、腹胀满等症，投调胃承气汤既可泻下阳明燥热结实又不伤胃气，取下而去实，缓而不伤之效。

第248条论太阳病汗后转属阳明的证治。太阳病发汗不解，并非表证未罢，而是外邪入里，阳明里热炽盛充斥于外，见蒸蒸发热。此为调胃承气汤证发热特点，反映燥热虽结于内，但并未完全敛结于胃肠，尚能蒸达于外，因热而燥，腑实初结，大便不通，当用调胃承气汤通便泄热。

第249条论伤寒吐后，燥实腹满的证治。伤寒吐后，上焦实邪虽去，而阳明腑实未除，腹胀满即其见证。另本证还应有不大便之主症，轻则心烦，重则谵语之兼症。然未见腹满痛，或绕脐痛等症，可知阳明腑实程度不重，且吐后胃气必受损伤，故不宜峻下，用调胃承气汤泻热通便即可。

调胃承气汤证由阳明腑实，燥热初结，气滞不甚所致，证属里热实证，治宜泻热和胃，润燥软坚。调胃承气汤由甘草、芒硝、大黄组成。方中大黄苦寒泻下，荡涤肠胃，泻热去实；芒硝咸寒泻热，润燥软坚，于方中药量独大，重在泻下燥热；甘草一味，以其甘缓留中特性使硝黄之力作用到胃，能泄尽胃中邪热，又使泻下通便作用缓和。其煎法是大黄、甘草先煎，芒硝后入溶化，微火煮一二沸。《伤寒论》中调胃承气汤的服法有二：一为本条的“温顿服之”，因阳明腑实初结，可集中药力，速泻阳明之燥热；二为第29条的“少少温服之”，其缓缓泻热，以除阳复太过之燥热。

2. 小承气汤证

【原文】

阳明病，其人多汗，以津液外出，胃中燥，大便必鞕，鞕则谵语，小承气汤主之。若一服谵语止者，更莫复服。（213）

（方见第 208 条）

阳明病，谵语发潮热，脉滑而疾[1]者，小承气汤主之。因与承气汤一升，腹中转气[2]者，更服一升，若不转气者，勿更与之。明日又不大便，脉反微涩者，里虚也，为难治，不可更与承气汤也。（214）

太阳病，若吐若下若发汗后，微烦，小便数[3]，大便因鞕者，与小承气汤和之，愈。（250）

【注释】

［1］脉滑而疾：指脉象圆滑流利快速。

［2］转气：即腹中有矢气转动。此为以药试诊法。

［3］小便数：指小便次数多。

【解析】

第 213 条论述阳明病便硬谵语的成因与治疗。阳明病里热炽盛，迫津外泄则多汗。由于汗出过多，津液外泄，以致胃肠内津亏干燥而结实，故大便必硬。又因大便硬结，腑气不通，热浊上攻，扰乱心神，则谵语。层层相因，但证势并不急重，所以用小承气汤泻热通便，行气和胃。本条最后一句医嘱十分重要，因为病情不重，估计一服即可便通热泄，故叮嘱若服后硬便下，谵语止，腑气通，燥热实结已去，即当停服。若再服再下，则有下伤正气之虞。

第 214 条讲述阳明腑实轻证的证治及注意事项。阳明病为里热实证，阳明燥结成实，腑气不通，浊热上扰则谵语。阳明经气旺于申酉之时，此时正气借天气之助而与邪争，邪正斗争剧烈，故见潮热。谵语、潮热若与手足濈然汗出、脉沉实有力等并见，则为大承气汤证。而今脉滑利而疾数，犹恐燥热结实尚浅，不敢贸然投用大承气汤，故试投小承气汤治之。但毕竟谵语、潮热皆见，燥实已结，故将小承气汤的服药量由常规之每服六合增至每服一升。

"因与承气汤"以后，是自注文字。服小承气汤一升后，若腹中转矢气者，为肠中燥屎得药物推动而使浊气下趋之征，可再服一升以增强药力，泻下燥实；若不转矢气者，则并非燥屎内阻，多为大便初硬后溏，故不可再服。如第二天仍不大便，脉反见微涩，微为气虚，涩为血少，这是正气已虚之征。便硬当下，而正虚又不可下，施治颇为棘手，故称难治。但难治并非不治，邪实正虚当采用攻补兼施之法以治之，后世所立黄龙汤、增液汤等，可随证选用。

第 250 条阐述太阳病误治而致热结成实的证治。太阳病当以汗解，如误用吐下或发汗太过，均会损伤津液，使表邪入里，邪从燥化，燥热内结而转为阳明实证。邪热上扰则心烦，燥热实结故大便硬。阳明燥邪内盛，迫津偏渗，反见小便数多。而从小便数多一症，可知津液不能还入胃肠，大便必然硬结。然而心烦尚微，大便虽硬，并非大实之证，故治以轻下之法，用小承气汤下其邪热燥结，使肠胃气机调畅，病可自愈。"和之"非治疗手段而是治疗目的，即通过轻下之法，达到通降腑气、调和胃气之目的。本条之小承气汤证与第 248 条、第 249 条之调胃承气汤证，虽均由太阳病误治而成，但彼证病机以腑实初结大便燥结为重点，治宜泻热通便；本证则以腑实已结大便硬结为重点，治宜轻下热结。两者各有不同。

小承气汤由大黄、厚朴、枳实三味药组成。方中大黄苦寒攻下，荡涤肠腑；厚朴苦辛而温，行气除满；枳实苦而微寒，理气消痞。合则通腑导滞，行气除满。与调胃承气汤相较，本方不用芒硝而用枳、朴，其泻热之力较弱，而通腑之力较强；与大承气汤相较，方中枳、朴之量较小，又无芒硝，其通腑与泻热之力，皆相对较弱，故名曰小承气。本方三味同煎，不分先后，“初服当更衣”，而不言泻下，均体现了其通下之力较缓。然毕竟为攻下之剂，“若更衣者，勿服之”，提示中病即止，不可过剂伤正。

3. 大承气汤证

【原文】

二阳并病，太阳证罢，但发潮热，手足漐漐汗出，大便难而谵语者，下之则愈，宜大承气汤。（220）

（方见第208条）

【解析】

本条论述二阳并病，转属阳明腑实的证治。太阳与阳明并病，太阳证罢，只见潮热、大便难而谵语，是邪气已转属阳明。由于四肢禀气于脾胃，阳明燥热逼迫津液外泄，则可见手足漐漐汗出或濈然汗出等外候。此外候和潮热、谵语、大便难并见，则为阳明燥热成实的确征，因此宜用大承气汤泻下。

大承气汤由大黄、厚朴、枳实、芒硝组成。大黄苦寒，攻积导滞，荡涤肠胃，推陈致新，泻热去实；芒硝咸寒辛苦，润燥软坚，泻热导滞；枳实辛而微寒，理气消痞；厚朴苦辛而温，利气消满。四味相合，共成攻下实热、荡涤燥结之峻剂。方中枳实、厚朴先煎，大黄酒洗后下，气锐先行，斩关夺门，又得芒硝之助，相须为用，攻下之力尤强。大承气汤适用于阳明腑实之重证，为峻下之剂，服药后得大便通即停服，切不可过服而伤正。

【原文】

腹满不减，减不足言，当下之，宜大承气汤。（255）

【解析】

本条辨腹满当下的证治。腹满一症，有虚实可辨，满而时减为虚，满而不减为实。《金匮要略·腹满寒疝宿食病脉证治第十》中的“腹满时减，复如故，此为寒，当与温药”，是言虚寒性腹满。今腹满不减，减不足言，说明腹满减的程度很少，少到不足以用语言来表达，这是热实腹满的特征。而此种腹满必伴有不大便，腹痛拒按，舌苔黄厚干燥等见症。故治当攻下，宜大承气汤。

【提要】

论述阳明急下三证。

【原文】

伤寒六七日，目中不了了[1]，睛不和[2]，无表里[3]证，大便难，身微热者，此为实也，急下之，宜大承气汤。（252）

阳明病，发热汗多者，急下之，宜大承气汤。（253）

发汗不解，腹满痛者，急下之，宜大承气汤。（254）

【注释】

[1] 目中不了了：视物不清。

[2] 睛不和：眼球转动不灵活。

[3] 表里：表，指表证；里，指大便秘结、腹满疼痛拒按等病状。此“表里”是偏义复词，即无表证。

【解析】

第252条论伤寒目中不了了，睛不和者，法当急下存阴。伤寒六七日，表证已无，只见大便难，身微热，病情似不急迫，但出现目中不了了，睛不和，此属邪热深伏，热结于腑的危重证候，故不可大意。因五脏六腑之精气，皆上注于目，瞳神为肾所主，热邪不燥胃津，必耗肾液，目中不了了，睛不和者，是燥热亢盛，阴津欲竭，病情严重，刻不容缓，故用急下存阴之法，急投大承气汤以泻热救阴。

第 253 条论阳明腑实见发热汗多者，治当急下。此阳明病当为阳明腑实之证。一般而言，阳明腑实证，燥热敛结，虽能迫津外泄，不致大汗，多见手足濈然汗出。此证发热汗多，阴津消耗迅速，有热极津涸之虞，即使腹痛、潮热、谵语等症不甚显著，也应当机立断，用大承气汤急下存阴，否则必陷真阴涸竭之危境。值得注意的是，阳明病发热汗出，为里热炽盛逼迫津液外泄所致，白虎汤证和承气汤证皆可见。但既言急下，必须是有可下之证，在阳明腑实证前提下，见阴津消亡过快，方可用大承气汤急下。

第 254 条论阳明腑实重证，法当急下存阴。伤寒发汗不解，津液已经外夺，又出现腹满疼痛，可知燥热结滞之势迅疾，故应当机立断，用大承气汤急下阳明燥实，以护阴液。

以上三条，皆云“急下之，宜大承气汤”，后人称其为阳明急下三证。大承气汤临证之用，脉症拟似时，当审以慎；急下存阴时，又应当机立断，不得犹豫彷徨。大承气汤之所以可以救阴，全在泻燥热以救阴液。如无燥热而投本方，只能伤阴劫液，而全无救阴之功。

【提要】

论述燥屎辨治。

【原文】

大下后，六七日不大便，烦不解，腹满痛者，此有燥屎[1]也。所以然者，本有宿食[2]故也，宜大承气汤。（241）

病人小便不利，大便乍[3]难乍易，时有微热，喘冒[4]不能卧者，有燥屎也，宜大承气汤。（242）

阳明病，谵语有潮热，反不能食者，胃中[5]必有燥屎五六枚也。若能食者，但鞕耳，宜大承气汤下之。（215）

阳明病，下之，心中懊憹而烦，胃中有燥屎者，可攻。腹微满，初头鞕，后必溏，不可攻之。若有燥屎者，宜大承气汤。（238）

病人不大便五六日，绕脐痛，烦躁，发作有时者，此有燥屎，故使不大便也。（239）

【注释】

［1］燥屎：燥热与宿食相结之干硬粪块。

［2］宿食：停积于胃肠内未尽消化的食物。

［3］乍：忽儿。

［4］喘冒：气喘且头昏不清。

［5］胃中：胃泛指胃肠，此处当指肠中。

【解析】

第 241 条指出大下后燥屎复结的证治。阳明腑实重证，有大下而愈者，当大便通畅，脉静身凉，腹无所苦；亦有下后邪热未清，燥屎复结者。今大下后又六七日不大便，烦不解，腹满痛，这是下后邪热未清，宿食未尽，燥热与宿食又重新结聚形成燥屎，阻塞肠间，属一下不解，仍可再下之证，故宜用大承气汤以泻热通腑，下其燥屎。本条下后六七日不大便，烦不解，腹满痛，自是辨大承气汤证的关键。如不大便，心烦腹满，结实未甚当用小承气汤；若下后心烦，谵语，不大便，蒸蒸发热，则治宜调胃承气汤。太阳病有一汗表邪不解而再汗之法，阳明病亦有一下腑实不除而再下之法。能否再汗与再下，均以辨证为依据。

第242条论述燥屎形成的又一种情况。阳明病一般为小便利，则大便硬，即所谓"若小便利者，大便当硬"。然临床症状千变万化，绝非小便利大便硬一种情况。本条所述即为燥屎内结的另一种临床见证，即小便不利，大便乍难乍易，时有微热，喘冒不得卧。由于阳明腑实，燥屎内结，腑气不通，故大便乍难，即大便硬而难出。复因小便不利，而津液又未至枯竭，则是部分津液尚能还入肠中，所以燥屎虽结，但有时又呈现大便乍易之象。因燥屎内结，邪热深伏于里，不能发泄于外，故时有微热；腑气不通，浊邪上干于肺则喘；上犯清空则眩冒；因喘冒症状严重，故不能卧寐。此时，即使外无大热而为微热，大便乍难乍易而非数日不行，仍属燥屎内结，阳明腑实之重证，故宜用大承气汤攻下燥屎。

第215条论以能食、不能食辨阳明腑实燥结微甚的方法，并补充不能食亦为燥屎内结之外候。阳明病，谵语发潮热，是腑实已成，但燥结程度之微甚，当结合能食和不能食来分辨。一般而言，胃有热当消谷引食，今阳明有热，反不能食，则必是热盛伤津、津伤化燥、燥屎结滞、腑气壅滞不行所致，故言"胃中必有燥屎五六枚也"。既然燥屎已成，则当用大承气汤攻下。"宜大承气汤"意承"有燥屎五六枚也"句下，为倒装文法。若谵语、潮热而饮食尚可，则知大便虽硬，尚未至燥坚结硬，言外之意，此证不宜大承气汤，可予小承气汤或调胃承气汤。

第238条辨阳明病可攻与否及燥屎内结的证治。下后可否再下，当据证而断，今下后心中懊侬而烦，多为阳明浊热泄而未尽，上扰神明所致，如参考其他见症可断为胃中有燥屎者，可以再攻，而且可选用大承气汤。"若有燥屎者，宜大承气汤"，意承"可攻"之后，属倒装文法。如果下后只见腹部轻微胀满，则燥屎尚未形成，属于肛门虽结硬，肠中未全干，大便必初硬后溏，故不可攻下。言外之意，有燥屎可攻下者，除见心中懊侬而烦外，当见腹满痛等实邪结滞的重症。若下后心中懊侬，而不见腹满者，为虚烦，治用栀子豉汤；下后心中懊侬，腹满痛而不大便者，则为实烦，治用大承气汤。

第239条指出阳明腑实，燥屎内结的外候。上条言"胃中有燥屎者可攻"，本条则以绕脐痛、烦躁、发作有时，作为辨燥屎的眼目。肠中燥屎内结，阻滞气机，腑气不通，故有绕脐作痛；阳明浊热循经上扰心神，则见烦躁；发作有时，指绕脐痛与烦躁之发作，有时间规律，每于午后日晡时诸证加重，这是因为日晡时阳明气旺，正邪斗争激烈的缘故。燥屎内结是病机所在，故曰"此有燥屎"，于是就出现了不大便五六日的情况。本条虽未出方，因其燥屎内结，用大承气汤峻下热结，不言自明。

（二）下法辨证

【原文】

阳明病，脉迟，虽汗出不恶寒者，其身必重，短气，腹满而喘，有潮热者，此外欲解，可攻里也。手足濈然汗出者，此大便已鞕也，大承气汤主之。若汗多，微发热恶寒者，外未解也，其热不潮，未可与承气汤。若腹大满不通者，可与小承气汤，微和胃气，勿令至大泄下。（208）

大承气汤方

大黄四两（酒洗） 厚朴半斤（炙，去皮） 枳实五枚（炙） 芒硝三合

上四味，以水一斗，先煮二物，取五升，去滓，内大黄，更煮取二升，去滓，内芒硝，更上微火一两沸，分温再服，得下，余勿服。

小承气汤方

大黄四两 厚朴二两（炙，去皮） 枳实三枚大者（炙）

上三味，以水四升，煮取一升二合，去滓，分温二服。初服汤当更衣，不尔者，尽饮之，若更衣者，勿服之。

【解析】

本条当分三段来解释：从“阳明病”至“大承气汤主之”为第一段。阳明病，脉迟，是由于实热壅结于里，腑气不通，脉道郁滞不利之故。其脉虽迟必按之有力。其证虽汗出却不恶寒，可知表证已解。里热炽盛，腑气壅滞，外则影响经脉气血受阻，则身重。内则气机不得通降，故短气，腹满而喘。更见潮热，是病邪归于阳明，腑有燥热结实之征。又因四肢禀气于脾胃，肠胃燥实，则四肢应有外候，津液为里热所迫而外泄，故手足濈然汗出。通过以上阳明病脉迟、潮热、手足濈然汗出、腹满而喘等一系列证候来辨析，当是阳明里热太盛，腑气不通，大便硬结，已成燥屎之证，应与大承气汤，以攻下里实。

从“若汗出，微发热恶寒者”至“未可与承气汤”为第二段，论述表证未解，里实尚轻，禁用攻下。发热恶寒而见汗多，为表邪未解；其热不潮，则腑实未成，不仅大承气汤不可用，即使小承气汤等也当禁用，故曰“未可与承气汤”。

从“若腹大满而不通者”至“勿令致大泄下”为第三段，论述小承气汤的应用要点。此意承“可攻里也”之后，阳明腑实既成，表现为腹大满不通，但未见手足濈然汗出等症，说明病机侧重于腑气壅滞，其燥热结实不甚，故用小承气汤轻下通便，以和胃气，不宜用大承气汤峻攻，以免过剂伤正。

【执医考纲】

第208条原文背诵并掌握阳明病可攻与不可攻及大、小承气汤的证治与用法。

（三）麻子仁丸证

【提要】

论述脾约的证治。

【原文】

趺阳脉[1]浮而涩，浮则胃气强，涩则小便数，浮涩相抟，大便则鞕，其脾为约，麻子仁丸主之。（247）

麻子仁丸方

麻子仁二升　芍药半斤　枳实半斤（炙）　大黄一斤（去皮）　厚朴一尺（炙，去皮）　杏仁一升（去皮尖，熬，别作脂）

上六味，蜜和丸如梧桐子大，饮服十丸，日三服，渐加，以知[2]为度。

【注释】

［1］趺阳脉：为足背动脉，在冲阳穴处，属足阳明胃经。

［2］知：愈也。《方言》卷三：“差、间、知，愈也。南楚病愈者谓之差，或谓之间或谓之知。”

【解析】

足阳明胃经的冲阳穴处，可扪及足背动脉的搏动，此即趺阳脉，可候脾胃之气的盛衰。趺阳脉浮，主胃有热，因此说浮则胃气强；胃有热则逼迫津液偏渗，而见小便数多；小便多，脾阴伤，趺阳脉则见涩象；浮涩相搏，即胃热盛与脾阴亏并见，胃强而脾弱，脾输布津液的功能被胃热所约束，使津液不能还入肠道，肠道失润而导致大便硬，故名脾约。

脾约之“约”有两个意思，一是穷乏，指津液亏乏，脾无津液输布而穷乏；二是约束，指脾布津之功能被胃之强阳所约束，津液不能还于胃肠中。脾约之证，其临床特点是大便干结，甚则干如羊屎，但不更衣十余日无所苦，不见潮热、谵语、腹满痛等症，故易与承气汤证相区别。

脾约证因于胃强脾弱，胃热肠燥，虚实兼挟。治宜润肠滋燥，缓通大便，方用麻子仁丸。

麻子仁丸方中重用麻子仁，甘平润肠通便为君药；杏仁降气润肠，芍药养阴和里为臣药；佐以大黄、枳实、厚朴泄热去实，行气导滞；使以蜂蜜润燥滑肠。合而为丸，具有缓缓润下之功，故为润肠通便之剂。其服法强调渐加，以知为度。虽为润下剂，但药多破泄，故虚人不宜久服。

（四）润导法

【提要】

论述津伤便硬外导法的证治。

【原文】

阳明病，自汗出，若发汗，小便自利者，此为津液内竭，虽鞕不可攻下之，当须自欲大便，宜蜜煎导[1]而通之。若土瓜根[2]及大猪胆汁，皆可为导。（233）

蜜煎方

食蜜[3]七合

上一味，于铜器内，微火煎，当须凝如饴状，搅之勿令焦著，欲可丸，并手捻作挺，令头锐，大如指，长二寸许。当热时急作，冷则鞕。以内谷道[4]中，以手急抱，欲大便时乃去之。疑非仲景意，已试甚良[5]。

又大猪胆一枚，泻汁，和少许法醋[6]，以灌谷道内，如一食顷[7]，当大便出宿食恶物，甚效。

【注释】

［1］导：导有因势利导之义。用润滑类药物纳入肛门，引起排便，称为导法。

［2］土瓜根：土瓜又名王瓜，气味苦寒无毒，其根呈长块状，富于汁液，将其捣汁灌肠可通便。《肘后备急方》："治大便不通，土瓜采根捣汁，筒吹入肛门中，取通。"

［3］食蜜：即供食用之蜂蜜。

［4］谷道：指肛门。

［5］疑非仲景意，已试甚良：《玉函》卷八、《千金翼》卷九、《注解伤寒论》卷五均无。

［6］法醋：按官府法定标准酿造的食用米醋。

［7］一食顷：约吃一顿饭的时间。顷，约数词，左右义。

【解析】

阳明病，本自汗出，如果再用汗法则必伤津液，加之小便自利，这就造成了津液内竭，以致大便结滞。此种便结属于津枯便结，故无身热、烦躁、谵语等阳明热炽之象，也无腹满痛、绕脐痛、腹大满不通等腑气壅滞之症，主要表现为肛门坠胀，燥粪始终不能排出。由于其不属阳明燥热结滞，因此大便虽然硬结，却不可用承气汤一类攻下，应在病人欲解大便时，用蜜煎方润而通之，因势利导。其他如土瓜根或大猪胆汁等，也可用来导下通便。

蜜煎方中仅蜂蜜一味药，其性味甘平，滑润兼备，入肺与大肠经，擅长润滑肠道，导引大肠燥粪下行，适用于肠燥津枯之便秘。制作方法是将蜂蜜微火煎，制成条状，备用。于大便近于魄门难以解出时，以蜜煎条纳入肛门，导下大便。灌肠法用猪胆汁或土瓜根汁，二者性味苦寒，归肺与大肠经，具清热润燥，兼以解毒之功，用于津亏有热而大便硬者，纳入谷道之中，正好发挥清热润肠而导便下行之效。可见灌肠法始自仲景。

三、阳明中风中寒证

【提要】

论阳明中风中寒的辨证。

【原文】

阳明病，若能食，名中风；不能食，名中寒。(190)

【解析】

阳明中风与中寒，借以风邪、寒邪指代胃之阴阳虚实。风为阳邪而主动，阳能化谷，故能食，名中风；寒为阴邪而主静，阴不化谷，故不能食，名中寒。阳明，成中风者，多胃阳素旺；成中寒者，多胃阳素虚。太阳病以有汗、无汗分风寒，是因太阳主表而司开合的缘故；阳明病以能食、不能食分风寒，是因阳明主里而司受纳的缘故。

【提要】

论述中寒欲呕证治及与上焦热呕的鉴别。

【原文】

食谷欲呕，属阳明也，吴茱萸汤主之。得汤反剧者，属上焦也。(243)

吴茱萸汤方

吴茱萸一升（洗） 人参三两 生姜六两（切） 大枣十二枚（擘）

上四味，以水七升，煮取二升，去滓，温服七合，日三服。

【解析】

食谷欲呕，病位有中焦、上焦之分，证有寒热之别。据第190条之说，如中阳亏虚，水饮内停，或中焦阳虚，浊阴上逆，不仅食不下，而且可有食谷欲呕之症，此皆可用吴茱萸汤温中和胃、降逆止呕。如上焦有热，胃气上逆致食谷欲呕者，此时若用吴茱萸汤之辛温，以热助热，必拒而不纳，反使呕逆加剧。此条提示医者，呕吐一证的原因不同，病位有别，临证当参合四诊，细心分析辨证。

吴茱萸汤由吴茱萸、人参、生姜、大枣组成。方中吴茱萸为主药，温胃散寒，降逆止呕；配以大剂量生姜，散寒止呕；再配以人参、大枣补虚和中。全方具有温中补虚，散寒降逆的功效，脾肾虚寒，或肝胃虚寒，浊阴上逆等证，皆可辨证用之。

【复习思考题】

1. 白虎汤证的治法是（　　）

A. 苦寒清热　B. 辛寒清热　C. 苦燥清热　D. 滋阴清热　E. 凉血清热

2. 调胃承气汤证见“蒸蒸发热”的机理是（　　）

A. 湿热蕴蒸　B. 郁热上达　C. 上焦热盛　D. 里热外蒸　E. 燥结外发

3. 下列哪项不属于用大承气汤急下的理由（　　）

A. 保存阴液　B. 防止传变　C. 遏止亡阴　D. 燥屎已成　E. 燥实势迅

4. 麻子仁丸证的治法是（　　）

A. 破气消滞攻下　B. 泻热润肠通便　C. 峻下热实燥结

D. 泻热和胃润燥　E. 泻热除满通便

5. 吴茱萸汤证的病机是（　　）

A. 胃阳亢盛，胃气上逆　B. 腑气壅滞，胃气上逆

C. 胃阳不足，浊阴上逆　D. 脾失健运，胃失和降

E. 上焦有热，胃失和降

扫一扫，查阅复习思考题答案

（张瓅方）

项目三 阳明病兼证

【学习目标】

1. 熟悉常见阳明病兼证的临床表现，包括症状、体征等方面，能够准确进行临床辨识。
2. 了解阳明病兼证的概念和范畴。

【提要】

论述阳明病兼表虚有汗的证治。

【原文】

阳明病，脉迟，汗出多，微恶寒者，表未解也，可发汗，宜桂枝汤。（234）

【解析】

汗出一证，是太阳中风和阳明病的共有症状，但阳明病是濈然微汗出，若里已化燥，则周身无汗。若汗出较多，与恶寒并见，即使脉迟，也是太阳的表证未解，当先用桂枝汤解外。

【提要】

论述阳明病兼表实无汗而喘的证治。

【原文】

阳明病，脉浮，无汗而喘者，发汗则愈，宜麻黄汤。（235）

【解析】

喘，是太阳和阳明的共有症状，但阳明的喘，是由于腹满，肺气不降，并在里已化热时必濈然微汗，脉象转沉。如果脉象仍浮，周身无汗，即使兼有腹满，其重点亦仍在太阳，故当先用麻黄汤发汗，使肺气不郁，则喘自愈。

杏林花繁

对第234条、第235条原文，喻嘉言所论可作参考：仲景此二条之文，前条云风未解，后条即不云寒未解者，互文也；前条云宜发汗，后条云发汗则愈者，亦互文也。盖外邪初入阳明，用桂枝汤解肌，则风邪仍从卫分出矣；用麻黄汤发汗，则寒邪仍从营分出矣。营分之邪深于卫分，且从外出而愈，而卫分更不待言矣。论中每用互文处，其妙义大率如此。

【复习思考题】

1. 服桂枝汤，大汗出后，大烦渴不解，脉洪大者的确切病机是（　　）

A. 表邪化热入阳明

B. 服桂枝汤后，热盛津伤，转属阳明，津气两伤

C. 阳明气分热盛

D. 发汗太过，阴液不足

E. 表邪化热入少阳

2. 麻黄汤证“无汗而喘”的机理是（　　）

A. 风寒束表，腠理闭塞，肺气不宣

B. 外寒内饮，壅塞于肺，肺失清肃

C. 风寒束表，卫强营弱，肺气上逆

D. 素有喘疾，外感风寒，引动宿疾

E. 风寒外束，内有水饮，肺气失宣

3. 以下哪项不是桂枝汤的适应证（　　）

A. 太阳病下之后，其气上冲者

B. 脏无他病，时发热，自汗出者

C. 脉浮紧，发热汗不出者

D. 伤寒发汗已解，半日许复烦，脉浮数者

E. 外证未解，脉浮弱者

4.“太阳病，外证未解，脉浮弱者”的处理方法是（　　）

A. 当以扶正，以小建中汤

B. 当以汗解，宜桂枝汤

C. 当以温阳，宜附子汤

D. 当表里双解，宜桂枝人参汤

E. 当表里双解，宜麻黄附子甘草汤

5. 下列病证除哪项外，均可用麻黄汤治疗（　　）

A. 太阳与阳明合病，喘而胸满者

B. 太阳病，脉浮紧，无汗，发热，身疼痛，八九日不解，表证仍在者

C. 太阳病，头痛发热，身疼腰痛，骨节疼痛，恶风，无汗而喘者

D. 伤寒发汗，已解，半日许复烦，脉浮数者，可更发汗

E. 伤寒脉浮紧，不发汗，因致衄者

扫一扫，查阅复习思考题答案

（张璨方）

项目四　阳明病变证

【学习目标】

1. 掌握湿热发黄三方的证治。

2. 熟悉栀子豉汤证和猪苓汤证的主症、病机、治法、方药、组方特点。

3. 了解寒湿发黄证和血热证的证治要点。

一、湿热发黄证

【提要】

论述湿热发黄的证治。

(一)茵陈蒿汤证

【原文】

阳明病，无汗，小便不利，心中懊侬者，身必发黄。(199)

【解析】

本条论阳明湿热郁蒸发黄的证治。阳明病里热实证，一般均有汗出，小便自利。如果阳明邪热与湿相合，热因湿滞不得外泄，则无汗。湿因热阻不能下行故小便不利。湿热上扰心胸，因而心烦懊侬。同时因湿热郁遏于中焦，影响肝胆疏泄功能，使胆汁外溢，故出现目黄、身黄、小便黄等黄疸症状。

【原文】

阳明病，发热汗出者，此为热越[1]，不能发黄也。但头汗出，身无汗，剂颈而还，小便不利，渴引水浆[2]者，此为瘀热[3]在里，身必发黄，茵陈蒿汤主之。(236)

茵陈蒿汤方

茵陈蒿六两　栀子十四枚(擘)　大黄二两(去皮)

上三味，以水一斗二升，先煮茵陈，减六升，内二味，煮取三升，去滓，分三服。小便当利，尿如皂荚汁状，色正赤，一宿腹减，黄从小便去也。

伤寒七八日，身黄如橘子色，小便不利，腹微满者，茵陈蒿汤主之。(260)

【注释】

[1] 热越：热邪向外发泄。

[2] 水浆：泛指饮料，如水、果汁、蔗浆之类。

[3] 瘀热：指湿热之邪郁滞。

【解析】

第236条论阳明瘀热在里发黄的证治。阳明病属里热实证，其主症有发热汗出，是热势向外宣达而不能发黄。若发热仅伴头汗出，而颈部以下周身无汗，又见小便不利，是热为湿郁不能宣泄外达而蕴结于里。湿热熏蒸，故见头汗出。湿热郁滞于里，致三焦气化失司，使无汗或汗出不畅，小便不利等症状更为加剧，二者互为因果，最终导致发黄。湿热交阻，气化不利，津液不布，且热伤津液，则渴引水浆。饮水多则益增其湿，湿热熏蒸，身必发黄，治用茵陈蒿汤清热利湿退黄。

第260条论茵陈蒿汤证发黄的特点。伤寒七八日，身黄如橘子色，色泽鲜明，为阳黄，属阳明湿热发黄，并当有身黄、目黄、小便黄等特征。湿与热合，郁积于里，腑气壅滞，故腹满。湿热不得从下渗泄，所以小便不利，当用茵陈蒿汤以清利湿热而退黄。

茵陈蒿汤证是阳明湿热发黄的代表方证，湿热郁结，并兼有腑气壅滞，治当泻热利湿退黄。茵陈蒿汤由茵陈蒿、栀子、大黄组成。方中茵陈蒿为主药，苦寒清热利湿，并有疏利肝胆、退黄的作用。栀子苦寒，清泄三焦而利小便，大黄苦寒，泻热行瘀，兼有利胆退黄的作用。三药合用，使大小便通利，湿热尽去，且取效甚捷，如方后所云。

【执医考纲】

第236条原文背诵并掌握阳明湿热发黄证的机理及茵陈蒿汤证的辨证要点。

杏林花繁

胡希恕(1898—1984年)，青年时拜清末进士、名医王祥徵为师，学习中医。他的一生致力于《伤寒论》的研究，并提出了一系列独特的见解。他明确指出了仲景学说和《黄帝内经》理论学术渊源的不同，揭示了辨证论治的实质。提出了六经八纲辨证体系：明确指出经方医学采用的是六经八纲辨证体系，这是神农－伊尹汤液学派的特点。他发表了《伤寒的六经论治与八纲的关系》报告，得到《人民日报》的高度评价。他还著有《伤寒论解说》《金匮要略解说》《经方理论与实践》等著作，惜不易见。日本中医界的赞誉：胡希恕被日本中医界赞誉为“中国有独特理论体系的、著名的《伤寒论》研究者、经方家”。

（二）栀子柏皮汤证

【原文】

伤寒身黄发热，栀子柏皮汤主之。(261)

栀子柏皮汤方

肥栀子十五个（擘） 甘草一两（炙） 黄柏二两

上三味，以水四升，煮取一升半，去滓，分温再服。

【解析】

外感病发热不退，又见身黄鲜明如橘子色，或伴无汗或汗出不畅，小便短赤等症，必是湿热互结之阳黄，本证未言，可见病邪不盛，腑气阻滞亦较轻。根据病证的基本性质，治法当取清热利湿退黄，方用栀子柏皮汤。以方测证，从其方药配伍和剂量来看，均提示本证属湿热发黄，热重湿轻之证。

栀子柏皮汤由栀子、甘草、黄柏组成。方中栀子为主药，性味苦寒，能清泄三焦之热，通利水道，又因其性滑利而有通腑功能，然剂量较小，且不配大黄，故泻下力不强；黄柏苦寒，善清下焦湿热；甘草甘温和中。三药相配清热利湿，轻剂去实。临床加茵陈清热利湿效果更佳。

（三）麻黄连轺赤小豆汤证

【原文】

伤寒瘀热在里，身必黄，麻黄连轺[1]赤小豆汤主之。(262)

麻黄连轺赤小豆汤方

麻黄二两（去节） 连轺（连翘根是）二两 杏仁四十个（去皮尖） 赤小豆一升 大枣十二枚（擘） 生梓白皮一升（切） 生姜二两（切） 甘草二两（炙）

上八味，以潦水[2]一斗，先煮麻黄再沸，去上沫，内诸药，煮取三升，去滓，分温三服，半日服尽。

【注释】

[1] 连轺（yáo）：李时珍解为连翘根。今多用连翘。亦有考据，轺即翘。

[2] 潦（lǎo）水：指地面流动的雨水。

【解析】

本条论述阳明湿热发黄兼表证的证治。伤寒，指外感风寒表邪未尽，当见发热、恶寒、无汗等症。瘀热，指热邪郁阻于里，症见发黄，提示热与湿合，互结于里，当见目黄、身黄、小便黄而短少等症。本证多见于湿热发黄的早期，一方面病邪郁表，腠理闭塞而无汗；另一方面，部分病邪化热入里，影响三焦气化，水道不通则小便不利，湿无出路，与热相合，熏蒸肝胆而导致发黄。治疗当以祛邪为要，解表发汗以散在表之寒，清利小便以泄在里之热，而发汗、利小便均是除湿祛水之途径，即开鬼门、洁净府之意。湿热既除，身黄得退。

麻黄连轺赤小豆汤由麻黄、连轺、杏仁、赤小豆、大枣、生梓白皮、生姜、甘草组成。方中麻黄、杏仁、生姜辛散表邪，三味相配既能发汗又能开提肺气以利水湿；连轺、赤小豆、生梓白皮，辛凉而苦，清热利湿；甘草、大枣调和脾胃，共为清热利湿退黄之剂。方用潦水煎药，盖雨水味薄，不助湿热之邪。诸药协同，表里宣通，湿热泄越，则黄退身和。

二、寒湿发黄证

【提要】

论述寒湿发黄的证治及禁例。

【原文】

伤寒发汗已，身目为黄，所以然者，以寒湿在里不解故也，以为不可下也，于寒湿中求之。（259）

【解析】

寒湿发黄，即阴黄，多由脾胃中气本虚，寒湿内盛；或因伤寒发汗太过，损伤中阳，以致寒湿中阻，进而影响肝胆疏泄功能，使胆汁不循常道，因而出现身、目、小便俱黄等黄疸特征。寒湿均属阴邪，其性沉滞，故阴黄黄色晦暗。治法当温中散寒除湿，此即“于寒湿中求之”之意，切不可因有寒腹满等证象，而误用清下之法。王海藏提出“阴黄治法，小便利者，术附汤；小便不利，大便反快者，五苓散”，可供参考。

【原文】

阳明病，脉迟，食难用饱，饱则微烦头眩，必小便难，此欲作谷瘅[1]。虽下之，腹满如故。所以然者，脉迟故也。（195）

【注释】

［1］谷瘅：瘅通疸。黄疸病之一种。

【解析】

本条论阳明病欲作谷瘅证及治疗禁忌。阳明病见脉迟，脉迟而有力提示实证，病邪结于里；迟而无力多为虚证，中阳不足或夹有寒湿病邪。本证欲作谷疸，谷疸有湿热、寒湿之分，湿热多为实证，寒湿大多夹虚，本证用攻下逐邪法，腹满不愈，可见当属寒湿为患的虚寒证。寒湿中阻，胃阳不足，熟腐无权，故进食不能过饱，过饱则水谷不化，湿郁食滞。清阳不升则头眩；浊阴不降则腹满；郁滞三焦，气化失司则小便难。寒湿内蕴，肝胆失疏，将成谷疸，即发黄。寒湿发黄治当温中散寒利湿，可选用茵陈五苓散；若中阳虚较甚，可用茵陈理中汤，以温中健脾，利湿退黄。

三、血热证

（一）衄血证

【提要】

论述阳明衄血证。

【原文】

阳明病，口燥但欲漱水，不欲咽者，此必衄。（202）

脉浮发热，口干鼻燥，能食者则衄。（227）

【解析】

第202条论述阳明病热在血分的衄血证。阳明病，热在气分，必口渴引饮。今口燥欲饮，但仅以水含漱，却不咽下，则知热不在气分而在血分。因为血属阴，其性濡润，血被热蒸，荣气上潮，故口虽燥而不欲饮水。热在血分，灼伤血络，迫血妄行，必致衄血，甚则可致吐血、便血。在此条中，仲景指出“口燥，但欲漱水，不欲咽”，为热在血分的重要标志，此观点为后世医家所认同。如吴鞠通《温病条辨》就有：“太阴温病，舌绛而干，法当渴，今反不渴者，热在荣中也。”既然热在阳明血分，故治宜凉血清热，降火止血，可选用后世之犀角地黄汤之类。

第227条论阳明气分热盛迫血致衄血证。脉浮发热，病在太阳，必与恶寒同见，且多无口干等。今脉浮发热而不恶寒，并伴口干鼻燥，是为热在阳明气分。足阳明胃之经起于鼻旁，上行于鼻根，复下行挟口还唇，其络脉在面部分布，热在阳明，循经上扰，故见口干鼻燥。邪只在经而未入腑，胃气尚和，故能食。邪热盛于阳明之经，不得外越，热邪迫血妄行，血随经上逆，而为鼻衄。

（二）蓄血证

【提要】

论述阳明蓄血证的证治。

【原文】

阳明证，其人喜忘[1]者，必有蓄血[2]。所以然者，本有久瘀血，故令喜忘。屎虽鞕，大便反易，其色必黑者，宜抵当汤下之。（237）

抵当汤方

水蛭（熬） 虻虫（去翅足，熬）各三十个 大黄三两（酒洗） 桃仁二十个（去皮尖及两人者）

上四味，以水五升，煮取三升，去滓，温服一升，不下更服。

【注释】

［1］喜忘：喜作“善”字解，喜忘即健忘。

［2］蓄血：指瘀血停留。

【解析】

阳明证，指本证病在阳明，“喜忘”即善忘。阳明邪热与胃肠宿有的瘀血相结，血滞于下，下实上虚，心神失养，心气失常则喜忘。若纯属阳明里热，胃肠必燥，肠中缺乏津液的濡润，则大便秘结难下。今大便虽硬而反易，且色黑，这是阳明蓄血证的特征。离经之血与燥屎相混，则化坚为润，故大便虽硬而排便却易。此阳明邪热与宿瘀相结之蓄血证，虽与太阳蓄血证的病因、病位、临床表现不同，但热与血结的病机则一，故治疗也取泻热逐瘀之法，用抵当汤下之。

【原文】

病人无表里证，发热七八日，虽脉浮数者，可下之。假令已下，脉数不解，合热则消谷喜饥，至六七日不大便者，有瘀血，宜抵当汤。（257）

【解析】

“病人无表里证”特指病人无恶寒发热、头痛等典型表证，但发热持续七八日之久而不解，此时应考虑邪热在里。脉见浮数，但无表证，说明仍属阳明热盛于内，而蒸腾于外；从条文后句，“至六七日，不大便者”，可知本证尚有不大便的见症，为热在里，而用下法。若下后，脉数不解，说明胃肠气分之热已除，而血分之热仍在。因为邪热若在阳明气分，化燥伤阴成阳明燥实证，燥屎阻滞，胃气不降，则其人当不能食，今却消谷喜饥，至六七日不大便，则证明邪热不在阳明气分，未成腑实，而是热在血分。血分之热合于胃，则消谷喜饥；合于肠，则热邪灼液而不大便。此为胃肠瘀血已成，宜抵当汤攻下瘀血。

本证下后浮脉去数脉存，大便复秘，消谷喜饥，说明气分之热已去大半，而血分之热未除，必有瘀血在胃肠，用抵当汤下之，确属无疑。然而临证中，据此以断为阳明瘀血证，尚不全面，应参考第237条，“其人喜忘，屎虽硬，大便反易，其色必黑”，以及太阳蓄血证“发狂”“如狂”“少腹急结”“少腹硬满”“脉沉结”等证，综合辨证分析，才能确诊无误。本条言“发热七八日”，验之临床，多属持续性低热，此为瘀血发热之特征。

抵当汤由水蛭、虻虫、大黄、桃仁四药组成。大黄、桃仁为植物药，大黄入血分，泻热逐瘀，推陈致新；桃仁活血化瘀；水蛭、虻虫为虫类药，药性峻猛，善于破瘀积恶血。四药相合为破血逐瘀之峻剂。

【复习思考题】

1. 茵陈汤证的治法是（　　）
   A. 温中化湿退黄
   B. 清热利湿，解表散邪
   C. 和解少阳，清热祛湿
   D. 清热利湿退黄
   E. 滋阴清热利水
2. 下列具有解表散邪功效的方剂是（　　）
   A. 茵陈蒿汤　B. 栀子豉汤　C. 吴茱萸汤
   D. 栀子柏皮汤　E. 麻黄连轺赤小豆汤
3. 阳明蓄血证的病机是（　　）
   A. 太阳之邪，随经入里
   B. 太阳之邪与新瘀相结
   C. 阳明邪热与宿瘀相结
   D. 阳明邪热与新瘀相结
   E. 太阳之邪与宿瘀相结
4. 以下除了哪个都是栀子豉汤证的主症是（　　）
   A. 心中懊憹　B. 大便溏薄　C. 胸中窒
   D. 心中结痛　E. 虚烦
5. “伤寒，身黄，发热”适宜用（　　）
   A. 栀子柏皮汤　B. 小柴胡汤　C. 麻黄连轺赤小豆汤
   D. 抵当汤　E. 茵陈蒿汤

扫一扫，查阅复习思考题答案

（张瓅方）

扫一扫，
查阅本模块
数字资源

模块四　辨少阳病脉证并治

项目一　少阳病纲要

【学习目标】

1. 掌握少阳病提纲证。

2. 了解少阳病治禁。

一、少阳病提纲

【提要】

论述少阳病脉证提纲。

【原文】

少阳之为病，口苦，咽干，目眩也。（263）

【解析】

病入少阳，邪气居于表里之间，外不及太阳，内不及阳明，以致少阳枢机不利，胆火上炎，灼伤津液，故见口苦、咽干。手足少阳胆经皆过目锐眦，且胆与肝合，肝开窍于目，少阳胆热循经上扰，故见头目昏眩。

少阳病以口苦、咽干、目眩为提纲，一是揭示了少阳病的病位，即半表半里；二是概括了少阳病的本质，即热证。因足少阳属胆，手少阳属三焦，主气为火，为气火运行的道路，故其病变多见胆火上炎，所以仲景以口苦、咽干、目眩三症，揭示了少阳病枢机不利、胆火上炎的病机本质所在。

【执医考纲】

第 263 条原文背诵并理解少阳病的辨证纲要。

二、少阳病治禁

【提要】

论述少阳中风证的症状、治禁及误治后变证。

【原文】

少阳中风，两耳无所闻，目赤，胸中满而烦者，不可吐下，吐下则悸而惊。（264）

【解析】

少阳中风是外邪侵入少阳之经，从阳化火，循经上冲，干扰清窍，故耳聋、目赤；火邪内郁胸胁，经气不利，故胸中满；胆热上扰心窍，心神不安则烦。上述症状，火象明显，性质属阳，故名“少阳中风”。

【提要】

论述少阳伤寒的治禁、误汗后的变证及转归。

【原文】

伤寒，脉弦细，头痛发热者，属少阳。少阳不可发汗，发汗则谵语，此属胃。胃和则愈，胃不和，烦而悸。（265）

【解析】

与第264条对比，本条没有目赤、胸中满而烦等风火症状，仅是头痛、发热、脉弦细，相对而言，火象不显，故称“少阳伤寒”。头痛发热，为三阳病共有症状。若属太阳表证，其头痛多在头后部连及项背，且必兼恶寒发热、脉浮等脉症，治宜汗解；若属阳明里证，其头痛多在前额，但发热不恶寒，反恶热，且必与口渴、脉大等症并见，治宜清下；若脉不浮不大而弦细，其发热不恶寒，亦不恶热，且头痛重点在两侧，况弦脉又是少阳之主脉，当属少阳无疑。

第264条因胸中满而烦，易误诊为胸中有实邪，所以指出不可吐下。第265条因头痛发热，易误诊为太阳表证，故指出不可发汗。两条互参，说明治少阳病有汗、吐、下三禁。

【复习思考题】

1. 下列哪一项为少阳病提纲证（　　）

A. 呕而发热、目眩

B. 口苦、咽干、目眩

C. 头痛、发热、脉弦细

D. 往来寒热、胸胁苦满

E. 耳聋、目赤、胸中烦

2. 少阳伤寒典型的脉象是（　　）

A. 弦细　B. 弦大　C. 浮大　D. 微细　E. 沉紧

3. 伤寒病中，若患者表现为脉弦细、头痛发热，根据中医理论，此证应归属为何经病证？（　　）

A. 太阳经　B. 少阳经　C. 阳明经　D. 太阴经　E. 厥阴经

4. 少阳病证中，若误用发汗法治疗，可能导致的后果是什么？（　　）

A. 谵语且大便秘结　B. 厥逆且四肢不温　C. 胸胁满闷且呕吐

D. 心悸烦躁且可能谵语　E. 腹满便溏且身重

5. 对于“少阳中风，两耳无所闻，目赤，胸中满而烦者”，正确的治疗原则是什么？（　　）

A. 立即采用吐法以去邪

B. 迅速采用下法以泻实

C. 禁用吐下法，宜和解少阳

D. 清热泻火以除目赤

E. 活血化瘀以通耳窍

扫一扫，查阅复习思考题答案

（李超慧）

项目二　少阳病本证

【学习目标】

1. 掌握少阳病的证治。

2. 熟悉小柴胡汤禁例。

一、小柴胡汤证

【提要】

论述小柴胡汤证的主症、病机、药物组成与加减法。

【原文】

伤寒五六日中风，往来寒热[1]，胸胁苦满[2]，嘿嘿[3]不欲饮食，心烦喜呕，或胸中烦而不呕，或渴，或腹中痛，或胁下痞鞕，或心下悸，小便不利，或不渴，身有微热，或欬者，小柴胡汤主之。（96）

小柴胡汤方

柴胡半斤　黄芩三两　人参三两　半夏半升（洗）　甘草（炙）　生姜（切）各三两　大枣十二枚（擘）

上七味，以水一斗二升，煮取六升，去滓，再煎取三升，温服一升，日三服。若胸中烦而不呕者，去半夏、人参，加栝楼实一枚；若渴，去半夏，加人参，合前成四两半，栝楼根四两；若腹中痛者，去黄芩，加芍药三两；若胁下痞硬，去大枣，加牡蛎四两；若心下悸，小便不利者，去黄芩，加茯苓四两；若不渴，外有微热者，去人参，加桂枝三两，温覆微汗愈；若欬者，去人参、大枣、生姜，加五味子半升，干姜二两。

【注释】

[1] 往来寒热：即发热与恶寒交替出现。

[2] 胸胁苦满：病人苦于胸胁满闷。苦，作动词用；满，意义同闷。

[3] 嘿嘿：形容词，即表情沉默，不欲言语。嘿，同默。

【解析】

太阳病伤寒或中风，过了五六日之后，出现往来寒热，胸胁苦满，默默不欲饮食，心烦喜呕等症，说明太阳表证已罢，病邪已传入少阳。少阳的经脉布胁肋，胁肋属于半表半里，外与太阳相邻，所以伤寒五六日中风，往往邪入胁下而转属少阳。邪结胁下，阳气出入受阻，郁遏而不能外达，则不发热而恶寒；正邪交争于半表半里，互有胜负，故形成往来寒热之证。少阳经布于胸胁，邪结此处，经气不利，必胸胁苦满，甚则胁下痞硬；胆失疏泄，胆火内郁，热扰心神则心烦，情志不遂故默默不语；胆热犯胃，胃失和降，则不欲饮食，且常常作呕。以上为小柴胡汤证的四大主症，充分反映了少阳病胆热内郁枢机不利，疏泄失常，脾胃失和的病机，治当宣达枢机、和解少阳，小柴胡汤为主治之方。

本条列出了七个“或然”症，或然症是有可能出现，但非必见之症。此因少阳为半表半里之位，少阳手足两经又相互络属于胆与三焦，邪犯少阳，胆火内郁，内外失和，三焦不利，故其病变可影响表里内外、上中下三焦，出现或然之症。若邪郁胸胁，未犯胃腑，则仅胸中烦，而不呕；若邪热伤津则口渴；若肝胆气郁，横逆犯脾，脾络不和则腹中痛；若少阳经气郁结较重则胁下痞硬；若邪犯少阳致三焦不利，气化失常，影响三焦通调水道的功能，则致水饮内停之证，水气内停心下则心下悸；水停下焦，膀胱气化失常则小便不利；若津液未伤而不渴；若表邪未尽，则口不渴而身有微热；若寒邪犯肺则咳。上述兼证，均因少阳枢机不利，波及他脏所致，故其治法均应在小柴胡汤的基础上，随症加减。

小柴胡汤为和解少阳之代表方。本方融祛邪扶正、木土同治于一体。方中柴胡、黄芩为主药，柴胡气质轻清，味苦微寒，可疏解少阳，使少阳邪热外解；黄芩苦寒，气味较重，清泄邪热，使少阳胆腑邪热内消。柴芩合用，外透内泄，可以疏解少阳半表半里之邪。从剂量上分析，柴胡用量重于黄芩，其外透之力强于内泄之功。半夏、生姜调和胃气，降逆止呕；人参、炙甘草、大枣益气和中，扶正祛邪。方中既有柴芩苦寒清降，又有姜夏辛开散邪，复有参枣草之甘补调中。药共七味，寒温并用，升降协调，攻补兼施，有和解少阳，疏利三焦，调达上下，宣通内外，和畅气机之作用，故为和解之良方。本方用去滓再煎之法，乃因方中药性有寒温之差，味有辛甘之异，功用又有祛邪扶正之别，去滓再煎可使诸药气味醇和，有利驱邪外达，而无敛邪之弊。

由于少阳病势不定，变化多端，出现许多或然之症，故仲景设小柴胡汤加减法，示人临证宜加减化裁，辨证用药。如胸中烦而不呕，是邪热扰心，胃气尚和，故去甘壅之人参以免留邪；不呕则去半夏、加瓜蒌以清心除烦；如口渴是邪热伤津，故去温燥之半夏，加重人参用量以益气生津，并伍用天花粉清热生津；如腹中痛是土被木乘，脾络失和，故去黄芩之苦寒，加芍药于土中泻木，和络缓急以止痛；如胁下痞硬，是邪气郁遏少阳较甚，去大枣之甘以免增壅满，加牡蛎软坚散结，消滞除痞；如心下悸，小便不利，是三焦决渎失职，水饮内停，以水饮得冷则停，得淡则利，故去苦寒之黄芩，加淡渗之茯苓；如不渴，外有微热，是太阳表邪未除，无里热伤津之象，则去人参壅补，加桂枝以解外；如咳者，属寒饮犯肺，去人参、大枣甘温壅气及生姜辛散之品，加干姜温中化饮，加五味子敛肺止咳。

【执医考纲】

第96条原文背诵并掌握小柴胡汤证的辨治要点。

【原文】

血弱气尽[1]，腠理[2]开，邪气因入，与正气相抟，结于胁下。正邪分争，往来寒热，休作有时，嘿嘿不欲饮食，藏府相连，其痛必下，邪高痛下[3]，故使呕也，小柴胡汤主之。服柴胡汤已，渴者，属阳明，以法治之。（97）

【注释】

［1］血弱气尽：气血不足、正气衰弱的意思。

［2］腠理：皮肤、肌肉之纹理。

［3］邪高痛下：邪高指邪在上焦，痛（一作病）下是指病邪渐传入下部。

【解析】

本条接第96条补述了少阳发病的病因。“血弱气尽，腠理开”，指出气血虚弱之人，因营卫失和，卫阳不能外固，腠理疏松；邪气乘人体之虚直入于里，与正气相搏，结于胁下，胁下为少阳所主部位，知邪气直入少阳。少阳主半表半里，故正邪分争，互有胜负，正胜则热，邪胜则寒，故往来寒热，休作有时；胆热内郁，疏泄不利，故神情默默；木不疏土，脾失健运，故不欲饮食。脏腑相连，指肝脾相连，脾胃相关。“其痛必下”，脾主大腹，肝木乘脾，痛在腹中，腹部较肝胆部位偏下，故云其痛必下；“邪高”指肝胆被邪气所犯，“痛下”指腹痛，病在肝胆，痛在腹中。方用小柴胡汤和解少阳枢机。服用小柴胡汤后，出现渴者，疾病已转属阳明，阳明为里热实证，治宜清下。

【原文】

本太阳病不解，转入少阳者，胁下鞕满，干呕不能食，往来寒热，尚未吐下，脉沉紧者，与小柴胡汤。（266）

【解析】

本条补述太阳病不解转属少阳的脉证治法。症状由发热恶寒变为往来寒热，脉由浮紧变为沉紧，同时又有胁下硬满、干呕不能食等症出现，说明少阳证已具，用小柴胡汤治疗。

【原文】

伤寒四五日，身热恶风，颈项强，胁下满，手足温而渴者，小柴胡汤主之。（99）

【解析】

身热恶风，颈项强，虽属太阳表邪未尽，但手足不热而温，说明表邪已轻，里热未盛。本条的辨证要点在"手足温而渴"。因太阳、阳明阳气较多，病则手足热；少阴与厥阴阳气虚少，病则手足寒；太阴虽然手足温，但不渴；阳明虽然渴，但手足热。今手足温与渴并见，同时又有"胁下满"，则知邪已入少阳，治疗主方是小柴胡汤。

【原文】

伤寒，阳脉[1]涩，阴脉[2]弦，法当腹中急痛，先与小建中汤；不差者，小柴胡汤主之。（100）

【注释】

［1］阳脉：即寸部脉。

［2］阴脉：即尺部脉。

【解析】

阳脉涩，"涩"示不足，说明阳气虚少；阴脉弦，"弦"示有余，说明阴寒较盛。《素问·痹论》云："痛者，寒气多也，有寒故痛也。"所以"腹中急痛"，首先应考虑是中焦虚寒。治应先用小建中汤，温中补虚，散寒止痛。服汤后，腹痛不差，证明非中焦虚寒，考虑"弦"乃少阳之主脉，腹痛又是小柴胡汤的兼症，当属木邪乘土所致。故再予小柴胡汤和解少阳。

【原文】

伤寒中风，有柴胡证，但见一证便是，不必悉具。凡柴胡汤病证而下之，若柴胡证不罢者，复与柴胡汤，必蒸蒸而振[1]，却复发热汗出而解。（101）

【注释】

［1］蒸蒸而振：形容里热外透，全身发热，并兼战栗不安之状。蒸蒸，内热貌。

【解析】

本条可分为两段理解。第一段论柴胡汤证的审证方法及使用柴胡汤的标准。重点说明不论伤寒或中风，只要有柴胡证在，使用柴胡汤时，应掌握"但见一证便是，不必悉具"的原则，从而示人以使用柴胡汤执简驭繁的方法。少阳病的临床表现较为复杂，临床上不易见到全部症状，若必待全部症状出现，有可能会贻误治疗时机，因此提出"但见一证便是"的标准，而不必等待所有症状全部出现。"有柴胡证"者，指往来寒热，胸胁苦满，默默不欲饮食，心烦喜呕及口苦，咽干，目眩诸证。"但见一证便是，不必悉具"，当重在"不必悉具"四字。即凡见少阳病主症之一，或一部分主症，便可投以小柴胡汤和解。论中有"呕而发热者""胸满胁痛者""胸胁满不去者""得寒热发作有时者"均与小柴胡汤治疗，便是典型例证。但这"一证"，必须符合少火被郁，或邪结胁下、枢机不利的病理机制，方可运用小柴胡汤。

第二段论误下后复服柴胡汤的机转。柴胡证，当以柴胡汤和解，若误用攻下，属误治，可能会导致两种变化，一是正气不足，邪气内陷，产生变证；二是正气尚可，邪气未陷，柴胡证仍在，病机未变，仍可治以柴胡汤。但证虽未变，正气抗邪却乏力，再次服用柴胡汤后正气借药力之助奋起抗邪，邪正剧烈作战，正胜邪却则作汗而解。

【原文】

阳明病，发潮热，大便溏，小便自可，胸胁满不去者，与小柴胡汤。（229）

【解析】

虽谓阳明，实则少阳病未解。凡阳明病发潮热，多为腑实已成之征，除潮热之外，当有腹满硬痛大便硬结等证。且邪入阳明，化燥成实，伤津耗液，多见小便数，大便当硬。今虽见潮热，但无腹满硬痛，烦躁谵语等证，且大便溏泄，小便自调，是病及阳明，燥热未实之象，阳明腑证并未形成，再结合胸胁满不去，知少阳主证未解。邪在少阳半表半里之位，当从少阳论治，宜用小柴胡汤。本条从病机而论，是少阳阳明同病，以少阳为主，不宜汗下，应治以和解之法。若阳明燥结较甚，亦可和解兼以通下，取大柴胡汤之意灵活运用。

【原文】

阳明病，胁下鞕满，不大便而呕，舌上白胎者，可与小柴胡汤。上焦得通，津液得下，胃气因和，身濈然汗出而解。（230）

【解析】

本条承第 229 条而来，与第 229 条同属阳明病，但少阳柴胡证未罢，故主用小柴胡汤和解枢机。第 229 条为阳明病，发潮热，但大便溏，小便自可，胸胁满不去，其证重在少阳。本条阳明病不大便，但胁下硬满伴呕证，舌苔不是黄燥而见白苔，说明证候仍以少阳为主，故当从少阳论治，可与小柴胡汤。邪阻少阳，经脉不利，故胁下硬满。少阳胆热上犯，胃气不降，故呕逆。里热不甚，津伤较轻，故舌上白苔而不大便，故本证为阳明少阳合病之证。舌上白苔是本证的辨证要点，若症见舌苔燥而胁下硬满、呕、不大便者，则可用大柴胡汤和解攻下。本证不大便而舌上白苔，知里热不盛而津伤不重，故可与小柴胡汤。小柴胡汤为和解少阳，宣展枢机之剂，服后使上焦气机得以宣通，则胸胁硬满可除，上焦气机宣通，津液得以输布下行，则大便自通，大便调则胃气和降，清升浊降，故呕证自除。三焦畅通，气机无阻，则身濈然汗出而解。正如张令韶《伤寒直解》所述“与小柴胡汤，调和三焦之气。上焦得通而白苔去，津液得下而大便利，胃气因和而呕止。三焦通畅，气机旋转，身濈然汗出而解也”。

【原文】

伤寒五六日，头汗出，微恶寒，手足冷，心下满，口不欲食，大便鞕，脉细者，此为阳微结[1]，必有表，复有里也，脉沉亦在里也。汗出为阳微，假令纯阴结[2]，不得复有外证，悉入在里，此为半在里半在外也。脉虽沉紧，不得为少阴病，所以然者，阴不得有汗，今头汗出，故知非少阴也，可与小柴胡汤。设不了了者，得屎而解。（148）

【注释】

[1] 阳微结：因热结于里而大便秘结，称为“阳结”，热结的程度轻，称为“阳微结”。

[2] 纯阴结：因脾肾阳虚，阴寒凝结所致的大便秘结，称为“阴结”。没有兼夹证的阴结，称为“纯阴结”。

【解析】

伤寒五六日，知病非初起，微恶寒说明表证尤在；寒邪郁阻阳气，阳郁不得宣发，熏蒸于上而见头汗；阳郁于里不达于四末而手足逆冷；阳气微结于内，胃气失和，故心下满而不欲食；阳明腑气因之不利，故而大便硬；脉细亦是阳气郁遏之象，原文所谓“阳微结”是也。“必有表，复有里”，是表证未去，复有里证之意，与后文“此为半在里半在外”之意相同。病在半表半里，所以可用小柴胡汤和解表里，使三焦通利，阳气得行，则阳郁可解；阳气微结解除，则腑气通畅，大便得行。若是药后大便仍然不通，诸证未能尽去者，可以微通其便，使其人大便得通，则里气可和，阳气通利，故曰“得屎而解”。

本段条文还对“阳微结”和“纯阴结”作了鉴别。阳气微结，腑气不通，故大便硬而不通。若阳虚寒凝，结滞胃肠，也可能出现大便结滞不通的症状。区别在于阳气微结者有头汗微出的表现，这是因为郁遏之阳气熏蒸于上的缘故。而虚寒结滞的病人，因为阳气亏虚，阴寒大盛，不能化津作汗，所以不会有汗出的症状。同时，少阴寒盛，还会出现脉沉紧、咽痛等症状，以此别之。

二、小柴胡汤禁例

【提要】

论述柴胡汤禁忌证。

【原文】

得病六七日，脉迟浮弱，恶风寒，手足温，医二三下之，不能食，而胁下满痛，面目及身黄，颈项强，小便难者，与柴胡汤，后必下重[1]。本渴饮水而呕者，柴胡汤不中与也，食谷者哕[2]。(98)

【注释】

[1] 下重：指大便时肛门有重坠感。

[2] 哕：指呃逆。

【解析】

得病六七日，病程已经较长，仍有“恶风寒”的症状，说明表证仍在。但是“脉迟浮弱”，迟非表证之脉，当有里证三阴之病。第 187 条“伤寒脉浮而缓，手足自温者，是为系在太阴”，由手足温而知病在太阴，若是病已入厥阴、少阴，则不会出现手足温，而应当是手足厥冷。这是病已入太阴，而表证仍在的表里同病。虚人伤寒建其中，可以先用建中之法，再祛表邪。但是医者误以为是阳明病而多次用下法治疗，则中阳益伤，不能化水饮。水停而为寒湿之邪，寒湿留于中焦，故不能食；湿阻气机，升降不利，则胁下满痛；寒湿内阻，则湿之本色外现而黄；阳气者，柔则养筋，湿阻阳气，筋失所养则颈项强；水湿停则气化必不利，津液难生，故见小便难。此为内有脾阳被伤，寒湿水饮停滞，外有表邪未去，当治以温脾助阳，化气利湿。若误因胁下满痛而断为少阳病，予小柴胡汤，则方中柴芩寒凉更伤脾阳，气虚下陷，而见下重。若其人口渴欲饮水，水入而吐者，此是内有水饮，亦不可予柴胡汤。如果误投以柴胡汤，则伤中阳，胃气不运，谷入则哕。

杏林花繁

柴胡类方一直都是临床广泛应用之方。有一副对联写道：“避暑最宜深竹院，伤寒当用小柴胡。”古今有不少医家因善用柴胡而得雅称。清代名医陈平伯，长于温热病，对风温证治尤有创见，其擅用小柴胡汤施治，开方的时候，往往第一味药就是柴胡，所以后世称之为“陈柴胡”。

三、大柴胡汤证

【提要】

论述大柴胡汤证的主症、病机、药物组成。

【原文】

太阳病，过经十余日，反二三下之，后四五日，柴胡证仍在者，先与小柴胡。呕不止，心下急[1]，郁郁微烦者，为未解也，与大柴胡汤，下之则愈。（103）

大柴胡汤方

柴胡半斤　黄芩三两　芍药三两　半夏半升（洗）　生姜五两（切）　枳实四枚（炙）　大枣十二枚（擘）

上七味，以水一斗二升，煮取六升，去滓再煎，温服一升，日三服。一方加大黄二两。若不加，恐不为大柴胡汤。

【注释】

［1］心下急：指胃脘部有拘急不舒的感觉。心下，指胃脘部。急，有窘迫之势。

【解析】

从“太阳病”至“先与小柴胡”，论述太阳病转属少阳误治后少阳证仍在的证治。太阳病表证，未得到及时恰当的治疗，邪气由太阳之表而进入半表半里之少阳故谓之“过经”，且病程已达“十余日”。典型的少阳证法当和解，禁用汗、吐、下诸法，医者“反二三下之”是为误治。然所幸患者正气尚旺，误下“后四五日”，少阳证（小柴胡汤证）仍在，故仍可用小柴胡汤和解少阳。从“过经”“反”“仍在”“先与”“呕不止”等语分析，在“过经”后未误下之前就已经是一个典型的少阳病了。

一般而言，单纯的少阳病在服小柴胡汤后应呕止烦除，诸症渐消，今服小柴胡汤后，病情不仅没有缓解，反而由喜呕变为呕不止，由心烦而成郁郁微烦，由胸胁苦满变为心下急迫或疼痛等症，属少阳之重证，邪已偏于半里。小柴胡汤力所不及，故改用大柴胡汤。呕与烦，是大小柴胡汤的共有症状，惟“心下急”较之“胁下痞鞕”邪结已偏于里，为大柴胡汤的独有症，也是辨证的关键。

大柴胡汤是小柴胡汤去人参、甘草，加枳实、芍药而成。因邪结较重，故于小柴胡汤中去甘温壅补之甘草、人参，以免补中恋邪；又因偏里之邪气结滞，加枳实、芍药酸苦涌泄，开心下结气，同时重用生姜止呕。本方为一方二法，其加大黄，是因郁热邪结更重，加大黄荡涤结气实邪。

历代医家对此条的解读有所不同，有说大柴胡汤证是少阳兼阳明之证，又有说大柴胡汤证属少阳腑证，即热结胆腑证，此两说可供参考。若以少阳兼阳明来认识大柴胡汤证，需考虑其与柴胡加芒硝汤证的病机区别。

【原文】

伤寒发热，汗出不解，心中痞鞕，呕吐而下利者，大柴胡汤主之。（165）

【解析】

伤寒发热，是病在表，汗法是正治。但发汗之后，表邪未解，反而化热入里。入于少阳，则枢机不利，气机阻滞，上下气机不能交通，而见心中痞硬；少阳枢机不利，气机升降失常则上见呕吐，下见腹泻。此病不在中焦，而在少阳，故虽有心下痞硬，但不可治以泻心汤，当以大柴胡汤枢转少阳，开散结气。

【复习思考题】

1. 小柴胡汤原方中，重用半斤的药物是（　　）

A. 柴胡　　B. 黄芩　　C. 半夏

D. 人参　　E. 大枣

2. 柴胡证往来寒热，休作有时的产生机理主要是（　　）

A. 血弱气尽，腠理开

B. 脏腑相连，邪高痛下

C. 邪气与正气相搏于胁下

D. 邪入气郁化热

E. 正邪分争于表里之间

3. 张某，男，35岁，近日因伤寒五六日，突感往来寒热，胸胁部满闷不适，情绪低落，食欲不佳，且伴有心烦欲呕的症状。以下哪项最符合其中医辨证？（　　）

A. 太阳病　　B. 阳明病　　C. 少阳病

D. 太阴病　　E. 少阴病

4. 刘某，女，41岁，现症：出现胸胁苦满、默默不欲饮食、心烦喜呕的少阳病症状，以下哪项方剂为首选治疗药物？（　　）

A. 桂枝汤　　B. 麻黄汤　　C. 小柴胡汤

D. 大承气汤　　E. 理中汤

5. 小柴胡汤与大柴胡汤两方组成中均含有的药物是（　　）

A. 人参、芍药　　B. 黄芩、大枣　　C. 大黄、柴胡

D. 黄芩、枳实　　E. 半夏、枳实

扫一扫，查阅复习思考题答案

（李超慧）

项目三　少阳病兼变证

【学习目标】

1. 掌握少阳病兼变证的辨治要点及方药运用。

2. 熟悉少阳病的变证治则。

一、少阳病变证治则

【提要】

论述少阳病误治后的变证与救治法则。

【原文】

若已吐下、发汗、温针，谵语，柴胡汤证罢，此为坏病。知犯何逆，以法治之。（267）

【解析】

少阳病误用汗、吐、下、温针之法而成坏病者，不应再用小柴胡汤，而应“知犯何逆，以法治之”。少阳病坏病，变化多端，非谵语一证，此处谵语是提示误治产生坏病之意。

二、柴胡桂枝汤证

【提要】

论述少阳兼太阳表证的证治。

【原文】

伤寒六七日，发热，微恶寒，支节烦疼[1]，微呕，心下支结[2]，外证未去者，柴胡桂枝汤主之。(146)

柴胡桂枝汤方

桂枝一两半（去皮） 黄芩一两半 人参一两半 甘草一两（炙） 半夏二合半（洗） 芍药一两半 大枣六枚（擘） 生姜一两半（切） 柴胡四两

上九味，以水七升，煮取三升，去滓，温服一升。本云人参汤，作如桂枝法，加半夏、柴胡、黄芩，复如柴胡法，今用人参作半剂。

【注释】

[1] 支节烦疼：四肢关节疼痛。支，通“肢”。

[2] 心下支结：心下有支撑满闷感，即患者自觉心下如有物支撑而闷结。

【解析】

伤寒，提示原发病为太阳表证，六七日一般为太阳表证解除之期，如若不解，则有传变之忧。发热、微恶寒、肢节烦疼，是伤寒表邪尚存；微呕、心下支结，是外邪已入少阳，致其枢机不利，胆热犯胃所致。本证先病太阳，又病少阳，属太阳少阳并病。治当太少两解，方用柴胡桂枝汤。

柴胡桂枝汤取小柴胡汤、桂枝汤原剂量各半合而成方。因太阳、少阳两经的症状都很轻微，故以桂枝汤剂量之半，调和营卫，解肌散邪；以小柴胡汤剂量之半，枢转少阳，宣展气机。

三、柴胡加芒硝汤证

【提要】

论述少阳兼阳明里实误下后的证治。

【原文】

伤寒十三日不解，胸胁满而呕，日晡所发潮热，已而微利[1]，此本柴胡证，下之以不得利，今反利者，知医以丸药下之，此非其治也。潮热者，实也，先宜服小柴胡汤以解外，后以柴胡加芒硝汤主之。(104)

柴胡加芒硝汤方

柴胡二两十六铢 黄芩一两 人参一两 甘草一两（炙） 生姜一两（切） 半夏二十铢（本云五枚，洗） 大枣四枚（擘） 芒硝二两

上八味，以水四升，煮取二升，去滓，内芒硝，更煮微沸，分温再服，不解更作。

【注释】

[1] 已而微利：即不久又出现微微下利的症状。“已而”是时间副词，指时间较为短暂。

【解析】

太阳病迁延十余日后，病证犹未解除。胸胁满而呕，为邪入少阳，枢机不利。日晡所发潮热，则说明热邪深入阳明。此时应用枢转少阳兼清泄里热之剂治之，其诸症可除。续见微利，是因为“此本柴胡证”本不当下，即使用过大柴胡汤下之，亦应一利即止。“今反利者”，寻其

原因，为误用丸药攻下所致，故曰“医以丸药下之，非其治也”。少阳病未解，故治当先用小柴胡汤以解外，再用柴胡加芒硝汤，于枢转少阳中兼治阳明潮热，其病可愈。

柴胡加芒硝汤是用小柴胡汤原剂量的三分之一又加芒硝一味组成。因本证虽已微利，但潮热未除，故加芒硝以泄里热，更用小剂量的小柴胡汤，以防少阳未尽之邪继续内陷。

四、柴胡桂枝干姜汤证

【提要】

论述少阳兼水饮内结的证治。

【原文】

伤寒五六日，已发汗而复下之，胸胁满微结，小便不利，渴而不呕，但头汗出，往来寒热心烦者，此为未解也，柴胡桂枝干姜汤主之。(147)

柴胡桂枝干姜汤方

柴胡半斤　桂枝三两（去皮）　干姜二两　栝楼根四两　黄芩三两　牡蛎二两（熬）　甘草二两（炙）

上七味，以水一斗二升，煮取六升，去滓，再煎取三升，温服一升，日三服，初服微烦，复服汗出便愈。

【解析】

伤寒五六日，汗而复下，但病未除，是汗不得法，下之过早。故汗下均属误治。胸胁满微结，往来寒热，心烦，表明邪已进入少阳，为柴胡证。但今渴与小便不利并见，此为少阳兼痰饮内结之候。因少阳枢机不利，致三焦决渎失职，气化不利，津不上承，则口渴；水不下行，则小便不利；但头汗出，是水饮内结而阳郁之征；不呕，提示胃气尚和。综合诸症，为病入少阳，气化失常，津液不布之故。治以柴胡桂枝干姜汤，一则和解少阳，二则助气化以生津液。

柴胡桂枝干姜汤是由小柴胡汤去半夏、人参、大枣、生姜，加桂枝、栝楼根、牡蛎、干姜组成。因不呕，故去半夏、生姜；因水饮内结，故去人参、大枣之塞补。方中柴胡、黄芩并用，以枢转少阳；栝楼根、牡蛎同用，以清热生津，化痰软坚；桂枝、干姜合用，以振奋阳气，温化痰饮。

五、柴胡加龙骨牡蛎汤证

【提要】

论述少阳胆火内郁、扰乱肝魂的证治。

【原文】

伤寒八九日，下之，胸满烦惊，小便不利，谵语，一身尽重，不可转侧者，柴胡加龙骨牡蛎汤主之。(107)

柴胡加龙骨牡蛎汤方

柴胡四两　龙骨　黄芩　生姜（切）　铅丹　人参　桂枝（去皮）　茯苓各一两半　半夏二合半（洗）　大黄二两　牡蛎一两半（熬）　大枣六枚（擘）

上十二味，以水八升，煮取四升，内大黄，切如棋子，更煮一两沸，去滓，温服一升。本云柴胡汤，今加龙骨等。

【解析】

伤寒八九日，误下后邪陷少阳，使无形邪火不能外散，反乱于胸中，则胸中更加烦满；火扰肝魂，则惊惕不安而谵语；枢机受挫，三焦既不能外通肌肤，又不能下输膀胱，所以一身尽重，小便不利。治用柴胡加龙骨牡蛎汤，枢转少阳，镇静安魂。

柴胡加龙骨牡蛎汤用小柴胡汤原量之半，去甘草加龙骨、牡蛎、铅丹、大黄、茯苓、桂枝组成。用小柴胡汤以枢转少阳；加桂枝通达郁阳，并助解外；加茯苓宁心安神，通利小便；加龙骨、牡蛎、铅丹重镇安魂，以治谵语；加大黄泄热和胃，以治烦惊，去甘草免其甘缓留邪。

【复习思考题】

1. 柴胡桂枝汤证的病机不宜表述为（　　）

A. 太阳少阳合病　　B. 少阳兼表证　　C. 少阳兼外感证

D. 太阳少阳并病　　E. 太阳未罢，始入少阳

2. 柴胡桂枝干姜汤证出现小便不利而渴的原因是（　　）

A. 上火下水

B. 上热下寒

C. 胃热脾寒

D. 少阳枢机不利，三焦决渎失职，痰饮结而不化

E. 膀胱气化不利

3. 柴胡加龙骨牡蛎汤证中惊惕不安而谵语的病机为（　　）

A. 胃热上蒸　　B. 心阳不宣　　C. 热郁少阳

D. 枢机不利，三焦失通　　E. 胆火内扰，扰及肝魂

（李超慧）

扫一扫，查阅复习思考题答案

扫一扫，
查阅本模块
数字资源

模块五 辨太阴病脉证并治

项目一 太阴病纲要

【学习目标】

1. 掌握太阴病的脉证提纲。
2. 熟悉太阴中风的主症及欲愈候。
3. 了解太阴病发黄的机理及阳复转愈的临床特征及机理。

【提要】

论述太阴病的提纲及太阴病禁下。

【原文】

太阴之为病，腹满而吐，食不下[1]，自利益甚，时腹自痛。若下之，必胸下结鞕[2]。(273)

【注释】

[1] 食不下：指食欲不振。

[2] 胸下结鞕：胸下即胃脘部，指胃脘部痞满结硬。

【解析】

太阴病为中焦脾胃虚弱，寒湿内盛之患。太阴属土主湿，在脏为脾，脾主运化，司大腹。若脾阳不振，运化失职，寒湿内盛，气机不畅，则腹必胀满，即《黄帝内经》所云“脏寒生满病”；寒湿中阻，升降失调，浊阴不降，则呕吐；清气不升，则下利，且愈利愈虚，愈虚则利益甚，同时腹满时痛、食不下诸症也因自利不止而更甚；脾虚不运，则不欲食；寒凝脾络，脾络不通，则时腹自痛。治当以温中散寒，健脾燥湿为主。

阳明病与太阴病皆可见腹满疼痛，但两者性质截然不同，其鉴别要点是：太阴腹满疼痛为虚寒证，腹满、腹痛、呕吐、下利可同时出现，且腹痛时作时止，喜温喜按；阳明腹满疼痛为里实热证，腹满、痛不减，减不足言，大便秘结。若将腹满、呕吐、不欲食、腹痛误认为阳明里实证而用寒凉攻下之法，必使中阳更伤，脾胃更弱，寒湿壅滞更甚，而致胸下结硬。

腹满而吐、食不下、自利益甚、时腹自痛，反映出脾阳虚衰、寒湿内盛、升降失常的特点，故为太阴病提纲。

【执医考纲】

第273条原文背诵并理解太阴病的病因病机。

杏林花繁

王好古，字进之，号海藏，进士出身。元代易水学派医家，专注《伤寒论》的研究，在张元素脏腑辨证学说和李杲脾胃内伤理论的影响和启发下，独重人体阳气不足导致的伤寒三阴阳虚病证，即太阴、少阴、厥阴三经的证候，系统地提出阴证学说，自成一家。《阴证略例》和《汤液本草》是其学术代表作，集中体现其提倡伤寒阴证论和独具易水特色的药性理论。

【提要】

论述太阴中风的脉症及欲愈候。

【原文】

太阴中风，四肢烦疼，阳微阴涩[1]而长者，为欲愈。(274)

【注释】

[1] 阳微阴涩：此处指脉象，阴阳作浮沉解，即浮取而微，沉取而涩。

【解析】

太阴中风，是脾阳素虚、寒湿内盛之人感受风邪所致。“四肢烦疼”是太阴中风的主症，因脾主四肢，四肢为诸阳之本，脾阳虚而感受风邪，风邪外束，邪气阻滞，正邪相争，四肢气血运行不畅，故四肢烦疼。因其既无恶寒、发热，又不伴有全身疼痛，故不可误作太阳表证。太阴中风轻证，凭脉象可推断其病势转归，今脉象浮取而微，说明邪气渐轻，风邪将解；沉取而涩，为脾气虚弱，寒湿内困，脉行不畅之故，若沉涩之脉转而见长脉，标志着脾阳渐复，湿邪渐去，正复邪去，病势向好的方面转化。

本条根据脉象推测疾病的转归，强调正气恢复是疾病向愈的关键因素，并指出动态观察脉症在疾病诊治过程中的重要性。

【提要】

论述太阴病发黄的机理及太阴病阳复转愈的临床表现和机理。

【原文】

伤寒脉浮而缓，手足自温者，系在太阴[1]。太阴当发身黄，若小便自利者，不能发黄。至七八日，虽暴烦下利日十余行，必自止，以脾家实[2]，腐秽[3]当去故也。(278)

【注释】

[1] 系在太阴：系，联系，涉及之意。系在太阴，即涉及太阴。

[2] 脾家实：实，在此指正气充实，非邪气实。脾家实，即脾阳恢复之意。

[3] 腐秽：指肠中腐败秽浊之邪。

【解析】

太阴主湿，“伤寒脉浮而缓，手足自温者，系在太阴”，说明既有外感风寒之邪，又有太阴里湿阻滞。脉浮而缓，颇似太阳中风证，但无发热，恶风，汗出和头项强痛，而是仅见“手足自温”，则知并非纯属太阳中风证，而是病涉太阴。太阴主四肢，为三阴之始，在三阴病中阳虚较轻，当其初感外邪后，正气尚能与邪抗争，脾阳尚能敷布四肢，故见脉浮而手足自温。太阴为湿土之脏，脾阳不足，运化失职，寒湿内阻，影响肝胆的疏泄，胆汁不循常道，溢于周身而发黄，故曰“太阴当发身黄”。然而，“当”乃推断之词，并不意味着一定发黄。因发黄多由湿邪内阻，多伴有小便不利，若小便自利，湿有出路，寒湿不能郁阻于内，则不能发黄，故云“若小便自利者，不能发黄”。病至七八日，患者骤然出现烦扰不宁，且下利日十余行，此乃脾阳来复，正邪交争，继而正能胜邪，留滞于肠中腐秽积滞从下利而去，疾病向愈的佳兆。

第187条前半部分与本条基本相同，但二者转归略有不同，本条论太阴病至七八日，脾阳来复，无太过不及，下利自止，其病向愈；而第187条“伤寒脉浮而缓，手足自温者，是为系在太阴。太阴者，身当发黄；若小便自利者，不能发黄。至七八日大便鞕者，为阳明病也”是论述太阴病至七八日大便硬，阳复太过，转属阳明。大便硬是阳明实证的特征和标志之一，因此，见到大便硬就表明病在阳明。太阴与阳明同居中焦属土，经脉互相络属，构成表里关系，但阳明主胃，属阳主燥，太阴主脾，属阴主湿，故阳明为病多里热燥实证，太阴为病多里虚寒湿证。

【复习思考题】

1. 引起太阴病的主要病机是（　　）

A. 脾阳亏虚，饮食内停

B. 脾气下陷，阴血不足

C. 湿邪内盛，脾胃不和

D. 脾运失职，清阳不升

E. 中阳不足，寒湿内盛

2. 太阴虚寒腹痛的特点是（　　）

A. 时腹自痛　　B. 腹满而痛　　C. 下腹部疼痛

D. 上腹部疼痛　　E. 下利腹痛

3. 太阴中风出现四肢烦疼的机理是（　　）

A. 风寒束表，营阴郁滞

B. 太阴里虚，营血不足，肢节失养

C. 太阴病兼表，湿邪留着

D. 脾阳素虚，感受风邪，脾阳与风邪相搏

E. 脾虚气血生化乏源，肢节失养

4. “脾家实”是指（　　）

A. 脾虚水停　　B. 宿食内阻　　C. 脾阳恢复

D. 实热壅脾　　E. 燥屎内结

扫一扫，查阅复习思考题答案

（欧慧萍）

项目二　太阴病本证

【学习目标】

掌握太阴病的因机证治。

【提要】

论述太阴病的主症、病机及治则。

【原文】

自利不渴者，属太阴，以其脏有寒[1]故也，当温之，宜服四逆辈[2]。(277)

【注解】

［1］脏有寒：指脾脏虚寒而言。

［2］四逆辈：指四逆汤、理中汤之类的温里散寒方剂。

【解析】

本条言太阴病之证治，故只突出太阴虚寒自利不渴的辨证要点。“自利”是太阴病的主症，因脾主升清，若脾阳虚衰，运化失职，则清气不升而下利。“不渴”是本条的辨证要点，因太阴主湿，以“不渴”提示太阴脾湿的特征。自利不渴不仅可与里热下利之口渴作鉴别，亦与少阴病“自利而渴”有别，是太阴病的典型证候之一。这是对 273 条太阴提纲的补充，与太阴病提纲证候相参，则辨证更为准确。“脏有寒”是指脾脏有寒，是对自利不渴病机的解释。既然病属太阴，是里虚寒证，其治法就“当温之”，即《黄帝内经》“寒者热之，虚者补之”之义。临证可灵活选用四逆汤、理中汤一类方剂，即“四逆辈”之谓。

【执医考纲】

第 277 条原文背诵并掌握太阴病的治疗原则。

杏林花繁

许叔微，字知可，号白沙，宋代杰出医学家。代表著作有《伤寒百证歌》《伤寒发微论》《伤寒九十论》《普济本事方》，其中《伤寒九十论》是我国现存最早的医案学专著，开创了撰写医案专著的先河，被后世誉为“中医医案之肇端”。在《伤寒九十论》记载其接诊曹生初病伤寒六七日，腹满而吐，食不下，身温，手足热，自利，腹中痛，呕，恶心。观其脉细而沉，辨为太阴证。予以鸡子黄大理中丸，昼夜投五六枚，继以五积散，数日愈。

【复习思考题】

1. 太阴病本证的治疗方法是（　　）

A. 温中祛寒，健脾燥湿　　B. 升举脾阳，祛散寒湿

C. 补中益气，温胃散寒　　D. 健脾和胃，利水祛湿

E. 温中散寒，消积导滞

2. 原文“自利不渴者，属太阴，以其脏有寒故也……”中，“不渴”是因为（　　）

A. 脾虚失运，寒湿弥漫　　B. 太阴虚寒，里有寒饮

C. 里无热邪，津液未伤　　D. 脾肾阳虚，水湿内生

E. 下利后饮水过多

3. 患者，女，36 岁，进食冰激凌后腹部胀满疼痛，腹中寒冷，大便泄泻日十余次，呈稀水样便，无黏冻，无明显里急后重感，饮食乏味，舌淡胖，苔白滑，脉弱。辨证当是（　　）

A. 桂枝加芍药汤证　　B. 理中汤证

C. 四逆汤证　　D. 白头翁汤证

E. 小建中汤证

扫一扫，查阅复习思考题答案

（欧慧萍）

项目三 太阴病兼变证

【学习目标】

1. 掌握太阴腹痛证的因机证治。
2. 熟悉太阴兼表证的因机证治。
3. 熟悉太阴病脾胃虚弱，慎用酸寒之药的用药注意。

一、太阴兼表证

【提要】

论述太阴兼表的证治。

【原文】

太阴病，脉浮者，可发汗，宜桂枝汤。(276)

桂枝汤方

桂枝三两（去皮） 芍药三两 甘草二两（炙） 生姜三两（切） 大枣十二枚（擘）

上五味，以水七升，煮取三升，去滓，温服一升。须臾啜热稀粥一升，以助药力，温覆取汗。

【解析】

本条是举脉略症。太阴病属里虚寒证，其脉当沉，今脉不沉而浮，当属太阴兼表证。以方推测除脉浮外，当有发热、恶寒、四肢疼痛等表证临床表现。冠以太阴病，乃言平素体质状态，即指素体脾阳不足，内有寒湿。有表证就当发汗，但太阴表证，兼脾阳不足，脉必浮弱，不可峻汗，只宜桂枝汤缓发其汗。且桂枝汤中，尚有桂枝、生姜之温阳，芍药、大枣之补虚。汗后不仅表证可解，还可以防止太阴里证的出现，实含有“治未病”之意。太阴病兼表，若里虚寒甚或脉象不浮者，先治其本，不可先治其标，而应以四逆辈先温其里，后解其表；或用桂枝人参汤，温里为主，兼以解表。

二、太阴腹痛证

【提要】

论述太阴寒凝脾络腹痛的证治。

【原文】

本太阳病，医反下之，因尔腹满时痛者，属太阴也，桂枝加芍药汤主之。大实痛[1]者，桂枝加大黄汤主之。(279)

桂枝加芍药汤方

桂枝三两（去皮） 芍药六两 甘草二两（炙） 大枣十二枚（擘） 生姜三两（切）

上五味，以水七升，煮取三升，去滓，温分三服。本云桂枝汤，今加芍药。

桂枝加大黄汤方

桂枝三两（去皮） 大黄二两 芍药六两 生姜三两（切） 甘草二两（炙） 大枣十二枚（擘）

上六味，以水七升，煮取三升，去滓。温服一升，日三服。

【注解】

［1］大实痛：痛而拒按。

【解析】

太阳病误下，邪陷太阴，损伤脾阳，致寒凝脾络，脾络不通，因而腹满时痛。轻者，脾络郁滞不重，时通时阻，故腹满时痛，治用桂枝加芍药汤，调理脾胃，和络止痛；重者，脾络瘀滞较重，闭阻不通，腹部持续作痛，且痛而拒按，即“大实痛”，乃兼有形宿食积滞实邪，气机郁滞，虚中夹实，此时仅用调理脾胃，和络止痛的桂枝加芍药汤，力难胜任，治当兼用散瘀导滞，宜桂枝加大黄汤。

桂枝加芍药汤由桂枝汤倍用芍药组成。桂枝、生姜温阳通络；倍用芍药破血痹，通脾络，止腹痛；大枣、甘草补中益气，缓急止痛。本方具有除血痹，通脾络，温阳散寒，缓急止痛之功效。若脾络瘀滞过重，致大实痛者，在上方基础上再加大黄二两，活血祛瘀，以助芍药通络止痛，其次加大黄能导滞通便，邪气去则络脉和，其病自愈。

杏林花繁

陈念祖，字修园，又字良有，号慎修。代表著作有《伤寒论浅注》《金匮要略浅注》和《伤寒医诀串解》，将《伤寒论》《金匮要略》中方剂和治法编成《长沙方歌括》《伤寒真方歌括》与《金匮方歌括》。他在《伤寒医诀串解》中提出太阴之邪从阳化：“何谓太阴之邪从阳化，伤寒论云，发汗后不解，腹痛，急下之，宜大承气汤是也；又曰，腹满时痛，属太阴也，时痛者，谓腹时痛时止，桂枝加芍药汤主之；大实痛者，大便坚实而痛，桂枝加大黄汤主之。”

【提要】

论述太阴病脾胃虚弱，慎用酸寒之药。

【原文】

太阴为病，脉弱，其人续自便利，设当行[1]大黄芍药者，宜减之，以其人胃气弱，易动故也。(280)

【注解】

［1］行：作“用”字解，乃使用之意。

【解析】

第280条承第279条而来，第279条论太阳病误下，损伤脾阳，致寒凝脾络，因而腹满时痛或大实痛者，可用桂枝汤中加芍药、大黄治疗。本条指出若其人脉弱，续自便利，此为脏虚络实，出现腹满时痛或大实痛，此时运用大黄、芍药时应慎重，当酌情减其用量或慎用。因素体脾胃阳虚，用药稍有不慎，则更损伤脾胃，导致下利不止。故仲景明确指出“以其人胃气弱，易动故也”。

【复习思考题】

1. 桂枝加芍药汤证中“腹满时痛”的机理是（　　）

A. 误下邪陷，寒痰结于胸膈，波及腹部

B. 邪陷阳明，腑气不通

C. 脾虚湿阻，气机不利，阳气时通时闭
D. 误下伤脾，运化失职，气机壅滞，血脉不和，经络不通
E. 太阴脾虚，饮食停积

2. 桂枝加大黄汤的药物组成是（　　）
A. 桂枝汤中芍药加量，再加大黄
B. 桂枝汤原方加大黄
C. 桂枝汤去芍药，加大黄
D. 桂枝汤加桂枝再加大黄
E. 桂枝汤去生姜大枣加大黄

3. 太阳病误下兼太阴症见腹满时痛，宜用（　　）
A. 桂枝汤加芍药汤主之
B. 桂枝人参汤主之
C. 桂枝加大黄汤主之
D. 小承气汤主之
E. 大承气汤主之

扫一扫，查阅复习思考题答案

（欧慧萍）

扫一扫，
查阅本模块
数字资源

模块六 辨少阴病脉证并治

项目一 少阴病纲要

【学习目标】

1. 掌握少阴病提纲证的脉证及其病机。
2. 熟悉少阴病治禁及愈期。
3. 了解少阴病的症状特点。

【提要】

论述少阴病的脉证、病机。

【原文】

少阴之为病，脉微细，但欲寐[1]也。（281）

【注释】

［1］但欲寐：指似睡非睡、精神萎靡、体力疲惫的衰竭状态。

【解析】

本条为少阴病提纲证。少阴病脉微细，微是阳虚，细是阴虚，说明少阴病可有阴阳两虚和寒化热化之证。脉象“微”在“细”之前，说明本证以阳虚为主，以阳虚为甚。少阴属心肾两脏，心主血，推动血行；肾主藏精，内潜真阴真阳。邪入少阴，损伤心肾之阴精阳气，致心肾两虚。若阳气虚弱，无力鼓动血行，则脉微弱无力；若精血亏耗，脉道不充，则脉体纤细。无论阳气虚衰，或精血不足，均可导致心神失养，出现“但欲寐”状态。本条从脉象到症状，揭示了少阴病整体性、全身性的衰竭本质。

【执医考纲】

第 281 条原文背诵并掌握少阴病的辨证纲要。

项目二 少阴病本证

【学习目标】

1. 掌握四逆汤类方证、真武汤证、黄连阿胶汤证的病机、证治。
2. 掌握猪肤汤、甘草汤与桔梗汤、苦酒汤、半夏散及汤证、少阴急下证的病机、证治。
3. 了解少阴咽痛证的基本内容。

一、少阴寒化证

【提要】

论述少阴寒化证的证治、病机。

（一）四逆汤证

【原文】

少阴病，脉沉者，急温之，宜四逆汤。（323）

四逆汤方

甘草二两（炙） 干姜一两半 附子一枚（生用，去皮，破八片）

上三味，以水三升，煮取一升二合，去滓，分温再服。强人可大附子一枚，干姜三两。

【解析】

本条论述少阴病脉沉阳微的少阴征象，应当急治，予以回阳救逆的治法及用药。本条据脉沉，提出“急温之”，重点是“急”字，寓有“既病防变”的治病理念，又提醒医者需要重视该病证的关键病机。本条提示少阴为病，病涉心肾，一为君主之官，一为先天之本，非同小可，治之宜早。否则，等四肢厥逆、下利清谷、脉微欲绝等诸亡阳症俱现，再“急温之”恐难起良效。

四逆汤中附子生用为君药，辛温大热，为温补命门之火，散阴盛之寒的要药；干姜为臣，辛热散里寒，温中下焦之阳气。生附子与干姜相伍，一则其温热之性大增，正所谓“附子无姜不热”之意；二则附子之性走与干姜之性守相互制约，防止药性偏激。炙甘草甘温为佐使，既能健运中阳之气，又能助姜附以回阳，尚可缓附子的毒性。

本方有两大特色，一则附子生用祛寒，二则温肾兼以顾脾。仲景用附子，分生、炮两种。一般温阳多炮用，如真武汤、附子汤等；回阳多生用，如四逆汤类方。

（二）通脉四逆汤证

【原文】

少阴病，下利清谷，里寒外热，手足厥逆，脉微欲绝，身反不恶寒，其人面色赤，或腹痛，或干呕，或咽痛，或利止脉不出者，通脉四逆汤主之。（317）

通脉四逆汤方

甘草二两（炙） 附子大者一枚（生用，去皮，破八片） 干姜三两，强人可四两

上三味，以水三升，煮取一升二合，去滓，分温再服，其脉即出者愈。面色赤者，加葱九茎；腹中痛者，去葱，加芍药二两；呕者，加生姜二两；咽痛者，去芍药，加桔梗一两；利止脉不出者，去桔梗，加人参二两。病皆与方相应者，乃服之。

【解析】

本条论述少阴寒化重证的辨治。本条文从下利清谷，手足厥逆，脉微欲绝，可以确定是真寒，属于少阴寒化重证。寒邪内盛，脾肾阳虚，故下利清谷；寒邪凝滞，阳虚失温，故手足厥逆；阳气大虚，阴寒极盛，气血衰微，脉络闭阻，故脉微欲绝。由于阴寒内盛，下焦阳衰，真阳被格于外，故身反不恶寒；真阳浮越于上，故面色赤。此即所谓“里寒外热”即内真寒而外假热，称作“格阳证”，即寒化重证。四逆汤方需增大其药量，加重姜附驱寒回阳之力，寒去则阳回，阳回则脉通，以通其阳，故方名加“通脉”二字，即加重其药量，治疗少阴寒化重证，与四逆汤相区别。

少阴寒化重证，往往具有以下或然证：阳气虚衰，寒凝脾络，则腹痛；寒气犯胃，胃气上逆，则干呕；虚阳循经上浮，郁于咽嗌，则咽痛；阳虚气不化津，下利多津耗气脱，元气大虚，

故利虽止而脉不出。

若面色赤，加葱白，取其宣通阳气，以返上越之阳；腹中痛，加芍药，通脾络，止腹痛；干呕，加生姜，和胃降逆以止呕；咽痛，加桔梗，利咽开结而止痛；利止脉不出，加人参，益气而生津，固脱而复脉。

【执医考纲】

第 317 条原文背诵并掌握通脉四逆汤的辨治要点。

二、少阴阳虚水泛证

【提要】

论述少阴阳虚水泛证的证治、病机。

真武汤证

【原文】

少阴病，二三日不已，至四五日，腹痛，小便不利，四肢沉重疼痛，自下利者，此为有水气，其人或咳，或小便利，或下利，或呕者，真武汤主之。（316）

真武汤方

茯苓三两 芍药三两 白术二两 生姜三两（切） 附子一枚（炮，去皮，破八片）

上五味，以水八升，煮取三升，去滓，温服七合，日三服。若咳者，加五味子半升，细辛一两，干姜一两；若小便利者，去茯苓；若下利者，去芍药，加干姜二两；若呕者，去附子，加生姜，足前为半斤。

【解析】

本条论述少阴阳虚水泛的证治。患少阴病二三日不愈，肾阳虚衰，阴寒内盛，此时病情迁延，到了四五日，阳虚不能温化水气，而见水饮泛溢上、中、下焦。水泛上焦，水寒犯肺，肺气上逆，而出现咳嗽症状；水泛中焦，脾胃气阻，升降反作，出现腹痛、呕吐、下利症状；水停下焦，津不化气，出现小便不利症状；水泛肌表，浸淫肢体，出现四肢沉重、疼痛症状。可见水饮内停，随气机升降，内而脏腑，外而四肢，上中下三焦，无处不到，总属肾阳亏虚水气泛滥，宜用真武汤温阳镇水。

真武汤用炮附子温阳化气，功在下焦，使水有所主；白术燥湿健脾，功在中焦，使水有所制；生姜宣发肺气，功在上焦，使水有所散。茯苓淡渗利水，佐白术健脾，是于制水中有利水之用；芍药活血络而利小便，是于利水之中有活血之法。全方温化三焦脏腑之水，肌腠表里之水，温阳则水饮得化，故真武汤为治水名方。

或然证加减：若咳者，是水寒犯肺，加干姜、细辛以散水寒，加五味子以敛肺气；水寒上泛，故去茯苓之淡渗；下利甚者，是阴盛阳衰，水走肠间，不需芍药活血络，故去芍药加干姜以温里；水寒犯胃而呕者，可加重生姜用量，以和胃降逆止呕。

【执医考纲】

第 316 条原文背诵并掌握真武汤证的辨治要点及加减法。

杏林花繁

对第 316 条原文，尤在泾解释道：“水寒相搏，浸淫内外，为四肢沉重疼痛，为自下利，皆水气乘寒气而动之故也。其人或咳，或小便利，或下利，或呕者，水寒之气或聚或散或上。”尤在泾生动阐释少阴病发病日久，邪气入里的病机变化。水寒之气入其中焦脏腑，则出现呕吐或腹痛症状；水寒上泛，则出现咳喘症状；水寒之气阻于下焦，则出现小便频数或泄泻的症状。

三、少阴热化证

【提要】

论述少阴热化证的证治、病机。

（一）黄连阿胶汤证

【原文】

少阴病，得之二三日以上，心中烦，不得卧[1]，黄连阿胶汤主之。（303）

黄连阿胶汤方

黄连四两　黄芩二两　芍药二两　鸡子黄二枚　阿胶三两（一云三挺）

上五味，以水六升，先煮三物，取二升，去滓，内胶烊尽，小冷，内鸡子黄，搅令相得，温服七合，日三服。

【注释】

［1］不得卧：指失眠。

【解析】

本条论述少阴病阴虚火旺的证治。条文见心烦不得卧，而不见呕利四逆等证，是为病邪从阳化热，心火亢盛，心神不宁使然。此由肾水不足，不能上济心阴，而致心火独亢于上。即所谓心肾不交，水火不济。临床表现是“心中烦，不得卧”除了心烦失眠外，当伴有咽干口渴、舌红少苔、脉细数等脉症。

黄连阿胶汤方中分别以黄连与阿胶代表方药功能的两个方面，黄连为主，配伍黄芩，清心火，除烦热，降心火；阿胶为主，配伍芍药、鸡子黄，滋肾阴。前者以祛邪为主，后者以扶正为主，共成泻心火、滋肾水、交通心肾、扶正祛邪之剂。

【执医考纲】

第303条原文背诵并掌握黄连阿胶汤的辨治要点。

四、少阴咽痛证

【提要】

论述少阴热化咽痛证的证治、病机。

（一）猪肤汤证

【原文】

少阴病，下利、咽痛、胸满、心烦，猪肤汤主之。（310）

猪肤汤方

猪肤[1]一斤

上一味，以水一斗，煮取五升，去滓，加白蜜一升，白粉[2]五合熬香[3]，和令相得[4]，温分六服。

【注释】

［1］猪肤：即刮去内脂及外垢的猪皮。

［2］白粉：即米粉。

［3］熬香：指将白粉炒出香味。

［4］和令相得：即调和均匀。

【解析】

本条论述少阴阴虚咽痛的证治。本条中的下利，不是阳虚的寒利，而是阴虚有热兼湿所致的湿热下利。下利甚则阴液更亏，导致虚火上炎。少阴之脉，循经上喉咙，虚热循经上扰，郁闭咽喉，故咽部疼痛。此咽痛为虚火上炎，特点是咽红不肿，疼痛亦轻。少阴之脉，其支者从肺出而络心，注于胸中，虚热循经上扰于胸中，故见胸满、心烦诸症。当用猪肤汤滋阴清热，润喉止痛。

方中猪肤性味甘寒，能滋肺肾之阴，清浮游之火；白蜜甘润，滋肺润燥，益气除烦；白粉甘平，健脾止泻。诸药相合，滋养肾阴而清虚热，补脾润肺而止咽痛。

杏林花繁

对第310条原文，尤在泾认为：“猪水畜而肤甘寒，其气味先入少阴，益阴除客热，止咽痛，故以为君。加白蜜之甘以缓急，润以除燥而烦满愈，白粉之甘能补中，温能养脏而泄利止矣。”尤在泾讲到，猪肤性味甘寒，入肾经，可滋阴除虚热，治疗阴虚咽痛，为君药；白蜜味甘，滋阴润燥，以除虚火烦满，为臣药；米粉味甘，健脾益气，温中焦脏腑而止泻，为佐使之药。

（二）甘草汤与桔梗汤证

【原文】

少阴病，二三日，咽痛者，可与甘草汤，不差，与桔梗汤。（311）

甘草汤方

甘草二两

上一味，以水三升，煮取一升半，去滓，温服七合，日二服。

桔梗汤方

桔梗一两　　甘草二两

上二味，以水三升，煮取一升，去滓，温分再服。

【解析】

本条论述少阴病客热咽痛的证治与方药。本病为火热之邪客于少阴经脉而引起的咽痛，此时肾阴未虚，仅咽部出现疼痛。证分轻重两种，轻者，咽痛不重，轻度红肿，故只用生甘草清热解毒。若服后咽痛不除，属客热咽痛之重者，再加桔梗开肺利咽，咽痛则愈。

甘草生用，凉而泻火，清热解毒，能消痈肿而利咽喉。方用一味，其力更专。轻度红肿之咽痛服之则愈。服后咽痛不除者，则更加桔梗。桔梗苦辛而平，入于肺经，辛散苦泄，宣肺利咽，甘草与桔梗合用，通治咽喉口舌诸病，因此成为治疗咽喉疼痛之基本方。

（三）苦酒汤证

【原文】

少阴病，咽中伤，生疮[1]，不能语言，声不出者，苦酒汤主之。（312）

苦酒汤方

半夏（洗，破如枣核十四枚）　鸡子一枚（去黄，内上苦酒，着鸡子壳中）

上二味，内半夏，著苦酒[2]中，以鸡子壳置刀环[3]中，安火上，令三沸，去滓，少少含咽之，不差，更作三剂。

【注释】

[1] 生疮：指咽喉部发生肿胀或溃烂。

[2] 苦酒：即米醋。

[3] 刀环：即刀柄一端之圆环。

【解析】

本条论述少阴痰火咽痛的证治。本条咽痛，由于水亏于下，虚火上炎，循经上扰郁于咽喉，炼津为痰，病情迁延日久，痰火交阻，咽喉红肿腐溃成疮，乃致不能语言，影响发声。故治以苦酒汤，消肿散结，敛疮止痛。

方以半夏涤痰散结；以鸡子清甘寒，润燥止痛；以苦酒消痈肿，敛咽疮。

本方煎法、服法有其特点。煎法系以鸡子一枚，去黄留清，加入半夏、苦酒，将鸡子壳置刀环上微火煎三沸，去滓备用。服法是少少含咽，意在使药物直接、持续作用于咽部而提高疗效。

（四）半夏散及汤证

【原文】

少阴病，咽中痛，半夏散及汤主之。(313)

半夏散及汤方

半夏洗　桂枝去皮　甘草炙

上三味，等分，各别捣筛已，合治之，白饮和服方寸匕，日三服。若不能散服者，以水一升，煎七沸，内散两方寸匕，更煮三沸，下火，令小冷，少少咽之。半夏有毒，不当散服。

【解析】

本条论述少阴客寒咽痛的证治。本条仅提“咽中痛”，但从使用的方药判断，此为辛温之剂。所以本条不同于前面二证，是属于风寒外束，邪聚咽中，而非阴虚火炎。风寒邪气客于少阴经脉，阳气郁而津液不行，津液凝而为痰，寒痰凝结于咽喉，故咽喉疼痛。因属寒邪痰涎客阻咽喉，一般不见红肿，同时伴有恶寒，气逆，痰涎缠喉，咳吐不利，舌淡苔白等症。治当以半夏散及汤，散寒涤痰，开结止痛。

方中桂枝通阳散寒，半夏涤痰开结，甘草缓急止痛，三药合用，共奏散寒涤痰，开结止痛之功。白饮即白米汤，其性甘温，和药内服，取其健脾胃，益津气，且可制半夏、桂枝之辛燥，以防劫阴。本方煎汤服时，应注意少少含咽，使药物持续作用于咽喉，以收内外同治之效。因生半夏有毒，故今不宜散服，建议煎汤服用。

五、少阴急下证

【提要】

论述少阴急下证的证治、病机。

【原文】

少阴病，得之二三日，口燥咽干者，急下之，宜大承气汤。(320)

大承气汤方

枳实五枚（炙）　厚朴半斤（去皮，炙）　大黄四两（酒洗）　芒硝三合

上四味，以水一斗，先煮二味，取五升，去滓，内大黄，更煮取二升，去滓，内芒硝，更上火令一两沸，分温再服。一服得利，止后服。

【解析】

本条论述少阴病真阴亏虚，应当急下以救阴的证治与方药。本条病机本质为从阳明病到少阴病传变过程中出现的腑实燥热证。“二三日”，说明伤阴燥化迅速。“口燥咽干”说明当疾病表现为肾阴亏损时出现的少阴热化证。口燥是指舌苔焦燥；咽干，咽部乃少阴经脉所行之处，所以口燥咽干提示邪热炽盛，肾阴枯竭。以大承气汤泻燥热之结，救将竭之阴。若延误病情，将招致肾阴枯竭之祸。本条虽未明确提出阳明燥实之证，但“急下之，宜大承气汤”，则知必大便秘结，腹满硬痛等症。但提口燥咽干，以此示燥热灼及肾阴，少阴之阴将竭之危。

【原文】

少阴病，自利清水，色纯青，心下必痛，口干燥者，可下之[1]，宜大承气汤。（321）

【注释】

[1] 可下之：“可下之”三字，《金匮玉函经》及《注解伤寒论》作“急下之”，并结合上下文分析，当以“急下之”为是。

【解析】

本条论述少阴病里实热结旁流，急下存阴的证治与方药。燥屎内结，腑气不通，逼迫津液旁流，所以可见自利清水；色纯青，指泻下的污秽之物为纯黑色；肠腑不通，胃气壅塞，所以胃脘部疼痛；燥热灼伤真阴，必口干燥。燥热本甚，加之迫液旁流外泄，阴伤的症状明显，只有消除腑实的病机，才能让泄泻自停，以挽救耗伤的真阴。

【原文】

少阴病，六七日，腹胀不大便者，急下之，宜大承气汤。（322）

【解析】

本条论述少阴病腑实壅塞，当急下存阴的证治。“腹胀不大便”为审证要点，腹胀、不大便指的就是无水舟停，津液不足，肠腑之气不通，以此说明津液耗竭，燥屎壅滞不通的严重程度，而非一般腹胀、不大便。特点为腹满不通，痛而拒按。燥热极甚，热灼真阴，故须急下以救肾水。

项目三 少阴病兼证

【学习目标】

1. 掌握少阴兼表证的病机。
2. 掌握麻黄细辛附子汤证、麻黄附子甘草汤证相同点与鉴别点。
3. 熟悉少阴兼表证的症状特点。

【提要】

论述少阴兼表证的脉证、病机。

（一）麻黄细辛附子汤证

【原文】

少阴病，始得之，反发热脉沉者，麻黄细辛附子汤主之。（301）

麻黄细辛附子汤方

麻黄二两（去节） 细辛二两 附子一枚（炮，去皮，破八片）

上三味，以水一斗，先煮麻黄，减二升，去上沫，内诸药，煮取三升，去滓，温服一升，日三服。

【解析】

本条论述少阴兼表证的证治。少阴病多为里虚寒证，一般不会出现发热，而本条中讲到刚患少阴病，就出现发热，从“少阴病，始得之”中可看出，病程较短。归纳其病机，可判断为少阴病兼太阳表证，故而出现发热。虽然出现发热，但仍患有少阴病，故而出现发热脉反沉，符合少阴病兼太阳表证的病机，又称为“太少两感证”。因属里虚寒证，故多伴有身倦、神疲、恶寒等症。治当温经解表，方用麻黄细辛附子汤。

方中麻黄发汗，以解表邪；附子温经，兼顾里虚；细辛气味辛温雄烈，通达内外，外助麻黄以解表，内合附子以温经。三药合用，共奏温经解表之效。

【执医考纲】

第301条原文背诵并掌握麻黄附子细辛汤证的辨治要点。

（二）麻黄附子甘草汤证

【原文】

少阴病，得之二三日，麻黄附子甘草汤，微发汗。以二三日无证[1]，故微发汗也。（302）

麻黄附子甘草汤方

麻黄二两（去节）　甘草二两（炙）　附子一枚（炮，去皮，破八片）

上三味，以水七升，先煮麻黄一两沸，去上沫，内诸药，煮取三升，去滓，温服一升，日三服。

【注释】

［1］无证：《金匮玉函经》作“无里证”，指无吐利等里虚寒证。

【解析】

本条论述少阴病兼轻微表证的证治与方药，本条应与301条结合起来进行分析。上条讲少阴病为“始得之”，而本条为“二三日”说明本条的病程更长一些，因少阴病多为里阳虚衰，表证期往往很短暂，迅即阳虚寒化而出现典型的少阴里虚寒证。现得之二三日，尚未见厥利等里虚寒证，说明邪虽在表，未向里传变。本证较上证更为轻浅，因此微发其汗即可。本条也当有“反发热”，以“微发汗”测知，发热只是“身微热”而已。

本方即麻黄细辛附子汤，减去辛温走窜的细辛，换成健脾益气、和中缓急的炙甘草而成。因其病程更长，耗伤正气更多，故予甘草辅助正气，减去细辛，防止正气耗散太过。

项目四　少阴病类似证

【学习目标】

1. 掌握少阴病类似证的病机和证治。
2. 熟悉四逆散证、吴茱萸汤证的辨证意义。
3. 了解四逆散证的适应证及药味加减。

一、阳郁致厥证

【提要】

论述少阴病类似证四逆散证的病机和证治。

【原文】

少阴病，四逆，其人或咳或悸，或小便不利，或腹中痛，或泄利下重[1]者，四逆散主之。（318）

四逆散方

甘草（炙） 枳实（破，水渍，炙干） 柴胡 芍药

上四味，各十分，捣筛，白饮和服方寸匕，日三服。咳者，加五味子、干姜各五分，并主下利；悸者，加桂枝五分；小便不利者，加茯苓五分；腹中痛者，加附子一枚，炮令坼[2]；泄利下重者，先以水五升煮薤白三升。煮取三升，去滓，以散三方寸匕内汤中，煮取一升半，分温再服。

【注释】

［1］泄利下重：指泄泻或痢疾兼有后重。

［2］坼（chè）：碎裂之意。

【解析】

本条论述阳气郁结导致四肢厥逆的证治。四肢厥冷症状类似于少阴病，但其病机为阳气郁结，不能达于四肢所致，不伴有虚寒症状。气机失调，影响上焦的心肺，则出现或咳，或悸；气机影响下焦水液的通畅，故出现小便不利；气机影响中焦枢纽运行，则出现腹中痛；气机不畅，湿浊下趋，则出现泄泻症状。

方中用柴胡疏畅气机，透达郁阳；枳实行气散结；芍药泻肝缓急。柴、枳、芍三药具疏、行、泻之功，以求“木郁达之”之效；甘草调和诸药，共奏疏达肝胃，宣通阳气之功。若咳加五味子、干姜辛开酸收，调节肺气；若悸加桂枝温阳化气；若小便不利加茯苓淡渗利水；若腹中痛加炮附子散寒止痛；若泄利下重加薤白通阳行滞。

【执医考纲】

第318条原文背诵并理解掌握四逆汤证与四逆散证的证治区别。

二、中阳不足证

【提要】

论述少阴病类似证吴茱萸汤证的病机和证治。

【原文】

少阴病，吐利，手足逆冷，烦躁欲死者，吴茱萸汤主之。（309）

吴茱萸汤方

吴茱萸一升 人参二两 生姜六两（切） 大枣十二枚（擘）

上四味，以水七升，煮取二升，去滓，温服七合，日三服。

【解析】

本条论述中阳不足，寒浊上逆的证治。本条为少阴病的类似证，目的在于与少阴病四逆汤证相鉴别。以方测证，吴茱萸汤证当属肝胃虚寒，浊阴上逆证。寒浊中阻，升降失司，故症见上吐、下利；中阳本虚，加之浊阴阻塞，阳不外达，故亦可见手足逆冷。总之，吐利厥逆，虽

常见于少阴寒化证，但中焦肝胃虚寒也可出现，这就有了鉴别的必要。因其浊气上逆，而出现“烦躁欲死”症状，描述出病人吐利交作，烦乱不安，难以耐受的状态。故予吴茱萸为君药，温中化浊，人参补益正气，以固其本，生姜散寒和中，大枣滋阴和胃，以敛吴茱萸燥热之性。

【复习思考题】

1. 属少阴病提纲的脉症是（　　）

A. 脉细，但欲寐

B. 脉微细，但欲寐

C. 脉微欲绝，但欲寐

D. 脉沉微，但欲寐

E. 脉细欲绝，但欲寐

2. 四逆汤的作用是（　　）

A. 回阳救逆　　B. 温中复阳　　C. 急温回阳

D. 回阳益阴　　E. 扶阳益阴

3. 通脉四逆汤的加减法，下列哪项是错误的（　　）

A. 面色赤者加葱白九茎

B. 咽痛者去芍药加桔梗一两

C. 腹中痛者去葱白加芍药二两

D. 利止脉不出者加猪胆汁半合

E. 呕者，加生姜二两

4. 真武汤证的治法是（　　）

A. 温阳散寒，益气养血

B. 温经散寒，祛风除湿

C. 扶阳温经，散寒除湿

D. 扶阳温经，益气生津

E. 温阳散寒，化气行水

5. 黄连阿胶汤证中的不得眠是（　　）

A. 心烦不得眠，小便不利，下利，咳而呕渴

B. 虚烦不得眠，若剧者，必反复颠倒

C. 心中烦，不得卧，脉细数

D. 烦躁不得卧，自利，汗出，脉微细

E. 昼日烦躁不得眠，夜而安静，脉沉微

6. 苦酒在苦酒汤中的作用是（　　）

A. 清热解毒　　B. 润燥止痛　　C. 涤痰散结

D. 消肿敛疮　　E. 活血化瘀

7. 下列方剂组成有错误的是（　　）

A. 甘草汤：甘草

B. 猪肤汤：猪肤

C. 桔梗汤：桔梗、甘草

D. 半夏散及汤：半夏、桂枝、甘草

E. 四逆汤：附子、干姜、炙甘草

8. 下列哪项不是少阴三急下的症状？（ ）

A. 口燥咽干

B. 心下必痛

C. 自利清水，色纯青

D. 目中不了了，睛不和

E. 腹胀不大便

9. 下列何项是大承气汤急下证（ ）

A. 少阴病，得之二三日，口燥咽干者

B. 少阴病，自利清水，色纯清，心下必痛，口干燥者

C. 少阴病六七日，腹胀不大便者

D. 少阴病六七日，息高者

E. 少阴病，吐利，手足逆冷，烦躁欲死者

10. “少阴病，始得之，反发热，脉沉者，麻黄细辛附子汤主之”，其中“反发热”的病机是（ ）

A. 虚阳外越

B. 阴虚内热

C. 体内卫阳外伸，抗邪于太阳

D. 真寒假热

E. 真热假寒

11. 下列不属于四逆散加减法的是（ ）

A. 咳者，加五味子、干姜

B. 腹中痛者，加附子

C. 泄利下重者，加葛根、黄连

D. 心悸者，加桂枝

E. 小便不利者，加茯苓

12. 原文“少阴病，吐利，手足逆冷……吴茱萸汤主之”，文中省略句子应为（ ）

A. 头痛，干呕，吐涎沫者

B. 食谷欲呕者

C. 躁烦，头痛者

D. 烦躁欲死者

E. 热伤营气，阴血不足，心神失养

（娄政驰）

扫一扫，查阅复习思考题答案

扫一扫，
查阅本模块
数字资源

模块七 辨厥阴病脉证并治

项目一 厥阴病纲要

【学习目标】

掌握厥阴病的病因病机与临床表现。

【提要】

论述厥阴病辨证提纲。

【原文】

厥阴之为病，消渴，气上撞心[1]，心中疼热[2]，饥而不欲食，食则吐蛔。下之利不止。（326）

【注释】

[1] 气上撞心：患者自觉有气上冲心胸部位。

[2] 心中疼热：心胸或胃脘部有疼痛灼热之感。

【解析】

本条概括了厥阴病上热下寒的证候特点。厥阴肝为风木之脏，内寄相火，喜条达而主疏泄，与脾的运化功能关系密切。病入厥阴则木郁化火，疏泄失常，因而发生上热下寒的胃肠证候。热炽津伤则消渴，肝气横逆则气上撞心，肝火犯胃则心中疼热、胃中嘈杂似饥。木郁乘土，脾虚运化失常，故饥而不欲食；脾虚肠寒，谷入难消，致胃气上逆而呕吐；若其人肠内素有蛔虫寄生，则因其喜温避寒，复闻食臭则蛔虫不安而上窜，故食则吐蛔；若误用下法，必致中气更伤，下寒更甚，从而发生下利不止的变证。

【执医考纲】

第326条原文背诵，并掌握厥阴提纲的病机和寒热属性。

项目二 厥阴病本证

【学习目标】

1. 掌握厥阴病热证之白头翁汤证的病因病机与临床证治。

2. 熟悉厥阴病寒证之当归四逆汤证、当归四逆加吴茱萸生姜汤证、吴茱萸汤证的病因病机与临床证治。

3. 了解厥阴病寒热错杂证之麻黄升麻汤证的病因病机与临床证治。

一、厥阴病寒证

【提要】

论述血虚寒厥及肝寒犯胃，浊阴上逆的证治。

（一）寒厥证

【原文】

手足厥寒，脉细欲绝者，当归四逆汤主之。（351）

当归四逆汤方

当归三两　桂枝三两（去皮）　芍药三两　细辛三两　甘草二两（炙）　通草二两　大枣二十五枚，一法，十二枚（擘）

上七味，以水八升，煮取三升，去滓，温服一升，日三服。

【解析】

本证以手足厥寒、脉细欲绝为临床辨证要点。血虚则脉道不充而见细脉，兼之阴寒凝滞，脉道不畅，故脉细欲绝。血虚而寒凝经脉，气血循行不利，四肢失于温养而见手足厥寒。临床上血虚寒凝可致多种不同见证，如四肢不温，脉微细欲绝，面色清冷，畏寒等症；若寒凝经络，可见四肢关节疼痛，或身疼腰痛等症；若寒阻胞宫，可见月经延期、痛经、量少色黯而有血块等症。

当归四逆汤即桂枝汤去生姜，倍用大枣，加当归、细辛、通草而成。方中当归补养肝血，兼能行血，为方中主药；芍药养血和营；桂枝温经通阳；细辛温经散寒；甘草、大枣补中气和营血；通草通利血脉。诸药合用，养血脉，通阳气，散寒邪，主治血虚寒凝证。

【执医考纲】

第351条原文背诵，并掌握当归四逆汤的临床应用。

【原文】

若其人内有久寒者，宜当归四逆加吴茱萸生姜汤。（352）

当归四逆加吴茱萸生姜汤方

当归三两　芍药三两　甘草二两（炙）　通草二两　桂枝三两（去皮）　细辛三两　生姜半斤（切）　吴茱萸二升　大枣二十五枚（擘）

上九味，以水六升，清酒六升，和煮取五升，去滓，温分五服。

【解析】

本方承351条而论，内有久寒指脏腑素有沉寒痼冷。或为寒滞胃肠，水饮内停，而致脘腹冷痛、呕吐痰涎、下利；或为寒积下焦而致少腹冷痛、疝气；或为寒凝胞宫而致月经不调、白带清稀、宫寒不孕等。本方在当归四逆汤原方基础上，加入吴茱萸、生姜以散内外之寒，并加清酒增强活血祛寒功效。吴茱萸温中止痛，理气燥湿；生姜辛散化饮，重在宣通，两者合用暖肝散寒，温胃化饮，降逆止呕，散久滞之积寒。

（二）寒呕证

【原文】

干呕，吐涎沫，头痛者，吴茱萸汤主之。（378）

吴茱萸汤方

吴茱萸一升（汤洗七遍）　人参三两　大枣十二枚（擘）　生姜六两（切）

上四味，以水七升，煮取二升，去滓，温服七合，日三服。

【解析】

厥阴肝寒犯胃，胃失和降则干呕，胃受其寒，则津液不化成涎，每随浊阴之气上逆，则吐涎沫；足厥阴肝经与督脉会于巅顶，阴寒循经上扰则头痛以巅顶为甚。方用吴茱萸汤暖肝散寒，温胃降浊。

《伤寒论》吴茱萸汤证共有三条，分载于三篇：一为阳明病篇“食谷欲呕”（第 243 条），论阳明中寒之“欲呕”；二为少阴病篇“吐利，手足逆冷，烦躁欲死”（第 309 条），为少阴阳虚阴盛，寒浊犯胃；三为本条寒浊之邪循足厥阴经上扰，故见巅顶痛。此三条虽然症状有别，但病机同为寒邪犯胃，浊阴上逆，故三者均有呕吐，皆可用吴茱萸汤异病同治。

二、厥阴病热证

【提要】

论述厥阴热利及热厥的证治。

（一）热利证

【原文】

热利下重[1]者，白头翁汤主之。（371）

白头翁汤方

白头翁二两　黄柏三两　黄连三两　秦皮三两

上四味，以水七升，煮取二升，去滓，温服一升，不愈，更服一升。

【注释】

［1］下重：即里急后重。

【解析】

“热利”“下重”为本证的辨证要点。热利当有下利脓血、红多白少、肛门灼热、大便臭秽、发热、口渴、尿赤、舌红、苔黄、脉数等症；下重可见腹痛急迫欲下，肛门重坠，欲便而不爽。本证因厥阴肝经湿热，气滞壅塞，下迫大肠，湿热邪毒郁滞肠道，伤及肠道络脉所致。治宜清热燥湿，凉肝止利，方用白头翁汤。

方中白头翁味苦性寒，善清肠热，解毒凉血而止利，为治热毒赤痢之要药；黄连、黄柏苦寒，清热燥湿，坚阴厚肠止利；秦皮苦寒偏涩，主治热利下重。四药合用，清热燥湿、凉血解毒、涩肠止利，为治疗湿热或热毒下利的主要方剂。

【执医考纲】

第 371 条原文背诵，并掌握白头翁汤的临床应用。

【原文】

下利欲饮水者，以有热故也，白头翁汤主之。（373）

【解析】

本文承 371 条补论热利的证治，厥阴热盛，灼伤津液，故渴而“欲饮水”。上条言“热利下重”，本条言“欲饮水”，补述热利之辨证要点：一是下利便脓血，二是里急后重，三是口渴欲饮水。

（二）热厥证

【原文】

伤寒热少微厥，指头寒，嘿嘿不欲食，烦躁，数日小便利，色白者，此热除也，欲得食，其病为愈。若厥而呕，胸胁烦满者，其后必便血。（339）

【解析】

伤寒热少厥微，为热厥轻证。因阳气内郁不甚，而见“指头寒”之微厥；阳郁邪热困脾，胃失和降，而见默默不欲食；郁热内扰心神，而见烦躁；因郁热在里，当有小便短赤，色黄等热象。数日后可出现两种不同转归：一为小便利而不黄，说明邪热已除，胃气亦和，患者食欲恢复，疾病向愈；二为病情加重，由“指头寒”变为“厥”，说明阳郁加重，邪热不能透达，甚至出现频频呕吐，胸胁烦满的症状。若不及时救治，日后必因邪热伤及血络，出现便血。

【原文】

呕而发热者，小柴胡汤主之。（379）

小柴胡汤方

柴胡八两　黄芩三两　人参三两　甘草三两（炙）　生姜三两（切）　半夏半升（洗）　大枣十二枚（擘）

上七味，以水一斗二升，煮取六升，去滓，更煎取三升，温服一升，日三服。

【解析】

本条论述厥阴热厥转出少阳之证治。少阳与厥阴互为表里，二经之病随病情发展可相互转化，故云“实则少阳，虚则厥阴”。呕吐乃少阳胆火犯胃，胃失和降所致；发热为少阳火郁所致。临床还可见口苦、咽干、心烦、不欲食、目眩、脉弦等症。治以和解少阳，方用小柴胡汤。

三、厥热胜复证

【提要】

论述寒利休作与厥热胜复的关系，阳复转归情况，除中证的辨证及预后。

【原文】

伤寒，先厥后发热而利者，必自止，见厥复利。（331）

【解析】

厥热胜复是厥阴病在发展过程中阴阳消长，正邪进退的外在表现。厥为阴胜，热为阳复。先见四肢厥冷伴寒利为阳虚阴盛；后见发热为阳气来复，阳复利必自止。若四肢厥冷再现，为阴寒内盛阳复不及，寒利复作。

【原文】

伤寒病，厥五日，热亦五日，设六日当复厥，不厥者自愈。厥终不过五日，以热五日，故知自愈。（336）

【解析】

在厥热胜复中，可据厥热日数判断病势的进退。厥五日，热五日后，第六日当复厥，现未见厥，厥热各五日，发热与厥逆的时间相等，为阴阳相对平衡而自愈。自“厥终不过五日”以下为注文，说明厥热相等，阴阳平衡，故知自愈。

【原文】

伤寒厥四日，热反三日，复厥五日，其病为进。寒多热少，阳气退，故为进也。（342）

【解析】

本条论述厥多于热，为阴盛阳退病情加剧。厥四日，热三日，而后又厥五日，厥多热少，为阳复不及，病情进展加重。

【原文】

伤寒发热四日，厥反三日，复热四日，厥少热多者，其病当愈。四日至七日，热不除者，必便脓血。（341）

【解析】

本条论述热多于厥，为阳复阴退，预后较好。但发热若持续不退，为阳复太过，则反变为邪热，病情又向另一方向发展，邪热损伤大肠脉络，可致便脓血。

【原文】

伤寒先厥后发热，下利必自止，而反汗出，咽中痛者，其喉为痹[1]。发热无汗，而利必自止，若不止，必便脓血，便脓血者，其喉不痹。（334）

【注释】

［1］其喉为痹：痹，闭塞不通。指咽喉肿胀，吞咽不利。

【解析】

伤寒先厥利并见，后见发热，为阳气来复，阴寒消退，厥利自止而病情向愈。厥阴寒厥原有阴阳不足，易寒易热之特点，如治疗时阳复太过，易转为热证。因邪热部位不同可出现两种转归：向上向外者，邪热迫津液外泄则汗出，邪热上灼咽喉则发喉痹；向下向内者，邪热壅遏于内而发热无汗，邪热损伤大肠脉络而便脓血。

【原文】

伤寒始发热六日，厥反九日而利。凡厥利者，当不能食，今反能食者，恐为除中[1]。食以索饼[2]，不发热者，知胃气尚在，必愈，恐暴热来出而复去也。后日脉[3]之，其热续在者，期之旦日[4]夜半愈。所以然者，本发热六日，厥反九日，复发热三日，并前六日，亦为九日，与厥相应，故期之旦日夜半愈。后三日脉之，而脉数，其热不罢者，此为热气有余，必发痈脓也。（332）

【注释】

［1］除中：证候名。为胃气败绝之危候，表现为病情危重而反能食。

［2］食（sì）以索饼：食，此处用作动词，即给患者吃。饼，为面食的通称。索饼，条索状的面食。

［3］脉：此处为动词，诊察的意思。

［4］旦日：明日。

【解析】

本条重在辨厥热胜复证，可分三段理解。

第一段："伤寒始发热六日……期之旦日夜半愈"。发热六日，厥利九日，厥利日久出现反能食，需辨明是阳气来复的佳兆，还是胃气垂绝的危候。可以给患者吃相对容易消化的索饼，若食后未出现发热，是胃气来复，病必自愈。若食后突然发热，又迅速出现热降，则是胃气垂绝之除中危证，此为将绝之胃气完全显现于外，回光返照之象。亦有食后无暴热而现微热者，发热平稳，且持续三日，则可断定不是除中，而是阳气来复，即可预期其病在次日夜半自行缓解，因夜半少阳之气起，人体得自然之天阳相助，故有获愈之机。

第二段："所以然者……故期之旦日夜半愈"，因原来发热六日，厥利九日，现又发热三日，厥与热正好相等，阴阳有可能趋于平衡，故病自愈。本段为自注文字，说明自愈之机理。

第三段："后三日脉之……必发痈脓也"，论述阳复太过的变证。若后三日仍然见到脉数，且发热持续不解者，此为阳复太过，热气有余，病从热化，邪热腐灼阴血，其后必发生痈脓变证。

【原文】

伤寒脉迟六七日，而反与黄芩汤彻其热[1]。脉迟为寒，今与黄芩汤，复除其热，腹中应冷，当不能食，今反能食，此名除中，必死。（333）

【注释】

［1］彻其热：彻，除。彻其热，除其热。

【解析】

伤寒脉迟，迟脉主寒，为阳气不足，阴寒内盛之证，治当补阳，不可乱投苦寒之药。但厥阴虚寒之证，每多有厥热胜复或真寒假热之象，若医者不辨真伪，不察虚实，将阳复之热当作阳盛之热，而投黄芩汤以除其热，治寒以寒，必致阳气更伤，阴寒更甚，胃气大伤，出现腹冷不能食。“今反能食”，胃气垂绝，为回光返照之象，此为除中的特征，预后不良。

杏林花繁

曹家达（1868—1937年），字颖甫，一字尹孚，号鹏南，晚署拙巢老人，江苏江阴人。著有《伤寒发微》《金匮发微》《经方实验录》等，主张以研究经方作为学习中医的基础，被尊为近代经方大家，名医秦伯未、程门雪、章次公等皆出其门下。对第333条原文，曹颖甫认为：“黄芩之寒甚于栀子，虚实寒者误服之，必腹痛下利。”强调临证时应胆大心细，智圆行方，辨别阴阳寒热虚实，才能用药精准，避免失治误治导致病情恶化。

项目三 厥阴病类似证

【学习目标】

1. 掌握厥证的病机与证候特点。
2. 掌握乌梅丸证、干姜黄芩黄连人参汤证的病因病机与临床证治。
3. 熟悉厥证分类之热厥、寒厥、痰厥、水厥的病因病机与临床证治。
4. 了解下利证的证治方法，呕哕证的治疗原则。

一、上热下寒证

【提要】

论述寒热格拒、上热下寒，正虚阳郁证治。

（一）干姜黄芩黄连人参汤证

【原文】

伤寒本自寒下，医复吐下之，寒格[1]更逆吐下，若食入口即吐，干姜黄芩黄连人参汤主之。(359)

干姜黄芩黄连人参汤方

干姜　黄芩　黄连　人参各三两

上四味，以水六升，煮取二升，去滓，分温再服。

【注释】

[1] 寒格：指上热下寒相格拒。

【解析】

患者平素有中阳不足、脾胃虚寒之寒格下利证，医者又用吐下法误治，引邪入里，邪热内陷于上，阳气重伤于下，以致上热下寒，寒热格拒之证更甚。上热则胃气不降，故呕吐或食入即吐；下寒则脾气不升，故下利。治当清上温下，寒温并用，辛开苦降，方用干姜黄芩黄连人参汤。方中黄芩、黄连苦寒以清上热，除呕吐；干姜辛温以祛下寒，止腹痛；人参补气健脾以扶正，防苦寒之药伤中。本方只煎一次，亦取轻清之气，使药力分走上下，以消除寒热格拒。

（二）麻黄升麻汤证

【原文】

伤寒六七日，大下后，寸脉沉而迟，手足厥逆，下部脉[1]不至，喉咽不利，唾脓血，泄利不止者，为难治，麻黄升麻汤主之。（357）

麻黄升麻汤方

麻黄二两半（去节） 升麻一两一分 当归一两一分 知母十八铢 黄芩十八铢 萎蕤十八铢，一作菖蒲 芍药六铢 天门冬六铢（去心） 桂枝六铢（去皮） 茯苓六铢 甘草六铢（炙） 石膏六铢（碎，绵裹） 白术六铢 干姜六铢

上十四味，以水一斗，先煮麻黄一两沸，去上沫，内诸药，煮取三升，去滓，分温三服，相去如炊三斗米顷，令尽汗出愈。

【注释】

[1] 下部脉：从寸关尺三部来说，指尺脉；从全身上中下三部来说，指足部的趺阳脉与太溪脉。

【解析】

伤寒六七日，邪气当传入里，但表证未解者，则应先解其表，若见表证入里化热，而尚未成实者，亦不可妄用攻下之法。医者失察，见其病六七日之久，误认为里实已成，便用大下之法，必致正气损伤，邪气内陷，而成正虚邪陷，阳郁于内之证。邪陷于里，上焦热邪内郁，则寸脉沉迟，下部脉不至，上热下寒，阴阳之气不相顺接，而见手足厥冷。热郁于上，咽喉脉络灼伤，而见咽喉不利吐脓血，寒伤于下，脾虚寒盛，故泄利不止。

本证虚实夹杂，寒热并见，治其热则碍其寒，补其虚则碍其实，故曰“难治”。病机关键在于邪陷阳郁，上热下寒，正虚邪实，治以麻黄升麻汤发越郁阳，清上温下。

本方重用麻黄、升麻发越郁阳，当归温润补血，三药为方中主药。余药用量较小，可分作两组：一组药用知母、黄芩、葳蕤、天冬、石膏、芍药清热滋阴，主治喉痹脓血；一组药用茯苓、桂枝、白术、干姜、甘草温阳补脾，主治泄利不止。方中药味虽多，但药量差别很大，主次分明，以发越郁阳为主。“相去如炊三斗米顷，令尽汗出愈”，强调短时间内将药全部服完，充分发挥药力，以达汗出而发越郁阳之效。

二、厥证

【提要】

论述厥证的病因病机，证候特点与辨治宜忌。

（一）厥证的病机与证候特点

【原文】

凡厥者，阴阳气不相顺接，便为厥。厥者，手足逆冷者是也。（337）

【解析】

厥是厥阴病常见的症状之一，它不是独立的疾病，而是出现在不同疾病发展过程中的一个症状。厥的特征是手足逆冷，虽然导致手足逆冷的病因很多，但其病机均为阴阳气不相贯通。

在正常情况下，人体阴阳互相协调，互根互用，一旦偏胜偏衰，以至不相顺接，必然产生病变。若寒邪内盛，阳气衰微，阳气不能畅达四末，则成寒厥。如热邪亢盛，阳气被遏，不能通达于四末，则成热厥。若水饮内停，阳气被遏，不达四末，则为水厥。厥的病因虽有不同，

然其“阴阳气不相顺接”之病机则相同。

（二）厥证辨治

1. 热厥证

【原文】

伤寒一二日至四五日厥者，必发热。前热者，后必厥；厥深者，热亦深；厥微者，热亦微。厥应下之，而反发汗者，必口伤烂赤。（335）

【解析】

伤寒一二日至四五日，由外感而从热化，邪热深伏，阳气内郁，不得宣发，以致阴阳气不相顺接，出现四肢厥冷，此为热厥。“厥者必发热”为四肢虽冷，但身必发热。“前热者后必厥”，热厥证在厥冷之前，必有发热症状，且厥冷之时，亦有里热内伏。四肢厥冷愈甚，表明邪热内郁的程度越严重；四肢厥冷较轻，则表明邪热内郁的程度越轻。厥冷的甚微与里热郁伏的程度密切相关，此为热厥证的证候特点及辨证要领。

热厥因邪热内伏，阳郁不能通达于四末，治以清下里热为宜。“厥应下之”是治疗热厥的基本法则。如无形邪热，阳郁不达，治用白虎汤清之；如有形邪热，阳郁不达，治用承气汤下之。若误将热厥之厥冷当作表寒而用辛温发汗，则更伤阴液，火热上炎清窍，邪热腐灼阴血，发生口舌红肿溃烂的变证。

【原文】

伤寒脉滑而厥者，里有热，白虎汤主之。（350）

白虎汤方

知母六两　石膏一斤（碎，绵裹）　甘草二两（炙）　粳米六合

上四味，以水一斗，煮米熟，汤成去滓，温服一升，日三服。

【解析】

因寒邪内盛而致之寒厥，其脉必现沉微，今脉现滑象则知非阳虚而是内热，多见于阳盛邪实之证。阳热内郁，邪热深伏，阴阳之气不相顺接，郁阳不能畅达四末，而见手足厥逆。“里有热”为本证之病机，治宜清里热，方用白虎汤。本条述证当有身热口渴、汗出、心烦、舌红苔黄、小便黄赤等里热之表现。

2. 寒厥证

【原文】

大汗出，热不去，内拘急[1]，四肢疼，又下利厥逆而恶寒者，四逆汤主之。（353）

四逆汤方

甘草二两（炙）　干姜一两半　附子一枚（生用，去皮，破八片）

上三味，以水三升，煮取一升二合，去滓，分温再服。若强人可用大附子一枚，干姜三两。

【注释】

[1] 内拘急：腹中挛急不舒。

【解析】

大汗出是亡阳之征兆，热不去是阳浮于外，即真寒假热证。由于阴寒内盛，阳气衰微则不能温煦四末，温养脏腑。寒主收引，寒凝经脉则腹中拘急，四肢疼痛。本证既有大汗出，又加下利，厥逆而恶寒，为亡阳脱液之厥，属阴寒内盛、虚阳浮越之寒厥重证，故用四逆汤回阳救逆。

【原文】

大汗，若大下利，而厥冷者，四逆汤主之。（354）

【解析】

本条就大汗、大下利而论，其含义有二：一是阳虚不能固摄的症状，阳虚于外则表不固而汗出，阳虚于内则中阳不振而下利；二是导致阳气暴脱的原因，大汗或大下利则阴液大量外泄，致使阳气随阴液暴脱。阳气衰微，阴寒内盛，阳气不能畅达四末，而见四肢厥逆，治当回阳救逆，方用四逆汤。

3. 蛔厥证

【原文】

伤寒脉微而厥，至七八日肤冷，其人躁，无暂安时者，此为脏厥[1]，非蛔厥[2]也。蛔厥者，其人当吐蛔。令病者静，而复时烦者，此为脏寒[3]。蛔上入其膈，故烦，须臾复止，得食而呕，又烦者，蛔闻食臭[4]出，其人常自吐蛔。蛔厥者，乌梅丸主之。又主久利。（338）

乌梅丸方

乌梅三百枚　细辛六两　干姜十两　黄连十六两　当归四两　附子六两（炮，去皮）　蜀椒四两（出汗[5]）　桂枝六两（去皮）　人参六两　黄柏六两

上十味，异捣筛[6]，合治之，以苦酒渍乌梅一宿，去核，蒸之五斗米下，饭熟捣成泥，和药令相得，内臼中，与蜜杵二千下，丸如梧桐子大，先食饮服十丸，日三服，稍加至二十丸，禁生冷滑物臭食等。

【注释】

[1] 脏厥：脏腑阳气虚损导致的四肢厥冷。

[2] 蛔厥：因蛔虫窜扰，气机逆乱而致的四肢厥冷。

[3] 脏寒：此处指脾肠虚寒。

[4] 食臭（xiù）：食物的气味。

[5] 出汗：用微火炒蜀椒，炒至其水分与油质向外渗出。

[6] 异捣筛：将药物分别捣碎，筛出细末。

【解析】

本条可分为三段理解。

第一段："伤寒脉微而厥……非蛔厥也"，论脏厥的脉症，并提出当与蛔厥鉴别。脉微肢厥乃阳气衰微之象，病经七八日，周身肌肤皆冷，加之患者躁扰不宁，病情十分危险，预后不良。脏厥属阳衰阴盛、脏气衰败之证，与蛔厥的病机及见证有所不同。

第二段："蛔厥者……乌梅丸主之"，论蛔厥的症状表现及其治疗。蛔厥证因蛔虫内扰而成，患者体内蛔虫感染，又因脾虚肠寒致蛔虫内动时作时止，发作时症见心烦、呕吐，甚则伴有剧烈腹痛，常因进食而引发。蛔厥与脏厥均可出现手足厥冷，不同的是：蛔厥无周身肌肤冷，且时静时烦、时作时止，与进食有关；脏厥周身肌肤寒冷，且躁而不止。蛔厥证的治疗当清上温下、安蛔止痛，方用乌梅丸。

第三段为"又主久利"。下利发病日久，多为气血两虚，且易致阴阳紊乱，寒热错杂。乌梅丸并非只是治疗蛔虫病的专方，也可以用治此类慢性疾病。

蛔虫有得酸则静、得辛则伏、得苦则下的特点。方中重用乌梅并以醋渍之，增强其酸性以安蛔，且有益阴生津之用；细辛、蜀椒、干姜、附子、桂枝，辛以伏蛔，温阳散寒；配伍黄连、黄柏，苦以驱蛔，寒以清热；人参、当归补气养血；以米饭、白蜜为丸，意在和胃缓急。本方温脏补虚以安蛔，治疗蛔厥确有良效，被后世奉为治疗蛔厥之主方。

乌梅丸酸甘辛苦并用，酸甘化阴，辛甘化阳，酸苦泻热，既可清上温下、辛开苦降，又能

调和阴阳、扶正祛邪，是治疗厥阴病阴阳失调、木火内炽、寒热错杂证的主方，也可用于寒热错杂之久利。

杏林花繁

曹颖甫认为该证："胃中为湿痰所据，病为寒湿痰涎。乌梅丸亦主久利者，正以能去寒湿故也。"曹氏从中焦阳虚寒湿的角度来论述乌梅丸治疗蛔厥及久利之临床应用，充分体现了中医异病同治、实事求是的辨证论治精神，值得后人学习和借鉴。

4. 痰厥证

【原文】

病人手足厥冷，脉乍紧[1]者，邪[2]结在胸中，心下满而烦，饥不能食者，病在胸中，当须吐之，宜瓜蒂散。(355)

瓜蒂散方

瓜蒂　赤小豆

上二味，各等分，异捣筛，合内臼中，更治之，别以香豉一合，用热汤七合，煮作稀糜，去滓，取汁，和散一钱匕，温顿服之。不吐者，少少加，得快吐乃止。诸亡血虚家，不可与瓜蒂散。

【注释】

[1] 脉乍紧：脉来忽然而紧。

[2] 邪：指痰浊、食积等致病因素。

【解析】

邪实积于胸中，阳气不能畅达于四末，故手足厥冷。痰涎、食积等有形之实邪，阻滞于胸中及胃脘，气血运行不畅，则脉乍紧。胸膈及脘腹胀满而烦闷、饥而不能食等症，皆因实邪郁遏，阻塞胸中及脾胃气机。本证病位偏上，按照"其高者，因而越之"的治疗原则，用瓜蒂散因势利导，涌吐胸中实邪。

方中瓜蒂苦泄涌吐；赤小豆健脾和中，祛湿除烦满；以豆豉煎汤调服，取其轻清宣泄之性，宣解胸中邪气，利于涌吐，又可安中护胃，使在快吐之中兼顾护胃气。瓜蒂苦寒有毒，易于伤气败胃，体虚者当慎用。

5. 水厥证

【原文】

伤寒厥而心下悸，宜先治水，当服茯苓甘草汤，却[1]治其厥；不尔[2]，水渍入胃[3]，必作利也。茯苓甘草汤。(356)

茯苓甘草汤方

茯苓二两　甘草一两（炙）　生姜三两（切）　桂枝二两（去皮）

上四味，以水四升，煮取二升，去滓，分温三服。

【注释】

[1] 却：副词，表示顺序，相当于后。

[2] 不尔：不这样，指不先治水。

[3] 胃：指肠而言。

【解析】

水饮内停胃脘，气机不畅，阳气被遏，不能畅达于四末，而见四肢厥冷。饮停中焦，水气凌心，而见心下悸动不宁。因厥与悸皆由水饮内停所致，故提出“宜先治水”的法则。方用茯苓甘草汤温阳化气利水，水饮去则气机畅，阳气得布，悸动得止而手足自温。若医者见厥而误辨，不知先治其水，水饮泛滥下渍肠道，必致下利。

三、下利证

【提要】

论述虚寒下利兼表证，阴盛格阳下利及实热下利的证治。

【原文】

下利腹胀满，身体疼痛者，先温其里，乃攻其表。温里宜四逆汤，攻表宜桂枝汤。(372)

桂枝汤方

桂枝三两（去皮） 芍药三两 甘草二两（炙） 生姜三两（切） 大枣十二枚（擘）

上五味，以水七升，煮取三升，去滓，温服一升，须臾啜热稀粥一升，以助药力。

【解析】

本条论述脾肾阳虚，温运无力，清气不升，浊阴中阻所致“下利腹胀满”，兼之寒邪束表所致“身体疼痛”。本证属里阳不足兼表证，为表里同病，里证为急。据急则先治的原则，应“先温其里”，方宜四逆汤；待里阳恢复，二便自调后，方可攻表，方宜桂枝汤。

【原文】

下利清谷，里寒外热，汗出而厥者，通脉四逆汤主之。(370)

通脉四逆汤方

甘草二两（炙） 附子大者一枚（生，去皮，破八片） 干姜三两，强人可四两

上三味，以水三升，煮取一升二合，去滓，分温再服，其脉即出者愈。

【解析】

本条论述之下利清谷，为脾肾阳衰，阴寒内盛，水湿运化失常所致。“里寒外热”之“里寒”为阳气衰微，阴寒内盛，内有真寒；“外热”为阴盛格阳，虚阳浮越，外有假热。阳微阴盛，阳气不能通达四末，则汗出与手足厥冷并见。此为阴阳格拒之危重证候，治以破阴回阳、通达内外为法，方用通脉四逆汤。

【原文】

下利谵语者，有燥屎也，宜小承气汤。(374)

小承气汤方

大黄四两（酒洗） 枳实三枚（炙） 厚朴二两（去皮，炙）

上三味，以水四升，煮取一升二合，去滓，分二服。初一服，谵语止，若更衣者，停后服，不尔尽服之。

【解析】

下利有寒热虚实之分。今下利与谵语并见，当属阳明燥实，邪热逼迫津液从燥屎旁侧而下，所下皆为臭秽之粪水，即热结旁流。虽下利复有燥屎存在，气机壅滞，阳明燥热上扰心神则见谵语之症。治当泻热导滞，通因通用，方用小承气汤。

四、呕哕证

【提要】

论述阳虚阴盛呕吐的证治，哕逆实证的治疗原则。

【原文】

呕而脉弱，小便复利，身有微热，见厥者难治，四逆汤主之。(377)

【解析】

胃阳虚弱，阴寒之气上冲则呕；阴寒内盛，阳气虚衰，鼓动无力，其脉必弱；小便复利，即小便清长通利，乃阳虚不能制水所致。若里热致呕，必见小便短赤；若阴血不足所致脉弱，必见小便短少。由“小便复利”可知，“呕而脉弱”为阳气不足之虚寒证。虚寒之证而见“身有微热”，多为阳气来复，阴寒消退，病势欲愈之象。而今身热、肢厥并见，说明此热并非阳复，因阳复者其厥必回，此热乃阴寒内盛，虚阳外浮，阴盛格阳所致，故曰“难治”。方用四逆汤回阳救逆。

【原文】

伤寒哕而腹满，视其前后[1]，知何部不利，利之即愈。(381)

【注释】

[1] 前后：前指小便，后指大便。

【解析】

伤寒见哕，或因于虚或因于实，由“哕而腹满”可知本证因实所致。实邪阻滞，胃气上逆则哕，气机壅滞则腹满。应视其大小便是否通利，如因大便不通，腑气壅滞，胃气不降所致腹满呃逆，可通导大便；若因小便不利，水饮内停，壅塞气机所致腹满呃逆，可渗利小便。二便得利，壅滞得除，气机畅通，胃气得降，则腹满哕逆自除。

【复习思考题】

1. 麻黄升麻汤的适应证为（　　）

A. 风寒表实证　　B. 风寒表虚证　　C. 外寒内热证

D. 正虚阳郁，上热下寒证　　E. 真寒假热证

2. 阳明病、少阴病、厥阴病三见吴茱萸汤证，其呕的共同病机是（　　）

A. 胃热炽盛，胃气上逆　　B. 阴寒犯胃，胃失和降

C. 肾阳大衰，寒浊犯胃　　D. 寒热错杂，胃失和降

E. 脾胃虚弱，运化失常

3. 以下不属于乌梅丸的药物为（　　）

A. 细辛　　B. 桂枝　　C. 黄芩　　D. 黄连　　E. 黄柏

4. 桂枝汤去生姜、倍大枣，加当归、细辛、通草而成的方剂为（　　）

A. 当归四逆汤　　B. 当归四逆加吴茱萸生姜汤

C. 四逆汤　　D. 新加汤

E. 桂枝甘草汤

5. 属于厥阴病提纲证的症状为（　　）

A. 心下逆满，气上冲胸

B. 心下悸，气从少腹上冲心

C. 消渴，气上撞心

D. 心动悸，脉结代

E. 从少腹起，上冲咽喉，发作欲死

扫一扫，查阅复习思考题答案

（李谋多）

扫一扫，
查阅本模块
数字资源

模块八 辨霍乱病脉证并治

项目一 霍乱病脉证

【学习目标】

掌握霍乱的临床见证及其与伤寒的鉴别。

【提要】

论述霍乱的症状特征。

【原文】

问曰：病有霍乱者，何？答曰：呕吐而利，此名霍乱。（382）

【解析】

霍乱病以呕吐下利、吐泻交作为主要表现。其发病突然，变化迅速，病势急剧，是饮食不节（洁）或感受外邪，肠胃升降失职所致。

杏林花繁

对第382条原文，曹颖甫认为，其病南方为甚，至西北高燥之地，实所罕见。盖地气卑湿，遇天时阳气外张，蒸气之人益炽。渴则冷饮，湿蕴于内，湿蕴则宿食，朽腐糟粕。中气忽然倒乱，浊气反升，清气反降，上呕而下泄矣。曹氏从地域、气候、饮食等方面探讨霍乱的病因病机，体现了中医学三因制宜的治疗原则。

【原文】

问曰：病发热头痛，身疼恶寒吐利者，此属何病？答曰：此名霍乱。霍乱自吐下，又利止，复更发热也。（383）

【解析】

霍乱发病过程中常见发热、恶寒、头痛、身疼等表证，形似伤寒，但仍以吐利为主要表现。“霍乱自吐下”，强调了霍乱初起病位在里的特征。

项目二 霍乱病证治

【学习目标】

1. 掌握霍乱虚寒证的病因病机与临床证治。
2. 熟悉霍乱亡阳证、阳亡阴竭证、亡阳液脱证的病因病机与临床证治。

【提要】

论述霍乱病的临床证治。

(一)四逆加人参汤证

【原文】

恶寒，脉微而复利，利止亡血[1]也，四逆加人参汤主之。(385)

四逆加人参汤方

甘草二两(炙) 附子一枚(生，去皮，破八片) 干姜一两半 人参一两

上四味，以水三升，煮取一升二合，去滓，分温再服。

【注释】

[1]亡血：此处作亡失津液解。

【解析】

霍乱吐利过后，证见恶寒脉微而复泻利，属危急重证。若见下利自止，看似病证向愈，实是泄利无度后，阳气衰微，津液内竭，因无物可下而利止。治宜四逆加人参汤，四逆汤温补脾肾，回阳救逆，加人参大补元气，固脱生津，以化生阴血。

(二)五苓散证、理中丸(汤)证

【原文】

霍乱，头痛发热，身疼痛，热多欲饮水者，五苓散主之；寒多不用水者，理中丸主之。(386)

五苓散方

猪苓(去皮) 白术 茯苓各十八铢 桂枝半两(去皮) 泽泻一两六铢

上五味，为散，更治之，白饮和服方寸匕，日三服，多饮暖水，汗出愈。

理中丸方

人参 干姜 甘草(炙) 白术各三两

上四味，捣筛，蜜和为丸，如鸡子黄许大。以沸汤数合，和一丸，研碎，温服之，日三四，夜二服。腹中未热，益至三四丸，然不及汤。汤法，以四物，依两数切，用水八升，煮取三升，去滓，温服一升，日三服。若脐上筑[1]者，肾气动也，去术，加桂四两。吐多者，去术，加生姜三两。下多者，还用术。悸者，加茯苓二两。渴欲得水者，加术，足前成四两半。腹中痛者，加人参，足前成四两半。寒者，加干姜，足前成四两半。腹满者，去术，加附子一枚。服汤后如食顷，饮热粥一升许，微自温，勿发揭衣被。

【注释】

[1]脐上筑：筑者捣也，形容脐上跳动不安如有物捶捣。

【解析】

霍乱吐利交作，并见头痛、发热、身疼痛等证，是兼见肌表失和之象。若中阳不足较轻，可见发热相对明显；寒湿内蕴，津液难能上承则见“欲饮水”。此证虽似热盛津伤，实系阳虚寒湿内蕴，津液不能上输。治用五苓散运脾祛湿，兼以解表。若寒多不用水者，是脾阳不足明显，寒湿内蕴。治当温中散寒，健脾运湿，方用理中丸。因丸药性缓，恐难救急，故可改丸作汤，一方两用。

杏林花繁

对第386条原文，曹颖甫认为，凡物冷热相搀，则味变而质败。近人于饱食之后，饮冰冻汽水，或冰淇淋，往往发霍乱之证。所以然者，中气淆乱而吐利作也。中医学认为“邪之所凑，其气必虚”，过度贪凉而使脾胃受损，正气亏虚，也是霍乱病的易感因素，此说具有时代意义。

（三）桂枝汤证

【原文】

吐利止，而身痛不休者，当消息[1]和解其外，宜桂枝汤小和之。（387）

桂枝汤方

桂枝三两（去皮）　芍药三两　生姜三两　甘草二两（炙）　大枣十二枚（擘）

上五味，以水七升，煮取三升，去滓，温服一升。

【注释】

［1］消息：斟酌之意。

【解析】

霍乱吐利止，说明脾胃功能得以纠正，但脏腑之气难以很快充盛，故常见营卫不调、肌表失和的身疼痛症状。可用桂枝汤外和营卫，内调脾胃，治疗霍乱里和而表证未除者。

（四）四逆汤证

【原文】

吐利汗出，发热恶寒，四肢拘急，手足厥冷者，四逆汤主之。（388）

四逆汤方

甘草二两（炙）　干姜一两半　附子一枚（生，去皮，破八片）

上三味，以水三升，煮取一升二合，去滓，分温再服，强人可大附子一枚、干姜三两。

【解析】

霍乱吐利交作，损伤阳气，肌表不固，证见汗出，恶寒而手足厥冷。阴盛格阳于外，又见发热。阴阳两虚，筋脉失于温养柔润，故见四肢挛急。治以四逆汤顾护阳气，待阳固津敛，阳生阴长，不治阴而阴亦可复。

【原文】

既吐且利，小便复利，而大汗出，下利清谷，内寒外热，脉微欲绝者，四逆汤主之。（389）

【解析】

中焦虚寒而吐利并作，津液耗竭本应小便不利，今小便反利，是阳虚失摄所致。阳伤失摄还致大汗出，下利而夹有清谷。阴盛格阳于外，则见真寒假热之象。阳衰阴损，无力鼓动血脉，故脉微欲绝。治当急救其里，方用四逆汤。

（五）通脉四逆加猪胆汁汤证

【原文】

吐已下断[1]，汗出而厥，四肢拘急不解，脉微欲绝者，通脉四逆加猪胆汁汤主之。（390）

通脉四逆加猪胆汁汤方

甘草二两（炙） 干姜三两，强人可四两 附子大者一枚（生，去皮，破八片） 猪胆汁半合

上四味，以水三升，煮取一升二合，去滓，内猪胆汁，分温再服，其脉即来，无猪胆，以羊胆代之。

【注释】

[1] 吐已下断：即吐利停止之意。

【解析】

霍乱吐利俱停，却见汗出厥逆仍存，四肢拘急不解，脉微欲绝，此是吐利过度，阴阳俱竭之象。治当辛热回阳，又恐辛温燥动浮阳，损耗阴液，故用通脉四逆汤以回阳救逆为主，加猪胆汁益阴反佐和阳。

【复习思考题】

1. 霍乱吐利与太阴脾虚吐利的鉴别，叙述错误的是（　　）

A. 霍乱吐利与太阴脾虚吐利有相似之处

B. 霍乱与太阴病皆常在脾虚体质、复感外邪的情况下发病

C. 霍乱发病突然，太阴病势较缓

D. 霍乱为外邪直中，太阴为脾虚感邪

E. 霍乱常兼表证，太阴可无表证

2. 下列属于霍乱病阳虚阴竭证治的是（　　）

A. 四逆加人参汤　　B. 四逆汤证　　C. 五苓散证

D. 理中汤证　　E. 吴茱萸汤证

3. 霍乱病，吐利，汗出，发热恶寒，伴有四肢拘急，手足厥冷，治疗宜用（　　）

A. 四逆汤

B. 四逆加人参汤

C. 通脉四逆加猪胆汁汤

D. 白通加猪胆汁汤

E. 当归四逆汤

4. 理中丸证若见腹满者，当作如下哪种化裁（　　）

A. 去术加桂四两半

B. 去术加生姜三两

C. 加重白术用量至四两半

D. 去术加附子一枚

E. 去术加厚朴二两

5. 霍乱，“寒多不用水者”可用下列何方治疗（　　）

A. 五苓散　　B. 四逆汤　　C. 理中汤

D. 苓桂术甘汤　　E. 小青龙汤

（李谋多）

扫一扫，查阅复习思考题答案

扫一扫，
查阅本模块
数字资源

模块九　辨阴阳易差后劳复病脉证并治

【学习目标】

1. 熟悉伤寒瘥后劳复的病因病机与临床证治。

2. 了解伤寒瘥后的饮食调理。

一、差后劳复证治

【提要】

论述伤寒瘥后劳复的临床证治。

（一）枳实栀子豉汤证

【原文】

大病[1]差后劳复者，枳实栀子豉汤主之。（393）

栀子豉汤方

枳实三枚（炙）　栀子十四个（擘）　豉一升（绵裹）

上三味，以清浆水[2]七升，空煮取四升，内枳实栀子，煮取二升，下豉，更煮五六沸，去滓，温分再服，覆令微似汗。若有宿食者，内大黄如博棋子五六枚，服之愈。

【注释】

[1] 大病：指伤寒热病。

[2] 清浆水：即酸浆水。清代吴仪洛《伤寒分经》谓：“炊粟米熟，投冷水中，浸五六日，味酢生花，色类浆，故名。若浸至败者，害人。其性凉善走，能调中气，通关开胃，解烦渴，化滞物。”清浆水具有健脾益气，清热除烦的功效。

【解析】

伤寒热病新瘥，若妄动作劳致疾病复发，余热复聚胸脘，宜用枳实栀子豉汤。方用栀子豉汤清宣胸膈郁热；加枳实行气消痞除满，清浆水健脾化滞。

（二）小柴胡汤证

【原文】

伤寒差以后，更发热，小柴胡汤主之。脉浮者，以汗解之，脉沉实者，以下解之。（394）

小柴胡汤方

柴胡八两　人参二两　黄芩二两　甘草二两（炙）　生姜二两　半夏半升（洗）　大枣十二枚（擘）

上七味，以水一斗二升，煮取六升，去滓，再煎取三升，温服一升，日三服。

【解析】

瘥后更发热，若属少阳证，治宜小柴胡汤。若脉浮，示邪在太阳，治宜发汗解表。若脉沉实，属阳明里实，治宜攻下泻热导滞。

（三）牡蛎泽泻散证

【原文】

大病差后，从腰以下有水气者，牡蛎泽泻散主之。（395）

牡蛎泽泻散方

牡蛎（熬） 泽泻 蜀漆（暖水洗，去腥） 葶苈子（熬） 商陆根（熬） 海藻（洗，去咸） 栝楼根各等分

上七味，异捣，下筛为散，更于臼中治之，白饮和服方寸匕，日三服。小便利，止后服。

【解析】

伤寒热病后仍有湿热壅滞于下焦，水饮内蓄，治用牡蛎泽泻散逐水泻热。方中牡蛎、海藻软坚散结，行水消痞；泽泻利水渗湿泻热；葶苈子泻肺平喘，利水消肿；蜀漆祛痰逐水，消癥化积；商陆根逐水消肿，通利二便；栝楼根清热生津，与牡蛎配伍软坚逐饮。本方有逐水泻热，软坚散结之功，但药性偏于苦寒，且攻逐利水之力较猛，故制以散剂，用米汤调下，意在峻药缓攻，利水而不伤正气。服本方后，尿量增多，浮肿减轻，就要及时停药，勿使太过伤正。

（四）理中丸证

【原文】

大病差后，喜唾，久不了了，胸上有寒，当以丸药温之，宜理中丸。（396）

理中丸方

人参 白术 甘草（炙） 干姜各三两

上四味，捣筛，蜜和为丸，如鸡子黄许大，以沸汤数合，和一丸，研碎，温服之，日三服。

【解析】

伤寒愈后，脾肺虚寒，痰饮内聚上泛，故时时口中泛唾涎稀沫，绵延日久不愈。治当温脾暖肺，散寒化饮，宜理中丸。

（五）竹叶石膏汤证

【原文】

伤寒解后，虚羸[1]少气，气逆欲吐，竹叶石膏汤主之。（397）

竹叶石膏汤方

竹叶二把 石膏一斤 半夏半升（洗） 麦门冬一升（去心） 人参二两 甘草二两炙粳米半斤

上七味，以水一斗，煮取六升，去滓，内粳米，煮米熟，汤成去米，温服一升，日三服。

【注释】

[1] 虚羸：虚弱消瘦。

【解析】

伤寒愈后，余热未除，正气耗损，故虚弱消瘦，气少不足以息。正虚而余热内扰，则温温欲吐，或噫气、哕逆频频。治用竹叶石膏汤清热和胃，益气生津。方中竹叶清热除烦生津，石膏清热泻火止渴，人参补脾益肺生津，麦冬养阴润燥清热，半夏和胃降逆止呕，粳米、炙甘草养胃益气生津。

二、差后饮食调养

【提要】

论述大病后日暮微烦的机理与调治。

【原文】

病人脉已解[1]，而日暮微烦，以病新差，人强与谷，脾胃气尚弱，不能消谷，故令微烦，损谷[2]则愈。（398）

【注释】

［1］脉已解：指病脉已解除，而显平和之脉象。

［2］损谷：适当节制、减少饮食。

【解析】

大病新瘥，脾胃尚弱，若不慎饮食，或勉强多食，致食滞阳明，郁而生热，故日暮微烦。轻者可通过适当减少饮食，待胃气健旺自可康复；重者可予健脾消食法治疗。

【复习思考题】

1. 原文“病人脉已解，而日暮微烦”，是何原因（　　）

A. 肺气虚寒　　B. 人强与谷　　C. 胃虚中寒

D. 脾胃阳虚　　E. 气阴两虚

2. 以下不属竹叶石膏汤的方药组成的是（　　）

A. 竹叶、石膏　　B. 人参、半夏　　C. 半夏、麦冬

D. 人参、芍药　　E. 石膏、人参

3. 下列何方煎煮时要求用“清浆水”（　　）

A. 栀子厚朴汤　　B. 枳实栀子豉汤　　C. 栀子干姜汤

D. 栀子甘草豉汤　　E. 栀子豉汤

4. “大病差后，喜唾，久不了了，胸上有寒”，宜何方治疗（　　）

A. 五苓散　　B. 理中丸　　C. 小青龙汤

D. 苓桂术甘汤　　E. 桂枝甘草汤

5. 牡蛎泽泻散的治法是（　　）

A. 清热利湿，养阴活血

B. 逐水泄热，软坚散结

C. 通阳化气，利水消肿

D. 养阴清热，软坚散结

E. 益气养阴，活血化瘀

扫一扫，查阅复习思考题答案

（李谋多）

第三篇 《金匮要略》选读

模块一 概述

扫一扫，查阅本模块数字资源

一、历史沿革

根据相关文献记载，《金匮要略》的成书沿革可分为四个时期，即成书期、搜集整理期、散佚期、重新发现和整理期。

成书期，约在200—210年，张仲景完成了《伤寒杂病论》，全书共16卷，其中10卷论伤寒，6卷论杂病，后因战乱有所散失。220—256年，西晋太医令王叔和整理《伤寒论》10卷，杂病部分在王叔和的《脉经》中保存了基本内容，此间为搜集整理期。257—1022年期间又有所失踪，为散佚期。1023—1026年间，北宋翰林学士王洙在翰林院所存的旧书文献中发现《金匮玉函要略方论》三卷，为《伤寒杂病论》的节略本，分上、中、下三卷，上卷论伤寒，中卷论杂病，下卷载论方剂及妇科病。1068—1077年，宋·林亿等将《金匮玉函要略方论》中的上卷，即《伤寒论》部分删去，将中下卷杂病部分加以整理，将方剂分列于各条论证之后，又从其他相关书籍中搜集了部分仲景方及验方于各篇之后，以便学习和运用，重新命名为《金匮要略方论》，从此使《金匮要略》这本书从《伤寒杂病论》中独立出来，后世简称《金匮要略》。

二、基本内容与体例

《金匮要略》全书共25篇，首篇《脏腑经络先后病》属于总论性质，对杂病的病因、发病、传变、治则都做了原则性的指导，在全书中具有纲领性质，极具价值；从第2篇《痉湿暍病》到第17篇《呕吐哕病》属于内部脏腑疾病；第18篇《疮痈肠痈浸淫疮》属于外科疾病；第19篇《趺蹶手指臂肿转筋阴狐疝蛔虫病》是将不便归类的几种病归于一篇；第20篇到22篇为妇产科疾病；最后3篇为杂疗方和食物禁忌，带有验方性质，临床和学术价值不比前22篇，后世注家多删去不载。全书共收录40多种病症，载方205首。

《金匮要略》已具备现代内科病症分类特点，相关或相似的数个小病种合为一篇，如《腹满寒疝宿食》《五脏风寒积聚》；大的疾病也单独分列，如水气病、痰饮病、黄疸病；部分个篇之间有一定的关联，但不是特别密切，如《痉湿暍病》和《中风历节病》之间有关联；大多数篇章都是独立为病。这与《伤寒论》六经病之间的互相传变、浑然一体的特点完全不同。

三、学术价值和特色

（一）创立杂病辨证论治体系

《金匮要略》最大的学术价值是首创杂病辨证论治体系，为后世树立了一个范例。但这种杂病与现代社会中因饮食、情志、劳倦导致的纯内伤杂病不同，《金匮要略》中的杂病大多数为外邪袭表，未形成典型的六经病证，而是通过经络入脏腑形成的内部疾病。病位虽然在里，始发病因却多为外邪，存在先表后里的过程，非纯内伤杂病；同时，每篇内几个疾病中也存在这种先后发病导致的因果关系，如《五脏风寒积聚病》中，五脏先感受风寒，然后形成积聚；《血痹虚劳》中也是先有虚劳，然后外受风邪而发生血痹，等。因此《金匮要略》的学术价值是仲景不但发现了外邪入内导致脏腑病证的发病规律，也发现了同一脏腑中不同病症之间的演变规律，并提出相应的治则治法及方药，发明创立了与典型伤寒六经病互补的杂病辨治体系。

（二）创立杂病分类及归纳方法，纲举目张

将杂病分为阴病、阳病，五脏病、六腑病，气病、水病、血病，虚证、实证，表证、里证。不但病症分类有序，而且提出了病脉证三位一体的辨证方法，将病和证结为一体，一病数证，并结合脉象，非常符合临床实际。

（三）提出杂病基本治疗法则

张仲景在《金匮要略》中运用的治疗杂病基本的法则，如治未病、邪正兼顾、标本缓急、因势利导、慎用峻剂、同病异治和异病同治等，仍然有效指导临床。

四、《金匮要略》与《伤寒论》的关系

《金匮要略》与《伤寒论》本来同属于一本书，不能简单地分为外感和内伤。二者之间有表里先后经络脏腑的关系。《金匮要略》中的杂病更多是《伤寒论》中六经病久而不愈深入到脏腑的继发病，例如小青龙汤治太阳病，也可以治疗太阳病不愈导致的痰饮病和水气病；少阴病中的麻黄附子甘草汤也可治疗水气病中的正水，太阳病中的桂枝去芍药汤可以理解为胸痹的前期症候。因此，《伤寒论》可指导治疗内伤杂病，《金匮要略》也可指导治疗外感病，两书相辅相成。

五、《金匮要略》著名论注参考

赵良仁的《金匮方衍义》，喻昌的《医门法律》，尤怡的《金匮要略心典》，徐彬的《金匮要略论注》，魏荔彤的《金匮要略方论本义》，吴谦的《医宗金鉴·金匮要略注》，唐宗海的《金匮要略浅注补正》等。

（张文涛）

模块二 脏腑经络先后病脉证第一

扫一扫，
查阅本模块
数字资源

【学习目标】

1. 掌握中医发病的基本原理及相应的预防方法，以及治未病等基本原则。
2. 熟悉病因致病的三种途径。
3. 了解本篇为全书的总纲及篇名含义。

【提要】

论述杂病的病因、病机、诊断及治则，对全篇有纲领性的指导意义。

【原文】

问曰：上工[1]治未病[2]，何也？师曰：夫治未病者，见肝之病，知肝传脾，当先实脾[3]。四季脾旺[4]不受邪，即勿补之。中工不晓相传，见肝之病，不解实脾，惟治肝也。

夫肝之病，补用酸，助用焦苦，益用甘味之药调之。酸入肝，焦苦入心，甘入脾，脾能伤肾，肾气微弱，则水不行，水不行，则心火气盛，则伤肺；肺被伤，则金气不行，金气不行，则肝气盛，则肝自愈。此治肝补脾之要妙也。肝虚则用此法，实则不在用之。

经曰："虚虚实实，补不足，损有余"，是其义也。余脏准此。（1）

【注释】

［1］上工：指高明的医生。

［2］治未病：这里指治尚未发病的脏腑。

［3］实脾：即调补脾脏之意。

［4］四季脾旺：脾属土，土寄旺于四季，故云四季脾旺。

【解析】

本条首先从人体脏腑相关的整体观念出发，论述杂病的治疗法则。肝木能克伐脾土，如见肝之病，应认识到肝病最易传脾，在治肝的同时，要注意调补脾脏，就是治未病之脏腑，使脾脏正气充实，就能阻止肝病的传变，因此"当先实脾"。如果脾脏本气旺盛，则不易受邪，可不必实脾。若不能明晰脏腑之间的传变关系，见肝只知治肝，不知实脾，就难以收到满意的治疗效果。

同时，也要意识到，同一脏的虚实之证，治疗思路与用药是不同的。文中仍以肝病为例，若为虚证，从五行生克乘侮关系来看，当选用酸味药配伍苦味、甘味治之，酸味入肝，苦味入心，甘味入脾，从多个脏腑角度来调整，以达到治疗目的；而肝之实证，则应以泻实为主，才符合虚者补之、实者泻之的原则。仲景以肝病为例，其他诸脏以此类推。

【执医考纲】

"问曰：上工治未病……是其义也。余脏准此"理解本条对杂病临床治疗的重要指导意义。

【原文】

夫人禀[1]五常[2]，因风气而生长，风气[3]虽能生万物，亦能害万物，如水能浮舟，亦能覆舟。若五脏元真通畅，人即安和。客气邪风[4]，中人多死。千般疢难[5]，不越三条：一者，经络受邪，入脏腑，为内所因也；二者，四肢九窍，血脉相传，壅塞不通，为外皮肤所中也；三者，房室、金刃、虫兽所伤，以此详之，病由都尽。

若人能养慎，不令邪风干忤[6]经络，适中经络，未流传脏腑，即医治之；四肢才觉重滞，即导引、吐纳[7]、针灸、膏摩[8]，勿令九窍闭塞；更能无犯王法[9]、禽兽灾伤；房室勿令竭乏，服食[10]节其冷热苦酸辛甘，不遗形体有衰，病则无由入其腠理。腠者，是三焦通会元真之处，为血气所注；理者，是皮肤脏腑之纹理也。(2)

【注释】

[1] 禀：受。

[2] 五常：即五行。

[3] 风气：指自然界气候。

[4] 客气邪风：指外来的致病因素。

[5] 疢（chèn）难：即疾病。

[6] 干忤（wǔ）：指侵袭。

[7] 吐纳：是调整呼吸的一种养生方法。

[8] 膏摩：用药膏熨摩体表一定部位的外治方法。

[9] 无犯王法：是指不要触犯国家的法令，免受刑伤之患。

[10] 服食：即衣服、饮食。《灵枢·师传篇》“食饮衣服，亦欲适寒温”。

【解析】

人生长于自然界中，有赖于自然界气候的正常。异常的气候则能伤害万物，人体亦不例外。仲景将病因分为三类：一是经络受邪之后，正气虚弱之人，很快传入脏腑，而为内因；二是肌表受邪之后，因脏腑正气强，邪气仅在血脉传注，使四肢九窍壅塞不通，而为外因；三是以房室、金刃、虫兽所伤，单独列为一因。本条对后世三因学说的创立具有重要的启发作用。

邪气传变的途径一般为由表入里、由浅入深、由脏及腑。未病之前，要内养正气、外慎邪气，包括避免邪风、虫兽、外伤，节制房事，注意饮食等；既病之后，要及早治疗，防止病邪深入蔓延，如一旦经络中病，在其未传脏腑之前，就要及早治疗；四肢初病，即用导引、吐纳等法积极治疗。

【执医考纲】

“夫人禀五常，因风气而生长……是皮肤脏腑之纹理也”能从人与自然的关系认识发病原因与疾病分类、防病措施及早期治疗。

【原文】

问曰：病有急当救里、救表者，何谓也？师曰：病，医下之，续得下利清谷不止，身体疼痛者，急当救里，后身体疼痛，清便自调者，急当救表也。(14)

【解析】

本条论述表里同病的先后缓急治疗原则。一般来说，表里同病时当先解表，解表之后方可治里，但临证时亦要知常达变，不可拘泥其中。

【原文】

夫病痼疾[1]，加以卒病[2]，当先治其卒病，后乃治其痼疾也。(15)

【注释】

[1] 痼疾：经久难治的疾病。

[2] 卒病：新病。

【解析】

本条论述痼疾加卒病的先后治则。在新病与久病同时存在时，应首先分辨病情的先后缓急，急者先治，缓者后治。一般来说，痼疾日久势缓，卒病新起势急；另一方面，痼疾根深蒂固，难以速愈，卒病邪气尚浅，其病易除。因此，痼疾加卒病当先治卒病，后治痼疾。

杏林花繁

对于第15条原文，陈修园将其与第14条并列分析，注曰："前言病有表里之不同，治者权缓急而分其先后；此言病有新旧之不同，治者审难易而分其先后也。"说明在临床中既要掌握治疗的原则性，又要重视病情的变化，灵活施治。正如《素问·标本病传论》所说："谨察间甚，以意调之，间者并行，甚者独行。"

【执医考纲】

"夫病痼疾，加以卒病，当先治其卒病，后乃治其痼疾也"能掌握先后缓急的治疗原则，并在临床中灵活应用。

【原文】

师曰：五脏病各有得者愈，五脏病各有所恶，各随其所不喜者为病。病者素不应食，而反暴思之，必发热也。(16)

【解析】

本条论述根据五脏喜恶进行治疗和护理。对于患者饮食出现的异常变化，要密切观察。根据病情，近其所喜，远其所恶，选择适当的药物及护理方法，促使疾病尽快痊愈。

【原文】

夫诸病在脏欲攻之，当随其所得而攻之。如渴者，与猪苓汤，余皆仿此。(17)

【解析】

本条论述杂病治疗时要审因论治。病在里，久而不解，多存在有形之邪，治当攻逐其有形之邪，使无形之邪无以依附，病易治愈。

【复习思考题】

1.《金匮要略》认为杂病发病的主要因素是（　　）

A. 房劳　　B. 客气邪风侵袭　　C. 七情

D. 五脏元真不足　　E. 虫兽灾伤

2. 先里后表适用于（　　）

A. 表邪易内陷入里

B. 但解表则里证不去，但治里则外邪不解

C. 正气虚弱，元阳颓败

D. 表里同病

E. 以上都不是

3. 调摄精神，饮食注意，身体锻炼属于（　　）

A. 未病先防　　B. 既病防变　　C. 一般治疗

D. 扶正祛邪　　E. 以上都不是

4. “见肝之病，知肝传脾，当先实脾”反映了张仲景辨证论治注重（　　）

A. 人体正气　　B. 病治异同　　C. 标本缓急

D. 致病邪气　　E. 脏腑经络的病机变化

5.《金匮要略》是我国东汉时期谁人所著（　　）

A. 华佗　　B. 王叔和　　C. 扁鹊

D. 赵开美　　E. 张仲景

6.《金匮要略》的辨证方法是（　　）

A. 卫气营血辨证

B. 经络辨证

C. 六经辨证

D. 三焦辨证

E. 脏腑经络病机和四诊八纲进行病与证相结合的辨证方法

7.《金匮要略》一书的基本理论是（　　）

A. 阴阳学说　　B. 五行学说　　C. 运行学说

D. 脏腑经络学说　　E. 三因学说

8.《金匮要略》一书的主要精神是（　　）

A. 贯彻了阴阳五行学说

B. 重视天人相应，强调整体观念

C. 以脏腑病机结合八纲，进行病与证相结合的辨证方法

D. 强调异病同治，同病异治的精神

E. 治疗重视因势利导

9. 邪热在胃时，除选用清热益胃的石膏、知母外，还加入咸寒滋肾的龟甲、阿胶，防止胃热下陷于肾，此种治法属于（　　）

A. 未病先防　　B. 既病防传　　C. 一般治疗

D. 病后防复　　E. 以上都不是

10. “见肝之病，知肝传脾，当先实脾”的治法适用于（　　）

A. 肝实脾亦实　　B. 肝虚脾亦虚　　C. 肝虚而脾实

D. 肝实而脾虚　　E. 肝脾不和

扫一扫，查阅复习思考题答案

（姜俠）

模块三 痉湿暍病脉证治第二

扫一扫，查阅本模块数字资源

项目一 痉病

【学习目标】

1. 掌握痉病的概念及证治。
2. 熟悉痉病的病因病机。
3. 了解痉湿暍三病合篇的意义。

一、痉病的分类

【提要】

论述痉病的两种分类及典型临床表现。

【原文】

太阳病，发热无汗，反[1]恶寒者，名曰刚痉。（1）

【注释】

[1] 反：《医宗金鉴》认为本条中“反”为衍文，刚痉的临床症状中应该有恶寒。

【解析】

本条为省文笔法。刚痉是在痉病症状（如颈项拘急、口噤等）的基础上，伴有发热、无汗、恶寒等太阳伤寒表证。

【原文】

太阳病，发热汗出而不恶寒[1]，名曰柔痉。（2）

【注释】

[1] 不恶寒：《诸病源候论》本条中无“不”字，《脉经》本条中注有“一云恶寒”，柔痉的临床症状中应该有恶寒或恶风之症。

【解析】

本条为省文笔法。柔痉是在痉病症状（如颈项拘急、口噤等）的基础上，伴有发热、汗出、恶风等太阳中风表证。

二、痉病的病因

【提要】

论述导致痉病发生的常见病因。

【原文】

太阳病，发汗太多，因致痉。（4）

【解析】

太阳表证，应当发汗解表，但须微似有汗，不可令如水淋漓。假如发汗太过，则耗伤津液，筋脉失于濡养，而变成痉病。

【原文】

夫风病下之则痉，复发汗，必拘急。（5）

【解析】

太阳中风本应汗解，反用下法，则为误治，筋脉失养，亦能致痉。下之不愈，若再用汗法，则气津两伤，筋脉失于濡养，必致拘急不舒。

【原文】

疮家虽身疼痛，不可发汗，汗出则痉。（6）

【解析】

久患疮疡之人若兼外感表证，不可发汗，若贸然发汗，必重伤津液，亦能伤津致痉。

三、痉病的证治

【提要】

论述痉病的临床辨证论治。

【原文】

太阳病，其证备，身体强，几几[1]然，脉反沉迟，此为痉，栝楼桂枝汤主之。（11）

栝楼桂枝汤方

栝楼根二两　桂枝三两　芍药三两　甘草二两　生姜三两　大枣十二枚

上六味，以水九升，煮取三升，分温三服，取微汗。汗不出，食顷，啜热粥发之。

【注释】

[1] 几：形容颈项强急，俯仰不能自如的样子。

【解析】

本条以方测证，论述柔痉的证治。

太阳病，本应脉浮，脉反沉迟，可知内在有津液不足之征，不能濡养筋脉，而发为痉病。治用桂枝汤加栝楼根，以方测证可知“其证备”应为头项强痛、发热、汗出、恶风等太阳中风表证具备。在桂枝汤解肌表、调营卫的基础上，加天花粉清热生津、滋养筋脉，而达到解肌祛风、生津舒筋之效。

【原文】

太阳病，无汗而小便反少，气上冲胸，口噤不得语，欲作刚痉，葛根汤主之。（12）

葛根汤方

葛根四两　麻黄三两（去节）　桂枝二两（去皮）　芍药二两　甘草二两（炙）　生姜三两　大枣十二枚

上七味，吹咀[1]，以水七升，先煮麻黄、葛根，减二升，去沫，内[2]诸药，煮取三升，去滓，温服一升，覆取微似汗，不须啜粥，余如桂枝汤法将息[3]及禁忌。

【注释】

[1] 㕮（fǔ）咀：咀嚼。引申为将药切碎。

[2]内：通“纳”，放入。

[3]将息：养息、调养，指服药后护理之法。

【解析】

本条论述欲作刚痉的证治。一般而言，有汗则小便少，无汗则小便多，今无汗而小便反少，是在里之津液已伤。无汗则邪不外达，小便少，则邪不下行，势必逆而上冲。风寒束表，津液不足，筋脉失养，则见颈项强直、口噤失言等症。以上症状虽没有到背反张的程度，但却是发痉之先兆，所以说“欲作刚痉”。因津液不足，解表时若用麻黄汤则恐峻汗伤津，故以桂枝汤加麻黄、葛根而治，桂枝汤加麻黄既能辛温发散又不至伤营阴，加葛根则起到解肌舒筋的作用，以达到解肌发表、滋养津液、舒缓筋脉之效。

【原文】

痉为病，胸满口噤，卧不着席[1]，脚挛急，必𪘨齿[2]，可与大承气汤。(13)

大承气汤方

大黄四两（酒洗）　厚朴半斤（炙，去皮）　枳实五枚（炙）　芒硝三合

上四味，以水一斗，先煮二物；取五升，去滓，内大黄，煮取二升；去滓，内芒硝，更上火微一、二沸，分温再服，得下止服。

【注释】

[1]卧不着席：平卧时背部不能贴近席子，形容角弓反张之意。

[2]𪘨齿：指上下牙齿相磨，切磋有声。

【解析】

本条论述实热痉病的证治。里热炽盛，耗灼津液，筋脉失于濡养，出现胸满、口噤、卧不着席、脚挛急、𪘨齿等痉病典型症状。病势较邪在太阳之表更为严重，治应当机立断，故以大承气汤通腑泄热，急下存阴。

（姜俠）

项目二　湿病

【学习目标】

1. 掌握湿病的证治。
2. 熟悉湿病的概念及临床特点。
3. 了解痉湿暍三病合篇的意义。

一、湿病的证候

【提要】

论述湿病的临床证候表现。

【原文】

湿家之为病，一身尽疼，发热，身色如熏黄也。(15)

【解析】

本条论述湿病发黄的证候。湿阻肌表则一身尽疼，湿阻阳郁日久易化热，湿热郁蒸于体表则身色黄。熏黄是黄而晦暗，如烟熏之状，属湿重于热之象。

【原文】

太阳病，关节疼痛而烦，脉沉而细者，此名湿痹[1]。湿痹之候，小便不利，大便反快，但[2]当利其小便。（14）

【注释】

[1] 湿痹：指湿邪流注关节，闭阻筋脉气血，出现关节疼痛的病症。

[2] 但：只，仅。

【解析】

本条论述湿痹的证候和治法。湿邪痹着，阳气不通，故关节疼痛而烦；湿邪为病，脉多见缓，今见脉沉而细，沉为在里，细脉主湿，此湿邪不仅流入关节，而且内合于脾，形成内外合邪之证，所以称为湿痹。由于内外合邪，所以除关节疼痛而烦之外，又见小便不利、大便反快等症，治当利其小便。小便得利，则里湿去，阳气通，湿痹亦除。至于利小便的方剂，一般注家主张用五苓散，《金匮发微》认为宜五苓散倍桂枝，王履认为宜五苓散合甘草附子汤，可供参考。

【执医考纲】

“太阳病，关节疼痛而烦……但当利其小便”掌握湿痹的典型临床表现及利小便的治疗原理。

二、湿病的治法

【提要】

论述湿病的临床常用治法。

【原文】

风湿相搏，一身尽疼痛，法当汗出而解，值天阴雨不止，医云此可发汗。汗之病不愈者，何也？盖发其汗，汗大出者，但风气去，湿气在，是故不愈也。若治风湿者，发其汗，但微微似欲出汗者，风湿俱去也。（18）

【解析】

本条论述风湿在表时正确的发汗法。邪在表当汗出而解，但不可汗出太过，在夹有湿邪时尤应注意。风为阳邪，其性轻扬，易于表散，湿为阴邪，其性黏腻，难以速去。若发汗太过，则风气虽去而湿邪仍在，不仅病不能愈，同时还可使卫阳耗伤。这种情况下应使其微似汗出，缓缓蒸发，则营卫畅通，而风湿始能俱去，这是治疗外感风湿的发汗方法。

三、湿病的证治

【提要】

论述湿病的临床辨治方药。

【原文】

湿家身烦疼，可与麻黄加术汤发其汗为宜，慎不可以火攻[1]之。（20）

麻黄加术汤方

麻黄三两（去节） 桂枝二两（去皮） 甘草二两（炙） 杏仁七十个（去皮尖） 白术四两

上五味，以水九升，先煮麻黄，减二升，去上沫，内诸药，煮取二升半，去滓，温服八合，覆取微似汗。

【注释】

[1] 火攻：指烧针、艾灸、熨、熏等外治法。

【解析】

本条论述寒湿在表的证治。湿郁肌表，卫阳被遏，则身体疼痛而心烦。方用麻黄加术汤，以方测证，当有发热、恶寒、无汗等表证。表证当从汗解，而湿邪又不宜过汗，故用麻黄汤加白术。麻黄汤为风寒表实而设，加白术虽发汗而不致太过，且能并行表里之湿，既适于寒湿，又是湿病解表微微汗出的最佳配伍。火攻可致大汗淋漓，正伤而病不除，故宜慎之。

【原文】

病者一身尽疼，发热，日晡所[1]剧者，名风湿。此病伤于汗出当风，或久伤取冷所致也。可与麻黄杏仁薏苡甘草汤。(21)

麻黄杏仁薏苡甘草汤方

麻黄半两（去节，汤泡） 甘草一两（炙） 薏苡仁半两 杏仁十个（去皮尖，炒）

上剉麻豆大，每服四钱匕，水盏半，煮八分，去滓，温服。有微汗，避风。

【注释】

[1] 日晡所：即申时，下午 3—5 点，也有认为是指傍晚时分。

【解析】

本条论述风湿在表的病因和证治。风湿在表，故一身尽疼。发热日晡所甚，是风湿有化热倾向。其病多由汗出当风，或经常贪凉，湿从外侵所致。治用麻杏苡甘汤轻清宣泄，解表祛湿。方中麻黄、甘草微发其汗，使风湿从表而散；杏仁、薏苡仁开利肺气祛湿邪。取第 18 条微似汗出之意，麻黄仅用半两。

【原文】

风湿，脉浮，身重，汗出，恶风者，防己黄芪汤主之。(22)

防己黄芪汤方

防己一两 甘草半两（炒） 白术七钱半 黄芪一两一分（去芦）

上锉麻豆大，每抄五钱匕，生姜四片，大枣一枚，水盏半，煎八分，去滓，温服，良久再服。喘者，加麻黄半两；胃中不和者，加芍药三分；气上冲者，加桂枝三分；下有陈寒[1]者，加细辛三分。服后当如虫行皮中[2]，从腰下如冰，后坐被上，又以一被绕腰以下，温令微汗，瘥。

【注释】

[1] 下有陈寒：指病人下焦有寒已久。

[2] 虫行皮中：指服药后病人皮肤出现痒如有虫爬一样的感觉。

【解析】

风湿袭表，气机受阻，则身重，气虚不固则汗出、恶风，脉浮是表证，也是气虚之脉。表已虚，故不用麻黄等发汗，而用防己黄芪汤益气固表，祛风化湿。“服后当如虫行皮中”，是卫阳振奋、风湿欲解之征。

方后注中“坐被上”“以一被绕腰以下”，皆是助温祛寒的护理方法，体现了张仲景重视药后反应和护理思想。

【执医考纲】

“风湿，脉浮，身重，汗出，恶风者，防己黄芪汤主之”掌握风湿兼气虚的辨证要点、治疗方药、服药反应及调护方法。

【原文】

伤寒八九日，风湿相搏，身体疼烦，不能自转侧。不呕不渴，脉浮虚而涩者，桂枝附子汤主之。若大便坚，小便自利者，去桂加白术汤主之。(23)

桂枝附子汤方

桂枝四两（去皮）　生姜三两（切）　附子三枚（炮，去皮，破八片）　甘草二两（炙）　大枣十二枚（擘）

上五味，以水六升，煮取二升，去滓，分温三服。

白术附子汤方

白术二两　附子一枚半（炮，去皮）　甘草一两（炙）　生姜一两半（切）　大枣六枚

上五味，以水三升，煮取水一升，去滓，分温三服。一服觉身痹[1]，半日许再服，三服都尽，其人如冒状[2]，勿怪，即是术附并走皮中逐水气，未得除故耳。

【注释】

[1] 身痹：指身体麻木。

[2] 冒状：指瞑眩、头晕眼花。

【解析】

本条论述风湿在表兼表阳虚的证治。伤寒表证八九日仍不解，是因风、寒、湿三邪痹着肌表，经脉不利，故见身体疼烦、不能自转侧等症。不呕不渴，表明湿邪并未传里犯胃，亦未郁而化热。脉浮虚而涩，是表阳已虚而风寒湿邪仍逗留于肌表的脉象。用桂枝附子汤温经助阳，散风化湿。服药后"大便坚，小便自利"，说明湿在表而不在里，风邪已去，寒湿未尽，身体尚疼，转侧未利，这与本篇第14条的"小便不利，大便反快"形成对照，故用白术附子汤祛湿温经。

方后注在服药后出现身痹、如冒状，是微汗之剂从肌肉经脉而祛湿外出的现象。若反应过之，可能有附子中毒现象，应引起注意。

【原文】

风湿相搏，骨节疼烦，掣痛不得屈伸，近之[1]则痛剧，汗出短气，小便不利，恶风不欲去衣[2]，或身微肿者，甘草附子汤主之。(24)

甘草附子汤方

甘草二两（炙）　附子二枚（炮，去皮）　白术二两　桂枝四两（去皮）

上四味，以水六升，煮取三升，去滓。温服一升，日三服。初服得微汗则解，能食，汗出复烦者，服五合，恐一升多者，服六七合为妙。

【注释】

[1] 近之：作动词用，意为触、按。

[2] 去衣：即脱衣服或减少衣服。

【解析】

本条论述风湿表里阳虚的证治。风湿并重，已由肌肉侵入关节，症状较第23条明显加剧。表阳虚见汗出恶风，里阳虚见小便不利、身微肿、短气。风湿并重，表里阳气皆虚，故以桂术附并用，兼走表里，助阳祛风化湿；甘草名方，意在缓急。

杏林花繁

周扬俊，字禹载，清代医家。著有《温热暑疫全书》《伤寒论三注》《金匮玉函经二

注》等。

对于此条中的甘草附子汤，周扬俊认为方以甘草为名、以甘草为君，意义较大："君甘草者，欲其缓也，和中之力短，恋药之用长也。"该方的服法更体现出因人制宜、中病即止的辨治理念。

（姜侠）

项目三 暍病

【学习目标】

1. 掌握暍病的概念。

2. 熟悉暍病的证治举要。

3. 了解痉湿暍三病合篇的意义。

【提要】

论述暍病的病因、病机、证候、治疗及预后。

【原文】

太阳中暍[1]，发热恶寒，身重而疼痛，其脉弦细芤迟。小便已，洒洒然[2]毛耸，手足逆冷；小有劳，身即热，口开[3]前板齿燥。若发其汗，则其恶寒甚；加温针，则发热甚；数下之，则淋甚。（25）

【注释】

［1］中暍：伤暑。

［2］洒洒然：形寒毛耸的样子。

［3］口开：指暑热内扰，气逆张口作喘之状。

【解析】

本条论述虚证伤暑的主要脉证及误治后的变证。提示暑病气阴不足，治疗时应注意益气养阴，慎用发汗、温补以及攻下等法，可参照用东垣清暑益气汤。

【原文】

太阳中热者，暍是也。汗出恶寒，身热而渴，白虎加人参汤主之。（26）

白虎加人参汤方

知母六两 石膏一斤（碎） 甘草二两 粳米六合 人参三两

上五味，以水一斗，煮米熟汤成，去滓，温服一升，日三服。

【解析】

本条论述暑热不兼湿的证治。身热而渴是本证的突出症状，因暑热伤津而致。热邪迫津外泄而汗出，汗出过多、腠理疏松而恶寒，此非太阳表证之恶寒。

【原文】

太阳中暍，身热疼重而脉微弱，此以夏月伤冷水，水行皮中所致也，一物瓜蒂汤主之。（27）

一物瓜蒂汤方

瓜蒂二七个

上剉，以水一升，煮取五合，去滓，顿服。

【解析】

本条论述寒湿中暍的证治。本证近似于阴暑的证候，因夏季贪凉导致中阳不运，水湿逆行皮中而致。

【复习思考题】

1. 痉病的主脉是（　　）

A. 浮紧脉　　B. 紧而弦脉　　C. 沉迟脉

D. 沉而细者　　E. 浮数脉

2. 柔痉的治疗选方为（　　）

A. 调胃承气汤　　B. 葛根汤　　C. 防己黄芪汤

D. 止痉散　　E. 栝楼桂枝汤

3. 痉病，高热，胸满口噤，卧不着席，脚挛急，证属（　　）

A. 刚痉　　B. 欲作刚痉　　C. 柔痉

D. 表热致痉　　E. 里热成痉

4. 太阳病，关节疼痛而烦，脉沉而细者，此名（　　）

A. 血痹　　B. 历节　　C. 痛痹

D. 湿痹　　E. 风痹

5. 太阳中暍，津气两伤，治用（　　）

A. 白虎加苍术汤　　B. 白虎汤　　C. 白虎加参汤

D. 竹叶石膏汤　　E. 白虎加桂枝汤

6. 麻杏苡甘汤证属（　　）

A. 风湿表虚　　B. 风湿阳虚　　C. 寒湿表虚

D. 风湿阳郁化热　　E. 风湿在表，化热倾向

7. 风湿，身体疼烦，不能自转侧，不呕不渴，脉浮虚而涩，方用（　　）

A. 桂枝加附子汤　　B. 桂枝附子汤　　C. 桂枝去芍药汤

D. 防己黄芪汤　　E. 甘草附子汤

8. 下列病证禁用汗法者为（　　）

A. 痉病　　B. 湿病　　C. 暍病

D. 历节病　　E. 水气病

9. 麻黄加术汤证的病机是（　　）

A. 风湿在表　　B. 风湿兼气虚　　C. 风湿兼阳虚

D. 风湿表里阳虚　　E. 寒湿郁表

10. 防己黄芪汤治湿病，下列症状何项不具备（　　）

A. 恶心　　B. 身重　　C. 恶风

D. 汗出重　　E. 脉浮

扫一扫，查阅复习思考题答案

（姜侠）

模块四 百合狐蜮阴阳毒病脉证治第三

扫一扫，
查阅本模块
数字资源

项目一 百合病

【学习目标】

1. 掌握百合病的概念、病因病机及常规治法。
2. 熟悉百合病误汗、误下、误吐后及病久变证的治疗。
3. 了解百合、狐蜮、阴阳毒三病合篇的意义。

一、脉症与病机

【提要】

论述百合病的病因病机、临床表现及临床辨治。

【原文】

论曰：百合病者，百脉一宗[1]，悉治其病也。意欲食复不能食，常默默[2]，欲卧不能卧，欲行不能行，饮食或有美时，或有不用闻食臭[3]时，如寒无寒，如热无热，口苦，小便赤，诸药不能治，得药则剧吐利，如有神灵者，身形如和，其脉微数。每溺时头痛者，六十日乃愈；若溺时头不痛，淅然[4]者，四十日愈；若溺快然[5]，但头眩者，二十日愈。其证或未病而预见，或病四五日而出，或病二十日，或一月微见者，各随证治之。（1）

【注释】

［1］百脉一宗：指人体血脉同出一源。

［2］常默默：指病人精神不振，寂然不语。

［3］臭（xiù）：气味。

［4］淅然：怕风，寒慄之状。

［5］快然：意为排尿通利，无任何不适。

【解析】

百合病是一种心肺阴虚内热的疾病，百脉一宗即指心肺。百合病的临床表现主要有两个方面：一是神志恍惚不定，语言、行动、饮食和感觉等的失调现象；二是口苦、小便赤、脉微数等阴虚内热之象。条文中描述的症状虽繁杂，但多不离此二者，其治疗原则应着眼于心肺阴虚内热，以养心润肺、益阴清热为法，切不可妄用汗、吐、下，以免更伤阴液，治疗时应注意因人而异，"各随证治之"。

【执医考纲】

"论曰：百合病者……各随证治之"明晰百合病的病因病机，掌握百合病的辨证要点及治疗原则。

杏林花繁

魏荔彤，字赓虞，清代医家，著有《伤寒论本义》《金匮要略方论本义》等。关于百合病的命名由来，魏荔彤认为是因为百合作为主要药物治疗此病而得名，“百合病用百合，盖古有百合病之名，即因百合一味而瘳此疾，因得名也。如《伤寒论》条内云太阳病桂枝证，亦病因药而得名之义也”。

二、辨证论治

【提要】

论述百合病的正治法、常见误治及变证治疗。

（一）正治法

【原文】

百合病不经吐、下、发汗，病形[1]如初者，百合地黄汤主之。（5）

百合地黄汤方

百合七枚（擘） 生地黄汁一升

上以水洗百合，渍[2]一宿，当白沫出，去其水，更以泉水二升，煎取一升，去滓，内地黄汁，煎取一升五合，分温再服。中病[3]，勿更服，大便当如漆[4]。

【注释】

［1］病形：指病状。

［2］渍：药物炮制方法之一，即将药物浸入水中。

［3］中病：指治疗方法切合病情，服药后病情明显好转。

［4］大便当如漆：指大便色黑，如同黑漆一样。

【解析】

本条论述百合病的正治法。百合病未经误治，病情如初，用百合地黄汤润养心肺、凉血清热，药后阴复热退，百脉调和，病自可愈。服药后大便呈黑色，为地黄本色，停药后即可消失，需要提前知会患者，以免惊惧。

【执医考纲】

“百合病不经吐、下、发汗……百合地黄汤主之”掌握百合病的主要临床治疗方药。

（二）救治法

【原文】

百合病发汗后者，百合知母汤主之。（2）

百合知母汤方

百合七枚（擘） 知母三两（切）

上先以水洗百合，渍一宿，当白沫出，去其水，更以泉水二升，煎取一升，去滓；别以泉水二升煎知母，取一升，去滓，后合和煎，取一升五合，分温再服。

【解析】

本条论述百合病误汗后的救治法。百合病误汗后阴液更伤，燥热尤甚，以方测证，会出现心烦、口燥等症，宜补虚清热、养阴润燥，用百合知母汤。以百合润肺清心，益气安神；以知母养阴清热，除烦润燥；以泉水煎药清其内热。三者共起补虚、清热、养阴、润燥作用。

【原文】

百合病下之后者，滑石代赭汤主之。(3)

滑石代赭汤方

百合七枚(擘) 滑石三两(碎，绵裹) 代赭石如弹丸大，一枚(碎，绵裹)

上先以水洗百合，渍一宿，当白沫出，去其水，更以泉水二升，煎取一升，去滓；别以泉水二升煎滑石、代赭，取一升，去滓；后合和重煎，取一升五合，分温服。

【解析】

本条论述百合病误下后的救治法。百合病误用下法，使一部分阴液从大便泄出，更伤津液，小便反而减少，出现短赤而涩；同时因泻下之药多为苦寒之品，服后损伤胃气，则出现胃气上逆、呕恶诸症。当养阴清热、利水降逆，用百合滑石代赭汤治之，使心肺得以清润，胃气得以和降，则小便清，大便调，呕逆除。

【原文】

百合病吐之后者，百合鸡子汤主之。(4)

百合鸡子汤方

百合七枚(擘) 鸡子黄一枚

上先以水洗百合，渍一宿，当白沫出，去其水，更以泉水二升，煎取一升，去滓，内鸡子黄，搅匀，煎五合，温服。

【解析】

本条论述百合病误吐后的救治法。百合病误吐后，虚作实治，不仅更伤脾胃之阴，且会扰乱肺胃和降之气，从而出现虚烦不安、胃中不和等症。法当滋养肺胃之阴以安脏气，治以百合鸡子黄汤。

(姜侠)

项目二 狐蜮病

【学习目标】

1. 掌握狐蜮病的病因病机及辨证论治。
2. 熟悉狐蜮病的概念。
3. 了解狐蜮病的外治法。

【提要】

论述狐蜮病的临床表现及辨治方药。

【原文】

狐蜮之为病，状如伤寒，默默欲眠，目不得闭，卧起不安，蚀[1]于喉为惑，蚀于阴[2]为狐，不欲饮食，恶闻食臭，其面目乍赤、乍黑、乍白。蚀于上部[3]则声喝[4]，甘草泻心汤主之。(10)

甘草泻心汤方

甘草四两 黄芩 人参 干姜各三两 黄连一两 大枣十二枚 半夏半升

上七味，水一斗，煮取六升，去滓，再煎，温服一升，日三服。

【注释】

[1] 蚀：腐蚀。

[2] 阴：指前后二阴。

[3] 上部：喉部。

[4] 声喝：说话声音嘶哑。

【解析】

本条论述狐蜮病蚀于上的内治方药。狐蜮病是因湿热虫毒引起，症类伤寒，同时由于湿热内蕴，心神不定，所以沉默欲眠，但又卧起不安、目不得闭；湿热扰胃，则食欲不振，甚至恶闻饮食气味；正邪交争，病色现于外，则面部色泽变幻无常，或红、或黑、或白。如虫毒上蚀咽喉，则咽喉腐蚀；虫毒上下腐蚀，则见咽喉及前后二阴溃疡。伤及上部声门，则音声嘶哑。

【原文】

蚀于下部[1]则咽干，苦参汤洗之。（11）

苦参汤方

苦参一升

以水一斗，煎取七升，去滓，熏洗，日三服。

【注释】

[1] 下部：此指前阴。

【解析】

本条论述狐蜮病蚀于前的外治方药。足厥阴肝经上通于咽，下绕阴器抵少腹。湿热内蕴，随经而下，则前阴蚀烂；热毒循经上冲，则咽喉干燥。可用苦参汤熏洗前阴患处，杀虫解毒化湿。临床可同时配合甘草泻心汤内服，通过内外同治达到良好的治疗效果。

【原文】

蚀于肛者，雄黄熏之。（12）

雄黄

上一味为末，筒瓦二枚合之，烧，向肛熏之。

【解析】

本条论述狐蜮病蚀于后的外治法。

肛门蚀烂，可用雄黄熏患处，雄黄有较强的杀虫解毒燥湿作用，故用以就近治之。

【原文】

病者脉数，无热，微烦，默默但欲卧，汗出，初得之三四日，目赤如鸠眼[1]；七八日，目四眦皆[2]黑。若能食者，脓已成也，赤豆当归散主之。（13）

赤豆当归散方

赤小豆三升（浸令芽出，曝干） 当归三两

上二味，杵[3]为散，浆水[4]服方寸匕，日三服。

【注释】

[1] 鸠眼：鸠即斑鸠，其目色赤。

[2] 目四眦：指两眼的内外眦。

[3] 杵：药物炮制方法之一，即用棒槌捣碎药物。

[4] 浆水：《本草纲目》称之为酸浆。嘉谟云：“炊粟米熟，投冷水中，浸五六日，味酸，生白花，色类浆，故名。”

【解析】

本条论述狐蜮蚀于目的辨治。脉数、微烦，默默但欲卧，是里热盛的征象。无热汗出，表示病不在表，说明血分已有热。目赤如鸠眼，是因血中之热随肝经上注于目，为蓄热不解，湿毒不化，即将成痈脓的征象。目四眦黑，表明火热过甚，腐败气血，脓已成熟。此时病势集中于局部，对脾胃的影响反轻，所以病人能食。主用赤小豆当归散治疗，以赤小豆渗湿清热，解毒排脓；当归活血，祛瘀生新；浆水清凉解毒。

（姜佚）

项目三 阴阳毒病

【学习目标】

1. 掌握阴阳毒病的主治方药。
2. 熟悉阴阳毒病的临床表现。
3. 了解阴阳毒病的预后。

【提要】

论述阴阳毒的证治及预后。

【原文】

阳毒之为病，面赤斑斑如锦纹[1]，咽喉痛，唾脓血，五日可治，七日不可治，升麻鳖甲汤主之。（14）

阴毒之为病，面目青，身痛如被杖[2]，咽喉痛，五日可治，七日不可治，升麻鳖甲汤去雄黄蜀椒主之。（15）

升麻鳖甲汤方

升麻二两　当归一两　蜀椒一两（炒去汗[3]）　甘草二两　鳖甲手指大一片（炙）　雄黄半两（研）

上六味，以水四升，煮取一升，顿服之，老小再服[4]。取汗。

【注释】

[1] 锦纹：丝织品上的彩色花纹或条纹。

[2] 被杖：指受杖刑。

[3] 去汗：即去水、去油之谓。

[4] 老小再服：是指老人及幼儿因身体较弱，不宜顿服，宜分两次服用。

【解析】

阴阳毒病系感受疫毒所致。面赤斑斑如锦纹、咽喉痛、唾脓血，是阳毒的主症，概因血分热盛，故面部起红斑，热灼咽喉故痛；热盛肉腐成脓，故吐脓血。面目青、身痛如被杖、咽喉痛，是阴毒的主症，因疫毒侵袭血脉，瘀血凝滞，阻塞不通，故出现面目色青；经脉阻塞，血流不畅，故遍身疼痛如被杖打；疫毒结于咽喉，故作痛。五日可治，七日不可治，指出了早期治疗的重要意义。阴阳毒皆主以升麻鳖甲汤，方中升麻、甘草清热解毒；鳖甲、当归滋阴散瘀；雄黄、蜀椒解毒。

【复习思考题】

1. 百合病“百脉一宗，悉致其病”，其中“一宗”是指（　　）

A. 先天之本肾脏　　B. 主血脉的心脏　　C. 朝百脉的肺脏

D. 心肺两脏　　E. 宗气

2. 百合病的病机是（　　）

A. 心脾两虚　　B. 心肺阴虚　　C. 心肝血虚

D. 心肾不交　　E. 肝肾阴虚

3. 百合病的主要治法是（　　）

A. 清养肺胃　　B. 润养心肺　　C. 滋养心肾

D. 调补脾胃　　E. 滋养心脾

4. 百合病的治疗主方是（　　）

A. 百合滑石散　　B. 百合鸡子汤　　C. 百合知母汤

D. 百合地黄汤　　E. 滑石代赭汤

5. 服用百合地黄汤后，“大便当如漆”是指（　　）

A. 干血　　B. 近血　　C. 远血

D. 地黄本色　　E. 蓄血

6. 据《金匮》原文，赤豆当归散主治狐蜮病何症？（　　）

A. 前阴蚀烂　　B. 后阴蚀烂　　C. 眼部化脓

D. 咽喉蚀烂　　E. 面部变色

7. 狐蜮病的主症是（　　）

A. 状如伤寒　　B. 默默欲眠　　C. 咽喉及前后二阴蚀烂

D. 目四眦黑　　E. 恶闻食臭

8. 狐蜮病的成因是（　　）

A. 感染疫毒　　B. 湿热虫毒　　C. 阴虚内热

D. 情志化火　　E. 感受风热

9. 狐蜮病“初得之三、四日，目赤如鸠眼；七、八日，目四眦黑。”病人若由不欲食转为能食，表明（　　）

A. 胃热增加，热能消

B. 胃气来复，病将向愈

C. 胃阴受损，引食以自救

D. 局部酿脓，湿热影响脾胃反轻

E. 腹中虫毒，饥而饮食

扫一扫，查阅复习思考题答案

10. 阴毒和阳毒病的共有症是（　　）

A. 面赤　　B. 身痛　　C. 唾脓血

D. 咽喉痛　　E. 面目青

（姜侠）

扫一扫，查阅本模块数字资源

模块五　中风历节病脉证并治第五

【学习目标】

1. 掌握中风的脉证病机及病情演变，掌握历节病机及风湿历节。
2. 熟悉中风在络、在经、入脏、入腑的不同见症，了解寒湿历节。
3. 了解中风、历节病合篇的意义，了解侯氏黑散、风引汤、防己地黄汤的应用。

项目一　中风

一、中风的脉证病机及病情演变

（一）中风脉证

【提要】

论述中风脉证及表现。

【原文】

夫风之为病，当半身不遂，或但臂不遂者，此为痹[1]。脉微而数，中风使然。（1）

【注释】

[1] 痹：即痹证，经络气血痹阻不通，筋脉关节失于濡养。

【解析】

中风病表现为左侧或右侧半身不能随意运动，此乃邪气痹阻，气血不能运行之故。倘若一侧手臂不能随意运动，此乃痹证，而非中风，宜鉴别。从脉象来说，脉微为正气不足之征，脉数为邪气有余之象，“中风使然”四个字则点出本病由风邪侵犯人体所导致。

痹证发病为风寒湿之邪三气杂至，合而留于肌肉、筋骨之间，痹阻气血，表现为肢体局部的麻木疼痛。二者应予以鉴别。另外，《伤寒论》所言中风一病，为感受外来风邪，营卫不和，属于外感风寒之证，与本篇论述的中风病有着本质上的区别。

（二）病机与辨证

【提要】

中风病的病机及不同见症。

【原文】

寸口脉浮而紧，紧则为寒，浮则为虚；寒虚相搏，邪在皮肤；浮者血虚，络脉空虚；贼邪不泻[1]，或左或右；邪气反缓，正气即急，正气引邪，㖞僻[2]不遂。

邪在于络，肌肤不仁；邪在于经，即重不胜[3]；邪入于腑，即不识人；邪入于脏，舌即难

言[4]，口吐涎。(2)

【注释】

[1] 贼邪不泻：贼邪，指伤人之邪气；不泻，指邪气留于经络血脉，无法排出。

[2] 㖞（wāi）僻：口眼㖞斜。

[3] 重不胜：肢体重滞不举。

[4] 舌即难言：舌蹇言语不清。

【解析】

第一段着重从脉象讨论中风。寸口脉浮而紧，浮为正气虚，紧提示外感风寒之邪。气虚血少，络脉空虚，卫外不固，风邪入侵，随虚处停留，指出了中风的病机是“内虚邪中”。邪气入里，或在左侧，或在右侧，停滞反缓，引起络脉的气血瘀滞，筋脉肌肉失去濡养，废而不用，呈现弛缓状态，正气抗邪则急，邪气为正气所牵引，故口眼㖞斜。

第二段论述中风不同见症，依据是邪气停留的部位不同，将中风分为四类：中络、中经、中腑、中脏。病变较轻者，邪中于络，营气不能运行于肌表，肌肤不仁；病变较重者，邪中于经，气血不能畅行于肢体，肢体重滞；病邪深入，邪中于腑，蒙蔽清窍，昏不识人；病变最重者，邪入于脏，心窍闭阻，言语不利、口吐涎。

【执医考纲】

“寸口脉浮而紧……舌即难言，口吐涎”本条揭示了风邪由经络入脏腑的传变规律。对后世将中风分为中经络、中脏腑启发意义重大，掌握中风的病因病机、脉症及分类。

二、中风方证

（一）侯氏黑散证

【提要】

论述侯氏黑散方证与病机。

【原文】

侯氏黑散　治大风，四肢烦重，心中恶寒不足者。《外台》治风癫。

菊花四十分　白术十分　细辛三分　茯苓三分　牡蛎三分　桔梗八分　防风十分　人参三分　矾石三分　黄芩三分　当归三分　干姜三分　芎䓖三分　桂枝三分

上十四味，杵为散，酒服方寸匕，日一服，初服二十日，温酒调服，禁一切鱼肉大蒜，常宜冷食，六十日止，即药积在腹中不下也。热食即下矣，冷食自能助药力。

【解析】

本条以方测证，为中风夹寒。患者气血亏损，虚阳上越，阳热炼液为痰，所以常见面红、眩晕、昏迷。又感大风寒邪，阻滞经脉阳气，故四肢烦重，半身不遂。阳气不足，风寒邪气内入，渐欲凌心，故心中恶寒。

侯氏黑散清肝化痰，养血祛风。方中菊花、牡蛎、黄芩清肝潜阳；桔梗化痰通络，矾石排除痰垢，以治眩晕昏迷；人参、茯苓、当归、川芎、白术、干姜温补脾胃，补气养血，活血通络；防风、桂枝、细辛散风寒之邪，温通阳气，治四肢烦重，半身不遂等。

（二）风引汤证

【提要】

论述风引汤证与病机。

【原文】

风引汤 除热瘫痫。

大黄 干姜 龙骨各四两 桂枝三两 甘草 牡蛎各二两 寒水石 滑石 赤石脂 白石脂 紫石英 石膏各六两

上十二味，杵，粗筛；以韦囊盛之，取三指撮，井花水三升，煮三沸，温服一升。治大人风引，少小惊痫瘈疭，日数十发，医所不疗，除热方。巢氏云：脚气宜风引汤。

【解析】

本条以方测证，为阳热内盛，内邪内动。风热内侵，或盛怒不止，阳热亢盛，上逆于头，故面红、目赤。热盛炼液成痰，阻闭清窍，故惊风癫痫、神志昏迷。气血不行于四肢，故瘫痪不能运动。热伤阴血，不能滋养筋脉，故抽搐。

风引汤清热降火，镇惊息风。方中大黄、桂枝入血分，泻血分实热，引血下行，通行血脉；滑石、石膏、寒水石、紫石英、赤石脂、白石脂潜阳下行，清金伐木，利湿解热；龙骨、牡蛎镇惊安神，固敛肝肾；干姜、甘草温暖脾胃，和中益气，且制诸石之寒。

（三）防己地黄汤证

【提要】

论述防己地黄汤证治与病机。

【原文】

防己地黄汤 治病如狂状，妄行，独语不休，无寒热，其脉浮。

防己一分 桂枝三分 防风三分 甘草二分

上四味，以酒一杯，渍之一宿，绞取汁。生地黄二斤，㕮咀，蒸之如斗米饭久，以铜器盛其汁，更绞地黄汁，和分再服。

【解析】

本条以方测证，为血虚火盛。心肝阴血亏损，不能滋潜风阳，可形成肝风上扰，心火炽盛之证。风热上扰，神志错乱，故病如狂状，脉来浮大。又因风升而气涌，气涌而痰逆，痰浊上聚于心，则精神错乱，独语不休。身无寒热，不见表证，脉浮，是阳气外盛之象。治用防己地黄汤，滋阴降火，养血息风，透表通络。方中生地黄汁用量最大，用以补阴血，益五脏，养血息风，滋阴降火；桂枝、防风、防己透表散热，通络去滞；甘草益阴泻火。

（王俐钧）

项目二 历节病

一、历节病机

（一）历节脉证

【提要】

论述历节病的脉证。

【原文】

寸口脉沉而弱，沉即主骨，弱即主筋，沉即为肾，弱即为肝。汗出入水中，如水伤心[1]，

历节黄汗[2]出，故曰历节。(4)

【注释】

[1] 如水伤心：水指水湿，言水湿伤及血脉。

[2] 黄汗：汗出色黄的症状。

【解析】

沉脉主骨病，弱脉主筋病；肾主骨，肝主筋，“寸口脉沉而弱”为肝肾不足之征象。肝肾精血亏虚，不能充养筋骨，筋骨虚弱，正气亏虚，加之汗出，腠理开泄，又值沐浴或冒雨涉水，水寒之气乘虚而入，流注筋骨、肌肉，阻碍气血畅通，递历关节而痛，黄汗出，成为历节病。

(二) 阴血不足、感受风邪

【提要】

论述历节病的病机与阴血不足、感受风邪有关。

【原文】

少阴脉[1]浮而弱，弱则血不足，浮则为风，风血相搏，即疼痛如掣。(6)

【注释】

[1] 少阴脉：指手足手少阴脉。手少阴神门脉位于掌后锐骨端之陷中，足少阴太溪脉位于足内踝后五分之陷中。

【解析】

脉浮提示外有风邪之象，脉弱提示内有阴血不足之征。阴血先虚，风邪乘虚而入，风血搏结，交争于筋骨，经脉痹阻，气机不畅，故关节掣痛，不能屈伸，这是历节病的发病机理。

本条提示，在治疗历节病时，祛风亦应兼顾养血。

(三) 气虚饮酒、汗出当风

【提要】

论述历节病的病机与气虚饮酒、腠理汗出当风有关。

【原文】

盛人[1]脉涩小，短气，自汗出，历节疼，不可屈伸，此皆饮酒汗出当风所致。(7)

【注释】

[1] 盛人：肥胖之人。

【解析】

肥胖之人，脉象涩小，表明为形盛气衰之体。其外虽看似有余，内里实则不足，气虚腠理不固，证见短气、自汗，汗出当风，历节疼痛，不可屈伸，这是由于酒后汗出，风邪入内，与湿热相合，风湿热气搏结于筋骨关节之间，气血痹塞不通。本条提示，肥胖人病历节，机理是体虚伤湿，治疗时应兼顾气血之虚。

以上三条论述历节病因，不外乎内外，内为肝肾气血亏虚，外由风寒湿邪侵袭，说明历节为本虚标实之病。

二、历节方证

(一) 风湿历节

【提要】

论述风湿历节的证治。

【原文】

诸肢节疼痛，身体魁羸[1]，脚肿如脱[2]，头眩短气，温温[3]欲吐，桂枝芍药知母汤主之。（8）

桂枝芍药知母汤方

桂枝四两 芍药三两 甘草二两 麻黄二两 生姜五两 白术五两 知母四两 防风四两 附子二枚（炮）

上九味，以水七升，煮取二升，温服七合，日三服。

【注释】

[1] 魁羸：身体瘦弱，关节疼痛肿大。

[2] 脚肿如脱：两脚肿胀麻木，如与自身脱离的样子。

[3] 温温：即“蕴蕴”，言心中郁郁、烦闷不舒。

【解析】

诸肢节疼痛是指关节疼痛，此乃风湿流注于筋脉关节，气血痹阻所致。由于风湿阻痹关节，病久不解，形体消耗，故关节肿大而身体羸瘦，脚肿似与形体脱离。风与湿邪上犯，上扰清阳，则头眩晕。湿邪阻于中焦则胸闷短气，胃失和降则呕恶欲吐。

本证由外感风寒湿邪，日久化热伤阴所致，治以桂枝芍药知母汤祛风除湿，散寒止痛，佐以滋阴。方中桂枝、麻黄发散风寒；白术健脾祛湿；附子助阳散寒；防风祛风散表；芍药、知母益阴清热，制温药之燥；生姜、甘草和胃调中止吐。诸药相伍，表里同调，温散祛湿而不伤阴，清热养阴而不敛邪。

（二）寒湿历节

【提要】

论述寒湿历节的证治。

【原文】

病历节不可屈伸，疼痛，乌头汤主之。（10）

乌头汤方 治脚气疼痛，不可屈伸。

麻黄 芍药 黄芪各三两 甘草三两（炙） 川乌五枚（㕮咀，以蜜二升，煎取一升，即出乌头）

上五味，㕮咀四味，以水三升，煮取一升，去滓，内蜜煎中更煎之，服七合。不知，尽服之。

【解析】

寒湿痹阻关节，凝结不去，阻碍气血的运行，所以关节疼痛剧烈，屈伸不利。用乌头汤散寒止痛，温经除湿。方中乌头散寒除湿止痛；麻黄透表，发散寒湿。二者相伍，温经散寒化湿，既除肌表经络之寒湿，又散肌肉筋骨之寒湿；芍药、甘草缓急止痛；黄芪益气祛湿，既能助麻黄、乌头温经止痛，又能制麻黄发散太过；白蜜甘缓解毒。诸药相伍，寒湿之邪微微汗出而解，关节疼痛消散而屈伸自如。

本条与第8条同为历节病，但二者的病机、症状和治法有所不同。本条是寒湿偏盛的历节病证治，当以全身关节疼痛、脉象沉细、舌淡苔白滑等为主要表现，以祛逐寒湿、通阳止痛为治疗目的。桂枝芍药知母汤治疗风湿历节，以关节肿痛、发热为主要表现，为日久化热伤阴所致，以温经除湿、祛风滋阴为治疗目的。

杏林花繁

张锡纯，字寿甫，近现代中医学界的泰斗。镇肝熄风汤来自于张锡纯的著作《医学衷中参西录》，由怀牛膝、生赭石、生龙骨、生牡蛎、生龟板、生白芍、玄参、天冬、川楝子、生麦芽、茵陈等药物组成，其创制思路即渊源于《金匮要略》中的风引汤，两者在组方思路、药物选择、治疗范围及方义等方面均存在密切的联系和继承关系。同时，镇肝熄风汤又在风引汤的基础上进行了创新和发展，形成了自己独特的治疗特色和优势。

【执医考纲】

“诸肢节疼痛，身体魁羸……桂枝芍药知母汤主之”掌握风湿历节的辨治。

【复习思考题】

1. 中风邪在于经的特点是（ ）

A. 肌肤不仁　B. 即重不胜　C. 筋骨疼痛　D. 关节变形　E. 肢体拘急

2. 中风邪入腑的特征为（ ）

A. 即重不胜　B. 筋骨疼痛　C. 半身不遂　D. 但臂不遂　E. 即不识人

3.《金匮要略》论“治大风四肢烦重，心中恶寒不足者”用（ ）

A. 桂枝芍药知母汤　B. 乌头汤　C. 侯氏黑散　D. 葛根汤　E. 栝楼桂枝汤

4.《金匮要略》中提到的“风引汤”主要用于治疗何种病症？（ ）

A. 历节病关节疼痛　B. 中风后偏瘫　C. 热性瘫痪及癫痫　D. 风湿痹痛　E. 心悸怔忡

5.《金匮要略》中提到，中风病的脉象多为？（ ）

A. 浮紧脉　B. 迟缓脉　C. 微数脉　D. 弦滑脉　E. 沉细脉

6.《金匮要略》中治疗风湿历节的代表方剂是（ ）

A. 防己黄芪汤　B. 甘草干姜汤　C. 黄芪桂枝五物汤　D. 桂枝芍药知母汤　E. 桂枝加龙骨牡蛎汤

7.《金匮要略》论历节病的成因是（ ）

A. 外感风寒湿之气

B. 肝肾亏虚，筋骨失养

C. 肝肾亏虚，风寒湿侵

D. 肝肾不足，血行不利

E. 阳气亏虚，寒伤骨髓

8. 桂枝芍药知母汤证应除外（ ）

A. 肢节疼痛　B. 身形如和　C. 恶心欲吐　D. 头眩短气　E. 脚肿如脱

9. 乌头汤的主治病证是（ ）

A. 脚气冲心

B. 湿家身烦疼

C. 脚气疼痛，不可屈伸

D. 大风四肢烦重，心中恶寒不足

E. 肢节疼痛，身体魁羸，脚肿如脱，头眩短气，温温欲吐

10.《金匮要略》桂枝芍药知母汤中芍药配伍甘草的意义是（ ）

A. 养阴清热

B. 辛温发散，祛风除湿

C. 酸甘化阴，缓急止痛

D. 散寒除湿，通经止痛

E. 调和营卫，宣肺平喘

（王俐钧）

扫一扫，查阅复习思考题答案

扫一扫，
查阅本模块
数字资源

模块六　血痹虚劳病脉证并治第六

【学习目标】

1. 掌握血痹和虚劳的证治。
2. 熟悉各类虚劳的病因病机、临床表现。
3. 了解血痹和虚劳二病合篇的意义，虚劳治疗特点。

项目一　血痹病

【提要】

论述血痹成因及轻重证的证治。

【原文】

问曰：血痹病从何得之？师曰：夫尊荣人[1]骨弱肌肤盛，重因疲劳汗出，卧不时动摇，加被微风，遂得之。但以脉自微涩，在寸口、关上小紧，宜针引阳气，令脉和紧去则愈。（1）

【注释】

［1］尊荣人：养尊处优的人。

【解析】

养尊处优的人，因缺乏劳动，骨弱，肌肤却丰腴肥满，腠理疏松，容易出汗，汗孔开泄，易被风邪所侵袭，这样便形成了血痹病。血痹病的脉象表现为微涩，是因为血行不畅；寸口部、关上部位脉象显得稍微紧束，是因为体表被风寒之邪所束。治疗时，应该采用针刺法引导阳气，使脉象和缓、紧束感消失，疾病就会痊愈。

本条论述了血痹病轻证的证治。由自身气血虚弱，过度劳累、遇风侵袭而引发。可通过脉象来判断和通阳行痹法治疗。

【原文】

血痹阴阳俱微[1]，寸口关上微，尺中小紧，外证身体不仁[2]，如风痹状，黄芪桂枝五物汤主之。（2）

黄芪桂枝五物汤方

黄芪三两　芍药三两　桂枝三两　生姜六两　大枣十二枚

上五味，以水六升，煮取二升，温服七合，日三服。

【注释】

［1］阴阳俱微：此指营卫气血皆不足

［2］不仁：肌肤麻木或感觉迟钝。

【解析】

阴阳俱微既指脉象，又寓病理。脉象浮取、沉取皆见微象，这是营卫气血都不足的病理表现。在此基础上，又见寸口关上微，尺中小紧，脉微主营卫气血不足，脉小紧主轻微的风寒之邪。肌肤麻木不仁，甚或像风痹证那样伴有疼痛感，此因卫气不行，血行闭阻较甚，不通则痛所致。治疗血痹的方法，重在温通阳气，和血通痹。黄芪以益气，桂枝通阳，芍药养营，生姜、大枣温通卫阳，调和营卫，共奏通阳行痹之功。于气分中调其血，倍用生姜以宣发其气，气行则血不滞而痹除。

（杨静）

项目二 虚劳病

【提要】

论述虚劳脉象的总纲，病机与辨证，各证治法。

一、脉象总纲

【原文】

夫男子平人[1]，脉大为劳，极虚亦为劳。（3）

【注释】

［1］平人：外形看似无病，其实内脏气血已经虚弱之人。

【解析】

外形看似无病的男子，脉大而无力，“大”为真阴不足，虚阳外浮，“无力”是不足于内，故为虚劳脉象。“极虚”为轻按则软，重按极无力，是内劳损精，亦为虚劳脉象。

虚劳条文中“男子”二字，非指虚劳全是男子为病，而是指重视房劳伤肾，肾虚精亏的病因病机。

二、病机与辨证

（一）阴血亏虚

【原文】

男子面色薄[1]者，主渴及亡血，猝喘悸[2]，脉浮者，里虚也。（4）

【注释】

［1］面色薄：面色浅淡，无华。

［2］猝喘悸：稍微动作，即马上感觉气喘、心悸。

【解析】

本条是虚劳病阴血亏虚诊断的脉症合参。由于脾胃阴伤，心肾精血亏虚，不能上荣于面，故面色薄。而心肾阴虚而生内热耗精血，故口渴。阴虚阳热，迫血妄行，故亡血。肾虚不能纳气，血虚心失血养，故突发气喘、心悸。由于虚劳正气外脱，不能收摄所致，故脉浮大无力。浮脉也是虚劳主脉之一。

（二）气血不足

【原文】

男子脉虚沉弦，无寒热，短气里急，小便不利，面色白，时目瞑，兼衄，少腹满，此为劳使之然。（5）

【解析】

本条论述了阴阳气血两虚、肝脾肾亏虚的虚劳脉症。此时脉象轻按无力、重按弦紧，且患者又无寒热症状。肾气虚弱，不能纳气，故见呼吸短促；肾阳弱，不能温煦，故见腹部拘急不适，小便不利；肝脾血虚，故面色苍白，时常眼前发黑；脾气虚不能统血，故有鼻出血，小腹部胀满。这些症状通常是因为过度劳累所导致的。

（三）虚劳脱气

【原文】

脉沉小迟，名脱气，其人疾行则喘喝，手足逆寒，腹满，甚至溏泄，食不消化也。（11）

【解析】

本条论述了虚劳脾肾阳虚证的脉症。脉象表现为沉、小、迟，出现这种脉象的人，因肾虚不能纳气，如果快速行走就会喘息有声；因为脾肾阳虚，腐熟和运化水谷功能减退，所以手脚冰凉，腹部胀满，甚至会出现大便溏泄，食物不消化的症状。

（四）虚劳无子

【原文】

男子脉浮弱而涩，为无子，精气清冷[1]。（7）

【注释】

[1] 精气清冷：精液清稀而凉。

【解析】

本条论述虚劳无子的脉症。如果脉象浮弱而带有涩感，这通常表示其命门火衰，不能温育授胎。因为阳虚精亏，真阳不足，虚阳浮越，故脉浮而弱；精亏而少，故脉涩；精气亏虚，不能授胎，故无子。

（五）虚劳盗汗

【原文】

男子平人，脉虚弱细微者，喜盗汗也。（9）

【解析】

本条论述虚劳盗汗的脉症。外形看似无病的人，脉象却显得虚弱、细微，表明气血阴阳皆虚。盗汗为虚劳不能摄精，外泄之象。

（六）虚劳脉大

【原文】

人年五六十，其病脉大者，痹夹背行[1]，苦肠鸣，马刀侠瘿[2]者，皆为劳得之。（10）

【注释】

[1] 痹夹背行：脊柱两旁有麻木感。

[2] 马刀侠瘿：瘿疬之类疾病。生于腋下，形如马刀的名为“马刀”，生于颈部如贯珠的名“侠瘿”。

【解析】

本条论述虚劳病的三种证候。当人们年纪到了五六十岁，若有脉大而按之无力，这是精气内衰、经脉失养，可能是痹病的征兆，痹病有时会沿着背部两侧发展有麻木感觉；若有腹中肠鸣，则为脾胃虚寒，运化失司；若有在腋下出现淋巴结结核（马刀），以及颈部两侧出现瘿瘤，这是阴虚内热与痰搏击所致。以上症状通常都是因为长期的劳累或虚损所导致的。

（七）虚劳革脉

【原文】

脉弦而大，弦则为减，大则为芤；减则为寒，芤则为虚，虚寒相搏，此名为革。妇人则半产漏下[1]，男子则亡血失精。（12）

【注释】

［1］漏下：非经期的淋漓不尽地出血。

【解析】

本条文论述虚劳精血亏损的脉象。如果脉象表现为弦而且大，“弦”脉通常重按减弱，表示身体有寒邪，气血有所减少，“大”脉若中空则称为芤脉，表示身体正气虚损。当弦脉和芤脉的特点同时出现时，这种脉象被称为革脉，它反映了体内既有寒邪又有虚损的情况。对于女性来说，这种脉象可能预示着容易流产或月经淋漓不尽的问题；而对于男性来说，可能意味着容易失血或遗精。

（八）虚劳与季节

【原文】

劳之为病，其脉浮大，手足烦，春夏剧，秋冬瘥，阴寒[1]精自出，酸削[2]不能行。（6）

【注释】

［1］阴寒：前阴寒冷。

［2］酸削：两腿酸痛消瘦。

【解析】

本条文论述虚劳与季节的关系。患者因虚劳精气外泄，不能内敛，故表现为脉象浮大，手脚烦热。这种症状在春夏季节，阳气升浮阴精愈虚而加重；而在秋冬季节，阳气收藏则会相对减轻。此与《黄帝内经》所论春生夏长秋收冬藏相应。阴损及阳，肾阳衰竭，不能温煦，故前阴寒冷而滑精。精失，肾虚，骨弱，两腿酸痛消瘦，不能行走。

三、虚劳证治

（一）虚劳失精

【原文】

夫失精家[1]少腹弦急，阴头寒，目眩。发落，脉极虚芤迟，为清谷，亡血，失精。脉得诸芤动微紧，男子失精，女子梦交[2]，桂枝加龙骨牡蛎汤主之。（8）

桂枝加龙骨牡蛎汤方

桂枝　芍药　生姜各三两　甘草二两　大枣十二枚　龙骨　牡蛎各三两

上七味，以水七升，煮取三升，分温三服。

【注释】

［1］失精家：经常梦遗滑精之人。

［2］梦交：夜梦性交。

【解析】

本条文论述虚劳梦交的证治。遗精日久阴损及阳，肾阳亏虚不能温煦，则少腹弦急，外阴部寒冷，虚阳上亢则目眩，精血不能上荣头目则发落。热亢于上则发落，脉极虚无力、浮大中空，缓迟，皆是虚劳之脉，中虚已极，或为下利清谷，或为亡血，或为失精者皆亦可见此脉。若常常情欲妄动，心神不宁，心气浮动而脉亦动。芤、微皆为津血不足之脉，紧为有寒。统观脉芤、动、微、紧，必失精、梦交，而非亡血所能见到，桂枝龙骨牡蛎汤主之。

本方即桂枝汤原方外协营卫、内调气血，加入龙骨、牡蛎二药，一陆药，一水药，二者合用交通阴阳。此处遗精是阴阳不和，阳不摄阴（精），其理可参《灵枢·五癃津液别》“五谷之津液和合而为膏者，内渗入于骨空，补益脑髓，而下流于阴股。阴阳不和，则使液溢而下流于阴。髓液皆减而下，下过度则虚，虚故腰背痛而胫酸。”

【执医考纲】

“夫失精家少腹弦急……桂枝加龙骨牡蛎汤主之”明晰虚劳梦交的因证，掌握阴阳调和的治法。

（二）虚劳里急

【原文】

虚劳里急[1]，悸，衄，腹中痛，梦失精，四肢酸疼，手足烦热，咽干口燥，小建中汤主之。（13）

小建中汤方

桂枝三两（去皮） 甘草三两（炙） 大枣十二枚 芍药六两 生姜三两 胶饴一升

上六味，以水七升，煮取三升，去滓，内胶饴，更上微火消解，温服一升，日三服。

【注释】

［1］里急：腹中有拘急感，但按之不硬。

【解析】

本条论述虚劳里急的证治。因劳致虚，积虚致损。脾胃病久，中焦失运，则为里急腹痛；升降失司，上焦偏热则为衄、咽干口渴，下焦偏寒则为梦遗；气血生化失源，心营不足则为心悸，四肢失养则为酸痛。这些皆是气血亏虚、阴阳失调的虚象。治以甘温之法，恢复脾胃功能，使中气得立，气血自生，升降自调，阴阳平衡，方选小建中汤。

小建中汤由桂枝汤倍芍药加饴糖组成。饴糖乃糯米、粳米、大麦、粟等粮食经发酵糖化制成，当今多用麦芽糖。饴糖、甘草、大枣，甘微温，缓肝急，止痛，健脾益气；桂枝、生姜辛温，通阳调胃气；芍药和营止痛。呕家多痰饮，恶甘甜，故不可用本方。

【原文】

虚劳里急，诸不足，黄芪建中汤主之。

【解析】

本条进一步完善了脾气虚弱者用建中汤的证治。虚劳里急乃因劳伤内损而腹中拘急，诸不足是气血阴阳俱虚，常用小建中汤证，对于偏脾气虚者，则于小建中汤内加甘温之黄芪，增强健脾补虚，扶助阳气功效，比小建中汤补虚作用更强。

（三）虚劳腰痛

【原文】

虚劳腰痛，少腹拘急，小便不利者，八味肾气丸主之。（15）

【解析】

腰为肾之外府，若肾精亏虚，肾阳不足，则不能营养温煦腰部，而见腰部疼痛；肾气不足，不能化气利水，故少腹拘急、小便不利。治用八味肾气丸，温肾助阳，以化肾气。临床上本方可用丸剂，亦可作汤剂，随证加减。

（四）虚劳风气百疾

【原文】

虚劳诸不足，风气百疾，薯蓣丸主之。（16）

薯蓣丸方

薯蓣三十分 当归 桂枝 曲 干地黄 豆黄卷各十分 甘草二十八分 人参七分 芎䓖 芍药 白术 麦门冬 杏仁各六分 柴胡 桔梗 茯苓各五分 阿胶七分 干姜三分 白敛二分 防风六分 大枣百枚（为膏）

【解析】

本方为气血阴阳兼顾之方。虚劳病有气血阴阳多种虚损证候，风气等外邪容易侵袭人体，形成正邪相持之势。因为补虚则恋邪，攻邪则伤正。此时正确治法，应该是寓祛邪于补正之中，使邪气去而正气不伤，薯蓣丸即为此证而设。薯蓣即山药，重用薯蓣补脾胃，疗虚；辅以四君子，合干姜、大枣益气温中；四物合麦冬阿胶养血滋阴；桂枝、防风、柴胡疏散外邪；桔梗、杏仁、白蔹下气开郁；豆卷、神曲化湿调中。合而成方，扶正祛邪，补中愈散。

（五）虚劳干血

【原文】

五劳虚极羸瘦，腹满不能饮食，食伤、忧伤、饮伤、房室伤、饥伤、劳伤、经络营卫气伤，内有干血，肌肤甲错，两目黯黑。缓中补虚，大黄䗪虫丸主之。（18）

大黄䗪虫丸方

大黄十分（蒸） 黄芩二两 甘草三两 桃仁一升 杏仁一升 芍药四两 干地黄十两 干漆一两 虻虫一升 水蛭百枚 蛴螬一升 䗪虫半升

上十二味，末之，炼蜜和丸小豆大，酒饮服五丸，日三服。

【解析】

五劳、七伤是导致虚劳的病因。劳伤日久不愈，身体极度消瘦，正气虚极，不能推动血脉正常运行，从而产生瘀血，日久形成“干血”。瘀血内停，阻滞气机，脾失健运，故腹满不能饮食；瘀血不去，新血不生，肌肤失养，故粗糙如鳞甲状；血不上荣，故两目黯黑。治宜祛瘀生新，以大黄䗪虫丸为主方。方中大黄、䗪虫、桃仁、虻虫、水蛭、蛴螬、干漆活血搜络化瘀；地黄、芍药养血润燥；杏仁理气润肠；黄芩清解郁热；甘草、白蜜益气和中。诸药相合，为久病血瘀之缓剂。因其滋润，攻中寓补，峻剂丸服，意在缓攻，达到扶正不留瘀，祛瘀不伤正的作用，故谓之“缓中补虚”，实为扶正祛瘀之方。

【复习思考题】

1. 血痹的成因主要是（ ）

A. 肝肾不足，感受风邪，血行不畅

B. 感受风邪

C. 气血不足，血行不畅

D. 营卫不佳，感受风邪，血行不畅

E. 阴阳失调，气血瘀滞

2. 血痹轻证的治法主要是（ ）

A. 补肾益气 B. 疏肝解郁 C. 清热解毒

D. 针刺引动阳气　E. 利水消肿

3. 下列哪项不是血痹病的典型症状（　　）

A. 肌肤麻木不仁　B. 舌淡苔白　C. 脉弦紧

D. 高热不退　E. 脉沉细

4. 尊荣人想要预防血痹，以下哪项日常习惯是有益的（　　）

A. 每天长时间久坐，不进行任何运动

B. 只在寒冷天气中外出，以增强身体抵抗力

C. 经常吸烟，偶尔过量饮酒以放松心情

D. 保持均衡饮食，并定期进行适量的身体活动

E. 忽略身体异常感觉，不进行定期体检

5. 关于血痹轻证与血痹重证的描述，以下哪项描述错误（　　）

A. 血痹轻证针刺引动阳气，以祛风邪；重证则内服黄芪桂枝五物汤助阳和营，益气祛风

B. 血痹轻证脉象寸口、关上小紧，而重证则寸中小紧

C. 血痹轻证和重证都会出现肢体麻木，关节疼痛，脉涩症状

D. 血痹轻证与重证都以通阳行痹为治则

E. 血痹重证的患者，关节疼痛不适的症状可有可无

6. 虚劳病"平人"的脉象通常表现为（　　）

A. 脉沉细　B. 脉大而无力　C. 脉弦紧

D. 脉滑数　E. 脉洪大

7. 在中医理论中，以下脏腑与虚劳风气病的关系最为密切的是（　　）

A. 心　B. 肝　C. 脾

D. 肺　E. 肾

8. 在治疗虚劳里急，诸不足时，宜选（　　）

A. 小建中汤　B. 黄芪桂枝五物汤　C. 黄芪建中汤

D. 八味肾气丸　E. 大建中汤

9. 虚劳病篇治疗虚劳的治法是（　）

A. 益气养血　B. 滋补肝肾　C. 补益脾肾

D. 补益脾肺　E. 调和营卫

10. 桂枝加龙骨牡蛎汤证的病机是（　）

A. 阴阳两虚　B. 肝肾阴虚　C. 心肾阳虚

D. 心脾气虚　E. 气阴两虚

扫一扫，查阅
复习思考题
答案

（杨静）

扫一扫，
查阅本模块
数字资源

模块七 肺痿肺痈咳嗽上气病脉证治第七

【学习目标】

1. 掌握肺痿、咳嗽上气的概念及证治。
2. 熟悉肺痿的因证。
3. 了解肺痈三阶段的意义。

项目一 肺痿

一、成因、脉症、鉴别

【提要】

论述肺痿的病因、脉诊及其与肺痈的区别。

【原文】

问曰：热在上焦者，因咳为肺痿。肺痿之病，何从得之？师曰：或从汗出，或从呕吐，或从消渴[1]，小便利数，或从便难，又被快药[2]下利，重亡津液，故得之。曰：寸口脉数，其人咳，口中反有浊唾涎沫[3]者何？师曰：为肺痿之病。若口中辟辟[4]燥，咳即胸中隐隐痛，脉反滑数，此为肺痈，咳唾脓血。脉数虚者为肺痿，数实者为肺痈。（1）

【注释】

[1] 消渴：指口渴不已，饮水即消。包括消渴病与消渴症。

[2] 快药：泻下峻猛之药。

[3] 浊唾涎沫：浊唾指稠痰，涎沫指稀痰。

[4] 辟辟：形容口中干燥状。

【解析】

此设为问答，以辨肺痿、肺痈之异。

上焦肺热，因热而咳嗽，则为肺痿病。肺痿病因多由于误治，导致大汗出、剧烈吐、过分利、大量泻，从而出现津液亡失，肺叶干痿。肺主敷布一身津液，肺叶痿则津液敷布受阻，阴虚生内热，故见寸口脉数，虚而无力。肺中虚火烧灼，一般有干咳症状，但此处咳吐浊痰涎沫等，因肺有郁热，误用汗、吐、下、利，重亡津液，燥热盛，肺叶焦，肺气痿弱，难清肃，肺气不能输布全身，故津液留驻胸中，随肺气上逆成吐浊涎沫。

如果口中干燥，空咳无痰，咳时常伴胸部隐隐作痛，脉象反见滑数脉，属肺痈病。

肺痈是因外热不解，内蕴于肺，肺气不下达，脾气不上升，故阴津不能上潮于口，所以当痰湿热毒壅塞于肺，腐肉化脓而成，咳吐脓血痰时，口中仍觉干燥。

肺痿和肺痈同起于热，但虚实有别，可通过脉象鉴别。肺痿为虚，脉数但弱而无力；肺痈为实，脉数但滑而有力。一虚一实是矣。

二、证治

【提要】

论述肺痿的辨证施治。

（一）虚热肺痿

【原文】

大逆[1]上气，咽喉不利，止逆下气者，麦门冬汤主之。（10）

麦门冬汤方

麦门冬七升　半夏一升　人参二两　甘草二两　粳米三合　大枣十二枚

上六味，以水一斗二升，煮取六升，温服一升，日三夜一服。

【注释】

［1］大逆：《金匮要略论治》《金匮悬解》等均作“火逆”，宜从。

【解析】

本条论述虚热肺痿的证治。由于津液耗伤，导致肺胃阴虚，虚火上炎，肺失清肃，上逆为咳喘；热灼津伤，咽喉干燥，痰黏难咳。咽为食户，胃之窍，喉为气门，肺之窍。咽喉不利，是因肺胃虚火上灼咽喉，煎熬津液而成痰，痰热阻滞咽喉，故而不利。症见寸口脉虚数，咳吐浊唾涎痰，舌无苔或少苔。本方立足于滋阴清热，止火逆，降肺气。方中麦冬与半夏比例为7∶1，重用麦门冬以滋养肺胃之阴；伍人参、甘草、大枣、粳米甘寒养阴，以培土生金；配半夏降逆化痰，以其辛燥伤阴，故用量轻微，则降肺气而不伤肺阴。

【执医考纲】

“大逆上气，咽喉不利，止逆下气者，麦门冬汤主之”掌握虚热肺痿的辨证要点及治疗方药。

（二）虚寒肺痿

【原文】

肺痿吐涎沫而不咳者，其人不渴，必遗尿，小便数，所以然者，以上虚[1]不能制下故也。此为肺中冷，必眩，多涎唾，甘草干姜汤以温之。若服汤已渴者，属消渴。（5）

甘草干姜汤方

甘草四两（炙）　干姜二两（炮）

上㕮咀，以水三升，煮取一升五合，去滓，分温再服。

【注释】

［1］上虚：此指肺虚。

【解析】

本条论述虚寒肺痿的症状、病因及治疗方法，并提醒与消渴的鉴别。上焦虚弱，不能控制下焦，即“上虚不能制下”。这种情况表明肺中有寒气，因此患者会感到眩晕并分泌过多的涎沫。予以甘草干姜汤来温暖肺部并化解寒气。甘草能补中培土，干姜则能温肺降逆。

特别说明，如果服用甘草干姜汤后，患者出现口渴的情况，则说明可能并非肺痿，而是消渴病。这是因为原本的症状可能是由于胃中热气所致，服用温药后，热气被激发，从而导致口渴。

肺痿乃肺气虚弱，枯痿不荣，有虚寒和虚热两种类型。由上焦气虚，肺中寒冷，以吐涎沫不咳，多涎唾，头眩，遗尿，小便数为主证，治以甘草干姜汤；虚热肺痿，乃肺虚有热，津液不布，以咳吐浊唾涎沫，口渴为主证，用麦门冬汤治疗。

（杨静）

项目二　肺痈

一、病因病机、各阶段脉症和预后

【提要】

论述肺痈病因病机、各阶段脉症和预后。

【原文】

问曰：病咳逆，脉之何以知此为肺痈？当有脓血，吐之则死，其脉何类？师曰：寸口脉微而数，微则为风，数则为热；微则汗出，数则恶寒。风中于卫，呼气不入；热过于荣，吸而不出。风伤皮毛，热伤血脉，风舍于肺，其人则咳，口干喘满，咽燥不渴，时唾浊沫，时时振寒。热之所过，血为之凝滞，蓄结痈脓，吐如米粥。始萌可救，脓成则死。（2）

【解析】

肺痈是由外感风邪热毒所致。初起表证期，风热袭于肌表，可见寸口脉浮数，还可见自汗出、发热、恶寒、咳嗽症状。此期病邪浅，抵抗力强，病邪容易祛除。

当邪毒留滞在肺，开始生痈，此为成痈期，表现咳嗽、喘满、唾浊沫或咳痰腥臭；热盛伤津者口燥咽干，热及营分者蒸腾营阴反不渴，热在气营者体表恶寒盛。此期，脉象滑数或数实。

破溃期是由风热邪毒入营，伤及血脉，热毒炽盛，血腐痈脓，破溃后表现为吐米粥样脓血痰，腥臭异常。

二、证治

【提要】

论述邪实壅滞、痰热蕴肺、血腐脓溃的证治。

（一）邪实壅滞

【原文】

肺痈，喘不得卧，葶苈大枣泻肺汤主之。（11）

葶苈大枣泻肺汤方

葶苈（熬令黄色[1]，捣丸如弹子大）　大枣十二枚

上先以水三升，煮枣取二升，去枣，内葶苈，煮取一升，顿服。

【注释】

[1] 熬令黄色：葶苈熬至黄色，是指将其烤干炒黄之意。

【解析】

咳喘不能平卧，是邪实壅滞所致。此处痈通壅，为壅塞之意，不能单一理解为痈疡，葶苈大

枣泻肺汤，正符合此意。因为肺壅，才影响呼吸，出现喘不得卧，不一定化脓。选葶苈大枣泻肺汤，方中葶苈子辛苦寒，能开泻肺气，逐实邪所致的一切痰浊水湿。为避免攻伐太过伤正气，佐以大枣 12 枚，取其甘温之性安中和甘甜之味缓和药性。

（二）痰热蕴肺

【原文】

《千金》苇茎汤　　治咳有微热，烦满，胸中甲错，是为肺痈。

苇茎二升　薏苡仁半升　桃仁五十枚　瓜瓣半升

上四味，以水一斗，先煮苇茎，得五升，去滓，内诸药，煮取二升，服一升，再服当吐如脓。

【解析】

《千金》苇茎汤是治疗肺痈痰热蕴肺，将成脓或已成脓时的药方。此时患者有轻微发热、咳嗽、胸中烦闷胀满，以及胸部皮肤粗糙如鳞甲状的症状。重用苇茎，清肺泻热为君；伍以薏苡仁、瓜瓣下气排脓，桃仁活血化瘀。

（三）血腐脓溃

【原文】

咳而胸满，振寒脉数，咽干不渴，时出浊唾腥臭，久久吐脓如米粥者，为肺痈，桔梗汤主之。（12）

桔梗汤方

桔梗一两　甘草二两

上二味，以水三升，煮取一升，分温再服，则吐脓血也。

【解析】

本条论肺痈脓溃的症状、治法。因风热内壅，郁遏肺气，病人出现咳嗽，胸满，是热结于里，卫气不能外达，故时常打寒战而脉数，咽喉干燥但不感觉口渴，不时吐出浑浊带有腥臭味的唾沫，长时间持续这种症状后，开始吐出像米粥一样脓痰，这是肺痈溃脓的表现。治疗这种疾病，应该使用祛痰排脓的桔梗汤。其中桔梗开提肺气，更祛痰排脓，并有止胸痛作用；配合甘草解毒清火，补土生金。

三、咳嗽上气

【原文】

咳而上气，喉中水鸡声，射干麻黄汤主之。（6）

射干麻黄汤方

射干十三枚，一法三两　麻黄四两　生姜四两　细辛　紫菀　款冬花各三两　五味子半升　大枣七枚　半夏大者，八枚，一法半升（洗）

上九味，以水一斗二升，先煮麻黄两沸，去上沫，内诸药，煮取三升，分温三服。

【解析】

本条论述各类咳嗽上气证治及应用。病人出现咳嗽并且呼吸急促，喉咙中发出像水鸡（田鸡）一样的鸣叫声，这种情况下，是寒饮郁肺，肺失宣降，故咳嗽气喘；痰涎阻塞，气道不利，痰气相击，故喉中痰鸣，似水鸡叫声。使用的射干麻黄汤，实为小青龙汤去桂芍草加紫菀、款冬和专利咽喉的桔梗而成。取温肺降逆，化饮开结，佐以散寒解表治法。

【原文】

肺胀，咳而上气，烦躁而喘，脉浮者，心下有水，小青龙加石膏汤主之。(14)

小青龙加石膏汤方（《千金》证治同，外更加胁下痛引缺盆）

麻黄 芍药 桂枝 细辛 甘草 干姜各三两 五味子 半夏各半升 石膏二两

上九味，以水一斗，先煮麻黄，去上沫，内诸药，煮取三升。强人服一升，羸者减之，日三服，小儿服四合。

【解析】

本条论述外寒内饮夹热的咳喘证治。素有水饮内伏，复感风寒而诱发肺胀。水饮犯肺，肺气失于宣降，故喘咳上气，胸胁胀满；饮邪郁而化热，热扰心神，故烦躁；风寒袭表，故脉浮。本证病机为外寒内饮夹热，治当解表化饮，清热除烦，方用小青龙汤加石膏汤。方后注中还特别提到了根据病人体质的强弱来调整药量，体现了中医因人而异、辨证施治的原则。

【复习思考题】

1. 麦门冬汤中麦冬与半夏的比例为（ ）

A. 3 ∶ 1　B. 4 ∶ 1　C. 7 ∶ 1　D. 10 ∶ 1　E. 6 ∶ 1

2. 小青龙加石膏汤中石膏用量为（ ）

A. 一两　B. 三两　C. 半斤　D. 二两　E. 鸡子大

3. 射干麻黄汤主治（ ）

A. 寒饮郁肺证　B. 饮热迫肺证　C. 痰浊壅肺证　D. 寒饮夹热证　E. 饮结胸胁证

4. 治疗饮热迫肺证的主方是（ ）

A. 越婢加术汤　B. 麻黄加术汤　C. 越婢加半夏汤　D. 皂荚丸　E. 厚朴麻黄汤

5. 肺痿病最具代表性的症状是（ ）

A. 咳嗽胸痛　B. 咳吐胶血　C. 咳吐浊唾涎沫　D. 咳吐黄痰　E. 口干咽燥

6. 咳嗽上气、喘鸣、胸部胀满，不能平卧宜。选用（ ）

A. 泽漆汤　B. 葶苈大枣泻肺汤　C. 射干麻黄汤　D. 十枣汤　E. 皂荚丸

7. 小青龙加石膏汤证的病机为（ ）

A. 寒饮内停，肺气失宣

B. 寒饮郁肺，气机不降

C. 寒饮蓄肺，邪有郁火

D. 外寒内饮，热重于饮

E. 外寒内饮，饮重于热

8. 越婢加半夏汤证的病机为（ ）

A. 寒饮郁肺，肺气失宣

B. 寒饮夹热，上迫肺气

C. 痰气相结，气道不利

D. 内外合邪，饮热迫肺

E. 虚火迫肺

9. 虚热肺痿为上焦有热所致，咳痰为（　　）

A. 干咳无痰　　B. 干咳少痰　　C. 黄稠痰

D. 清稀白痰　　E. 稠痰白沫

10. 某患者35岁，于食管癌放疗后出现口干，咽痛，动则气逆，乏力，舌红少津，脉细数等不适。治宜（　　）

A. 射干麻黄汤　　B. 麦门冬汤　　C. 甘草干姜汤

D. 越婢加半汤　　E. 小青龙汤

（杨静）

扫一扫，查阅复习思考题答案

模块八 奔豚气病脉证治第八

扫一扫，
查阅本模块
数字资源

【学习目标】

1. 熟悉奔豚的病因和主症。
2. 掌握三类奔豚的证治。
3. 了解奔豚病机。

一、成因与主症

【提要】

论述奔豚病的病因和主症。

【原文】

师曰：病有奔豚，有吐脓，有惊怖，有火邪，此四部病，皆从惊发得之。

师曰：奔豚病，从少腹起，上冲咽喉，发作欲死，复还止，皆从惊恐得之。（1）

【解析】

奔豚、吐脓、惊怖、火邪，这四类病证，多是因为惊恐而引发的。“惊怖”指不良情志因素所致的精神症状；“火邪”病，据《伤寒论》太阳病篇的记载，多因火邪而发生惊证，不是因惊而得火邪；至于吐脓，亦谓因惊而得，其实尚难一概言之。

奔豚气病与惊恐密切相关。奔豚病的症状，是从少腹部开始，有气上冲到咽喉，发作时病人极端痛苦，难以忍受，有濒死之感，但随后症状又会平息下来。

奔豚气病发作的典型症状与过程是气“从少腹起，上冲咽喉，发作欲死，复还止”，不典型发作是“上冲胸”或“气从小腹上至心”。

二、证治

【提要】

论述三类奔豚的证治。

（一）肝郁化热

【原文】

奔豚气上冲胸，腹痛，往来寒热，奔豚汤主之。（2）

奔豚汤方

甘草　芎䓖　当归各二两　半夏四两　黄芩二两　生葛五两　芍药二两　生姜四两　甘李根白皮一升

上九味，以水二斗，煮取五升，温服一升，日三夜一服。

【解析】

由惊恐恼怒，肝气郁结化热所致，故冲气上逆至胸；肝郁气滞血行不畅，故腹中疼痛；肝火郁积未散时为发热，热出阳泻后即出现恶寒，故往来寒热。方中甘李根白皮善治奔豚气，葛根、黄芩清肝泄热，芍药、甘草缓急止痛，半夏、生姜和胃降逆，当归、川芎补益肝体、疏通肝用。

（二）阳虚寒逆

【原文】

发汗后，烧针令其汗，针处被寒，核起而赤者，必发奔豚，气从少腹上至心，灸其核上各一壮，与桂枝加桂汤主之。(3)

桂枝加桂汤方

桂枝五两　芍药三两　甘草二两（炙）　生姜三两　大枣十二枚

上五味，以水七升，微火煮取三升，去滓，温服一升。

【解析】

发汗后，又采用烧针令再次出汗，如果在针刺的部位受到寒邪侵袭，阴寒内盛，上凌心阳，这种情况下必定会引发奔豚病。治疗方法是，在红肿的硬核上各灸一壮促使赤肿消散，同时内服桂枝加桂汤。关于“桂”有两种说法，一说为桂枝，振奋心阳，降逆平冲；一说为肉桂，温肾纳气。临床可根据病机、症状的不同，灵活使用。

（三）阳虚饮动

【原文】

发汗后，脐下悸者，欲作奔豚，茯苓桂枝甘草大枣汤主之。(4)

茯苓桂枝甘草大枣汤方

茯苓半斤　甘草二两（炙）　大枣十五枚　桂枝四两

上四味，以甘澜水一斗，先煮茯苓，减二升，内诸药，煮取三升，去滓，温服一升，日三服。甘澜水法：取水二斗，置大盆内，以勺扬之，水上有珠子五六千颗相逐，取用之。

【解析】

病者下焦素有水饮内停，气化不利，加之发汗过多，心阳受伤，因而水饮内动，以致脐下动悸，有发生奔豚的趋势，所以说“欲作奔豚”。治以茯苓桂枝甘草大枣汤通阳降逆，培土制水。方中以茯苓、桂枝通阳化水，以防逆气；甘草、大枣培土制水，以防逆气上冲。

原文第3、4两条均属误治之变证，但病机有所不同，其区别主要在于有无水饮。第4条是汗后阳气受伤，水饮内动，欲作奔豚，所以重用茯苓，淡渗利水以防冲逆；第3条亦因汗后阳气受伤，引发奔豚，所以重用桂枝，振奋阳气以平冲降逆。

杏林花繁

甘李根白皮为蔷薇科植物李树根皮部的韧皮部，是治疗奔豚气良药。《名医别录》记载：“李树皮，大寒。主消渴，止心烦，逆奔气。”该书系历代医家陆续汇集，但原书早佚。幸得陶弘景整理编撰，其内容才得以保存下来。陶弘景，字通明，自号华阳隐居，谥贞白先生，丹阳秣陵（今江苏省南京市）人，南朝齐、梁时炼丹家、医药学家。

【复习思考题】

1. 奔豚气上冲胸，腹痛，往来寒热，治用（　　）

A. 桂枝加桂汤　　B. 苓桂甘枣汤　　C. 奔豚汤

D. 苓桂术甘汤　　E. 五苓散

2. 奔豚汤的主药是（　　）

A. 生姜　　B. 白芍　　C. 生葛　　D. 甘李根白皮　　E. 当归

3. 桂枝加桂汤证的病机为（　　）

A. 肝气郁滞，化火上冲

B. 心阳不足，下焦寒水上冲

C. 心阳不足，下焦寒气上冲

D. 肾阳不足，寒饮上犯

E. 脾阳不足，饮邪上冲

4. 某患者“发汗后，烧针令其汗，针处被寒，核起而赤者，必发奔豚，气从少腹上至心”的病机是（　　）

A. 肝气郁结，化热上冲

B. 肝郁气滞，胃失和降

C. 邪居少阳，气逆上冲

D. 阳虚寒逆，引动冲气

E. 汗后阳虚，水饮内动

5. “发汗后，脐下悸者，欲作奔豚”的病机是（　　）

A. 下焦蓄血，瘀血上冲

B. 汗后阳虚，寒饮内动

C. 寒客少阳，气逆上冲

D. 阳虚寒盛，寒气上冲

E. 肝郁气滞，水饮上犯

6. 桂枝加桂汤中，加重桂枝的目的是（　　）

A. 温经　　B. 解表　　C. 平冲　　D. 化气　　E. 通脉

7. 阳虚寒逆所致的奔豚气症状特点为（　　）

A. 气从少腹冲胸咽　　B. 气从少腹上至心　　C. 气从少腹上冲胸

D. 气从少腹上冲咽喉　　E. 气从少腹上冲心胸

8. 茯苓桂枝甘草大枣汤方中用量最大为（　　）

A. 茯苓　　B. 甘草　　C. 大枣　　D. 桂枝　　E. 陈皮

9. 奔豚汤中不包含的治法是（　　）

A. 和肝血　　B. 降逆气　　C. 缓急痛　　D. 清肝热　　E. 健脾气

10. 王某，女，32岁，素来情绪不畅，近半年来，忽然发作气从少腹上冲，直达咽喉，腹中疼痛，胸闷难忍，数分钟后自行缓解如常人。每周必有发作，伴失眠、多梦、脱发。舌红苔薄白，脉细。治宜（　　）

A. 桂枝汤

B. 桂枝加桂汤

C. 茯苓桂枝甘草大枣汤

D. 奔豚汤

E. 甘麦大枣汤

（杨静）

扫一扫，查阅复习思考题答案

扫一扫，
查阅本模块
数字资源

模块九　胸痹心痛短气病脉证治第九

【学习目标】

1. 掌握胸痹病的概念、病因病机、典型证候及重证的辨证论治。
2. 熟悉胸痹病的虚实异治。
3. 了解胸痹、心痛和短气病合篇的意义。

项目一　胸痹

一、病因病机

【提要】

论述胸痹、心痛的病因病机。

【原文】

师曰：夫脉当取太过不及[1]，阳微阴弦[2]，即胸痹而痛，所以然者，责其极虚也。今阳虚知在上焦，所以胸痹、心痛者，以其阴弦故也。（1）

【注释】

[1] 太过不及：指脉象改变，盛过于正常的为太过，不足于正常的为不及。以脉象示病机，太过主邪盛，不及主正虚。

[2] 阳微阴弦：关前为阳，关后为阴。阳微，指寸脉微；阴弦，指尺脉弦。

【解析】

诊脉首先应当辨别其太过与不及，因为一切疾病的发生都离不开邪盛与正虚两个方面。“阳微”是上焦阳气不足、胸阳不振之象，“阴弦”是阴寒邪盛、痰饮内停之征。阳微阴弦是正气不足而邪气盛实的典型脉象，反映了胸痹、心痛的病机：上焦阳气不足，下部阴寒内盛，阴乘阳位，痹阻胸阳。

【执医考纲】

掌握“夫脉当取太过不及……以其阴弦故也”的内涵及意义。

【提要】

论述因邪实所致胸痹短气的病机。

【原文】

平人无寒热，短气不足以息者，实也。（2）

【解析】

本条与上条相比较，上条强调正虚，本条强调邪实。“平人”谓貌似无病之人，发生胸部痞塞而呼吸短促，既无恶寒发热之表证，又不见“阳微”之虚象，则是实邪痹阻，故曰“实也”。

二、证治

（一）主证

【提要】

论述胸痹病的主证和治疗主方。

【原文】

胸痹之病，喘息咳唾，胸背痛，短气，寸口脉沉而迟，关上小紧数[1]，栝楼薤白白酒汤主之。（3）

栝楼薤白白酒汤方

栝楼实一枚（捣）　薤白半升　白酒七升

上三味，同煮，取二升，分温再服。

【注释】

[1] 关上小紧数：指关脉稍弦，为第1条“阴弦”的互辞。

【解析】

由于胸阳不振，饮邪上乘，闭阻胸中气机，故见“胸背痛”，是胸痹病的主症。气闭于胸中，肺失宣降，故见“喘息、咳唾，短气”，是胸痹病的兼证。寸口脉沉而迟，为上焦阳虚，胸阳不振之象；关上小紧数，主中焦停饮，阴寒内盛，是“阳微阴弦”脉象的具体体现。治用通阳散结，豁痰下气之法。栝楼薤白白酒汤中栝楼实苦寒滑利，豁痰宽胸；薤白辛温，通阳散结，《灵枢·五味》篇有“心病宜食薤”之说；白酒，即米酒，功善通阳，可助药势。诸药配伍，使痹阻得通，胸阳得宣。

【执医考纲】

“胸痹之病……栝楼薤白白酒汤主之”掌握胸痹的证候与治法。

（二）重证

【提要】

论述胸痹痰饮壅盛重证的证治。

【原文】

胸痹，不得卧，心痛彻背[1]者，栝楼薤白半夏汤主之。（4）

栝楼薤白半夏汤方

栝楼实一枚（捣）　薤白三两　半夏半斤　白酒一斗

上四味，同煮，取四升，温服一升，日三服。

【注释】

[1] 心痛彻背：心痛剧烈放射至背。

【解析】

本条主症“心痛彻背”，与上条症状相比病情更重，此证因阴寒痰浊阻痹胸中阳气，郁于心下，以致痰涎壅盛，故其症见胸痹不得卧。治疗上，需在通阳散结、豁痰下气的基础上，加半夏一味以温化痰饮，辛散开结。

（三）虚实异治证

【提要】

论述胸痹的虚实异治。

【原文】

胸痹心中痞[1]，留气结在胸，胸满，胁下逆抢心[2]枳实薤白桂枝汤主之；人参汤亦主之。（5）

枳实薤白桂枝汤方

枳实四枚　厚朴四两　薤白半斤　桂枝一两　栝楼实一枚（捣）

上五味，以水五升，先煮枳实、厚朴，取二升，去滓，内诸药，煮数沸，分温三服。

人参汤方

人参　甘草　干姜　白术各三两

上四味，以水八升，煮取三升，温服一升，日三服。

【注释】

［1］心中痞：是指胃脘部位有痞塞不通之感。

［2］胁下逆抢心：指胁下气逆，上冲心胸。

【解析】

本条胸痹主症，是以心中痞、胸满、胁下逆抢心为特点，病变范围已由胸膺部扩至胁下及腹，其病机虽然是“阳微阴弦”，但有虚实之异，必须辨别。其属实者，乃由胁下阴寒之气上逆所致。病势急，临证可见脉象弦紧，治宜通阳开结，泄满降逆。用枳实薤白桂枝汤，枳实、厚朴，下气除满；桂枝，温降寒逆之气；合栝楼、薤白宽胸宣痹，除痰降逆。其属虚者，系中焦阳虚，虚寒之气上逆，使胸中大气不转所致，其病势较缓，临证可见脉弱，治宜益气培本，温中散寒。方用人参汤，以人参、白术、炙甘草补益中气，干姜温中散寒。

（四）轻证

【提要】

论述胸痹轻证的证治。

【原文】

胸痹，胸中气塞[1]，短气，茯苓杏仁甘草汤主之；橘枳姜汤亦主之。（6）

茯苓杏仁甘草汤方

茯苓三两　杏仁五十个　甘草一两

上三味，以水一斗，煮取五升，温服一升，日三服。不差更服。

橘枳姜汤方

橘皮一斤　枳实三两　生姜半斤

上三味，以水五升，煮取二升，分温再服。

【注释】

［1］气塞：气滞如塞。

【解析】

本条主症为“胸中气塞，短气”，病情与前述条文相比，当为胸痹轻证。气塞、短气为饮阻气滞所致，但在辨证上还需进一步细辨饮盛与气滞之别，及在肺、在胃的病位差异。若饮邪偏盛，上乘于肺，治用茯苓杏仁甘草汤，宣肺利水。若气滞偏盛，胃失和降者，治以橘枳姜汤，温胃散饮。

（五）急证

【提要】

论述胸痹急证的证治。

【原文】

胸痹缓急[1]者，薏苡附子散主之。（7）

薏苡附子散方

薏苡仁十五两 大附子十枚（炮）

上二味，杵为散，服方寸匕，日三服。

【注释】

［1］缓急：是一个偏义复词，着眼于“急”字，指病势急迫之意。

【解析】

胸痹缓急指胸背痛等症发作突然，病势急。究其病机，乃由寒湿上乘，胸阳痹阻，上焦气血凝滞所致。治疗以温通止痛，散寒除湿，缓急止痛之法，方用薏苡附子散。炮附子温通力强，以散寒邪，通阳气而止痹痛。薏苡仁缓急解痉止痛，《神农本草经》载其具“主筋急拘挛”的功效。两药制为散剂，便于仓促之时急用，是急证的用药方式。

（李凯）

项目二 心痛

一、轻证

【提要】

论述寒饮上逆心痛的证治。

【原文】

心中痞，诸逆[1]，心悬痛[2]，桂枝生姜枳实汤主之。（8）

桂枝生姜枳实汤方

桂枝 生姜各三两 枳实五枚

上三味，以水六升，煮取三升，分温三服。

【注释】

［1］诸逆：谓停留于心下的水饮或寒邪向上冲逆。

［2］心悬痛：指心窝部向上牵引疼痛。《医宗金鉴》说：“心悬而空痛，如空中悬物动摇而痛也。”

【解析】

寒饮停聚心下，以致心中痞闷不舒。诸逆泛指阴寒、痰饮等病邪向上冲逆。心悬痛，为心如牵引悬空似的难受或疼痛。本条病机为病邪上逆、阻痹心胸。治法为温散寒饮，下气降逆而止痛。治以桂枝生姜枳实汤通阳气，降逆气。方中桂枝温阳化饮，平冲降逆；生姜散寒化饮，开结除痞；枳实开结下气，消痞除满。

二、重证

【提要】

本条论述阴寒痼结心痛的证治。

【原文】

心痛彻背，背痛彻心，乌头赤石脂丸主之。（9）

乌头赤石脂丸方

蜀椒一两一法二分　乌头一分（炮）　附子半两一法二分（炮）　干姜一两一法一分　赤石脂一两一法二分

上五味，末之，蜜丸如梧子大，先食服[1]一丸，日三服。不知[2]，稍加服。

【注释】

［1］先食服：进食前服药。先食，即先于食。

［2］不知：效果不明显。

【解析】

“心痛彻背，背痛彻心”，系指心窝与背部相互牵引作痛，痛势剧烈而无休止，并可伴有四肢厥冷、冷汗出、口唇紫、脉沉紧甚至微细欲绝等症。此病乃阳气衰微、阴寒极盛之危候。治宜温阳逐寒，止痛救逆，方用乌头赤石脂丸。方中乌、附、椒、姜乃大辛大热之品，协同使用，逐寒止痛之力强，佐以赤石脂，取其固之性收敛阳气，以防辛热诸药辛散太过。用蜜作丸，既可缓药之峻，又使之药力持久。

杏林花繁

《胸痹心痛短气病脉证治第九》篇确立了胸痹病“阳微阴弦”病机的基本认识。后世医家多在此基础上守正创新，如巢元方在《诸病源候论》胸痹候中提出“寒气客于五脏六腑，因虚而发，上冲胸间，则胸痹”，承认胸痹发病关键为胸阳素虚及阴邪乘胸阳的同时，进一步强调了“寒气”病因致“阳微”。

【复习思考题】

1.“平人无寒热，短气不足以息者，实也”中的“实”是指（　　）

A. 纯实证　　B. 里实证　　C. 标实证

D. 寒热错杂证　　E. 真寒假热证

2. 枳实薤白桂枝汤中枳实、厚朴两味药的煎煮方法是（　　）

A. 后下　　B. 煮数沸　　C. 先煎

D. 与其他药物同煮　　E. 单独煎煮

3. 阴寒痼结心痛的治疗方法为（　　）

A. 通阳破气，解表化饮

B. 辛温解表，降逆止呕

C. 温阳散寒，峻逐阴邪

D. 调和营卫，和中散寒

E. 外散风寒，内消水饮

4. 心痛彻背，背痛彻心，治宜（　　）

A. 栝楼薤白半夏汤　　B. 薏苡附子散　　C. 桂枝生姜枳实汤

D. 乌头赤石脂丸　　E. 橘枳姜汤

5. 栝楼薤白白酒汤和栝楼薤白半夏汤煎药用的是（　　）

A. 白酒　　B. 苦酒　　C. 水

D. 水酒合煎　　E. 蜜

6. 胸痹病，症见“不得卧，心痛彻背”的方证是（　　）

A. 栝楼薤白白酒汤证

B. 栝楼薤白半夏汤证

C. 枳实薤白桂枝汤证

D. 桂枝生姜枳实汤

E. 人参汤证

7. 人参汤可以用治胸痹，其方剂组成为（　　）

A. 人参、吴茱萸、生姜、大枣

B. 人参、干姜、半夏、生姜汁

C. 人参、饴糖、蜀椒、干姜

D. 人参、干姜、白术、甘草

E. 人参、白术、茯苓、甘草

8.《金匮要略》中对“阳微阴弦”理解正确的是（　　）

A. 阳气不足，感受寒邪

B. 外感寒邪，内有饮邪

C. 上焦阳虚，下焦阴寒内盛，上乘阳位，痹阻胸阳

D. 用脉象来推断预后

E. 是胸痹心痛病的治疗方法

9. 寒饮气逆型心痛病的治疗方法为（　　）

A. 温阳散寒，消痞降逆

B. 辛温解表，降逆止呕

C. 通阳破气，解表化饮

D. 调和营卫，和中散寒

E. 外散风寒，内消水饮

10. 栝楼薤白半夏汤中降气散结的关键药物是（　　）

A. 栝楼　　B. 薤白　　C. 枳实

D. 厚朴　　E. 半夏

（李凯）

扫一扫，查阅复习思考题答案

扫一扫，查阅本模块数字资源

模块十　腹满寒疝宿食病脉证治第十

【学习目标】

1. 掌握腹满寒疝宿食病的概念，腹满里实兼表、少阳阳明合病、里实积胀俱重、寒饮逆满、脾胃虚寒、寒实内结的证治。

2. 熟悉虚寒腹满、实热腹满的辨证与治法，寒疝的证治。

3. 了解腹满、寒疝、宿食病合篇的意义，寒疝的成因。

项目一　腹满

一、辨证与治法

【提要】

论述虚寒性腹满的病因、辨证和治法。

【原文】

趺阳脉微弦，法当腹满，不满者必便难，两胠[1]疼痛，此虚寒从下上也，当以温药服之。(1)

【注释】

[1] 胠（qū）：胸胁两旁当臂之处。

【解析】

趺阳脉候中焦脾胃病变，脉微弦，是指脉微而弦，脉微为中阳不足，脾胃虚寒，脉弦为下焦肝寒或肾寒之气上逆于中焦，所谓“此虚寒从下上也”。脾虚失运、寒气壅逆则腹满，升降失司、传导不利则便难；土不疏木，寒凝肝脉，肝失疏泄、气机上逆则胁痛。故治疗“当以温药服之”。

【提要】

论述腹满虚实的辨证和实证腹满的治法。

【原文】

病者腹满，按之不痛为虚，痛者为实，可下之。舌黄未下者，下之黄自去。(2)

【解析】

腹部切诊可帮助判断腹满病虚实寒热的不同。属于实证者，按之痛，多由食积或燥屎阻于腹中。而腹满之属于虚证者，按之不痛，多为脾胃虚寒，气滞不运所致。实证腹满除胀满拒按的见症外，还须结合舌诊。舌苔黄是实热积滞肠道，若未经攻下，可使用下法，下之则黄苔自去。

二、证治

（一）里实兼表证

【提要】

论述腹满兼表证的证治。

【原文】

病腹满，发热十日，脉浮而数，饮食如故，厚朴七物汤主之。(9)

厚朴七物汤方

厚朴半斤　甘草　大黄各三两　大枣十枚　枳实五枚　桂枝二两　生姜五两

上七味，以水一斗，煮取四升，温服八合，日三服。呕者加半夏五合，下利去大黄，寒多者加生姜至半斤。

【解析】

本条病发热、脉浮为有表证，腹部又见胀满，可知病情不全在表，已趋于里。十日不解，邪入阳明，故脉见数，可知里证重于表证。饮食如故，表明胃的受纳功能尚可，病变重点在肠。本条为太阳表邪未解兼见阳明腑实，所以用厚朴七物汤治疗以达表里两解之效。厚朴七物汤方中用桂枝汤解表和营卫，因病腹满，故去芍药之酸敛，以防其阻碍气机之舒展，另加厚朴三物汤行气除满以治里实。

【执医考纲】

“病腹满，发热十日……厚朴七物汤主之”掌握厚朴七物汤的辨治要点，以及表里同治的意义。

（二）少阳阳明合病

【提要】

论述少阳、阳明合病的腹满痛证治。

【原文】

按之心下满痛者，此为实也，当下之，宜大柴胡汤。(12)

大柴胡汤方

柴胡半斤　黄芩三两　芍药三两　半夏半升（洗）　枳实四枚（炙）　大黄二两　大枣十二枚　生姜五两

上八味，以水一斗二升，煮取六升，去滓，再煎，温服一升，日三服。

【解析】

本条病位在心下，即胃脘部分，亦可旁及两胁。心下痞满，且又按之作痛，可知内有实邪，病性属实，实者当下。但由于病位较高，故宜大柴胡汤泄邪破结，疏达肝胃。方中以柴胡、黄芩、半夏、生姜、大枣以和解少阳之邪，配大黄、枳实以泻阳明热结之实，配芍药以缓急止痛，如此则位高之实邪可解。结合《伤寒论》第103、第105条，以方测证，本条尚可见郁郁微烦、寒热往来、胸胁苦满、舌苔黄、脉弦有力等症。

（三）里实积胀俱重

【提要】

论述积胀俱重的里实证治。

【原文】

腹满不减，减不足言，当须下之，宜大承气汤。(13)

大承气汤方

大黄四两（酒洗） 厚朴半斤（去皮炙） 枳实五枚（炙） 芒硝三合

上四味，以水一斗，先煮二物，取五升，去滓，内大黄，煮取二升，内芒硝，更上火微一二沸，分温再服，下，余勿服。

【解析】

本条补充论述了实证腹满的特点，“腹满不减”形容腹部胀满持续不减，这是腹满的里实证；“减不足言”在于加强辨证，即使因大便得解或热结旁流等原因使腹满症状有所减轻，但燥屎内结与腑气壅滞未解，故“减不足言”。积胀俱重的里实证当用大承气汤攻下里实。

（四）寒饮逆满

【提要】

论述中焦虚寒并水饮内停的腹满证治。

【原文】

腹中寒气，雷鸣切痛[1]，胸胁逆痛，呕吐，附子粳米汤主之。（10）

附子粳米汤方

附子一枚（炮） 半夏半升 甘草一两 大枣十枚 粳米半升

上五味，以水八升，煮米熟，汤成，去滓，温服一升，日三服。

【注释】

［1］雷鸣切痛：雷鸣，形容肠鸣重的声音；切痛，形容腹痛严重剧烈。

【解析】

本病病位在腹中，主要症状是腹痛、肠鸣。由于中阳不足，虚寒内生，水湿不得运化，所以雷鸣切痛，寒气上逆，则胸胁逆满、呕吐。治以附子粳米汤散寒降逆，温中止痛。附子温中散寒以止腹痛，半夏化湿降逆以止呕吐，粳米、甘草、大枣补益脾胃以缓急迫。

（五）脾胃虚寒

【提要】

论述脾胃虚寒的腹满痛证治。

【原文】

心胸中大寒痛，呕不能饮食，腹中寒，上冲皮起，出见有头足[1]，上下痛而不可触近，大建中汤主之。（14）

大建中汤方

蜀椒二合，去汗 干姜四两 人参二两

上三味，以水四升，煮取二升，去滓，内胶饴一升，微火煎取一升半，分温再服；如一炊顷[2]，可饮粥二升，后更服，当一日食糜[3]，温覆之。

【注释】

［1］上冲皮起，出见有头足：形容腹中寒气攻冲而起伏，腹皮突起如头足样的块状物。

［2］如一炊顷：约当烧一餐饭的时间。

［3］糜：指粥。

【解析】

心胸中大寒痛，是言其痛势十分剧烈。上下痛而不可触近，从上下来说，由腹部到心胸，痛的部位相当广泛。因寒气上冲，故呕吐不能饮食。当寒气冲逆时，腹中之气上冲皮起，似有头足样块状物，上下攻冲作痛，且不可以手触近。病由脾胃阳虚，中焦寒甚而致，故以大建中汤主之。方中蜀椒、干姜温中散寒降冲逆，人参、饴糖之温补脾胃缓急痛，全方使中阳得运，则阴寒自散，诸症悉愈。

（六）寒实内结

【提要】

论述寒实内结的证治。

【原文】

胁下偏痛，发热，其脉紧弦，此寒也，以温药下之，宜大黄附子汤。（15）

大黄附子汤方

大黄三两　附子三枚（炮）　细辛二两

上三味，以水五升，煮取二升，分温三服；若强人煮取二升半，分温三服。服后如人行四五里，进一服。

【解析】

本条“胁下”，包括两胁及腹部而言。胁下偏痛，谓或左或右，偏于一侧。紧弦脉主寒主痛，是寒实内结之征。“发热”，因其脉不浮不滑，可知既非外感表邪，也非阳明腑实之征，而是阴寒内盛，阳气被遏，营卫失调所致。胁腹疼痛，大便不通，脉象紧弦，都是寒实内结所致，宜用温下法，方用大黄附子汤。方中大黄泻下通便，附子、细辛温经散寒，并能止痛。

（李凯）

项目二　寒疝

一、阴寒痼结证

【提要】

论述寒疝的病因病机和证治。

【原文】

腹痛，脉弦而紧，弦则卫气不行，即恶寒，紧则不欲食，邪正相搏，即为寒疝。绕脐痛，若发则白汗[1]出，手足厥冷，其脉沉弦者，大乌头煎主之。（17）

乌头煎方

乌头大者五枚（熬，去皮，不㕮咀）

上以水三升，煮取一升，去滓，内蜜二升，煎令水气尽，取二升，强人服七合，弱人服五合。不差，明日更服，不可一日再服。

【注释】

[1] 白汗：指因剧痛而出的冷汗。

【解析】

本条可分两部分，第一部分自“腹痛”至“即为寒疝”论寒疝的病因病机，弦与紧脉皆主寒盛。寒盛由于阳虚，阳气不能行于外，则恶寒，阳气衰于内，运化失常，则不欲食，阳气不温而寒气内结，则绕脐剧痛，成为寒疝。

第二部分自“绕脐痛”以后论寒疝证治。寒疝发作时，主要症状是绕脐疼痛。由于寒气攻冲，阳气不达，疼痛逐渐加重，因而汗出肢冷，此时脉象也由弦紧而转为沉紧，说明里阳与阴寒相搏进一步深入，疼痛已至相当剧烈的程度，故用大乌头煎破积散寒止痛。

乌头性大热，临床常用以治沉寒痛冷，对于腹痛肢冷、脉象沉紧的发作性寒痛证能散寒助阳，缓和疼痛。用蜜煎者，既能制乌头毒性，且可延长药效。方后云“强人服七合，弱人服五合，不差，明日更服，不可一日再服”，可知药性峻烈，用时宜慎。

二、血虚寒凝

【提要】

论述血虚寒凝的证治。

【原文】

寒疝腹中痛，及胁痛里急[1]者，当归生姜羊肉汤主之。(18)

当归生姜羊肉汤方

当归三两　生姜五两　羊肉一斤

上三味，以水八升，煮取三升，温服七合，日三服。若寒多者，加生姜成一斤；痛多而呕者，加橘皮二两、白术一两。加生姜者，亦加水五升，煮取三升二合，服之。

【注释】

[1] 里急：筋脉拘急。

【解析】

本条寒疝因血虚寒凝，寒疝腹中痛引及胁肋，并伴筋脉拘急，是因肝脉失去气血的温煦与濡养，肝主藏血，血不足则气亦虚，气虚则寒自内生。其痛一般多轻缓，且喜温喜按，但在筋脉失养时亦可见疼痛严重而呈“里急”的状态。故治宜养血散寒，方用当归生姜羊肉汤。方中当归养血，生姜散寒，遵《素问·阴阳应象大论》“形不足者，温之以气；精不足者，补之以味”之经旨，选用血肉有情之品羊肉补虚生血。临床还需注意随证加减，寒甚者重用生姜，以增散寒止痛之功；痛甚且呕者加白术、橘皮，健脾行气，和胃止呕。

三、表里俱寒

【提要】

论述寒痛兼有表证的证治。

【原文】

寒疝腹中痛，逆冷，手足不仁，若身疼痛，灸刺诸药不能治，抵当[1]乌头桂枝汤主之。(19)

乌头桂枝汤方

乌头

上一味，以蜜二斤，煎减半，去滓，以桂枝汤五合解之[2]。得一升后，初服二合，不知，即服三合，又不知，复加之五合。其知者，如醉状，得吐者，为中病。

桂枝汤方

桂枝三两（去皮）　芍药三两　甘草二两（炙）　生姜三两　大枣十二枚

上五味，剉，以水七升，微火煮取服三升，去滓。

【注释】

[1] 抵当：犹言“只宜”之意。《千金要方》无此二字。

[2] 解之：即混合、稀释。

【解析】

本条病属内外皆寒，表里兼病，里寒为主因，外寒为诱因。腹中痛是寒疝的主症，由于病情严重，寒气内结，阳气大衰，不能达于四肢，故手足逆冷，寒冷之极则手足麻痹而不仁。此处身体疼痛既有寒邪痹阻肌表，营卫不和，又有里阳亏虚，不能达于肌表四肢，故单独使用温灸或针刺等法作用于体表，不能奏效，治以乌头桂枝汤表里两解。方中乌头散寒止痛，桂枝汤调和营卫以散表寒。药后如醉状或呕吐，是药已中病的有效指征，但反应因人而异。如有上述现象，而无其他不良反应者，可不必处理。如反应过重，有中毒现象，急当救治，以免延误病机。本条当与前述大乌头煎证相鉴别，大乌头煎证是里寒，本条是表里同病，内外皆寒。

杏林花繁

《腹满寒疝宿食病脉证治第十》篇体现了仲景重视四诊在临床中的合参运用。如本篇第2条中针对腹满病通过“按之”“舌黄”判断病机之虚、实，后世医家如龚信在《古今医鉴》中根据此条结合临床经验提出“凡腹中痛甚，饮凉水一盏，其痛稍可者，属热痛，当用凉药清之”，在腹满病虚、实鉴别基础上进一步补充了其寒、热的体征鉴别。

【复习思考题】

1. 厚朴七物汤的组成是（　　）

A. 桂枝汤合厚朴三物汤

B. 桂枝汤合小承气汤

C. 桂枝汤去芍药合厚朴三物汤

D. 桂枝汤去芍药合小承气汤

E. 桂枝汤去芍药合大承气汤

2. 大柴胡汤中除柴胡、黄芩、大黄外，还有下列哪一组药物（　　）

A. 半夏、生姜、枳实、芍药、大枣

B. 半夏、生姜、枳实、芍药、厚朴

C. 半夏、生姜、枳实、芍药、甘草

D. 半夏、生姜、枳实、厚朴、甘草

E. 半夏、生姜、枳实、厚朴、大枣

3. 寒疝腹中痛，逆冷，手足不仁，身体疼痛者，治宜（　　）

A. 当归生姜羊肉汤　　B. 乌头桂枝汤　　C. 大乌头煎

D. 赤丸　　E. 乌头赤石脂丸

4. 证见按之心下满痛，往来寒热，郁郁心烦，呕吐较剧，胸胁苦满，大便秘结，舌红苔黄，脉弦有力等，当辨属（　　）

A. 里实兼太阳表证　　B. 里实兼少阳证　　C. 里实胀重于积证

D. 里实积胀俱重证　　E. 寒实内结证

5. 厚朴七物汤证在饮食方面的表现是（　　）

A. 意欲食复不能食　　B. 饥而不欲食　　C. 呕不能饮食

D. 消谷引食　　E. 饮食如故

扫一扫，查阅复习思考题答案

6. 厚朴三物汤证的主症是（　　）

A. 腹满胀痛而大便闭结　B. 腹胀痛而喜呕　C. 腹胀痛而发热

D. 腹痛肢厥而大便秘结　E. 腹胀痛而泄泻

7. 寒疝“绕脐痛，若发则白汗出，手足厥冷，其脉沉紧者”，治宜（　　）

A. 乌头汤　B. 大乌头煎　C. 乌头赤石脂丸

D. 附子粳米汤　E. 大建中汤

8. 生大黄四两，厚朴八两，枳实五枚，该组药物及其用量与下列哪首方剂的组成最为接近（　　）

A. 小承气汤　B. 调胃承气汤　C. 厚朴三物汤

D. 厚朴大黄汤　E. 大承气汤

（李凯）

扫一扫，
查阅本模块
数字资源

模块十一 五脏风寒积聚病脉证并治第十一

【学习目标】

1. 掌握肝着、肾着的证治。
2. 熟悉脾约的证治。
3. 了解五脏风寒的概念。

一、五脏风寒

【提要】

论述五脏风寒的病证特点。

【原文】

肺中风者，口燥而喘，身运[1]而重，冒而肿胀。（1）

肺中寒，吐浊涕。（2）

肝中风者，头目瞤，两胁痛，行常伛[2]，令人嗜甘。（4）

肝中寒者，两臂不举，舌本燥，喜太息，胸中痛，不得转侧，食则吐而汗出也。《脉经》《千金》云："时盗汗、咳，食已吐其汁。"（5）

心中风者，翕翕发热，不能起，心中饥，食即呕吐。（8）

心中寒者，其人苦病心如啖蒜状，剧者心痛彻背，背痛彻心，譬如蛊注[3]。其脉浮者，自吐乃愈。（9）

脾中风者，翕翕发热，形如醉人，腹中烦重，皮目[4]瞤瞤而短气。（13）

【注释】

［1］身运：身体运转动摇。

［2］伛（yǔ）：驼背之意

［3］蛊注：病名。发作时胸闷腹痛，犹如虫咬之状。

［4］皮目：《千金》《脉经》作"皮肉"。

【解析】

第1条肺中风者，气不布津则口燥，肺气上逆则喘；肺失治节，气机郁滞，浊气壅塞则身运而重；肺失清肃，浊气上逆则时作昏冒；肺失通调，气滞水停则身体肿胀。

第2条论述肺中寒的症状。肺中寒者，胸阳不布，津液凝聚为浊涕，随咳吐而出。

第4条论述肝中风的症状。肝中风者，风胜则动，故见头目动；肝主筋，其脉布胁肋，风胜则筋脉拘急，故见两胁痛，行常伛；肝苦急，急食甘以缓之，故令人嗜甘。

第 5 条论述肝中寒的症状。肝中寒者，因筋脉拘急而两臂不举；肝寒火弱，不能蒸津上润而舌干燥；肝失调达则善太息；肝脉上贯胸膈，肝受寒袭，胸阳不宣，则见胸中痛，不得转侧；肝寒犯胃，胃不受食，故食则吐而汗出。

第 8 条论述心中风的症状。风为阳邪，心中风者，翕翕发热；壮火食气，则身不能起；火动于中，故心中饥；心胃相连，热扰于胃，故食即呕吐。

第 9 条论述心中寒的症状与预后。心中寒者，因寒邪外束，阳气闭结不通，故心中似痛非痛，似热非热，如食蒜后辛辣感，甚至心痛彻背，背痛彻心，犹如蛊蛀。其脉浮者，说明邪有上越外出之机，故吐后乃愈。

第 13 条论述脾中风的症状。风为阳邪，脾主四肢肌肉，风伤于脾，故见翕翕发热而行如醉人，四肢不收；脾居腹中而主湿，风湿相搏，故腹中烦重；上下眼胞属脾，风胜则动，故皮目𥆧动脾不运湿，湿阻气滞，故呼吸不利而短气。

二、五脏积聚证治举例

（一）肝着证治

【提要】

论述肝着病证治。

【原文】

肝着，其人常欲蹈[1]其胸上，先未苦时，但欲饮热，旋覆花汤主之。（7）

旋覆花汤方

旋覆花三两　葱十四茎　新绛少许

上三味，以水三升，煮取一升，顿服之。

【注释】

［1］蹈：原为用足踩踏之意，此处指用手推揉按压，甚则捶打胸部。

【解析】

肝着，是肝经气血郁滞，着而不行所致病证，其症可见胸胁痞闷不舒，甚至胀痛、刺痛。因肝主疏泄，性喜条达，若肝经受邪，风寒湿等邪气便易痹阻于肝经，导致肝气郁滞，血行不畅。肝脉又布胁络胸，肝气不畅，则胸中气机不利。故肝着病人以手按揉或捶打胸部，可使气机舒展，气血运行暂时通畅，则稍舒。饮热可温振阳气，使气机通利。肝着既成，治以旋覆花汤。旋覆花微辛性温，能理气舒郁，宽胸开结，尤善通肝络而行气；葱茎之辛温，既能芳香宣浊以开痹，又能温通阳气而散结；新绛活血化瘀，为治肝经血瘀之要药，三味共奏气行血行，阳通瘀化之效。

（二）脾约证治

【提要】

论述脾约的病机和证治。

【原文】

趺阳脉浮而涩，浮则胃气强，涩则小便数，浮涩相搏，大便则坚，其脾为约，麻子仁丸主之。（15）

麻子仁丸方

麻子仁二升　芍药半斤　枳实一斤　大黄一斤　厚朴一尺　杏仁一升

上六味，末之，炼蜜和丸梧子大，饮服十丸，日三，以知为度。

【解析】

趺阳脉候脾胃。脉浮是举之有余，主胃热气盛；脉涩指按之涩滞而不流利，主脾阴不足。由于胃热制约了脾转输津液的功能，脾不能为胃行其津液而肠道失润，故大便干结；胃不能上输津液，脾不能散津，迫使津液偏渗膀胱，故小便频数。治用麻子仁丸泄热润燥，缓通大便。方中麻子仁、杏仁、芍药润燥滑肠，大黄、枳实、厚朴泄热通便，炼蜜为丸可甘缓润肠。诸药合用，使燥热得泄，津液恢复，脾约可愈。本条也见于《伤寒论·阳明病脉证并治》篇。

（三）肾着证治

【提要】

论述肾着病的成因和证治。

【原文】

肾著[1]之病，其人身体重，腰中冷，如坐水中，形如水状，反不渴，小便自利，饮食如故，病属下焦，身劳汗出，衣一作表。里冷湿，久久得之，腰以下冷痛，腹重如带五千钱，甘姜苓术汤主之。（16）

甘草干姜茯苓白术汤方

甘草　白术各二两　干姜　茯苓各四两

上四味，以水五升，煮取三升，分温三服，腰中即温。

【注释】

［1］著：同“着（zhuó）”，留滞、附着之意。

【解析】

肾着，即寒湿痹着于腰部所致，因腰为肾之外府，故名肾着。其病因为“身劳汗出，衣里冷湿，久久得之”，身劳汗出，易耗阳气，衣里冷湿，则寒湿之邪易留驻于腰部，久久得之，说明病程较长。寒主收引凝滞，故腰以下冷痛；湿性重浊而黏滞，寒湿所伤，阳气被郁，故如坐水中，形如水状，腰部沉重如带五千钱重物，转动不灵。寒湿伤于腰之外府，未及肾之本脏，故气化如常，津液自布，所以口不渴，小便自利，饮食亦未受影响。因寒湿伤于腰之外府，治疗以温散腰部经络寒湿为主。以肾着汤温行阳气，散寒除湿，即所谓暖土利水。

方中干姜辛温散寒而振奋阳气，甘草配干姜辛甘化阳，健中益气以除湿；茯苓、白术健脾除湿。四味相伍，温脾之阳，正气旺而寒湿去，则肾着可愈。

【执医考纲】

“肾着之病，其人身体重……甘姜苓术汤主之”掌握肾着的病因、病机及证治要点。

【复习思考题】

1. 肝着，其人常欲蹈其胸上，先未苦时，但欲饮热，方用（　　）

A. 甘草甘姜汤　　B. 麻子仁丸　　C. 旋覆花汤

D. 甘姜苓术汤　　E. 苓桂术甘汤

2. 肝着病的治疗要领是（　　）

A. 补肝　　B. 通络　　C. 抑肝

D. 柔肝　　E. 清肝

3. 甘草干姜茯苓白术汤主治病的病机是（　　）

A. 寒湿瘀痹肾中　　B. 风邪中腰　　C. 腰中寒湿

D. 风邪中肾　　E. 瘀血阻腰

4. 脾约证的脉象可见（ ）

A. 趺阳脉浮而数　B. 趺阳脉紧而涩　C. 趺阳脉浮而涩

D. 趺阳脉沉而紧　E. 趺阳脉紧而数

5. 甘姜苓术汤中没有下列哪味药物（ ）

A. 茯苓　B. 白术　C. 甘草

D. 干姜　E. 生姜

6. 肾着病见下焦冷痛，“下焦”病位指（ ）

A. 腰部　B. 腰及腰以下躯体　C. 肝

D. 小腹　E. 大小肠

7. 以下不是心脏气血虚少描述的症状是（ ）

A. 邪哭　B. 腹重　C. 畏惧恐怖

D. 癫狂　E. 梦远行

8. 以下属于旋覆花汤药物组成的是（ ）

A. 旋覆花三两，甘草二两

B. 旋覆花三两，葱茎十四

C. 新绛二两，葱白少许

D. 旋覆花二两，葱茎十三

E. 旋覆花二两，新绛少许

9. 以下病证中哪一病证宜泄热润燥（ ）

A. 痉病　B. 疟病　C. 肝着

D. 脾约　E. 肾着

10. 肝着病的治疗要点是（ ）

A. 行气　B. 柔肝　C. 养血

D. 清肝　E. 通络

扫一扫，查阅复习思考题答案

（李凯）

模块十二 痰饮咳嗽病脉证并治第十二

扫一扫，
查阅本模块
数字资源

【学习目标】

1. 掌握痰饮病分类、治疗方法及痰饮、悬饮、溢饮、支饮的辨证论治。
2. 熟悉苓桂术甘汤、小青龙汤、泽泻汤、十枣汤、木防己汤的组成及煎服法。
3. 了解留饮、伏饮证候及甘遂半夏汤证。

一、痰饮病分类

【提要】

论述痰饮病分类及四饮的主症。

【原文】

问曰：夫饮有四，何谓也？师曰：有痰饮，有悬饮，有溢饮，有支饮。（1）

问曰：四饮何以为异？师曰：其人素盛今瘦[1]，水走肠间，沥沥有声[2]，谓之痰饮；饮后水流在胁下，咳唾引痛，谓之悬饮；饮水流行，归于四肢，当汗出而不汗出，身体疼重，谓之溢饮；咳逆倚息[3]，短气不得卧，其形如肿，谓之支饮。（2）

【注释】

［1］素盛今瘦：水饮病前身体丰盛，病后身体消瘦。

［2］沥沥有声：水饮在肠间流动时所发出的声音。

［3］咳逆倚息：咳嗽气逆，不能平卧，依靠呼吸。

【解析】

第1条为全篇之提纲。篇名冠以“痰饮”，而开篇首条则称“夫饮有四”，说明重在论“饮”。痰饮是一个总的病名，其中又可分为痰饮、悬饮、溢饮、支饮四种类型。水饮停留于胃肠，因其流动而沥沥有声为痰饮。饮食入胃，不化精微而成饮，故身瘦。饮水后悬停于胁下，咳唾牵引作痛，为悬饮。应发汗而未发汗，留溢于四肢，称为溢饮。停于心肺，向上支撑，咳嗽气短，倚靠呼吸，胸廓胀满，称为支饮。由于总的病名为痰饮，具体辨证中又有痰饮一证，所以前人对痰饮一词的解释有广义与狭义之分。

【执医考纲】

“问曰：四饮何以为异？……短气不得卧，其形如肿，谓之支饮”掌握四饮的证候、病位，并能进行分类鉴别。

二、留饮伏饮

【提要】

论述留饮伏饮脉症。

【原文】

夫心下有留饮，其人背寒冷如掌大。(8)

留饮者，胁下痛引缺盆，咳嗽则辄已[1]。(9)

胸中有留饮，其人短气而渴，四肢历节痛。脉沉者，有留饮。(10)

【注释】

[1] 咳嗽则辄已：辄已作转剧意，即胁下痛随着咳嗽加剧。

【解析】

以上三条都是讲水饮留而不去而为病。饮留心下，遏阻阳气流通，故与之相对背部寒冷；饮留胁下，肝络不和，属于悬饮，气机不利，故胁下痛引缺盆，随咳嗽震动而加剧；饮留胸中，肺气不宣，气不布津，故短气而咳；饮从胸中流于四肢，痹着关节，阳气不通，所以四肢历节痛。上述四种留饮分别对应痰饮、悬饮、支饮、溢饮。留饮并非痰饮的一种类型，而是指痰饮在体内停留时间过长所致。

【原文】

膈上病痰，满喘咳吐，发则寒热，背痛腰疼，目泣自出[1]，其人振振身瞤剧[2]，必有伏饮。(11)

【注释】

[1] 目泣自出：即眼泪自己流出。

[2] 振振身瞤剧：全身剧烈震颤摇动。

【解析】

痰饮久伏于胸膈，阻碍肺气，出现胸满咳喘、咯吐痰涎等症状，但病情较轻。一旦气候转变，或外感风寒，伏饮伺机而发，病势必加剧。外邪伤及太阳则恶寒发热，背痛腰疼，周身不适；寒束于表，饮伏于内，内外合邪，逼迫肺气则喘满咳吐等症加剧；咳剧则眼泪自出；严重者阳气不得宣通，而见身体震颤动摇，不能自主。

【原文】

病者脉伏，其人欲自利，利反快，虽利，心下续坚满，此为留饮欲去故也，甘遂半夏汤主之。(18)

甘遂半夏汤方

甘遂大者三枚　半夏十二枚　芍药五枚　甘草如指大一枚

上四味，以水二升，煮取半升，去滓，以蜜半升，和药汁煎取八合，顿服之。

【解析】

水饮停留，阳气不通，故脉伏。水饮随下利解除故自觉轻快，心下坚满亦缓解。留饮虽通过自利暂除，力犹不及，复发为病，须借助此方涤荡以根除。甘遂半夏逐水软坚，芍药缓利水气且配合甘草、蜂蜜甘缓安中，防止甘遂半夏伤正。

本方配伍违法十八反，《备急千金要方》中记载，将甘遂与半夏同煎，芍药与甘草同煎，然后将二药汁加蜂蜜再煎，顿服，较为安全，可从。本方不可过服，中病即止。

三、痰饮病治疗法则

【提要】

论述治疗痰饮病的基本法则。

【原文】

病痰饮者，当以温药和之。（15）

【解析】

饮为阴邪，最伤阳气，宜用温化，但和为治本善后调理方法。治标及痰饮急证也要用发散及苦酸寒咸攻逐之法，不能单一用温燥之法。

四、痰饮证治

【提要】

论述痰饮的三个方证。

【原文】

卒呕吐，心下痞，膈间有水，眩悸者，小半夏加茯苓汤主之。（30）

小半夏加茯苓汤方

半夏一升 生姜半斤 茯苓三两

上三味，以水七升，煮取一升五合，分温再服。

【解析】

痰饮上犯，蒙蔽清阳，饮停于胃，胃失和降而上逆作呕，气机不通而致痞满，清阳不升而致昏晕，上凌于心则心悸。此方化饮和胃止呕，引水下行，治疗痰饮偏于中上部。

【原文】

心下有痰饮，胸胁支满，目眩，苓桂术甘汤主之。（16）

苓桂术甘汤方

茯苓四两 桂枝三两 白术三两 甘草二两

上四味，以水六升，煮取三升，分温三服，小便则利。

【解析】

饮停心下，旁窜胸胁，故胸胁支满，水阻清阳，故目眩。桂枝、甘草辛甘温化水饮，茯苓、白术健脾渗湿。此方是温药和之的具体运用。

【执医考纲】

“心下有痰饮，胸胁支满，目眩，苓桂术甘汤主之”掌握临床治疗痰饮病的代表方剂，并理解应用痰饮病需温药和之的治则。

【原文】

腹满，口舌干燥，此肠间有水气，己椒苈黄丸主之。（29）

己椒苈黄丸方

防己 椒目 葶苈（熬[1]） 大黄各一两

上四味，末之，蜜丸如梧子大，先食饮服一丸，日三服，稍增，口中有津液。渴者，加芒硝半两。

【注释】

[1] 熬：炒。

【解析】

水走肠间，饮邪内结，故腹满。水气不化，津不上承，故口干舌燥。以此方分消水饮，导邪下行，则腹满、口干舌燥自愈。防己、椒目辛宣苦泄，导水从小便而出，葶苈子、大黄攻坚决壅，逐水从大便而去。本条论述痰饮水走肠间，偏渗于下的证治。

五、悬饮证治

【提要】

论述悬饮的主方及脉证。

【原文】

脉沉而弦者，悬饮内痛。(21)

病悬饮者，十枣汤主之。(22)

十枣汤方

芫花（熬）　甘遂　大戟各等分

上三味，捣筛。以水一升五合，先煮肥大枣十枚，取八合，去滓，内药末。强人服一钱匕，羸人服半钱，平旦温服之；不下者，明日更加半钱，得快下后，糜粥自养。

【解析】

此条要与第2条中悬饮的证候互参。悬饮停滞于胸胁，病在于里，痹阻气机，故脉见沉弦而内痛。悬饮以痛证、实证、里证为要。

十枣汤证以心下痞、硬满、引胁下痛为主症，常伴有头痛、干呕、短气、脉沉有力等。

六、溢饮证治

【提要】

论述溢饮的两个主方。

【原文】

病溢饮者，当发其汗，大青龙汤主之；小青龙汤亦主之。(23)

大青龙汤方

麻黄六两（去节）　桂枝二两（去皮）　甘草二两（炙）　杏仁四十个（去皮尖）　生姜三两（切）　大枣十二枚　石膏如鸡子大（碎）

上七味，以水九升，先煮麻黄，减二升，去上沫，内诸药，煮取三升，去滓，温服一升，取微似汗，汗多者，温粉粉之。

小青龙汤方

麻黄三两（去节）　芍药三两　五味子半升　干姜三两　甘草三两（炙）　细辛三两　桂枝三两（去皮）　半夏半升（洗）

上八味，以水一斗，先煮麻黄，减二升，去上沫，内诸药，煮取三升，去滓，温服一升。

【解析】

据第2条溢饮病机可知，外感风寒，发汗失机，闭塞肺气，肺失宣降而生成水饮，继而流于四肢松软之处。故以发汗宣通肺气兼除饮为治疗方法。初起饮未化热用小青龙汤，继而饮郁化热用大青龙汤即小青龙汤倍麻黄加石膏宣肺化饮除热。风寒束肺为病之本，肺失宣降成饮为标。除四肢浮肿外，多兼有脉浮紧、发热恶寒、身疼痛、无汗咳喘等表证。

七、支饮证治

【提要】

论述支饮的五个方证。

（一）气虚饮结

【原文】

膈间支饮[1]，其人喘满，心下痞坚，面色黧黑[2]，其脉沉紧，得之数十日，医吐下之不愈，木防己汤主之。虚者[3]即愈，实者[4]三日复发，复与不愈者，宜木防己汤去石膏加茯苓芒硝汤主之。（24）

木防己汤方

木防己三两 石膏十二枚鸡子大 桂枝二两 人参四两

上四味，以水六升，煮取二升，分温再服。

木防己去石膏加茯苓芒硝汤方

木防己二两 桂枝三两 人参四两 芒硝三合 茯苓四两

上五味，以水六升，煮取二升，去滓，纳芒硝，再微煎，分温再服，微利则愈。

【注释】

［1］膈间支饮：饮邪支撑于胸膈。

［2］黧黑：黧，黑中带黄。黧黑指黑而晦黄。

［3］虚者：指心下虚软。

［4］实者：指心下坚实。

【解析】

水停心下，故痞坚。向上支撑胸膈，妨碍心肺，故喘满。水饮病色为黑，故面色黧黑。数十日，病久也。饮停心下，上下皆远，日久病重，虚实夹杂，故吐之下之不欲。虚软者，药后水饮得化，故愈。坚实者，水饮未根除，必复发。此为膈间支饮重证，虚实夹杂的证治。

防己苦寒利大小便；石膏治疗心下逆气，且痞坚之处，必有伏阳，用石膏以清热；桂枝通阳利水，三药辛开苦降以散水结。人参补中扶正，芒硝峻开坚结。

（二）饮阻清阳

【原文】

心下有支饮，其人苦冒眩[1]，泽泻汤主之。（25）

泽泻汤方

泽泻五两 白术二两

上二味，以水二升，煮取一升，分温再服。

【注释】

［1］冒眩：头目昏眩。

【解析】

饮停心下，清阳不升，浊阴上冒，故头目昏眩。方用泽泻利水除饮，白术补脾制水，且能防止过度利水伤正。

（三）支饮上壅气机不通

【原文】

支饮胸满者，厚朴大黄汤主之。（26）

厚朴大黄汤方

厚朴一尺 大黄六两 枳实四枚

上三味，以水五升，煮取二升，分温再服。

【解析】

支饮向上冲逆于胸膈，令胸部气机壅塞不通，故胸满。大黄、厚朴、枳实下气利水饮。此条争议颇大，《医宗金鉴》《心典》均作腹满，因为此方内有大黄且量大，解释为支饮兼有阳明胃家腑实。但仔细分析，不能完全令人信服，理由有四。

第一，支饮的病势特点为向上，“支”为向上支撑之意，相关的方证如泽泻汤证、葶苈大枣泻肺汤证、小青龙汤证、木防己汤证，都以偏上为主，如咳喘、冒眩、不得息。胸满也是病势向上，与支饮特点完全符合。第二，用大黄、枳实、厚朴也并不能证明是为了通腑泄热，如治疗胸痹的枳实薤白桂枝汤中也有枳实、厚朴、瓜蒌。第三，本方与小承气汤、厚朴三物汤的组成完全相同，此二方都治疗腹满，但厚朴三物汤中大黄后下，小承气汤服法中有“初服汤，当更衣，不尔者，尽饮之。若更衣者，勿服之”，都明确告知是为了通便。而厚朴大黄汤中大黄并未后下，也未说明是为了通便。第四，大柴胡汤中也有大黄、枳实，但大黄未后下，而且大柴胡汤也可治疗呕不止、心下急、心下痞硬、心下满痛甚至下利。

因此，本方用大黄、枳实、厚朴是上病下治，引邪向下，而不全是治疗腹满便秘。且大黄在《本经》中有治疗水饮的作用，《金匮要略》黄疸病篇中的栀子大黄汤证中有心中懊侬或热痛，也是病症在上，方中也有大黄、枳实，大黄也未后下，可以作为佐证。《金匮要略》中治疗食已即吐的大黄甘草汤也是此意（大黄未后下）。

临床运用不可偏执一端，或胸满或腹满都可参考运用，灵活施治。

（四）支饮壅肺呼吸不利

【原文】

支饮不得息，葶苈大枣泻肺汤主之。（27）

【解析】

支饮阻于胸膈，痰涎壅塞，肺气不利，导致胸闷喘咳，呼吸困难等症状。治用葶苈大枣泻肺汤泻肺气之闭，以逐痰饮。方中葶苈破结利水，大枣安中养脾，散心中邪气。

（五）支饮兼外寒

【原文】

咳逆倚息，不得卧，小青龙汤主之。（35）

【解析】

咳逆倚息、不得卧为支饮主症。上焦素有停饮，复感风寒，外寒与内饮相互搏结，发为本病，用小青龙汤解外寒而除内饮。

杏林花繁

王焘，唐代医家，著有综合性医书《外台秘要》，四十卷，成书于752年。《外台秘要》收录了唐代以前的古文献，载方6923首。对于研究唐以前散佚医书具有不可低估的文献价值。也收录了很多关于《伤寒论杂病论》的文献及诸多经方，对研究仲景学说价值巨大。其中有痰饮论2篇，补充了数首治疗痰饮的方剂如茯苓饮、干枣汤、范汪大甘遂丸等。

【复习思考题】

1. 下列哪项不属于四饮（　　）

A. 痰饮　　B. 悬饮　　C. 溢饮

D. 支饮　　E. 留饮

2. 支饮冒眩选用（　　）

A. 苓桂术甘汤　　B. 泽泻汤　　C. 木防已汤

D. 小青龙汤　　E. 葶苈大枣泻肺汤

3. 下面哪个方既能治支饮又能治溢饮（　　）

A. 苓桂术甘汤　　B. 泽泻汤　　C. 木防已汤

D. 小青龙汤　　E. 葶苈大枣泻肺汤

4. 痰饮病的治疗方法是（　　）

A. 苦寒攻下　　B. 发汗　　C. 补肾

D. 健脾　　E. 温药和之

5. 下列哪项不是水饮导致的症状（　　）

A. 眩晕　　B. 疼痛　　C. 发热

D. 咳嗽　　E. 口渴

（张文涛）

扫一扫，查阅复习思考题答案

扫一扫，
查阅本模块
数字资源

模块十三 消渴小便不利淋病脉证并治第十三

【学习目标】

1. 掌握消渴的概念及肾气亏虚证的证治，小便不利上燥下寒、水热互结伤阴证的证治。
2. 熟悉消渴成因与主症及消渴肺胃热盛、津气两伤证的证治，小便不利水瘀互结证的证治。
3. 了解消渴、小便不利、淋病合篇的意义，淋病的概念、治疗禁忌小便不利病的辨证论治。

项目一 消渴

一、病机与脉证

【提要】

论述消渴的病机和脉证。

【原文】

厥阴之为病，消渴，气上冲心，心中疼热，饥而不欲食，食即吐，下之不肯止。(1)

寸口脉浮而迟，浮即为虚，迟即为劳，虚则卫气不足，劳则荣气竭。趺阳脉浮而数，浮即为气[1]，数即消谷[2]而大坚[3]。气盛则溲数，溲数即坚，坚数相搏，即为消渴。(2)

趺阳脉数，胃中有热，即消谷引食，大便必坚，小便即数。(8)

【注释】

[1] 浮即为气：趺阳脉浮，是胃中热气熏蒸，故云"浮即为气"。

[2] 数即消谷：趺阳脉数，是热结于中，即所谓消谷。

[3] 大坚："大"之下，《医宗金鉴》云当有"便"字，即大便坚硬。

【解析】

第1条论述厥阴病消渴症。本条也见于《伤寒论》厥阴病篇。此条所论消渴乃厥阴病过程中的一个症状，与杂病的消渴病不同，应予区别。厥阴病病机寒热错杂，上热下寒，此处的消渴是内热耗灼津液所致。足厥阴肝经循少腹而络于心，肝气上逆，热邪在上，则心中疼热；胃中有寒，不能运化水谷，则饥而不欲食，食后即吐。至于吐蛔，并非必然症。若用下法重伤脾胃，虽上热可清但下寒更甚，致下利不止。

第2条论述消渴病的病机和症状。寸口脉浮则卫气不足，迟则营气亏损，参考《灵枢·营卫生会》"营出于中焦，卫出于下焦"，卫气指代下焦，营气指代中焦。由于消渴病属于内伤日久所致，而且正气已伤，故脉浮而无力，乃阳虚气浮之象，曰“浮即为虚”，“虚则卫气不足”指代下焦气虚。迟因营血不足，血脉不充，故曰“迟即为劳”，“劳则营气竭”指代中焦气虚。上述内容提示消渴病具有中下焦气虚不能运化的病机。趺阳脉候胃，当沉而和缓，今反见浮数，是胃气亢盛之病脉，故曰“浮即为气”；数脉主热为胃热有余，热盛于内，气蒸于外，故脉浮数；胃热感则消谷善饥；热感津伤，肠道失润，则大便干结；中焦有热，津液转输不利，偏渗膀胱，则小便频数。“坚数相搏，即为消渴”，是概括消渴病的形成机理。胃热亢盛，则肠燥便坚，溲数津亏；津亏肠燥，阳亢无制，则胃热更炽。两者相互影响，是形成消渴病的主要机理。

第 8 条论述中消的病机与脉证。趺阳脉数是胃热之征，主症见消谷善饥、渴欲饮水；热盛津伤，大肠失其濡润，故大便坚硬；饮水虽多，胃不能上输津液，脾不能散津，水液直趋于下，故小便频数。本条即后世所说的中消证。

二、辨证论治

（一）肾气虚

【提要】

论述下消证治。

【原文】

男子消渴，小便反多，以饮一斗，小便一斗，肾气丸主之。（3）

【解析】

本条用“男子”指代肾气虚的体质。肾为水脏，主藏精，内寓真阴真阳，在生理状态下，肾主蛰藏，宜固密而不宜耗泄，使开合有度，小便自调；肾阳蒸化水液，使之上润而口中自和而不渴。反之，在病理情况下，若肾气亏损，封藏失职，水液下流则小便反多；肾气亏虚，不能蒸化水液以上润，则口渴多饮。于是患者出现多饮、多尿的典型的肾气虚之症，治宜温补肾气，方用肾气丸。方中附子、桂枝量小温复肾阳，地黄、山药、山茱萸量大填补肾精，茯苓、泽泻恢复津液的代谢，牡丹皮活血，防止瘀滞的形成。本方温阳药与养阴药同用，通过阴阳互生达到阴中求阳的作用，正如柯韵伯所言：“意不在补火，而在微生火，即生肾气也。故不曰温肾，而名肾气。”

【执医考纲】

“男子消渴……肾气丸主之”掌握消渴肾虚的证治及肾气丸的临床应用。

（二）肺胃热盛，气阴两伤

【提要】

论述热盛伤及气津的消渴证治。

【原文】

渴欲饮水，口干舌燥者，白虎加人参汤主之。（12）

【解析】

消渴患者，多渴欲饮水，是因肺胃热盛津伤所致。饮水虽多，不能解渴，是气虚不复，津液不化，施布不行所致。治以白虎加人参汤，石膏甘寒清肺胃邪热；知母苦寒质润，可助石膏清泄阳明经热，滋阴润燥；人参补气，气旺则津生；粳米、甘草固护胃气，既可益胃生津，又防寒凉之品损伤脾胃。诸药合用，起到清热益气、生津止渴之效，故用于肺胃热盛，气津两伤之消渴。

杏林花繁

消渴病出自《黄帝内经》,《消渴小便不利淋病脉证并治第十三》则首次系统阐明了消渴病的辨证论治,并启示了后世消渴病"本虚"的基本病机。后世医家如陈元犀根据本篇论述及肾气丸证治在《金匮方歌括》中提出消渴因"肾虚而水泛""吸引无权",故而需要使用肾气丸"补肾行水,使肾气足",最终"则能通腑而化"。

(李凯)

项目二 小便不利

一、下寒上燥

【提要】

论述小便不利,下寒上燥的证治。

【原文】

小便不利者,有水气[1],其人若渴[2],栝楼瞿麦丸主之。(10)

栝楼瞿麦丸方

栝楼根二两 茯苓 薯蓣各三两 附子一枚(炮) 瞿麦一两

上五味,末之,炼蜜丸梧子大,饮服三丸,日三服。不知,增至七八丸,以小便利,腹中温为知。

【注释】

[1] 水气:水饮之邪。

[2] 若渴:《医统正脉》本作"苦渴"。

【解析】

肾为水脏主司气化,膀胱为州都之官,藏津液;液藏于膀胱而主司在肾,今肾阳不足,气化无权,水气不行,故小便不利;小便不利则水无出路,故水气内停,此为本病核心病机;下焦阳虚,气不化水,不能蒸腾津液上潮于口,以致上焦燥热,其人苦渴此为继发病机。治宜下温肾阳化气以消水,上清燥热以生津,方用栝楼瞿麦丸。方中附子补下焦之火为君药,振奋肾阳,化气有权,既可通利水道,又可蒸津上奉,茯苓、山药补中土以制水,栝楼根清上焦之燥以生津止渴,瞿麦一味专通水道,清其源并治其流。诸药相伍,温下清上,寒热并用,并行不悖。方后注云"以小便利,腹中温为知",可知本证下寒之阳虚饮停为核心病机。

二、水瘀互结

【提要】

论述水瘀互结小便不利的证治。

【原文】

小便不利,蒲灰散主之,滑石白鱼散、茯苓戎盐汤并主之。(11)

蒲灰散方

蒲灰七分 滑石三分

上二味，杵为散，饮服方寸匕，日三服。

滑石白鱼散方

滑石二分 乱发二分（烧） 白鱼[1]二分

上三味，杵为散，饮服半钱匕，日三服。

茯苓戎盐汤方

茯苓半斤 白术二两 戎盐弹丸大，一枚

上三味，先将茯苓、白术煎成，入戎盐，再煎，分温三服。

【注释】

［1］白鱼：即衣鱼，又名蠹虫。

【解析】

小便不利是一个症状，可见于多种疾病，故其发病原因亦很多。于第10条后在这里一症列三方，说明在阳虚饮停的基础上可进一步引起瘀滞的形成，而发为水瘀互结之小便不利的复杂证情，故治疗不能单一，须在辨证论治的基础上，适当选方治疗。

蒲灰散，由蒲灰、滑石组成。蒲灰凉血消瘀，通利小便，滑石清热利湿，利窍止疼，二药合用，能凉血化瘀，清热利湿，故此方所治小便不利，是湿热下注，气阻血瘀，膀胱气化失司之证。

滑石白鱼散，由滑石、乱发、白鱼三味组成。滑石清泄湿热，乱发止血消瘀利小便，白鱼行血消瘀，三味相伍，散瘀止血，清热利湿，故本方适用于瘀血阻滞，湿热郁滞的小便不利。

茯苓戎盐汤，方中戎盐即青盐，性寒味咸，能散结、疗溺血、助水脏、益精气；茯苓、白术健脾利湿，三味合用益肾健脾，散结利湿。适用于脾肾两虚，气化不利，湿热阻滞的小便不利。

以上三方，均治小便不利，但轻重虚实各有不同。蒲灰散、滑石白鱼散均有凉血消瘀，清热利湿之功，但蒲灰散重在清利湿热，滑石白鱼散偏于止血消瘀，二者均属实证范围。茯苓戎盐汤则属脾肾两虚，湿热阻滞的虚实夹杂证，临床实践当随证审用。

三、水热互结伤阴

【提要】

论述水热互结，郁热伤阴的小便不利证治。

【原文】

脉浮，发热，渴欲饮水，小便不利者，猪苓汤主之。（13）

猪苓汤方

猪苓（去皮） 茯苓 阿胶 滑石 泽泻各一两

上五味，以水四升，先煮四味，取二升，去滓，内胶烊消，温服七合，日三服。

【解析】

脉浮发热，并非病邪在表，而是燥热在里，郁蒸于皮毛，内热上浮外达所致，故发热不兼恶寒。水与热结于膀胱，导致水气内停，故小便不利；热耗阴液，再加气化蒸腾失司，津液无以上承，故渴欲饮水。病为水热互结伤阴，故用猪苓汤清热利水以开下结，兼滋其燥。方中茯苓健脾渗湿；猪苓、泽泻淡渗利水，与甘寒滑石相伍利水清热；阿胶甘平，滋阴补血以育阴。本条亦见于《伤寒论》阳明病篇。

（李凯）

项目三　淋病

一、主症

【提要】

论述淋病的症状。

【原文】

淋之为病，小便如粟状[1]，小腹弦急[2]，痛引脐中。（7）

【注释】

［1］小便如粟状：指小便排出粟状之物。

［2］弦急：即拘急。

【解析】

淋病一般以小便急迫、短、数、涩、痛为特点。根据发病机理不同，后世分为石淋、气淋、血淋、膏淋、劳淋。从本条辨证来看，是论述石淋病证。湿热下注，蕴于膀胱，煎熬膀胱津液，炼结成固体物质，形如粟米，阻塞尿道，以致小便涩痛而难出，尿迫于内，热郁于中，故小腹拘急。淋病与小便不利，均系小便困难，但小便不利指小便困难，不通或短少，一般不伴有疼痛，而淋病则指排尿滴沥涩痛，二者当鉴别。

二、治禁

【提要】

论述淋家的治疗禁忌。

【原文】

淋家不可发汗，发汗则必便血[1]。（9）

【注释】

［1］便血：这里是指尿血。

【解析】

淋家，一般指患淋病日久不愈者。淋病之因，多由肾虚膀胱湿热所致。病延日久，阴分耗伤，肾虚更甚，虚热则益剧。此时虽有外邪，亦不可辛温发汗，因辛温之品，既助邪热，又劫夺津液，如此伤阴助热，热伤血络，动其营血，迫血妄行，则导致尿血变证。

【复习思考题】

1. 既可以治疗小便不利，又可以治疗小便过多的方剂是（　　）

A. 白虎加人参汤　　B. 蒲灰散　　C. 肾气丸

D. 滑石白鱼散　　E. 文蛤散

2. 栝楼瞿麦丸所主治的脏腑是（　　）

A. 肝　　B. 心　　C. 脾

D. 肺　　E. 肾

3. 蒲灰散、滑石白鱼散、茯苓戎盐汤均可治疗（　　）

A. 小便不利　　B. 水气病　　C. 消渴病

D. 黄疸病　　E. 痰饮病

4. 栝楼瞿麦丸证的主要临床症状是（　　）

A. 腹痛　　B. 口渴　　C. 腹中冷

D. 小便不利　　E. 下利

5. 文蛤散用何物服用（　　）

A. 白饮　　B. 浆水　　C. 沸汤

D. 枣膏　　E. 甘澜水

6. 不属于治疗小便不利的方是（　　）

A. 栝楼瞿麦丸　　B. 蒲灰散　　C. 滑石白鱼散

D. 茯苓戎盐汤　　E. 白虎加人参汤

7.《金匮要略》“渴欲饮水，口干舌燥者”的发病机制是（　　）

A. 肺胃热盛，气津两伤

B. 肺中虚寒，上虚不能制下

C. 肾气不足，气化不利

D. 水蓄下焦，膀胱失约

E. 胃强脾弱，津液偏渗膀胱

8. 具有温阳利水，润燥生津作用的方剂是（　　）

A. 苓桂术甘汤　　B. 白虎加人参汤　　C. 文蛤散

D. 五苓散　　E. 栝楼瞿麦丸

9. 上燥下寒水停证的主治方是（　　）

A. 五苓散　　B. 猪苓汤　　C. 栝楼瞿麦丸

D. 蒲灰散　　E. 茯苓戎盐汤

10. 具有育阴利水清热功效的方是（　　）

A. 白虎加人参汤　　B. 五苓散　　C. 猪苓汤

D. 栝楼瞿麦丸　　E. 文蛤散

（李凯）

扫一扫，查阅复习思考题答案

扫一扫，
查阅本模块
数字资源

模块十四　水气病脉证并治第十四

【学习目标】

1. 掌握水气病分类、治疗方法及风水、皮水的辨证论治。

2. 熟悉越婢汤、越婢加术汤、防己茯苓汤、防己黄芪汤、桂枝去芍药加麻黄细辛附子汤、枳术丸的组成及煎服法。

3. 了解正水的治疗和黄汗的症候。

一、水气病分类

【提要】

论述五种类型水气病的脉证、风水和皮水的治则、黄汗的脉证和转归。

【原文】

师曰：病有风水、有皮水、有正水、有石水、有黄汗。风水，其脉自浮，外证骨节疼痛，恶风；皮水，其脉亦浮，外证胕肿[1]，按之没指，不恶风，其腹如鼓，不渴，当发其汗；正水，其脉沉迟，外证自喘；石水，其脉自沉，外证腹满不喘；黄汗，其脉沉迟，身发热，胸满，四肢头面肿，久不愈，必致痈脓。（1）

【注释】

［1］胕肿：胕与肤通，胕肿指皮肤浮肿。

【解析】

风水与肺关系密切，风邪袭表，导致肺气失宣，水津不能均匀不散，聚而生水，出现水肿兼有风寒表证，即脉浮，骨节疼痛，恶风；风水不愈，邪气从皮毛入于肌肉，从肺到脾，即变为皮水。脾失建运，水液泛滥于脾络，故皮肤浮肿，按之没指，腹大，不渴，不恶风。外邪刚从肺入脾，邪未全部入里，故脉仍见浮，病久皮水亦见沉脉。正水、石水与肾关系密切。外邪深入，肾阳不足，水气停蓄下部，故脉象沉迟形成正水。石水则是正水的进一步发展，阳气益虚，水饮益多，水与气结于下焦，坚硬如石，形成石水。正水相对于石水，水寒之气未完全凝滞，犹能上泛，故可见喘。石水则水寒之气坚凝于腹部，不能上泛，无喘而坚硬如石。

黄汗与心脾二脏有关，为有形之水气流入营卫，郁遏脉气，故见脉沉迟。在水肿的同时见到黄黏汗液，身热；卫气被郁则身热出汗；久不愈，必致痈脓，即《灵枢·痈疽》：“营卫稽留于经脉之中，壅遏而不得行，故热，热盛则肉腐，肉腐则为脓。”

病轻浅则易形成风水、皮水；病深入则形成正水、石水。黄汗则由皮水入心形成。

【执医考纲】

“师曰：病有风水、有皮水……久不愈，必致痈脓”掌握四水及黄汗的临证表现及皮水的治疗。

二、水气病病因病机

【提要】

论述水气病的病因病机。

【原文】

太阳病，脉浮而紧，法当骨节疼痛，反不疼，身体反重而酸，其人不渴，汗出即愈，此为风水。(4)

【解析】

太阳病按照常理会出现脉浮紧骨节疼痛之太阳伤寒证，现在身不疼反沉重而酸，说明感受的非纯寒之气，而是寒兼湿邪，或者风寒之邪郁闭肺气，水液输布失常，聚而成水流布于肌肤。汗出邪透，肺气得宣，水气得化而肿消。

【原文】

趺阳脉[1]当伏，今反紧，本自有寒，疝瘕，腹中痛，医反下之，下之即胸满气短。(6)

【注释】

趺阳脉：足阳明胃经脉，候胃，足背胫前动脉搏动处，即冲阳穴处。

【解析】

脾胃本有寒性证候，医生反用下法，伤及脾胃阳气，清阳之气不升，浊阴上逆，出现胸满气短，进而不能运化水湿，继发水肿。

【原文】

趺阳脉当伏，今反数，本自有热，消谷，小便数，今反不利，此欲作水。(7)

【解析】

胃有热，通常会出现消谷善饥，迫津下行而有小便数，可参阅《伤寒论》脾约证之麻子仁丸。现在小便不利，说明阳明水热互结，水无出路，可导致水肿，可参阅阳明病蓄水之猪苓汤证。水津首先入胃才能游溢上达于脾肺，胃寒及胃热都可致水津不能均匀布散，聚而成水肿，第6、第7条都是从胃来论述水气病机。以虚实为纲，可参用猪苓汤或疏凿饮子。

【原文】

寸口脉浮而迟，浮脉则热，迟脉则潜，热潜相搏[1]，名曰沉。趺阳脉浮而数，浮脉即热，数脉即止，热止相搏，名曰伏。沉伏相搏，名曰水。沉则脉络虚，伏则小便难，虚难相搏，水走皮肤，即为水矣。(8)

【注释】

[1] 搏：相合之意。

【解析】

此条从肺胃同时热郁两个方面论述水肿的病因。寸口脉主肺，浮为热盛充斥于外，迟为热极而反，阳气内结，反而表现为迟脉这样的阴脉。肺气因热而闭郁，不能宣发透达，不但水聚，且外周络脉之气因肺无所宣而空虚。趺阳脉主胃，浮而数亦是胃之阳气郁结，水津不能游溢而小便难，形成水病。为何将寸口脉与趺阳脉（肺胃）同时论述，可参《素问·经脉别论》："饮入于胃，游溢精气，上输于脾，脾气散精，上归于肺。"肺胃协同完成水津的输布，故肺胃同时因热而闭塞，发为水肿。肺有热闭，用麻黄石膏配伍，参麻杏甘石汤意，胃热可参白虎汤用石膏意。二者同时热闭，参越婢汤及越婢加术汤治风水及皮水麻黄配石膏之意。

【原文】

寸口脉弦而紧，弦则卫气不行，即恶寒，水不沾流，走于肠间。

少阴脉[1]紧而沉，紧则为痛，沉则为水，小便即难。（9）

【注释】

［1］少阴脉：指尺脉。

【解析】

寸口脉主肺，弦为水，紧为寒，寒气外束，卫阳被遏，故恶寒，肺气不利，不能通调水道，下输膀胱，潴留于肠间，而为水气。少阴主肾，脉沉紧主寒主痛主里，肾阳不能温煦及温阳利水，故出现体痛及小便难，继而形成水肿。肺与肾同论者，二脏金水相生，肾与肺共同完成水液输布，且极易形成肺肾表里先后病证，先肺后肾，先表后里，故病机为肺肾阳虚，寒气闭塞所致水肿。与本条相关的后续治疗可参考论述风水正水方证之26条。

【原文】

脉浮而洪，浮则为风，洪则为气，风气相搏，风强[1]则为隐疹，身体为痒，痒为泄风，久为痂癞；气强[2]则为水，难以俯仰，风气相击，身体洪肿，汗出乃愈，恶风则虚，此为风水。不恶风者，小便通利，上焦有寒，其口多涎，此为黄汗。（2）

【注释】

［1］风强：风气胜。

［2］气强：水气胜。

【解析】

本条论述风水的病机及证候演变。外风入内，与体内水气搏结，风气胜则变为痒疹继则变为痂癞，水气胜则变为风水，全身洪肿，难以俯仰。当发汗祛风散水，本条水肿的证候，与越婢加术汤类似，可参考运用。

【原文】

寸口脉沉滑者，中有水气，面目肿大，有热，名曰风水。视人之目窠上微拥[1]，如蚕新卧起状，其颈脉[2]动，时时咳，按其手足上，陷而不起者，风水。（3）

【注释】

［1］目窠上微拥：拥通壅，指两目胞微肿。

［2］颈脉：喉结两旁之人迎脉，属阳明。

【解析】

风水进一步发展，由肺入胃的脉证。风水之脉应浮，而寸口脉反见沉滑，说明风邪入肺，病势趋里，肺胃之气俱下行，而且水气渐积，郁遏脉气，故脉沉；滑脉主热。肺经过胃，肺下为胃，俱主气，都以下行为顺；故肺病多顺传于胃。病则肺胃郁闭上逆，卫气被郁，导致发热且面目肿大，目胞微肿，如刚睡醒的状态，人迎脉搏动，时而咳嗽，都是上部病证。人迎脉主胃，胃经过头面，故人迎脉动，头面肿。因其脉沉滑，面目肿大，可选用越婢加术汤。

三、水气病治则治法

【提要】

论述水气病治则以上下先后为纲，治法分汗下两法。

【原文】

师曰：诸有水者，腰以下肿，当利小便；腰以上肿，当发汗乃愈。（18）

【解析】

本篇所讲水气病为外感所发，病情围绕表里先后虚实演变，若腰以上先肿者，当发汗，腰以下先肿者，当利小便。本篇后面治疗水气病的方证也大致体现了这一治则。如风水表实先从头面肿，用越婢汤，风水表虚多从下肢先肿，用防己黄芪汤。皮水表实，用越婢加术汤，皮水表虚用防己茯苓汤。

【执医考纲】

“师曰：诸有水者……当发汗乃愈”，掌握水气病的两大治疗方法——开鬼门，洁净府。

【原文】

夫水病人，目下有卧蚕，面目鲜泽，脉伏，其人消渴，病水腹大，小便不利，其脉沉绝者，有水，可下之。(11)

【解析】

本条论述水气病可下之法。病水上泛，故目胞肿，皮中水多，故面目鲜泽，肤色光亮，水肿遏制气机，故脉多沉，甚者为伏，病水阻碍津液流通布散，故消渴。多饮则进一步加重水肿，故腹大，小便不利。甚者治标，如正气未至虚极，可考虑用下法攻逐水饮。脉沉绝说明水气病重，遏绝脉气。

四、水在气分、水分、血分

【提要】

论述水气沿气分、水分、血分的顺序依次传变。

【原文】

师曰：寸口脉迟而涩，迟则为寒，涩为血不足。趺阳脉微而迟，微则为气，迟则为寒。寒气不足[1]，则手足逆冷；手足逆冷，则营卫不利；营卫不利，则腹满胁鸣[2]相逐；气转膀胱，荣卫俱劳；阳气不通即身冷，阴气不通即骨疼；阳前通[3]则恶寒，阴前通则痹不仁；阴阳相得，其气乃行，大气[4]一转，其气乃散；实则失气，虚则遗尿，名曰气分。(30)

【注释】

[1] 寒气不足：指有寒而气血不足。

[2] 胁鸣：程、魏注本及《金鉴》均作“肠鸣”，可从。

[3] 前通：前《说文解字注》：“前，齐断也……前，古假借作剪。”前通，即断绝流通义。

[4] 大气：膻中之宗气。

【解析】

寸口脉候肺，趺阳脉候胃。二部脉揭示的病机相同，都是气血不足兼有寒气。为何将这两部脉并述，因为二者之间发病密切。《黄帝内经》云：“饮入于胃，游溢精气，上输于脾，脾气散精，上归于肺，通调水道，下输膀胱。”当胃有寒气兼气血不足时，精微不足，难以上充于肺。肺气虚则卫气虚，则易感外寒。风寒外束，肺失宣降，继而卫气与营气俱闭而不行，形成卫阳与营阴相互隔绝不通的状态。阳气不通，失于温煦则身冷，腹满肠鸣。营阴不通，失于濡养，则骨痛而不仁。阳衰不能化气，病以气分为先为主，水肿不明显，如病重则进一步发展为水肿为主的病证。阴阳隔绝不通，不能和合化气，所以说阴阳相得，其气乃行。大气乃胸中膻中之气，与肺关系密切。肺虚兼寒则大气不转。所以说大气一转，宣发布散，周流全身，其气乃散。因病初起，未入水分及血分，名为气分。本条论述虚寒性气分病证治，为水肿病前身，有水气而未出现水肿。

【原文】

气分，心下坚大如盘，边如旋杯，水饮所作，桂枝去芍药加麻辛附子汤主之。(31)

桂枝去芍药加麻辛附子汤

桂枝三两　生姜三两　甘草二两　大枣十二枚　麻黄二两　细辛二两　附子一枚（炮）

上七味，以水七升，煮麻黄去上沫，内诸药，煮取二升，分温三服，当汗出，如虫行皮中即愈。

【解析】

本条论述阳衰气滞气分病的证治。阳虚阴凝，水饮不消，积留于心下，所以痞结而坚，如杯如盘。用桂枝去芍药加麻辛附子汤温阳散寒，通利气机。用桂枝去芍药汤温通胸阳，流转大气（参太阳病此方即治疗胸满）。麻黄附子细辛汤温发里阳，两方相合，通彻表里，阳气通行，阴凝解散，水饮自消。

杏林花繁

水气病当参照《素问·汤液醪醴论》阳气郁遏致水肿的医理，以及“开鬼门，洁净府”治疗水肿的治法，才能理解用麻黄的深意。对石水的理解，参照《素问·阴阳别论》《灵枢·水胀》相关内容，有“死不治”之语。叶天士通过对该篇的体悟，提出了“通阳不在温，而在利小便”的著名观点。

【原文】

心下坚大如盘，边如旋盘，水饮所作，枳术汤主之。(32)

枳术汤方

枳实七枚　白术二两

上二味，以水五升，煮取三升，分温三服，腹中软即当散也。

【解析】

本条论述脾虚所致气分病的证治。脾虚气滞，转输失常，水饮内生，气与水痞结于胃部，如心下坚满，如盘如杯。用枳术丸行气散结，健脾利水。

【原文】

师曰：寸口脉沉而迟，沉则为水，迟则为寒，寒水相搏。趺阳脉伏，水谷不化，脾气衰则鹜溏，胃气衰则身肿，少阳[1]脉卑[2]，少阴脉细，男子则小便不利，妇人则经水不通，经为血，血不利则为水，名曰血分。(19)

【注释】

[1] 少阳：指耳和髎部位之脉，属手少阳三焦经，即耳门微前上方。

[2] 脉卑：沉而弱，表示营血不足。

【解析】

本条从脉象论述虚寒性水气病入血分的病机演化。水气病与肺脾胃肾及三焦关系密切，肺气以输布，肾阳以温化，脾胃以运化，三焦通利水道。寸口脉沉而迟说明肺阳虚衰，水津不布而形成水肿；趺阳脉伏说明胃脾虚衰，水谷不化，形成大便稀溏和身肿；少阳脉弱，说明三焦阳气弱，决渎功能失调而水肿；少阴脉细说明肾阳虚，水津不化而水肿。所有这些病因，在男子则发为小便不利，在女子则由水分入血分，发为经水不通。

【原文】

问曰：病有血分水分，何也？师曰：经水前断，后病水，名曰血分，此病难治；先病水，后经水断，名曰水分，此病易治。何以故？去水，其经自下。（20）

【解析】

通过月经病论述水气病在气分血分的标本先后。《黄帝内经》认为“血不利则为水”“津能生血”。血与水关系密切，病机上互为因果，先病为本，后病为标。所以先停经后水肿病在血分，先水肿后停经为病在水分。血分病深，水分病浅，故说水分易治。

五、风水、皮水、正水证治

【提要】

论述风水、皮水、正水三种常见水气病的辨证论治。

（一）风水表虚证治

【原文】

风水，脉浮身重，汗出恶风者，防己黄芪汤主之。腹痛加芍药。（22）

防己黄芪汤方

防己一两　甘草半两（炒）　白术七钱半　黄芪一两一分（去芦）

上锉麻豆大，每抄五钱匕，生姜四片，大枣一枚，水盏半，煎八分，去滓，温服，良久再服。

【解析】

脉浮，病在表；卫虚不固则汗出恶风；身重，水肿所致。用防己黄芪汤补卫固表，利水除湿，属于表里同治之法。腹痛加芍药以通血闭，为仲景治疗腹痛常规用药。此方临床上多治下肢及四肢水肿。

（二）风水表实证治

【原文】

风水，恶风，一身悉肿，脉浮不渴[1]，续自汗出，无大热，越婢汤主之。（23）

越婢汤方

麻黄六两　石膏半斤　生姜三两　大枣十五枚　甘草二两

上五味，以水六升，先煮麻黄，去上沫，内诸药，煮取三升，分温三服。恶风者，加附子一枚，炮。风水加术四两。

【注释】

[1] 不渴：《心典》做“而渴”，根据临床可参。

【解析】

本条论述风水表实郁而化热的证治。风邪袭表，其性疏散，故汗出恶风、脉浮；水为风激，泛滥四溢，故一身悉肿；无大热，是表无大热，但郁热在里。以方推测，汗出也有里热蒸腾的因素。风水相搏之证，虽汗出而表不解，说明外无大热而里热仍在。方中用麻黄配生姜发散水湿，且能发散郁阳；麻黄配石膏清肺胃之热而除口渴；配伍甘草、大枣以补中气防止过多出汗，汗出绵绵则肿消。

【执医考纲】

“风水，恶风，一身悉肿……越婢汤主之”掌握风水夹热的证治以及越婢汤的配伍要点。

（三）皮水表实证治

【原文】

里水者[1]，一身面目黄肿[2]，其脉沉，小便不利，故令病水。假如小便自利，此亡津液，故令渴也。越婢加术汤主之。（5）

【注释】

［1］里水：《脉经》作皮水。

［2］黄：《脉经》作洪。

【解析】

本条论述风水病剧，入里变为皮水的证治。联系越婢汤证，风水病势进一步发展，水气渐重，不能由皮毛向外发越，必然由皮毛浸渍肌肉，向里发展，形成皮水，相较于风水，病位偏里，又称里水。水湿郁遏阳气而化热，风热蕴于肺胃，肿势泛滥，故说洪肿。用越婢汤清热散水，加白术是为了发越水湿，而不是健脾。仲景《伤寒论》用麻黄加术汤即是此意。肾着汤用白术也是同理。《神农本草经》："术，主风寒湿痹。"《名医别录》："白术，逐皮间风水结肿。"假如小便自利，此亡津液，故令渴也。此句表示药后津液已伤，不适合再用此方。

（四）皮水表虚阳郁证治

【原文】

皮水为病，四肢肿，水气在皮肤中，四肢聂聂动[1]者，防己茯苓汤主之。（24）

防己茯苓汤方

防己三两　黄芪三两　桂枝三两　茯苓六两　甘草二两。

上五味，以水六升，煮取二升，分温三服。

【注释】

［1］聂聂动：轻微震动。

【解析】

脾气虚弱，进而阳气不足，不能温运水湿，则病发四肢皮肤水肿。阳气被郁，与水气搏结，肌肉轻微跳动。用防己茯苓汤通阳化气，表里分消。防己、黄芪走表祛湿；桂枝、茯苓通阳化水，使水气从小便而去；桂枝与黄芪配伍，能通阳行痹，振奋阳气；甘草调和诸药，协黄芪健脾制水。

（五）皮水表实治疗当分有热无热

【原文】

里水[1]，越婢加术汤主之；甘草麻黄汤亦主之。（25）

甘草麻黄汤方

甘草二两　麻黄四两

上二味，以水五升，先煮麻黄，去上沫，内甘草，煮取三升，温服一升，重覆汗出，不汗，再服。慎风寒。

【注释】

［1］里水：即皮水，与风水相比，病位偏里，故称里水。

【解析】

本条论述皮水根据有热无热分为两种类型。水在皮毛，发汗失先则水邪深入肌肉，为胃所主，肺胃同病，内有郁热，故用越婢加术汤发散水邪兼清里热；若水气在肌肉未入肺胃且无里热者，用甘草麻黄汤，方中麻黄宣通阳气、发散水饮，炙甘草缓其峻烈之性。

（六）皮水致厥的证治

【原文】

厥[1]而皮水者，蒲灰散主之。（27）

蒲灰[2]散方

蒲灰七分　滑石三分

上二味，杵为散，饮服方寸匕，日三服。

【注释】

[1] 厥：手足逆冷（冷自指趾向肘膝蔓延）。

[2] 蒲灰：生蒲黄，蒲黄之质似灰，故名。

【解析】

本条论述皮水郁遏阳气致厥的证治。外有水肿，内有郁热，阳气被郁，不能达于四末，故手足逆冷。治用蒲灰散清湿热，利小便。水肿消失，阳气得伸，手足厥冷自可蠲除，正如叶天士所说“通阳不在温，而在利小便”之理。

（七）风水与正水证治

【原文】

水之为病，其脉沉小，属少阴；浮者为风，无水虚胀者为气。水，发其汗即已。脉沉者宜麻黄附子汤；浮者宜杏子汤。（26）

麻黄附子汤方

麻黄三两　甘草二两　附子一枚（炮）

上三味，以水七升，先煮麻黄，去上沫，内诸药，煮取二升半，温服八合，日三服。

【解析】

肺肾二脏母子相关，金水相生，一上一下，一表一里，在水液运行方面互相配合。脉浮说明水气在肺，当用杏子汤宣肺祛邪以除水；脉沉小则病在肾，为虚为寒，外感寒邪，阳气虚衰，不能温散水邪，故用麻黄附子汤温阳散水。将这两种水并列的原因是感受外寒时，邪浅则形成风水，阳虚邪深时则形成正水，说明四水之间并不是简单的并列关系，体现了水气由表浅到深入的过程。

【复习思考题】

1. 下列哪项不是治疗皮水的方剂（　　）

A. 越婢加术汤　　B. 甘草麻黄汤　　C. 防己茯苓汤

D. 蒲灰散　　E. 防己黄芪汤

2. 下列哪项不是水气病的治法（　　）

A. 温阳　　B. 发汗　　C. 补肺

D. 攻逐　　E. 利水

3. 气分，心下坚，大如盘，边如旋杯，水饮所作，选用（　　）

A. 桂枝加黄芪汤

B. 枳术丸

C. 桂枝去芍药加麻黄细辛附子汤

D. 小青龙汤

E. 越婢汤

4. 水气病没有涉及到的脉位有（　　）

A. 神门脉　B. 寸口脉　C. 趺阳脉　D. 人迎脉　E. 少阴脉

5. 皮水、风水、正水之间的发病及由轻到重的正确顺序为（　　）

A. 皮水、风水、正水　B. 风水、皮水、正水　C. 正水、皮水、风水　D. 正水、风水、皮水　E. 风水、正水、皮水

（张文涛）

扫一扫，查阅复习思考题答案

模块十五 黄疸病脉证并治第十五

扫一扫，
查阅本模块
数字资源

【学习目标】

1. 掌握黄疸、谷疸、酒疸的辨证论治。
2. 熟悉茵陈蒿汤、茵陈五苓散、大黄硝石汤、栀子大黄汤、小建中汤的组成及煎服法。
3. 了解女劳疸、黑疸的症候及治疗。

一、黄疸

【提要】

论述黄疸病辨证论治。

（一）黄疸病因病机

1. 外风郁闭

【原文】

寸口脉浮而缓，浮则为风，缓则为痹。痹非中风，四肢苦烦[1]，脾色必黄，瘀[2]热以行。（1）

【注释】

[1] 四肢苦烦：四肢感觉极为不适，非痛非痒，难以名状，并以此为苦。

[2] 瘀：郁滞，非指瘀血。

【解析】

本条所说中风为太阴中风，而非半身不遂之中风，即《伤寒论》太阴病篇“伤寒脉浮而缓，手足自温者，系在太阴，太阴身当发黄”。“痹”非通常所说的关节疼痛，而是病机，指闭塞不通之意。“瘀”亦非瘀血，也是郁闭之意。脾能运化水湿和阳气，外受风邪，阳气与水湿闭郁于内形成湿热，邪无出路，且黄色为脾土之正色，从而形成黄疸。其方药可选桂枝加黄芪汤，以桂枝汤去太阴脾脏之风，加黄芪行水行气可开脾脏之郁，且能利湿。

关于脾痹，《素问·痹论》“脾痹者，四肢懈惰，发咳呕汁，上为大塞”。《素问·风论》“脾风之状，多汗恶风，身体怠惰，四肢不欲动，色薄微黄，不嗜食，诊在鼻上，其色黄。”这些都说明此条所论黄疸为太阴外感所致，需要从脾来论治，祛太阴脾脏之风，开脾脏郁闭，而非简单健脾或者清利湿热。

【执医考纲】

“寸口脉浮而缓……脾色必黄，瘀热以行”掌握黄疸的病机，以及主治脏腑的临床意义。

2. 两热熏蒸

【原文】

师曰：病黄疸，发热烦喘，胸满口燥者，以病发时火劫其汗[1]，两热所得[2]。然黄家所得，

从湿得之。一身尽发热而黄，肚热[3]，热在里，当下之。(8)

【注释】

[1] 火劫其汗：用艾灸、温针或熏法强迫出汗。

[2] 两热所得：指用火疗之法治疗热症。

[3] 肚热：腹中热。

【解析】

本条论述热病误用火劫导致黄疸。本为热证，当用寒凉之药，而误用火劫发汗，两热相合，蒸动体内湿气，热与湿和，熏蒸胃肠肝胆，故全身尽黄，用下法通利二便，通腑泻热，黄疸可除。栀子大黄汤、大黄硝石汤、凉膈散都可斟酌选用。

（二）黄疸治则治法

【原文】

诸病黄家，但利其小便；假令脉浮，当以汗解之，宜桂枝加黄芪汤主之。(16)

桂枝加黄芪汤

桂枝三两　芍药三两　甘草二两　生姜一两　大枣十二枚　黄芪二两

上六味，以水八升，煮取三升，温服一升，须臾饮热稀粥一升余，以助药力，温覆取微汗；若不汗，更服。

【解析】

本条论述黄疸病治则以内外为纲，以发汗、利小便为治法。大多数黄疸由于湿邪内蕴所致，利小便、除湿退黄为通治之法。见发热恶寒，脉浮，自汗等表证者，用桂枝加黄芪汤祛风除湿而退黄。可参照黄汗用桂枝加黄芪汤意。

（三）阳黄与阴黄症候之异

1. 阳黄

【原文】

脉沉，渴欲饮水，小便不利者，皆发黄。(9)

【解析】

脉沉主里亦主郁闭，参皮水、黄汗湿气内郁证多为沉脉。湿热伤阴，且妨碍水津输布，故见渴欲饮水。湿热互结且无所出，则小便不利，继而熏蒸肌肤，故发黄。

2. 阴黄

【原文】

腹满，舌痿[1]黄，燥不得睡，属黄家。(10)

【注释】

[1] 舌痿：舌痿疑作身痿。

【解析】

腹满为太阴（脾）寒湿内蕴，脾络不通。萎黄为湿气熏蒸且血虚不濡。此种黄疸为阴黄，黄色晦暗，腹满而软（非阳明腑实）。躁不得眠是由于寒湿郁于中焦，胃不和则卧不安。

（四）黄疸证治

1. 本证证治

（1）茵陈五苓散证

【原文】

黄疸病，茵陈五苓散主之。(18)

茵陈五苓散方

茵陈蒿末十分　五苓散五分

上二物和，先食饮方寸匕，日三服。

【解析】

本条论述湿重于热的阳黄证治。以方测证，除黄疸外，当有发热恶寒，食欲减退，小便短少不利等证。用五苓散除湿，加茵陈蒿退黄。因为湿重于热，以通利小便为主。本方是黄疸病常用主方。

（2）大黄硝石汤证

【原文】

黄疸腹满，小便不利而赤，自汗出，此为表和里实，当下之，宜大黄硝石汤。（19）

大黄硝石汤方

大黄　黄柏　硝石各四两　栀子十五枚

上四味，以水六升，煮取二升，去滓，内硝，更煮取一升，顿服。

【解析】

本条论述黄疸病热盛里实的证治。黄疸腹满为邪热传里，里热成实，小便不利而赤，是湿郁化热，膀胱气化不利；自汗出为表邪已解，里热熏蒸。表和无病，里热成实，当用攻下之法，通腑泄热，用大黄硝石汤。黄柏、栀子清里泄热，大黄、硝石攻下瘀热，全方清热通便，利湿退黄。与茵陈五苓散相比，本方是热重于湿，里重于表，以通便利湿为主。

（3）小建中汤证

【原文】

男子黄，小便自利，当与虚劳小建中汤。（22）

【解析】

湿热导致的黄疸多有小便不利，今小便自利而仍发黄，病属脾胃虚弱，气血不足肌肤失养的萎黄。特点为萎黄无泽，食少纳呆，体瘦，疲乏等虚劳症状。用小建中汤调和脾胃中气，使气血充盈，气色外荣，萎黄自退。虽说男子萎黄，不可拘泥文字，女子虚劳萎黄同样适用。

2. 兼证治疗

【原文】

诸黄，腹痛而呕者，宜柴胡汤。（21）

【解析】

本条论述黄疸兼有少阳腹痛呕吐证。为何会形成这种情况？或由于湿热先从少阳胆延及太阴脾土，或湿热先蕴结于胃肠，土病则木乘，故腹痛而呕。小柴胡汤退黄力量不足，可考虑加茵陈蒿，如兼有便秘用大柴胡汤较为合适。

3. 变证治疗

【原文】

黄疸病，小便色不变，欲自利，腹满而喘，不可除热，热除必哕。哕者，小半夏汤主之。（20）

【解析】

本条论述阴黄误下伤中致哕的证治。黄疸小便色不变，欲自利，为太阴脾脏虚寒，非湿热实证；气喘为中焦虚寒，少气不足以吸；腹满必时有减轻而喜按。治当用建中汤类方或理中、四逆之辈。若误用下法，伤及脾胃阳气，导致胃气上逆作哕，用小半夏汤和胃降逆止呕。

（五）黄疸预后

1. 以日期为依据的预后

【原文】

黄疸之病，当以十八日为期，治之十日以上瘥，反剧为难治。（11）

【解析】

黄疸病向愈或转剧，以十八日为期限。《心典》“土无定位，寄王于四季之末各十八日”，此间脾气旺，最可能治愈。黄疸十日左右减轻，则容易治愈；如果十日以后病情加重，是邪盛正虚，再难治愈。为何以十日为节点？《易经》“天五生土，地十成之”，脾者，土也，十八日内得地十相助，其气最旺，易愈。否则脾气渐衰难再愈。

2. 以症候为依据的预后

【原文】

疸而渴者，其疸难治，疸而不渴者，其疸可治。发于阴部[1]，其人必呕；阳部[2]，其人振寒而发热也。（12）

［1］阴部：指表。

［2］阳部：指里。

【解析】

黄疸病以湿为主，湿愈重，则病进。湿阻则津液不布而化燥，故口渴者难治，不渴者可治，黄疸病重与口渴正相关。呕发于里属阴，相对难治；振寒发热属表为阳，相对易治。

二、谷疸

【提要】

论述谷疸的辨证论治。

（一）谷疸病机

1. 外感风寒水谷不消所致的谷疸

【原文】

趺阳脉紧而数，数则为热，热则消谷，紧则为寒，食即为满。尺脉浮为伤肾，趺阳脉紧为伤脾。风寒相搏，食谷即眩，谷气不消，胃中苦浊[1]，浊气下流，小便不通，阴被其寒，热流膀胱，身体尽黄，名曰谷疸。（2）

【注释】

［1］苦浊：“苦”作病解，“浊”即指湿浊之气。

【解析】

风寒外袭，内迫脾胃，胃为阳腑，郁则化热，脾为阴脏，郁则为寒，胃热与脾寒相合。趺阳脉候脾胃，数为胃热，紧为脾寒，脉象与上述病机完全一致；胃土本湿，因胃内郁热蒸动其湿愈发明显，脾寒运化失常，不能将胃中湿热向上输送，胃强脾弱，运化失常，所以消谷善饥却食后眩晕且有腹满；水谷不消，精微难成，继而变为湿浊下流膀胱；浊气留滞膀胱，清浊难分则小便不通；下焦又为命门所处，内藏相火，膀胱与肾相通，膀胱之湿与肾热结合，熏蒸肌肤而发为黄疸，其理可参《灵枢·本脏》“三焦膀胱者，腠理毫毛其应”。尺脉浮为伤肾，趺阳脉紧为伤脾。此句为插笔，说明如何通过脉象区分伤肾与伤脾。为何提到肾？仲景本义是，如果脾胃湿浊下流于肾，郁闭肾阳而化火，病本于脾，此时脉象当为趺阳脉紧。而肾之虚阳浮越于外也可导致下焦热甚，脉象当为尺脉浮，尺脉候肾，浮为真气外脱。

外感风寒时会导致肺胃之气不降，影响水谷精微输布失常，不欲饮食。在临床中经常见到感冒时食欲变差，或者食积精微不化，清阳难以上充，继而导致感冒。因此，谷疸的发病与饮食密切相关，先原于饮食后发于外感。

2. 胃肠阳衰水谷不磨所致的谷疸及误治

【原文】

阳明病，脉迟者，食难用饱[1]，饱则发烦头眩，小便必难，此欲作谷疸。虽下之，腹满如故，所以然者，脉迟故也。(3)

【注释】

[1] 食难用饱：不能吃太饱，否则感觉不适。

【解析】

阳明即胃，脉迟为寒，胃阳不足，难以消磨水谷，饱则尤甚。水谷不化精微而成湿浊，上犯清阳而头眩，下壅水道而小便难，寒湿留滞致气不行故腹满。湿浊不除，有形成黄疸的可能性，所以说此欲作谷疸。此处所说谷疸为阴黄，当有舌淡苔白，精神疲劳，面色萎黄等症。治疗当用温运之法，如理中、四逆加茵陈蒿。

（二）谷疸证治

【原文】

谷疸之为病，寒热不食，食即头眩，心胸不安，久久发黄为谷疸，茵陈汤蒿主之。(13)

茵陈蒿汤方

茵陈蒿六两　栀子十四枚　大黄二两

上三味，以水一斗，先煮茵陈，减六升，内二味，煮取三升，去滓，分温三服。小便当利，尿如皂角汁状，色正赤。一宿腹减，黄从小便去也。

【解析】

寒热为外感，不食为内伤饮食，饮食湿浊之气上冲出现食即头眩，心胸不安。根据第2条当有腹满，小便不利。根据第2条的病机解释，本条黄疸为外感风寒与内伤饮食合而为病。

三、酒疸

【提要】

论述酒疸的辨证论治。

（一）酒疸症候及治法

【原文】

心中懊侬而热，不能食，时欲吐，名曰酒疸。(2)

夫病酒黄疸，必小便不利，其候心中热，足下热，是其证也。(4)

酒黄疸者，或无热，靖言了了[1]，腹满欲吐，鼻燥，其脉浮者，先吐之，沉弦者，先下之。(5)

酒疸，心中热，欲呕者，吐之愈。(6)

【注释】

[1] 靖言了了：语言不乱，神情安静。

【解析】

酒疸为湿热蕴于胃肠，熏蒸心胸发黄所致。第2条、第6条论述湿热向上熏蒸所出现的症候。主证为心中懊侬，欲呕，心中热，不能食，病在心胃。第4条论述酒疸湿热下流的证候，故出现小便不利，足下热。第 5 条论述湿热蕴结于中的症候，腹满，热不上熏故神情安静。酒黄疸的治法有吐法和下法两种，脉浮偏上者用吐法，脉沉弦偏下者用下法。

（二）酒疸证治

【原文】

酒黄疸，心中懊憹，或热痛，栀子大黄汤主之。（15）

栀子大黄汤方

栀子十四枚　大黄一两　枳实五枚　豉一升

上四味，以水六升，煮取二升，分温三服。

【解析】

本条论述酒疸病势偏上的证治，酒性湿热，上熏心胸，故出现心中懊憹或热痛。用栀子豉汤除胸膈间烦热，枳实、大黄导湿热下行，属于上下同治之法。

四、女劳疸

【提要】

论述女劳疸证候。

【原文】

额上黑，微汗出，手足中热，薄暮即发，膀胱急，小便自利，名曰女劳疸，腹如水状不治。（2）

黄家日晡所发热，而反恶寒，此为女劳得之。（14）

【解析】

女劳疸通常认为是房劳伤肾所致，肾虚生热，故见手足中热，微汗出，薄暮即发等症；肾病者，颧与颜黑。色黑属肾，故额上黑；微汗出，因肾热上行通于心；手足中热，薄暮即发为里虚，膀胱急为肾热所逼；腹如水状为腹部膨隆，属于精气耗伤而不收所致，非水肿，病情危笃，故曰不治；恶寒者，说明病进出现虚阳外越。

但根据临床观察，单纯房劳过度，几乎见不到黄疸。《诸病源候论》有“劳黄候”和“女劳疸候”，认为女劳疸是由于男女大劳大热而交接，然后入水所致，较为客观，即先有虚劳伤脾，然后再房劳伤肾。本篇有虚劳小建中汤治疗萎黄，即有“小便自利”。参虚劳病篇小建中汤证也有“虚劳里急，腹中痛，手足烦热”之症，与本条手足中热、膀胱急符合。综上所述，女劳二字，应分开释名，劳为虚劳，女为房事。在有虚劳病的情况下，大劳大热而同房，然后入水洗浴，水与热结所致。病由脾及肾，两脏衰败，极为难治。

亦有典籍说女劳疸为小便不利。因为女劳疸初起为小便自利，病情加重也可出现小便不利，不必拘泥。附：《诸病源候论·劳黄候》：“脾脏中风，风与瘀热相搏，故令身体发黄，额上黑，微汗出，手足中热，薄暮即发，膀胱急，四肢烦，小便自利，名为劳黄。”《诸病源候论·女劳疸候》：“女劳疸之状，身目皆黄，发热恶寒，小腹满急，小便难，由大劳大热而交接，交接竟如水所致。”

五、黑疸

【提要】

论述黑疸的形成及证治。

（一）酒疸转黑疸

【原文】

酒疸下之，久久为黑疸，目青面黑，心中如啖[1]蒜荠[2]状，大便正黑，皮肤爪之不仁，其脉浮弱，虽黑微黄，故知之。（7）

[1] 啖：吃。

[2] 蒜荠：指捣碎的姜、蒜、韭菜等。

【解析】

酒疸本有可下之证，熏蒸过久，且下之不当，导致湿热内陷，邪入血分，形成血瘀，变为黑疸，故面目青黑，肌肤搔抓不仁。心中如啖蒜荠状是由于湿热内蕴，熏冲于心胃所致。其脉浮弱，说明湿热仍有上冲之势，大便正黑，说明瘀血留滞于肠道。

（二）女劳疸转黑疸

【原文】

膀胱急，少腹满，身尽黄，额上黑，足下热，因作黑疸。其腹胀如水状，大便必黑，时溏，此女劳之病，非水也，腹满者难治，用硝石矾石散主之。（14）

硝石矾石散方

硝石　矾石（烧）等分

上二味，为散，以大麦粥汁和服方寸匕，日三服。病随大小便去，小便正黄，大便正黑，是候也。

【解析】

本条论述女劳疸未愈，又转为黑疸。病机为脾肾两败，预后不良。黑疸并非单独的黄疸类型，而是由黄疸、酒疸、女劳疸转化而来。黑色为肾虚、瘀血、水气之病色，女劳疸有肾虚，本来就有额头黑；酒疸病久，深入血分，亦有色黑；黄疸土湿盛，土胜则克水，故见色黑。不论哪种情况，都是病深且重，难以医治。足下热为湿热下流；膀胱急、少腹满为湿热蓄积膀胱兼有肾虚所致；大便黑，为肠道瘀血。本病为脾肾虚兼瘀血湿热所致。

硝石即火硝，能入血分消石活血，矾石入气分化湿利水，一阴一阳相伍。金石之药多伤胃，故用大麦汁调服，保养胃气。通过药后反应可知，本方通利二便，为治标权宜之法。

杏林花繁

巢元方，隋代医家，著《诸病源候论》，共 50 卷，对病因症候学的研究最为卓越，分为 71 类，收载疾病病源症候共 1739 门，是中国最早的病源症候学专著。对临床各科疾病广收博采，对每一病证逐个深入研究，在病因方面多有发现。第十二卷黄诸病收集黄疸 28 论，其中也有酒疸、谷疸、黄疸、女劳疸、黑疸，对研究本篇价值较大。

【复习思考题】

1. 下列哪项不是原发性黄疸（　　）

A. 黄疸　　B. 谷疸　　C. 酒疸

D. 女劳疸　　E. 黑疸

2. 下列哪个方剂是治疗黄疸湿重于热的（　　）

A. 茵陈五苓散　　B. 茵陈蒿汤　　C. 大黄硝石汤

D. 桂枝加黄芪汤　　E. 栀子大黄汤

3. 下列哪一项不属于黄疸的治法（　　）

A. 发汗　　B. 利湿退黄　　C. 补虚

D. 活血　　E. 滋阴

4. 谷疸主方选用（　　）

A. 茵陈五苓散　　B. 茵陈蒿汤　　C. 大黄硝石汤

D. 桂枝加黄芪汤　　E. 栀子大黄汤

扫一扫，查阅复习思考题答案

5. 虚劳萎黄选用下列哪个方剂（　　）

A. 茵陈五苓散　　B. 茵陈蒿汤　　C. 大黄硝石汤

D. 桂枝加黄芪汤　　E. 小建中汤

（张文涛）

模块十六 惊悸吐衄下血胸满瘀血病脉证并治第十六

扫一扫，
查阅本模块
数字资源

【学习目标】

1. 掌握水饮致悸的证治；虚寒吐血、热盛吐衄的证治；虚寒便血的证治。
2. 熟悉惊悸的病因病机；火劫致惊的证治；瘀血的脉症。
3. 了解惊悸、吐、衄、下血、瘀血合篇的意义；吐血、下血的病因病机及脉症；瘀血治要。

项目一 惊悸

一、惊悸病机及主脉

【提要】

论述惊悸的脉象和病因病机。

【原文】

寸口脉动而弱，动即为惊，弱则为悸。（1）

【解析】

当人猝遇非常之变，致使心无所倚、神无所归，血气逆乱，而发恐惧惊骇之状，并见寸口脉动乱失序，故曰“动则为惊”。若脉象细软无力，重按乃见者，为弱脉，主悸。如人之心气素虚，心神内怯，寸口脉弱无力，故曰“弱则为悸”。

二、惊悸方证

【提要】

论述火邪致惊的治法。

【原文】

火邪[1]者，桂枝去芍药加蜀漆牡蛎龙骨救逆汤主之。（12）

桂枝救逆汤方

桂枝三两（去皮） 甘草二两（炙） 生姜三两 牡蛎五两（熬） 龙骨四两 大枣十二枚 蜀漆三两（洗去腥）

上为末，以水一斗二升，先煮蜀漆，减二升，内诸药，煮取三升，去滓，温服一升。

【注释】

[1] 火邪：指火劫，如用熏、熨、烧针等强迫发汗之法。

【解析】

火劫发汗，损伤心阳，导致神气浮越，同时心阳既虚则痰浊易阻，故见烦躁、惊悸、卧起不安，甚者发狂等症。治宜通阳镇惊、祛痰安神。以桂枝、甘草扶助心阳；生姜、大枣调和营卫；蜀漆除痰化饮；牡蛎、龙骨收敛神气、安定神志。诸药相合，俾心阳奋起，痰浊消除，则惊止而神定。

【提要】

论述水饮致悸的证治。

【原文】

心下悸者，半夏麻黄丸主之。(13)

半夏麻黄丸方

半夏、麻黄等分

上二味，末之，炼蜜和丸小豆大，饮服三丸，日三服。

【解析】

寒饮内停，阻遏胃阳，故发心下（胃脘）动悸。治宜通阳化饮、降逆定悸。麻黄宣通肺气，以散水邪；半夏和胃降逆，以散寒饮。阳通饮除，动悸则愈。

（孟萍）

项目二　吐衄下血

一、吐血方证

【提要】

论述虚寒吐血的证治。

【原文】

吐血不止者，柏叶汤主之。(14)

柏叶汤方

柏叶　干姜各三两　艾三把

上三味，以水五升，取马通汁一升，合煮取一升，分温再服。

【解析】

因中气虚寒，气不摄血，血不归经而致者，治宜温经止血。柏叶性质清凉而降，能折其上逆之势而止血；干姜、艾叶温阳守中，温经摄血；马通汁微温，可引血下行以止血。四药相合共奏温中摄血之效。

【提要】

论述热盛吐血的证治。

【原文】

心气不足，吐血、衄血，泻心汤主之。(17)

泻心汤方

大黄二两　黄连　黄芩各一两

上三味，以水三升，煮取一升，顿服之。

【解析】

火热迫血妄行于上，故见吐血、衄血；兼见面赤舌红，烦渴便秘，脉数等症。治宜清热泄火而止血。以黄连长于泄心火，黄芩泄上焦火热，大黄苦寒泄热，引血下行，三药合用，直折火热之邪，则血静而血止。

二、下血方证

【提要】

论述虚寒便血的证治。

【原文】

下血，先便后血，此远血也，黄土汤主之。（15）

黄土汤方

甘草　干地黄　白术　附子（炮）　阿胶　黄芩各三两　灶中黄土半斤

上七味，以水八升，煮取三升，分温二服。

【解析】

中焦虚寒，统摄无权而血渗于下所致大便出血。灶中黄土功能温中涩肠止血，配伍附子、白术、甘草温脾散寒统血，阿胶、生地黄养血止血，黄芩苦寒反佐，防止温药动血。诸药相合，振奋脾阳，统血止血。

【提要】

论述湿热便血的证治。

【原文】

下血，先血后便，此近血也，赤小豆当归散主之。（16）

【解析】

湿热蕴结大肠，迫血下行，大便不畅兼见出血，血色鲜红或有黏液，治以清利湿热、排脓消肿、活血止血。

（孟萍）

项目三　瘀血

一、瘀血脉证

【提要】

论述瘀血的脉证。

【原文】

病人胸满，唇痿舌青，口燥，但欲漱水不欲咽，无寒热，脉微大来迟，腹不满，其人言我满，为有瘀血。（10）

【解析】

瘀血留滞，气机痞塞，故胸满；血不外荣，故唇痿；血瘀而色应于舌，故舌青；血瘀阻碍气血化津，不能濡养，故口燥；病由瘀血，并非津亏，故虽口燥却但欲漱水不欲咽；此非外感为患，故无寒热之表症；其脉虽大，但脉势不足，脉来滞涩迟缓；瘀血结于腹部深处，所以外形不显胀满，而病人却自觉胀满，是为“腹不满，其人言我满”。

二、瘀血发热脉证及治法

【提要】

论述瘀血发热的脉证及治法。

【原文】

病者如热状，烦满，口干燥而渴，其脉反无热，此为阴伏，是瘀血也，当下之。（11）

【解析】

患者自觉有热，心烦胸满，口干燥而渴，但诊其脉，并无热象，说明热不在气分，而是伏于血分，为瘀血阻滞日久、郁而化热所致。治疗以攻下瘀血为要，瘀血去则郁热解，诸症自除。

杏林花絮

清代著名医家王清任在《医林改错》一书中阐述气血理论，主张调气活血的治法，创制血府逐瘀汤、通窍活血汤、身痛逐瘀汤等六个活血祛瘀的方剂治疗瘀血疾病，应用至今仍行之有效。

【复习思考题】

1. 下列治法除哪项外操作不当可致火劫（　　）

A. 熏法　　B. 熨法　　C. 灸法

D. 烧针法　　E. 推拿

2. 桂枝去芍药加蜀漆牡蛎龙骨救逆汤主治何种惊悸（　　）

A. 心火亢盛　　B. 心阳虚　　C. 水饮凌心

D. 心血虚　　E. 心血瘀阻

3. 黄土汤主治（　　）

A. 脾肾阳虚之便血　　B. 胃火炽盛之吐血　　C. 肺胃阴虚之咳血

D. 阴虚血热之崩漏　　E. 风热上攻之鼻衄

4. 黄土汤中用黄芩的目的是（　　）

A. 清热燥湿　　B. 清热解毒　　C. 凉血安胎

D. 苦寒反佐　　E. 清肺止咳

5. 泻心汤主治（　　）

A. 胃火炽盛之吐血　　B. 风热上攻之鼻衄　　C. 肺胃阴虚之咳血

D. 阴虚血热之崩漏　　E. 脾肾阳虚之便血

扫一扫，查阅
复习思考题
答案

（孟萍）

模块十七 呕吐哕下利病脉证治第十七

扫一扫，
查阅本模块
数字资源

【学习目标】

1. 掌握呕吐病茱萸汤方证、半夏泻心汤方证、黄芩加半夏生姜汤方证；哕逆病橘皮汤方证、橘皮竹茹汤方证；下利病桃花汤方证、白头翁汤方证。

2. 熟悉呕吐的病因病机；呕吐病小半夏汤方证、大半夏汤方证、半夏干姜汤方证、生姜半夏散方证、猪苓散方证、大黄甘草汤方证、茯苓泽泻汤方证。

3. 了解呕吐、哕、下利病的概念及合篇的意义；下利病四逆汤方证、小承气汤方证。

项目一 呕吐

一、呕吐病机

【提要】

论述停饮呕吐的辨证。

【原文】

先呕却渴者，此为欲解。先渴却呕者，为水停心下，此属饮家。呕家本渴，今反不渴者，以心下有支饮故也，此属支饮。（2）

【解析】

水饮内停，阻碍胃气，胃气上逆则呕吐，饮邪是引起呕吐的重要因素之一，辨证要点是辨口渴。若因吐而饮邪尽去，胃阳得复，则口中渴，故先呕后渴者，是病愈之征；若饮停胃中，中焦气化不利，津液不能上承，亦见口渴，若停饮上逆则作呕，故先渴后呕者，是停饮之患，故云“此属饮家”。

【提要】

论述脾胃两虚胃反的病机、脉症及预后。

【原文】

趺阳脉浮而涩，浮则为虚，涩则伤脾，脾伤则不磨，朝食暮吐，暮食朝吐，宿谷不化，名曰胃反。脉紧而涩，其病难治。（5）

【解析】

趺阳脉主候脾胃之气，趺阳脉浮为胃失和降，趺阳脉涩为脾失健运。脾胃两虚，升降失职，水谷不消，上出而吐，形成以朝食暮吐、暮食朝吐、宿谷不化为特征的胃反病。胃反病若出现脉紧而涩，是因脾虚而寒、因寒而胃燥，阴阳两虚，气血亏少，治疗不易，故曰“其病难治”。

二、呕吐证治

【提要】

论述肝胃虚寒呕吐证治。

【原文】

呕而胸满者，茱萸汤主之。(8)

茱萸汤方

吴茱萸一升 人参三两 生姜六两 大枣十二枚

上四味，以水五升，煮取三升，温服七合，日三服。

干呕，吐涎沫，头痛者，茱萸汤主之。(9)

【解析】

胃阳不足，寒饮凝聚，胃气上逆则呕；阴寒阻碍胸阳不展，故胸满不舒。肝经夹胃上抵巅顶，若寒邪夹肝气横逆犯胃上冲，亦可致治干呕、吐涎沫，兼见头痛。治以散寒降逆，温中补虚。吴茱萸辛苦大热，温胃散寒，降逆止呕；生姜温中止呕，配大枣调和营卫；人参大补元气。

【提要】

论述寒热错杂的呕吐证治。

【原文】

呕而肠鸣，心下痞者，半夏泻心汤主之。(10)

半夏泻心汤方

半夏半升（洗） 黄芩 干姜 人参各三两 黄连一两 大枣十二枚 甘草三两（炙）

上七味，以水一斗，煮取六升，去滓，再煮取三升，温服一升，日三服。

【解析】

寒热互结中焦，脾胃升降失调，气机阻滞胃脘可见心下痞；胃气上逆则作呕吐；脾失健运则肠鸣。病变部位在中焦，故治以平衡中焦为法，方中半夏、干姜辛开温散、降逆除痞；黄芩、黄连苦降泄热；人参、甘草、大枣温补中气，俾脾胃相和则清浊自降，诸症痊愈。

【执医考纲】

“呕而肠鸣，心下痞者，半夏泻心汤主之”掌握半夏泻心汤的临床应用，以及“心下痞”的辨治意义。

【提要】

论述热利兼呕的证治。

【原文】

干呕而利者，黄芩加半夏生姜汤主之。(11)

黄芩加半夏生姜汤方

黄芩三两 甘草二两（炙） 芍药二两 半夏半升 生姜三两 大枣十二枚

上六味，以水一斗，煮取三升，去滓，温服一升，日再夜一服。

【解析】

饮食不洁，湿热内扰，肝胆不和，热犯胃肠，以致升降失调，胃气上逆则干呕；湿热下迫大肠故下利。治宜和胃降逆，清热止利。黄芩、芍药清热平肝；半夏、生姜降逆止呕；甘草、大枣调理中气。

【提要】

论述寒饮呕吐的证治。

【原文】

诸呕吐，谷不得下者，小半夏汤主之。(12)

【解析】

多种病因均可引发呕吐，但病机不离胃失和降，胃气上逆。以方测证，本条呕吐兼谷不得下，是因胃中停饮，脾胃升降失调，胃气上逆所致。小半夏汤中以半夏配生姜，共奏散寒化饮，降逆止呕之功。

【提要】

论述停饮呕后的调治方法。

【原文】

呕吐而病在膈上，后思水者，解，急与之。思水者，猪苓散主之。(13)

猪苓散方

猪苓 茯苓 白术各等分

上三味，杵为散，饮服方寸匕，日三服。

【解析】

胃中停饮，上逆于胸膈则呕吐；呕吐后，饮去阳复则口渴欲饮。若恣意多饮，而胃弱不能消水，易再致呕吐，可以用猪苓散以健脾利水。猪苓、茯苓均为淡渗之品，配白术健脾化湿，能使中阳健运，气化水行。

【提要】

论述胃反呕吐的证治。

【原文】

胃反呕吐者，大半夏汤主之。(16)

大半夏汤方

半夏二升（洗完用） 人参三两 白蜜一升

上三味，以水一斗二升，和蜜扬之二百四十遍，煮药取升半，温服一升，余分再服。

【解析】

胃反呕吐是因脾胃虚寒，脾胃升降失调，水谷不消反出于胃所致。脾失健运，不能为胃行其津液，可见心下痞硬，大便燥结。半夏降逆止呕，人参、白蜜甘润补虚，合用可治虚寒胃反。

【提要】

论述胃肠实热呕吐的证治。

【原文】

食已即吐者，大黄甘草汤主之。(17)

大黄甘草汤方

大黄四两 甘草一两

上二味，以水三升，煮取一升，分温再服。

【解析】

实热壅滞肠胃，腑气不畅，在下肠失传导而便秘；在上胃气不降而食已即吐。治用大黄甘草汤泻热去实，大便通，胃气和，则呕吐自止。

【提要】

论述饮阻气逆呕吐的证治。

【原文】

胃反，吐而渴欲饮水者，茯苓泽泻汤主之。（18）

茯苓泽泻汤方

茯苓半斤　泽泻四两　甘草二两　桂枝二两　白术三两　生姜四两

上六味，以水一升，煮取三升，内泽泻，再煮取二升半，温服八合，日三服。

【解析】

胃有停饮，失其和降，上逆而吐；饮停不化，脾不输津，液不上承而口渴欲饮；因渴而饮，脾虚不运，更助饮邪，饮动于内，升降失常，故呕吐加重。此愈吐愈渴，愈饮愈吐的胃反现象，可以茯苓泽泻汤健脾利水，化气散饮。方中茯苓、泽泻淡渗利水，桂枝、生姜温阳化气散饮，白术、甘草健脾安胃化湿，则气化水行，呕渴自止。

【提要】

论述阳虚饮停呕吐的证治。

【原文】

干呕，吐逆，吐涎沫，半夏干姜散主之。（20）

半夏干姜散方

半夏　干姜各等分

上二味，杵为散，取方寸匕，浆水一升半，煎取七合，顿服之。

【解析】

中阳不足，胃寒气逆，则干呕、吐逆；寒饮不化，聚而为痰，随胃气上逆而出，则口吐涎沫。治以温中散寒，降逆止呕。方中半夏辛燥，化饮开结，降逆止呕；干姜辛热，温胃散寒；浆水甘酸，煮服二味，能调中止呕。本方顿服，药力集中，取效迅速。

【提要】

论述寒饮搏结胸胃的证治。

【原文】

病人胸中似喘不喘，似呕不呕，似哕不哕，彻心中愦愦然无奈者，生姜半夏汤主之。（21）

生姜半夏汤方

半夏半升　生姜汁一升

上二味，以水三升，煮半夏取二升，内生姜汁，煮取一升半，小冷，分四服，日三夜一服。止，停后服。

【解析】

寒饮搏结胸胃，胸阳被阻，气机失和反致逆乱，若扰于胸，则似喘不喘之症；扰于胃则似呕不呕、似哕不哕。病势欲出不能，欲降不得，以致心胸苦闷不堪，无可奈何。治以生姜半夏汤散寒饮、舒胸阳、畅气机。

（孟萍）

项目二 哕

【提要】

论述胃寒气逆呕哕的证治。

【原文】

干呕，哕，若手足厥者，橘皮汤主之。(22)

橘皮汤方

橘皮四两　生姜半斤

上二味，以水七升，煮取三升，温服一升，下咽即愈。

【解析】

寒气凝滞胸膈，胸阳不展，寒气上逆则作呕；寒气闭阻于胃，中阳被郁，阳气不能达于四末，故手足厥冷。治以橘皮汤散寒降逆：橘皮理气和胃；生姜散寒止呕，合用俾寒邪散、胃气降，干呕、哕与厥冷自愈。

【提要】

论述胃虚有热的证治。

【原文】

哕逆者，橘皮竹茹汤主之。(23)

橘皮竹茹汤

橘皮二升　竹茹二升　大枣三十枚　生姜半斤　甘草五两　人参一两

上六味，以水一斗，煮取三升，温服一升，日三服。

【解析】

以方测证，本条所论之哕是因胃中虚热，气逆上冲所致。治用橘皮竹茹汤补虚清热、和胃降逆。方中橘皮理气健胃，生姜和中止呕；竹茹清热和胃止呃逆；人参、大枣、甘草补虚和中。

(孟萍)

项目三 下利

【提要】

论述虚寒下利兼表证的证治。

【原文】

下利，腹胀满，身体疼痛者，先温其里，乃攻其表。温里宜四逆汤，攻表宜桂枝汤。(36)

【解析】

脾肾阳虚，阴寒内盛，运化失司，则下利、腹胀满；又因风寒外袭，邪滞肌表，故身体疼痛。表里同病，一般先治表后治里或表里同治。但里虚寒盛急迫者，则应先救里后治表。救里用四逆汤温里回阳，救表用桂枝汤调和营卫。

【提要】

论述实积下利的证治。

【原文】

下利谵语者，有燥屎也，小承气汤主之。（41）

小承气汤方

大黄四两　厚朴二两（炙）　枳实大者三枚（炙）

上三味，以水四升，煮取一升二合，去滓，分温二服。得利则止。

【解析】

胃肠实热积滞，燥屎内结，浊液夹邪，热结旁流，则下利臭秽；邪热上蒸，故见谵语。治宜小承气汤通腑泄热，实热去、燥屎除则谵语止、下利愈。

【提要】

论述虚寒下利便脓血的证治。

【原文】

下利便脓血者，桃花汤主之。（42）

桃花汤方

赤石脂一斤（一半锉，一半筛末）　干姜一两　粳米一升

上三味，以水七升，煮米令熟，去滓，温七合，内赤石脂末方寸匕，日三服；若一服愈，余勿服。

【解析】

以方测证，本条下利便脓血是因脏气虚寒，气血不固，滑脱不禁之久利。治宜温中涩肠固脱，桃花汤中赤石脂涩肠固脱，干姜温中散寒，粳米补虚安中。

【提要】

论述热利的证治。

【原文】

热利下重者，白头翁汤主之。（43）

白头翁汤方

白头翁二两　黄连　黄柏　秦皮各三两

上四味，以水七升，煮取二升，去滓，温服一升；不愈，更服。

【解析】

温热郁滞肠腑，阻滞气机，灼伤脉络，秽浊之物排出失畅，兼见脓血恶臭。治宜清热燥湿、凉血止利，方用白头翁汤，其中白头翁和秦皮清肠热、燥肠湿，黄连与黄柏坚肠阴、止泻痢。

杏林花繁

龚廷贤，字子才，号云林、悟真子，江西金溪人，明代医家。幼承庭训，随父习医，曾言“良医济世，功同良相”。龚氏一生行医60多年，著述丰富，著有《济世全书》《寿世保元》《万病回春》《小儿推拿秘旨》《药性歌括四百味》《药性歌》《种杏仙方》《鲁府禁方》《医学入门万病衡要》《复明眼方外科神验全书》《云林神彀》等，为繁荣中医学事业作出了宝贵的贡献，被称为“医林状元”。

【复习思考题】

1. “呕而胸满”用何方（ ）

A. 半夏泻心汤　B. 茱萸汤　C. 四逆汤

D. 大半夏汤　E. 小柴胡汤

2. 半夏泻心汤的主症是（ ）

A. 呕而肠鸣，心下痞

B. 呕而胸满

C. 干呕，吐涎沫，头痛

D. 胃反呕吐

E. 呕而发热

3. 半夏泻心汤的组成没有（ ）

A. 半夏、干姜　B. 半夏、生姜　C. 黄芩、黄连

D. 人参、甘草　E. 人参、大枣

4. 橘皮竹茹汤的药物组成不包括是（ ）

A. 竹茹　B. 橘皮　C. 芍药

D. 生姜　E. 大枣

5. 白头翁汤主治（ ）

A. 阳虚滑脱之下利便脓血

B. 少阴阴盛阳虚下利清谷

C. 阳明腑实，热结旁流

D. 寒热错杂之肠鸣下利

E. 湿热下利，里急后重

（孟萍）

扫一扫，查阅复习思考题答案

扫一扫，查阅本模块数字资源

模块十八 疮痈肠痈浸淫病脉证并治第十八

【学习目标】

1. 掌握痈肿初起脉证和病机；肠痈的证治。
2. 熟悉辨别痈肿有脓无脓的方法；王不留行散方证；排脓散、排脓汤方证。
3. 了解浸淫疮预后。

项目一 疮痈

一、疮痈初起的脉证

【提要】

论述疮痈初起的脉证与病机。

【原文】

诸浮数脉，应当发热，而反洒淅[1]恶寒，若有痛处，当发其痈。（1）

【注释】

［1］洒淅：形容有如凉水洒淋身上般的寒冷。

【解析】

疮痈因热毒壅滞所致，热壅于外则脉浮，热毒内聚则脉数；痈肿初起，热毒壅滞，营卫郁滞，故局部红肿热痛；卫气不能畅行，卫外失常，则洒淅恶寒。

二、痈肿辨脓法

【提要】

论述辨别痈肿有脓无脓的方法。

【原文】

师曰：诸痈肿，欲知有脓无脓，以手掩肿上，热者为有脓，不热者为无脓。（2）

【解析】

凡患痈肿，以手掩于痈肿之上可知其有脓无脓：热感明显者，为毒已聚，有脓；无热感者，是热毒未聚，无脓。

（孟萍）

项目二　肠痈

一、脓成证治

【提要】

论述肠痈脓已成的证治。

【原文】

肠痈之为病，其身甲错，腹皮急，按之濡，如肿状，腹无积聚，身无热，脉数，此为肠内有痈脓，薏苡附子败酱散主之。（3）

薏苡附子败酱散方

薏苡仁十分　附子二分　败酱五分

上三味，杵为末，取方寸匕，以水二升，煎减半，顿服。

【解析】

痈脓已成，热毒暗耗营血，肌肤失于濡养，故肌肤粗糙如鳞甲交错；因痈脓内结于肠，气血郁滞于腹，病在局部，故腹皮虽急但按之濡软，且全身无热，热毒内结，耗伤气血，故脉数而无力。治以薏苡附子败酱散，方中薏苡仁消肿排脓；附子小量振奋阳气，有利排脓散结；再佐败酱草清热解毒；合用能排脓解毒、散结消肿。

二、脓未成证治

【提要】

论述肠痈未成脓的证治。

【原文】

肠痈者，少腹肿痞，按之即痛如淋，小便自调，时时发热，自汗出，复恶寒。其脉迟紧者，脓未成，可下之，当有血。脉洪数者，脓已成，不可下也。大黄牡丹汤主之。（4）

大黄牡丹汤方

大黄四两　牡丹一两　桃仁五十个　瓜子半升　芒硝三合

上五味，以水六升，煮取一升，去滓，内芒硝，再煎沸，顿服之，有脓当下；如无脓，当下血。

【解析】

热毒内聚，营血瘀滞，肠腑气机失调，经脉不通，故少腹肿痞，拘急拒按，按之如小便淋痛之状；热毒结聚，正气与邪抗争，故时时发热，自汗出，恶寒；脉迟紧者，为有力之脉象。此时虽热毒腐化气血，但并未成脓，可急下通腑，荡热逐瘀，药后可见大便带血，是热毒外泄之征。若延至后期，脉见洪数，为热毒已聚，脓已形成，气血已伤，不可再行攻下。大黄牡丹汤用大黄、芒硝泻热通腑，逐瘀破结；牡丹皮、桃仁凉血化瘀；瓜子排脓消痈。

（孟萍）

项目三　金疮浸淫疮

一、金疮证治

【提要】

论述金疮的治方。

【原文】

病金疮，王不留行散主之。（6）

王不留行散方

王不留行十分（八月八日采）　蒴藋细叶十分（七月七日采）　桑东南根白皮十分（三月三日采）　甘草十八分　川椒三分（除目及闭口者，去汗）　黄芩二分　干姜二分　芍药二分　厚朴二分

上九味，桑根皮以上三味，烧灰存性，勿令灰过，各别杵筛，合治之为散，服方寸匕，小疮即粉之，大疮但服之。产后亦可服。如风寒，桑东根勿取之。前三物，皆阴干百日。

【解析】

肌肤经脉创伤，营卫气血不能循经脉运行，必有出血，同时又有瘀血。王不留行通经络、化瘀血，为主药；佐蒴藋和桑白皮续筋骨、治折伤；黄芩、芍药清热和营；川椒、干姜辛散通阳；少佐厚朴利气，甘草调和诸药而解毒。合用共奏止血通脉、疏利血气之功。小创伤可直接外敷，大创伤可内服。产后出血亦可内服。

【原文】

排脓散方

枳实十六枚　芍药六分　桔梗二分

上三味，杵为散，取鸡子黄一枚，以药用于鸡黄相等，揉和令相得，饮和服之，日一服。

排脓汤方

甘草二两　桔梗三两　生姜一两　大枣十枚

上四味，以水三升，煮取一升，温服五合，日再服。

【解析】

排脓散中枳实破滞行气，芍药和营除血痹，合排脓要药桔梗，功专排脓。鸡子黄补气血之虚，预防枳实破滞太过。

排脓汤以甘草解毒，桔梗排脓，更加生姜、大枣调和营卫，有利疮疡愈合。

二、浸淫疮

【提要】

论述浸淫疮预后。

【原文】

浸淫疮，从口流向四肢者可治，从四肢流来入口者不可治。（7）

【解析】

浸淫疮病情顽固，若从口周逐渐发展到四周者，是疮毒向外发散，为顺势，易治；若从四

肢向心胸、口周蔓延者，是疮毒向内攻陷，为逆势，难治。

杏林花繁

陈自明，字良甫，江西临川人，南宋医学家。陈氏三世业医，曾任建康府明医书院医谕，著有《管见大全良方》(已佚)、《妇人大全良方》、《外科精要》等。陈氏论述外科，强调火热为病变之主体，将痈疽的病因总结为“一天行，二瘦弱气滞，三怒气，四肾气虚，五饮冷酒，食炙煿，服丹药”。对于痈疽的辨证，既强调从五脏分证，又注重表里内外，阴阳浅深缓急，同时还注意辨别善恶顺逆，吉凶死生。

【复习思考题】

1. 肠痈初起未成脓可用何方（　　）

A. 大黄牡丹汤　B. 苇茎汤　C. 薏苡附子汤

D. 薏苡附子败酱散　E. 桂枝汤

2. 肠痈已成脓的主方是（　　）

A. 薏苡附子汤　B. 大黄牡丹汤　C. 薏苡附子败酱散

D. 附子汤　E. 栝楼薤白半夏汤

3. 大黄牡丹汤的组成没有（　　）

A. 大黄、桃仁　B. 瓜子、甘草　C. 牡丹皮、芒硝

D. 大黄、芒硝　E. 桃仁、牡丹皮

4. 关于王不留行散描述不正确的是（　　）

A. 主治金疮

B. 产后可用

C. 小疮即粉之，大疮但服之

D. 王不留行、蒴藋需要烧灰存性

E. 各药杵为末，取方寸匕，以水二升，煎减半，顿服

5. 排脓散和排脓汤共有的药物是（　　）

A. 桔梗　B. 枳实　C. 芍药

D. 生姜　E. 大枣

扫一扫，查阅复习思考题答案

（孟萍）

模块十九　妇人妊娠病脉证并治第二十

【学习目标】

1. 掌握癥病的辨治和妊娠腹痛的辨证论治。
2. 熟悉妊娠胎动不安、妊娠恶阻、妊娠下血的证治。
3. 了解胎与癥病的鉴别、妊娠水气及小便难的证治。

一、胎癥鉴别与癥病的治疗

【提要】

论述癥病与妊娠的鉴别及癥病的证治。

【原文】

妇人宿有癥病[1]，经断未及三月，而得漏下不止，胎动在脐上者，为癥痼害。妊娠六月动者，前三月经水利时，胎也。下血者，后断三月衃[2]也。所以血不止者，其癥不去故也。当下其癥，桂枝茯苓丸主之。（2）

桂枝茯苓丸方

桂枝　茯苓　牡丹去心　桃仁（去皮尖，熬）　芍药各等分

上五味，末之，炼蜜和丸，如兔屎大，每日食前服一丸。不知，加至三丸。

【注释】

［1］癥病：病名。指腹内有瘀阻积块的疾病。

［2］衃（pēi）：一般指色紫而黯的瘀血；又作癥痼的互辞。

【解析】

妇人素有癥病，现停经未及三月，忽又阴道出血不止，并觉脐上似有胎动，此乃癥病阻碍气机，气行不畅所致，并非胎动。因一般胎动俱在受孕后四个月才出现，且此时部位在脐下，所以“为癥痼害”。经停六个月，自觉有胎动，且经停前三个月月经正常，此后胞宫又按月逐渐增大，按之柔软不痛者，这才是有胎孕。若前三个月，经水失调，后三个月又停经，且胞宫未按月长大，又见漏下不止，此乃癥病。今下血不止，是瘀血内阻，血不归经所致，治当化瘀消癥，瘀去血方止。方中桂枝温通血脉，芍药和营调血脉，牡丹皮、桃仁化瘀消癥，茯苓健脾渗湿。瘀积有形，非旦夕可除，用蜜为丸长期服用，并从小剂量开始服起，以缓攻其癥，亦示祛邪要注意少伤或不伤胎之意，攻邪而不伤正。

【执医考纲】

“妇人宿有癥病，经断未及三月……桂枝茯苓丸主之”掌握癥病与妊娠的鉴别及癥病的治法，并掌握桂枝茯苓丸的应用要点。

二、腹痛证治

【提要】

论述妊娠肝脾不和腹痛的证治。

【原文】

妇人怀妊，腹中㽲痛[1]，当归芍药散主之。（5）

当归芍药散方

当归三两 芍药一斤 茯苓四两 白术四两 泽泻半斤 芎䓖半斤一作三两

上六味，杵为散，取方寸匕，酒和，日三服。

【注释】

[1] 㽲痛：腹中拘急，绵绵作痛。

【解析】

妇人妊娠早期，气血归胞养胎，常致气血不足。肝血不足，则血行迟滞；脾气不足，则湿邪内生。肝脾不和，湿停血滞，气机痹阻，故腹中拘急，绵绵作痛。此外，还可伴见小便不利、足跗浮肿、头昏、面唇少华等症。当归芍药散养血调肝，健脾利湿。方中重用芍药养血柔肝，缓急止痛，佐以归、芎调肝和血，更配以茯苓、白术、泽泻健脾利湿，诸药合用，肝脾调和，则诸证得愈。

【执医考纲】

"妇人怀妊，腹中㽲痛，当归芍药散主之"掌握肝脾不和的妊娠腹痛治法，以及当归芍药散的临床应用。

三、胞阻证治

【提要】

论述妇人三种下血的证治。

【原文】

师曰：妇人有漏下[1]者，有半产[2]后因续下血都不绝者，有妊娠下血者。假令妊娠腹中痛，为胞阻[3]，胶艾汤主之。（4）

芎归胶艾汤方

芎䓖 阿胶 甘草各二两 艾叶 当归各三两 芍药四两 干地黄四两

上七味，以水五升，清酒三升，合煮，取三升，去滓，内胶，令消尽，温服一升，日三服，不差更作。

【注释】

[1] 漏下：女性在非月经期间，如果出现少量但持续不断的阴道出血现象，称为"漏下"或"经漏"。

[2] 半产：孕期未满而流产，若发生在三个月以内称"小产"，三个月以后为"半产"。

[3] 胞阻：妊娠期间阴道出血与腹痛为主症。"胞"指病位，"阻"为病机，凡冲任受损、阴血下漏，不能入胞养胎而出现的下血、腹痛称为胞阻或胞漏。

【解析】

女性三种不同出血情况：一是月经期间的持续少量出血；二是流产后持续出血；三是妊娠期的胞阻出血。尽管这三种情况的病因各异，但其病机均为冲任虚弱，导致阴气无法固守。冲为血海，任主胞胎，冲任虚损，不能约制经血，从而引起月经过多、流产后出血不止或妊娠期出血；冲任不固，胎失所系，导致妊娠期出血、胎动不安和腹痛。用胶艾汤调补冲任，固经养血。胶艾汤由四物汤加阿胶、艾叶、甘草构成，其中阿胶养血止血，艾叶温经止血，两者结合可调经安胎，为治崩漏之要药；干地黄、芍药、当归、川芎养血和血；甘草则调和各药，清酒助药力发挥。诸药合用，既和血止血，又暖宫调经，并能安胎。

四、恶阻证治

【提要】

论述胃虚寒饮恶阻的证治。

【原文】

妊娠呕吐不止，干姜人参半夏丸主之。(6)

干姜人参半夏丸方

干姜　人参各一两　半夏二两

上三味，末之，以生姜汁糊为丸，如梧子大，饮服十丸，日三服。

【解析】

本证妊娠时呕吐不止，为妊娠反应较重，一般药物不易治愈，故宗“有故无殒”之意，用干姜人参半夏丸治疗。以方测证，可知本证病机是胃虚寒饮，浊气上逆，胃失和降，其证见呕吐清水或涎沫，并伴口淡无味，倦怠嗜卧等，舌淡苔白滑，脉弦或细滑。治以温中补虚，化饮降逆。方中干姜温中散寒，人参扶正益气，半夏、生姜汁化饮降逆，和胃止呕。以丸药服之，便于受纳，以取和缓补益之效。

五、小便难证治

【提要】

论述妊娠血虚热郁的小便不利的证治。

【原文】

妊娠小便难，饮食如故，当归贝母苦参丸主之。(7)

当归贝母苦参丸方

当归　贝母　苦参各四两

上三味，末之，炼蜜丸如小豆大，饮服三丸，加至十丸。

【解析】

妊娠期女性若仅出现排尿困难而饮食正常，通常提示问题在下焦。这种情况多因受孕后体内血虚内热及气郁化燥，兼膀胱湿热，气化受阻所致。治疗宜用当归贝母苦参丸养血润燥、解郁利气、清热除湿。

六、水肿证治

【提要】

论述妊娠水气的证治。

【原文】

妊娠有水气，身重[1]，小便不利，洒淅恶寒，起则头眩，葵子茯苓散主之。(8)

葵子茯苓散方

葵子一斤 茯苓三两

上二味，杵为散，饮服方寸匕，日三服，小便利则愈。

【注释】

［1］身重：一指水湿泛滥肌肤而身肿；二是感觉身体沉重。

【解析】

妊娠期间出现水肿，多因胎气影响膀胱气化，导致水湿积聚，阻碍卫气布达、清阳上升，表现为身体肿重、畏寒、头晕等。故以葵子茯苓散利水通阳，方中葵子助通小便，茯苓利尿消肿，使水湿排出，阳气流通，则病愈。

七、妊娠养胎

【提要】

论述妊娠血虚湿热的养胎治法。

【原文】

妇人妊娠，宜常服当归散主之。(9)

当归散方

当归 黄芩 芍药 芎䓖各一斤 白术半斤

上五味，杵为散，酒饮服方寸匕，日再服。妊娠常服即易产，胎无疾苦，产后百病悉主之。

【解析】

本条论述妇人妊娠肝脾虚弱兼有湿热者宜常服当归散。“常服”需活看，并非妊娠无病而常服，需符合肝虚脾弱、血虚湿热病机者为宜。肝主藏血，血以养胎；脾主运化，为气血生化之源。肝血虚疏泄不及而生内热，脾失健运而湿邪内生，湿热内阻，影响胎儿，故用当归散养血健脾，清化湿热。方中当归、芍药、川芎补血疏肝，白术健脾除湿，黄芩清热燥湿。《金匮要略心典》指出“丹溪称黄芩、白术为安胎之圣药；夫芩、术非能安胎者，去其湿热而胎自安耳”。此条仲景之意示人胎前产后应注意调养肝脾。

杏林花繁

胶艾汤作为补血剂的祖方，后世医家在其基础上，根据临床症状灵活加减，衍生出多个常用方剂，如桃红四物汤、血府逐瘀汤等，广泛运用于临床各科，而不仅局限于妇科病证。经典方衍变和发展过程，充分体现了贯穿于中医学中的理论与实践相结合及中医药学在历史长河中的传承与创新。

【复习思考题】

1. 妇人素有癥积而漏下不止当用（　　）

A. 桂枝茯苓丸　B. 胶艾汤　C. 当归散

D. 当归芍药散　E. 白术散

2. 当归芍药散的药物组成是（　　）

A. 当归、芍药、黄芩、白术、泽泻

B. 当归、芍药、川芎、白术、泽泻

C. 当归、川芎、芍药、茯苓、白术

D. 当归、芍药、川芎、茯苓、白术、泽泻
E. 当归、川芎、芍药、山药、茯苓、白术

3. 当归芍药散所治病证的病机是（　　）
A. 肝血不足
B. 肝气郁滞
C. 肝脾不调，气郁血滞湿阻
D. 肝血不足，湿热内生
E. 肝郁化火

4. 桂枝茯苓丸能（　　）
A. 化癥利水　B. 温阳散寒　C. 缓中补虚
D. 滑利窍道　E. 健脾利湿

5. 妊娠肝脾不调腹痛治宜（　　）
A. 桂枝茯苓丸　B. 逍遥散　C. 胶艾汤
D. 当归芍药散　E. 四物汤

扫一扫，查阅复习思考题答案

（蒋萃）

模块二十 妇人产后病脉证治第二十一

扫一扫，查阅本模块数字资源

【学习目标】

1. 掌握产后腹痛的辨证论治。
2. 熟悉产后烦呕、下利及中风的证治。
3. 了解妇人产后三大病症的成因及证治。

一、产后常见三病

（一）成因

【提要】

论述新产妇人常见三病及病机。

【原文】

问曰：新产妇人有三病，一者病痉，二者病郁冒[1]，三者大便难，何谓也？师曰：新产血虚，多汗出，喜中风[2]，故令病痉；亡血复汗，寒多，故令郁冒；亡津液，胃燥，故大便难。（1）

【注释】

[1] 郁冒：郁，郁闷不舒；冒，昏冒而目不明，如有物冒蔽，即头昏、眼花之意。

[2] 喜中风：喜，徐彬云："喜者易也。"喜中风，即容易感受风邪之意。

【解析】

新产妇人可能患以下三病：痉病、郁冒和大便难。因生产时失血过多，筋脉失养，加之气虚不固，汗多腠理空虚，感受风邪，致使筋脉拘急不舒而发以肢体痉挛、抽搐为主的痉病；或失血后复用汗法，腠理不固，寒邪乘袭，发为郁冒证；若产后失血，津液重伤，肠道失濡而致大便困难。以上三病在治疗上都须顾护津液。

【执医考纲】

"问曰：新产妇人有三病，一者病痉，二者病郁冒，三者大便难……亡津液，胃燥，故大便难"，掌握新产妇人三大病证及病机。

（二）证治

【提要】

论述郁冒兼大便难的病机和证治。

【原文】

产妇郁冒，其脉微弱，不能食，大便反坚，但头汗出。所以然者，血虚而厥，厥而必冒[1]。冒家欲解，必大汗出，以血虚下厥[2]，孤阳上出[3]，故头汗出。所以产妇喜汗出者，亡阴血虚，阳气独盛，故当汗出，阴阳乃复。大便坚，呕不能食，小柴胡汤主之。（2）

【注释】

［1］血虚而厥，厥而必冒：此两处“厥”，作“上逆”解。

［2］血虚下厥：此处“厥”作“寒”解。

［3］孤阳上出：阳气偏盛上逆或虚热上扰。

【解析】

本条进一步阐释产后郁冒的脉证与治法。

产后郁冒除头昏、目眩、郁闷不舒的主证外，还多兼有脉微弱、呕吐、大便硬、但头汗出等症，皆因阴虚阳盛，阳为寒郁。产后失血，气血两虚，虽表有寒邪，但因其里虚为主，故脉不浮而反微弱；表邪未解，邪入少阳，胆胃不和，故呕不能食；血虚津伤，则大便坚结。原文“坚”字前加一“反”字，意在鉴别，示有邪在少阳而未入阳明形成腑实，其大便不应当坚，今反其常规而见坚结，乃虚燥。

郁冒之治，当汗出而解。但此病乃本虚标实，表邪当散，正虚当补，故扶正祛邪两相兼顾，且邪在少阳，故选小柴胡汤扶正祛邪。

二、产后腹痛证治

（一）血虚里寒

【提要】

论述血虚里寒的腹痛证治。

【原文】

产后腹中㽲痛，当归生姜羊肉汤主之。并治腹中寒疝，虚劳不足。（4）

【解析】

本证腹痛，以方测证，知其属血虚里寒，其腹痛应表现为腹中拘急，绵绵作痛，喜温喜按。治以当归生姜羊肉汤补虚养血，散寒止痛。本方尚可用于寒疝及虚劳不足，并可用于血虚有寒之人的食疗方。

（二）气血郁滞

【提要】

论述气血郁滞的腹痛证治。

【原文】

产后腹痛，烦满不得卧，枳实芍药散主之。（5）

枳实芍药散方

枳实（烧令黑，勿太过）　芍药等分

上二味，杵为散，服方寸匕，日三服。并主痈脓，以麦粥下之。

【解析】

本条腹痛以烦满不得卧为特点，是由气滞血郁所致，且气滞重于积滞，故胀满疼痛较甚，以致难以安卧，或伴恶露量少不畅。治用枳实芍药散行气散结，和血止痛。方中枳实破气散结，炒黑并能行血中之气；芍药和血止痛；大麦粥和胃安中。

（三）瘀血内结

【提要】

论述瘀血内结的腹痛证治。

【原文】

师曰：产妇腹痛，法当以枳实芍药散，假令不愈者，此为腹中有干血着脐下，宜下瘀血汤主之；亦主经水不利。(6)

下瘀血汤方

大黄二两　桃仁二十枚　䗪虫二十枚（熬，去足）

上三味，末之，炼蜜和为四丸，以酒一升，煎一丸，取八合，顿服之，新血下如豚肝。

【解析】

产后腹痛，按常规治法当用枳实芍药散，如若服药后腹痛仍不愈，是因有瘀血凝结于脐下所致。表现为小腹或少腹部位疼痛拒按，或呈刺痛，恶露紫黯有块，量少不行，用下瘀血汤破血逐瘀。方中大黄荡逐瘀血，桃仁活血化瘀，䗪虫逐瘀破结，三味相合，破血之力颇为峻猛。以蜜为丸，缓急润燥，以酒煎之，引入血分。服药后下瘀血如豚肝。

三、产后中风

【提要】

论述产后中风兼阳虚的证治。

【原文】

产后中风发热，面正赤，喘而头痛，竹叶汤主之。(9)

竹叶汤方

竹叶一把　葛根三两　防风　桔梗　桂枝　人参　甘草各一两　附子一枚（炮）　大枣十五枚　生姜五两

上十味，以水一斗，煮取二升半，分温三服，温覆使汗出。颈项强，用大附子一枚，破之如豆大，煎药扬去沫。呕者加半夏半升，洗。

【解析】

产后气血两虚，风邪袭表，营卫失和而发热头痛；元阳不固，虚阳上浮而面赤如妆；卫气闭郁，肺气不降而气喘。治用竹叶汤扶正祛邪，表里同治。方中竹叶、葛根、防风、桔梗、桂枝疏解外邪；人参、附子温阳益气以固里之虚脱；甘草、姜、枣调和营卫。

四、虚热烦呕

【提要】

论述产后中虚内热，胃失和降的证治。

【原文】

妇人乳中虚[1]，烦乱呕逆[2]，安中益气，竹皮大丸主之。(10)

竹皮大丸方

生竹茹二分　石膏二分　桂枝一分　甘草七分　白薇一分

上五味，末之，枣肉和丸弹子大，以饮服一丸，日三夜二服。有热者，倍白薇；烦喘者，加柏实一分。

【注释】

[1] 乳中虚：新产后哺乳期间，阴血耗伤，中焦虚乏。

[2] 烦乱呕逆：心烦呕吐严重之意。

【解析】

产后血虚阴亏，虚热内扰心神，则心烦；热邪犯胃，胃失和降故呕逆。治以竹皮大丸清热降逆，安中益气。方中竹茹、石膏甘寒清热、除烦止呕，白薇退虚热，桂枝平冲降逆，重用甘草配枣肉，益气安中养血。

五、热利伤阴

【提要】

论述产后热痢伤阴的证治。

【原文】

产后下利虚极[1]，白头翁加甘草阿胶汤主之。(11)

白头翁加甘草阿胶汤方

白头翁二两　甘草二两　阿胶二两　秦皮　黄连　柏皮各三两

上六味，以水七升，煮取二升半，内胶令消尽，分温三服。

【注释】

[1] 虚极：产后阴血大虚，复下利重伤阴液，为极虚之意。

【解析】

妇人产后营阴本虚，又患下痢，复伤其阴。以方测证，本证应有发热腹痛、里急后重，大便脓血，肛门灼热等症状。治以白头翁加甘草阿胶汤清热燥湿，凉血止利。方中以白头翁汤清利湿热，阿胶补血止血，甘草益气和中。

杏林花絮

谈允贤，明代著名女医家，与西汉义妁、晋代鲍姑、宋代张小娘子并称为中国古代四大女名医。谈允贤秉承家学，医术高超，尤其擅长妇科疾病的诊治。她所著的《女医杂言》共收载病案31例，是中医史上较早成书的个人医案之一，主要记载的是妇科病案。

【复习思考题】

1. 新产妇人有三病，其病因均为（　　）

A. 亡血伤津　B. 感受外邪　C. 瘀血内阻　D. 津枯肠燥　E. 外感风邪

2. 枳实芍药散主治的腹痛，其病机为（　　）

A. 肝郁气滞　B. 气血郁滞　C. 瘀血内阻　D. 肝脾不和　E. 血虚不濡

3. 产后腹痛拒按，刺痛不移，恶露紫黯有块者，治选（　　）

A. 当归生姜羊肉汤　B. 枳实芍药散　C. 大黄甘遂汤　D. 下瘀血汤　E. 抵当汤

4. 产妇喜汗出的原因是（　　）

A. 阴阳两虚，营卫之气不足

B. 体虚阳亏，卫外之气不固

C. 血虚阳盛，汗出则阴阳平衡

D. 卫外不固，而为风邪所乘

E. 阴血亏虚，外感风邪

5. “产后乳中虚，烦乱呕逆，安中益气，竹皮大丸主之。”本证病属（ ）

A. 胃热上冲　　B. 虚热内扰　　C. 食积于胃

D. 胃饮上逆　　E. 气机上逆

（蒋萃）

扫一扫，查阅复习思考题答案

扫一扫，
查阅本模块
数字资源

模块二十一　妇人杂病脉证并治第二十二

【学习目标】

1. 掌握妇人腹痛、脏躁、梅核气的证治。
2. 熟悉热入血室、月经病、腹痛的证治。
3. 了解梅核气的发病原因。

一、热入血室

（一）证治

【提要】

论述热入血室的证治。

【原文】

妇人中风，七八日续来寒热，发作有时，经水适断，此为热入血室，其血必结，故使如疟状，发作有时，小柴胡汤主之。（1）

【解析】

妇人患太阳中风证，本有发热恶寒等症，但历时七八日，上述症状已消退后，又发热恶寒，且发作有时如疟状。询知患者适值经期，经行中断，此为表邪乘行经期间血室空虚，内陷与经血互结，郁结不行之故。其病机属正虚邪结，枢机不利，治以小柴胡汤和利枢机，使邪从少阳转枢外出。

（二）辨证和治禁

【提要】

论述热入血室发为谵语的特点及治禁。

【原文】

妇人伤寒发热，经水适来，昼日明了，暮则谵语，如见鬼状者，此为热入血室[1]，治之无犯胃气及上二焦，必自愈。（2）

【注释】

［1］血室：血室，狭义指子宫，广义则包括肝、冲任脉、子宫。

【解析】

妇人外感，发热恶寒，正值经期，虽月经畅利，但见昼日神清，入夜则精神错乱、胡言乱语。此因邪热乘虚内陷，血热相搏于血室所致。《灵枢》云："卫气昼行于阳，夜半则行于阴。"血室、夜暮属阴，故血分热盛，则"暮则谵语"。病属下焦血室，非阳明胃实，故不可用汗、吐、下之法攻伐胃气及上焦清气，但清其血室之热，其病自愈。

二、梅核气

【提要】

论述气郁痰凝梅核气的证治。

【原文】

妇人咽中如有炙脔[1]，半夏厚朴汤主之。（5）

半夏厚朴汤方

半夏一升　厚朴三两　茯苓四两　生姜五两　干苏叶二两

上五味，以水七升，煮取四升，分温四服，日三夜一服。

【注释】

［1］炙脔：肉切成块名脔，炙脔即烤肉块。

【解析】

妇人自觉咽中阻塞如有异物感，但饮食吞咽并无障碍，后世称之为“梅核气”。多因情志所伤，肝气郁结，气郁津液结聚成痰，痰气搏结于咽喉而成。半夏厚朴汤方中半夏、厚朴、生姜辛开苦降，茯苓化痰降逆，苏叶芳香宣气解郁，诸药合用，开结化痰，顺气降逆。

【执医考纲】

“妇人咽中如有炙脔，半夏厚朴汤主之”，掌握妇人情志疾病梅核气的证治，以及半夏厚朴汤的临床应用。

三、脏躁

【提要】

论述脏躁的证治。

【原文】

妇人脏躁，喜悲伤欲哭，象如神灵所作，数欠伸[1]，甘麦大枣汤主之。（6）

甘麦大枣汤方

甘草三两　小麦一升　大枣十枚

上三味，以水六升，煮取三升，温分三服。亦补脾气。

【注释】

［1］数欠伸：频数呵欠，伸懒腰。

【解析】

妇人脏躁病，症见喜怒不定，悲伤欲哭，频数呵欠，频作伸欠，神疲乏力等。治以甘麦大枣汤补益心脾，缓急止躁。方中小麦养心安神、甘草与大枣补中缓急。以方测证，本病脏阴不足，虚热内扰是其病机关键。

【执医考纲】

“妇人脏躁，喜悲伤欲哭……甘麦大枣汤主之”，掌握脏躁的证治，以及甘麦大枣汤的临床应用。

四、月经病

（一）崩漏

【提要】

论述妇人冲任虚寒夹有瘀血而致崩漏的证治。

【原文】

问曰：妇人年五十所，病下利[1]数十日不止，暮即发热，少腹里急，腹满，手掌烦热，唇口干燥，何也？师曰：此病属带下。何以故？曾经半产，瘀血在少腹不去。何以知之？其证唇口干燥，故知之。当以温经汤主之。(9)

温经汤方

吴茱萸三两　当归　芎䓖　芍药各二两　人参　桂枝　阿胶　生姜　牡丹（去心）　甘草各二两　半夏半升　麦门冬一升（去心）

上十二味，以水一斗，煮取三升，分温三服。亦主妇人少腹寒，久不受胎，兼取崩中去血，或月水来过多，及至期不来。

【注释】

[1] 下利：多数注家认为当是"下血"。

【解析】

妇人年五十所，已过七七，任脉虚，太冲脉衰，经水当止。今下血数十日不止，乃属崩漏。病由"曾经半产，瘀血在少腹不去"，结合方药，证属冲任虚寒夹瘀。冲任虚寒，瘀血内阻，血不归经，则漏下不止，并伴少腹里急、腹满，或刺痛、拒按等症。下血数十日不止，耗损阴血，阴血虚弱则不能敛阳，故见暮即发热、手掌烦热等症。瘀血内阻则津液不能上承，故唇口干燥。治用温经汤温养血脉，方中吴茱萸、生姜、桂枝温经散寒，通利血脉；阿胶、川芎、当归、芍药、牡丹皮养血和血行瘀；人参、甘草益气补虚；半夏、麦冬润燥降逆。诸药合用，具温补冲任、养血行瘀之功。

（二）经水不利

1. 水血互结

【提要】

论述妇人水血并结血室的证治。

【原文】

妇人少腹满如敦[1]状，小便微难而不渴，生后[2]者，此为水与血并结在血室也，大黄甘遂汤主之。(13)

大黄甘遂汤方

大黄四两　甘遂二两　阿胶二两

上三味，以水三升，煮取一升，顿服之，其血当下。

【注释】

[1] 敦（duì）：古代盛食物的器具，上下稍锐，中部肥大。

[2] 生后：即产后。

【解析】

妇人少腹胀满较甚，形如敦状，兼小便微难而口不渴，多为有形实邪凝结于下焦。通常有蓄水与蓄血两种情况，今患者仅小便略有困难，且不口渴，意即膀胱气化功能略有障碍。但与少腹胀满较甚不相符合，以此判断，此证当属水血结于血室，故以大黄甘遂汤破血逐水，水血兼攻。由于方中大黄、甘遂药性峻猛，多易伤正，虽有阿胶养血护正，但仍不可多用，故方后云“顿服之”。

2. 瘀热内结

【提要】

论述经闭不行属瘀热内结的证治。

【原文】

妇人经水不利下，抵当汤主之。(14)

抵当汤方

水蛭三十个（熬）　虻虫三十枚（熬，去翅足）　桃仁二十个（去皮尖）　大黄三两（酒浸）

上四味，为末，以水五升，煮取三升，去滓，温服一升。

【解析】

本条辨证重心在于“经水不利下”，指病先由经行不畅，继而月经停闭。本条闭经，以方测证，当属瘀血内结之实证。故以水蛭、虻虫破血攻瘀，大黄、桃仁活血祛瘀，使瘀血去新血生，其经自行。

五、腹痛

（一）肝脾不调

【提要】

论述妇人肝脾不调腹痛的治疗。

【原文】

妇人腹中诸疾痛，当归芍药散主之。(17)

【解析】

结合所用方药，说明妇人腹痛，多由情志所伤，肝脾失调，气郁血滞湿阻而致。故以当归芍药散调肝脾、理气血、利水湿。

（二）脾虚营弱

【提要】

妇人脾胃虚寒里急腹痛的证治。

【原文】

妇人腹中痛，小建中汤主之。(18)

【解析】

本条以方测证，并参血痹虚劳病篇第13条，病机当属脾胃虚寒肝木偏亢。

杏林花繁

傅青主，明代医学巨匠，著《傅青主女科》。曾遇一妇人腹痛难耐，在细致询问病情后，他独辟蹊径，嘱其夫煮石以“疗”病。夫婿信守医嘱，日夜守候，此举意外加深了夫妇情感，妇人病竟渐愈。此非药物之功，实乃傅青主以医者之温情与智慧，巧妙化解了妇人心结。此举亦是对张仲景从肝郁气结论治妇人病理念的精妙传承与发扬。

【复习思考题】

1. 半夏厚朴汤证的病机是（ ）

A. 气血郁滞　B. 痰凝气滞　C. 肝气郁结

D. 阴虚火旺　E. 脾虚湿盛

2. 温经汤证出现唇口干燥的机制是（ ）

A. 水饮内停，津不上承

B. 下血日久，阴血受伤

C. 肾气虚弱，气不化津

D. 瘀血内阻，津不上濡

E. 热邪伤津

3. 下列哪一项不属于温经汤的主治范围（ ）

A. 宫寒不孕　B. 瘀血内阻之崩漏　C. 月经过多

D. 胞阻下血　E. 月经后期

4. 甘麦大枣汤的药物组成是（ ）

A. 甘草、小麦、大枣

B. 甘草、麦冬、大枣

C. 干姜、麦冬、大枣

D. 甘草、小麦、怀山药、大枣

E. 甘草、小麦、麦冬、怀山药、大枣

5. 水与血俱结在血室的证候特点是（ ）

A. 少腹满而小便自利

B. 少腹满而小便不利，口渴

C. 少腹满如敦状，小便微难而不渴

D. 少腹里急，腹满，手掌烦热，唇口干燥

E. 少腹满，唇痿青，小便利

扫一扫，查阅复习思考题答案

（蒋萃）

第四篇　温病学选读

模块一　概述

扫一扫，
查阅本模块
数字资源

一、历史沿革

温病是感受温邪所引起的一类以发热为特征的急性外感热病的总称，是临床常见病和多发病，大多具有传染性、流行性、季节性、地域性等特点。

温病学是研究四时温病的发生、发展规律及其诊治和预防方法的一门临床学科。它的任务主要是阐明温病的发生发展规律，揭示温病的本质；研究温病的诊断方法和防治措施，从而有效地防治温病，保障人民的身体健康。长期以来，温病学一直有效地指导着温病的临床治疗。此外，温病学的基本理论对内、外、妇、儿及五官等科的某些疾病也具有重要的指导作用。因此，认识和防治温病对保护人民身体健康具有较高的实用价值。

温病学是随着中医学的发展而逐渐独立出来的。温病源于《黄帝内经》，秦汉晋唐时期一直隶属于伤寒；经过宋金元时期的发展，温病才开始脱离伤寒藩篱；至明清时期，温病逐步总结出一套完整的理论体系和诊治方法，从而形成具有独特体系的新兴临床学科。可见，温病学形成的时间是在清代，主要理论体现在大量温病学著作当中。其中叶天士的《温热论》和吴鞠通的《温病条辨》集中体现了温病学的主要学术内容和学术思想。二人所创立的卫气营血辨证和三焦辨证成为指导外感热病辨证论治的大纲，对后世外感病的理论和临床产生了深远影响，对中医临床辨证学、方药学作出了重大的贡献。薛雪的《湿热病篇》是湿热病辨证施治的专著。

二、内容与体例

《温热论》以条文的形式流传于世，共有 37 条原文，计 3721 字。叶天士指出温邪是温病的致病原因。感邪途径为“上受”，即邪从口鼻而入，温病的主要传变过程是首先犯肺，然后可以传至气分或逆传心包。病变在气分，可分别出现邪留三焦、里结阳明（胃与肠）等不同部位的病变，气分病变不解可传入营分乃至血分，在病变过程中易损伤阴液。叶天士用卫气营血来分析温病病程阶段和病变浅深层次，以此作为温病辨证的纲领，同时，又以卫气营血确立了温病各阶段的治疗原则，从而建立了卫气营血辨治理论体系。《温热论》中对辨舌验齿、辨斑疹白痦作了详细论述，丰富和发展了温病诊断的内容。

《温病条辨》首述运气概述与原病篇，次分上焦、中焦、下焦三篇，共 265 条，载有方剂 208 首，后有杂说、解产难、解儿难等篇。吴鞠通提出温病的发展规律是始于上焦，终于下焦。上焦主肺、心（心包）之病证；中焦主脾、胃之病证；下焦主肝、肾之病证。在上焦、中焦、下焦三篇中，均以病名为目，重点论述了风温、温热、暑温、伏暑、湿温、秋燥、冬温、温毒及疟疾、痹证、痢疾、黄疸等病证，分述各病在上、中、下三焦的表现和诊治方法。《温病条辨》的写作体例仿《伤寒论》，逐条叙证，理法方药俱全，文字简明扼要，便于记诵。但又恐过分简单而医理难以阐明，所以在每条之下又自加注释，对条文中未尽之意进行阐述。

《湿热病篇》共有46条原文，是温病学发展史上系统而完整地阐述湿温证治的最早文献。该文论述了湿热病的发生发展规律对湿热病的证治作了全面论述。提出湿热病证邪在卫分、气分、营血分，以及邪在上、中、下三焦的证候特点和治疗方药，并对湿热病变证、类证（暑病、寒湿、下利）的证治和瘥后调理作了详细介绍。认为湿热病发病多先内伤而生湿，然后再感受外湿，内外合邪而发病，病变中心在脾胃，初起以湿为主，继则湿邪可从热从燥而化，产生湿热并重或热重于湿，甚至深入营血分的病变，并可引起厥阴、少阳病等变证。湿热病的治疗当按上、中、下三焦不同病位立法论治，立足分解湿热，疏利三焦。《湿热病篇》以条文的形式写成，条文下附有自注，对条文观点作进一步阐述。

（孟萍）

扫一扫，
查阅本模块
数字资源

模块二 《温热论》选读

项目一 温病大纲

【学习目标】

1. 掌握温病的致病原因、感邪途径、首犯部位、传变趋势及与伤寒的区别要点；掌握温病“卫气营血”的病位浅深、传变规律、各阶段的治疗方法。

2. 熟悉温病的注意事项。

一、温病总纲领

【提要】

论述温病的致病原因、感邪途径、首犯部位、传变趋势及与伤寒的区别要点。

【原文】

温邪上受[1]，首先犯肺，逆传[2]心包。肺主气属卫；心主血属营。辨营卫气血虽与伤寒同；若论治法则与伤寒大异也。(1)

【注释】

[1] 温邪上受：温邪，引起温病的病邪，主要包括风热、暑热、湿热、燥热、温毒、疫气等。上受，(邪)从口鼻侵犯(人体)。

[2] 逆传：逆病情突然加重的特殊传变形式，相对六经“顺传”而言。

【解析】

1. 叶氏明确提出温病的病因是温邪，具有温热的特性，与伤寒之邪有寒温属性之不同。温邪感邪途径为“上受”。如华岫云注曰：“邪从口鼻而入，故曰上受。”肺居上焦，开窍于鼻，外合皮毛，与卫气相通，主一身之表，故首犯于肺。

2. 温病病情的传变有顺传、逆传两种趋势。条文提出“逆传”，是指邪不外解，由肺卫直接内陷心包，造成病情在短期内急剧转化，病势危重。“逆传”是相对于“顺传”而言，其义叶氏未明确指出，结合叶天士《三时伏气外感篇》“盖足经顺传，如太阳传阳明”之语理解，当指上焦肺卫之邪下传中焦阳明气分。

3. 温病病变有卫气营血证候之不同。心肺同居上焦，肺主一身之气，与卫气相通；心主一身之血，营气通于心。在温病过程中肺与心包的病变必然影响到卫气营血，出现不同的证候。

4. 温病与伤寒由于感邪不同，故治疗有所不同，伤寒初起治以辛温解表，温病初起则治以辛凉解表。

【执医考纲】

《温热论》中“温邪上受，首先犯肺……若论治法则与伤寒大异也”的临床意义。

二、温病的辨治纲领

【提要】

论述了温病“卫气营血”的病位浅深、传变规律、各阶段的治疗方法及注意事项。

【原文】

大凡看法，卫之后方言气，营之后方言血。在卫汗之可也，到气才可清气，入营犹可透热转气[1]，如犀角、玄参、羚羊角等物，入血就恐耗血动血[2]，直须凉血散血，如生地、丹皮、阿胶、赤芍等物。否则前后不循缓急之法，虑其动手便错，反致慌张矣。（8）

【注释】

［1］透热转气：使邪转出气分而解的治法。

［2］耗血动血：耗血，指热邪耗伤血中津液，导致血液黏滞，运行障碍。动血，指邪热灼伤血络，迫血妄行，导致各种出血。

【解析】

1. 叶氏继承《黄帝内经》中有关卫气营血生理功能及浅深不同层次分布的论述，进一步明示在病理情况下卫气营血证候浅深层次的不同。一般说，温病初起邪在肺卫，病情轻浅；继而入里传至气分，病情较重；深入营分，病情更重；最后陷入血分，则病情最重，病位最深。提示了一般温病病情卫→气→营→血的演变过程，病情也随之由表入里，由浅入深，由轻转重。

2. 邪在卫分，主以辛凉透达，透邪外出，即“在卫汗之”，但忌用辛温或寒凉太过；邪入气分，里热炽盛，予以清气法清气泄热；入营则清营为主，配用透泄，使营热透转气分而解；一旦入血，热邪既耗血又动血，当凉血养阴，活血散血。这是叶氏依据温病各阶段病证的病机特点，所确立的卫气营血治则。

【执医考纲】

《温热论》中“大凡看法，卫之后方言气……反致慌张矣”的临床意义。

杏林花繁

叶天士，名桂，字天士，号香岩，别号南阳先生，晚年因居上津桥畔，又号上津老人。他出生于1666年（一说1667年），逝世于1745年，是清代著名的医学家，被誉为“温病四大家”之一。他是温病学的奠基人之一，首创温病“卫、气、营、血”辨证大纲，为温病的辨证论治开辟了新途径，被尊为温病学派的代表。主要著作：叶天士的医学著作丰富，主要包括《温热论》《临证指南医案》《未刻本叶氏医案》等。

【复习思考题】

1. “温邪上受，首先犯肺”描述的是温病初起的病变部位主要在（　　）

A. 心　　B. 脾　　C. 肺

D. 肾　　E. 肝

2. 关于“辨营卫气血虽与伤寒同；若论治法则与伤寒大异”，下列理解正确的是（　　）

A. 温病与伤寒的辨证方法完全不同

B. 温病与伤寒的论治法则完全相同

C. 温病与伤寒在营卫气血的辨证上有相似之处，但治疗法则有很大差异

D. 温病只涉及营卫辨证，伤寒只涉及气血辨证

E. 温病与伤寒的病变部位完全不同

3. 根据“大凡看法，卫之后方言气，营之后方言血”，温病的传变规律是（　　）

A. 直接从卫到血

B. 从卫到气，再从营到血

C. 从气到营，再从血到卫

D. 只在卫分阶段停留

E. 卫、气、营、血同时发病

4. “在卫汗之可也”指的是温病在卫分阶段的治疗方法是（　　）

A. 清热　　B. 发汗　　C. 凉血

D. 滋阴　　E. 透热转气

5. 温病入血分的治疗方法是（　　）

A. 发汗解表　　B. 清热泻火　　C. 凉血散血

D. 滋阴润燥　　E. 透热转气

扫一扫，查阅复习思考题答案

（安荣华）

项目二　邪在肺卫

【学习目标】

1. 掌握温病的致病原因、感邪途径、首犯部位、传变趋势及与伤寒的区别要点；掌握温邪夹风、夹湿的证候表现及湿热与伤寒的鉴别要点。

2. 熟悉“分消走泄”的治疗思路。

【提要】

论述温病的致病原因、感邪途径、首犯部位、传变趋势及与伤寒的区别要点，体现了中医“分消走泄”的治疗思路。

【原文】

盖伤寒之邪留恋在表[1]，然后化热入里，温邪则热变最速。未传心包，邪尚在肺，肺主气，其合皮毛，故云在表。在表初用辛凉轻剂[2]。夹风则加入薄荷、牛蒡之属，夹湿加芦根、滑石之流。或透风于热外，或渗湿于热下，不与热相搏，势必孤矣。（2）

【注释】

[1] 留恋在表：邪气在卫表逗留。

[2] 辛凉轻剂：泛指具有辛凉轻透作用的方药。

【解析】

1. 伤寒为感受寒邪，寒为阴邪，其性凝滞，故初起病邪常留恋在表，寒郁逐步化热入里而转化为里热证，需时较长；温病初起邪热在表，传变迅速，可即刻入里，甚者逆传心包，致病情

骤变。

2. 温邪在表，犯于肺卫，当辛凉轻剂，辛以宣透，凉以清热，万不可辛温助热，反生他患。在表之温邪易于夹风或夹湿，夹风加薄荷等辛散疏解，以透风于热外；夹湿加芦根芦甘淡渗湿，以渗湿于热下，两解湿与热，以免湿热相搏，不易解除。

【执医考纲】

《温热论》中“盖伤寒之邪留恋在表……势必孤矣”的内涵及临床意义。

【提要】

论述温邪夹风、夹湿的证候表现及湿热与伤寒的鉴别要点。

【原文】

不尔，风夹温热而燥生，清窍[1]必干，谓水主之气[2]不能上荣，两阳相劫[3]也。湿与温合，蒸郁而蒙蔽于上，清窍为之壅塞，浊邪害清[4]也。其病有类伤寒，其验之之法，伤寒多有变证，温热[5]虽久，在一经不移，以此为辨。

【注释】

[1] 清窍：指眼、耳、口、鼻等面部诸窍。

[2] 水主之气：包括肺肾之气。因为肾主水，肺属金而行水。

[3] 两阳相劫：风与热两阳邪相合劫伤津液。

[4] 浊邪害清：湿热熏蒸，上蒙清窍，致使耳、鼻等清窍失灵，出现耳聋鼻塞等症状。“浊”，指湿与热相互搏结。

[5] 温热：根据上文“湿与温合”句，当为“湿热”。

【解析】

1. 风与热两种阳邪交织，更易耗伤津液，致口、鼻等清窍干燥；湿与热合，热蒸湿动，熏蒸向上，蒙蔽清窍，致耳聋、鼻塞等，两者均造成清窍不适，但夹风清窍则干，夹湿清窍则塞，证候表现不同。

2. 温热夹湿证，初起见恶寒、发热、头身疼痛等症，与伤寒颇为相似，但实属两类性质不同的外感热病。从传变来看，湿热一证，因湿邪黏腻，转化较慢，其证在较长时间内往往无显著变化；相对而言，伤寒初起留恋在表，然后化热入里，可传入少阳、阳明、三阴，病情多变。可见两者病情传变不同，临床可以此为辨。

【执医考纲】

《温热论》中“不尔，风挟温热而燥生……以此为辨”的病机及临床意义。

杏林花繁

吴有性，字又可，是明末清初著名的传染病学家，汉族，出生于江苏吴县东山（今江苏苏州）。关于他的生卒年份，存在几种不同的说法，但普遍较为认可的是1582—1652年。吴有性在传染病学领域有着卓越的贡献，被誉为中国瘟病学的奠基人。创立瘟疫学说，撰写了《温疫论》一书，开我国传染病学研究之先河。除了《温疫论》外，吴有性还著有《伤寒实录》《瘟疫合壁》等医学著作，这些著作进一步丰富了他的医学思想和治疗方法。

【复习思考题】

1. 伤寒之邪留恋在表后，会如何变化？（　　）

A. 直接传入心包　B. 化热入里　C. 永远停留在表

D. 直接化湿　E. 自行消散

2. “未传心包，邪尚在肺”，肺与什么相合？（　　）

A. 脾　B. 肾　C. 心

D. 皮毛　E. 肝

3. 在处理伤寒之邪在表且夹湿的情况时，应加入哪类药物？（　　）

A. 桂枝、芍药　B. 麻黄、杏仁　C. 芦根、滑石

D. 石膏、知母　E. 薄荷、牛蒡

4. 文中所述“风夹温热而燥生”的病机，主要影响的是人体的哪个方面？（　　）

A. 脾胃运化

B. 肾阳温煦

C. 肺之宣降与清窍润泽

D. 肝之疏泄

E. 心神安宁

5. 根据文中描述，“湿与温合，蒸郁而蒙蔽于上”所指的病理变化，与下列哪项症状最为相关？（　　）

A. 恶寒发热，无汗而喘

B. 头身困重，神昏谵语

C. 胸胁苦满，往来寒热

D. 腹痛腹泻，里急后重

E. 发热不恶寒，口渴欲饮

（安荣华）

扫一扫，查阅复习思考题答案

项目三　流连气分

【学习目标】

1. 掌握温邪流连气分的治疗方法，以及战汗的病机、表现及与脱证的鉴别。

2. 熟悉战汗的预后和护理。

【提要】

论述温邪流连气分的治疗方法，以及战汗的病机、表现、预后、护理及与脱证的鉴别。

【原文】

若其邪始终在气分流连者，可冀其战汗[1]透邪，法宜益胃，令邪与汗并，热达腠开，邪从汗出。解后胃气空虚，当肤冷一昼夜，待气还自温暖如常矣，盖战汗而解，邪退正虚，阳从汗泄，故渐肤冷，未必即成脱证[2]。此时宜令病者，安舒静卧，以养阳气来复，旁人切勿惊惶，频频呼唤，扰其元神，使其烦躁。但诊其脉，若虚软和缓，虽倦卧不语，汗出肤冷，却非脱证；

若脉急疾，躁扰不卧，肤冷汗出，便为气脱之证矣。更有邪盛正虚，不能一战而解，停一二日再战汗而愈者，不可不知。(6)

【注释】

[1] 战汗：先寒战而后汗出的症状。

[2] 脱证：阳气亡脱的病证。

【解析】

1. 温邪留连气分多出现于邪既不外解，又未入营，此时邪未去而正未衰，邪正相持，治疗可通过战汗来透达邪气。如何助其战汗？"法宜益胃"即用轻清之品清气生津，宣展气机，并灌溉汤水，使能作汗，经过汗出，宣通腠理，使邪热随汗出透达于外。

2. 战汗是由于邪气留连气分已久，正气未虚，犹能奋起驱邪、邪正剧争所致。其表现为先全身战栗，甚或肢冷脉伏，战后不久，全身大汗。战汗的转归有三：其一，战后汗出热退，但见肢冷，倦卧不语，脉虚软和缓，为暂时性阳虚，待阳气来复，自可恢复。其二，战后脉疾，躁扰不卧，肢冷而仍汗出不止，是正气大伤欲脱，预后不良；其三，也可有一战不解，或转而复热，需待一二日再作战汗而愈。战汗的护理，须保持环境安静，安舒静卧，利于阳气自复，万不可频繁呼唤，扰乱元神，不利于正气恢复。

3. 由于战汗与脱证均可出现大汗、肤冷、倦卧等症状，且战汗后也可造成脱证，需加以辨识。其鉴别点在于脉象与神志：战汗后脉静，神安静卧是邪退正虚之象；脉急疾，甚或沉伏，或散大不还，或虚而结代，神志不清，躁扰不安，则为脱证。

【执医考纲】

《温热论》中"若其邪始终在气分流连者……不可不知"的内涵及其意义。

杏林花繁

孔伯华（1884—1955 年），原名繁棣，号不龟手庐主人，山东曲阜人，是中国现代著名的中医学家，被誉为"北京四大名医"之一。他主张治病必求其本，临证上注重湿和热，尤其擅长治疗温病，并善用石膏这味药，因此有"孔石膏"之称。他著有《传染病八种证治析疑》《脏腑发挥》等书籍，对中医温病学的发展作出了重要贡献。1929 年，汪精卫任国民党政府行政院长时，曾明令废止中医。他被推为"全国医药团体联合会"临时主席，率领请愿团赴南京请愿，最终迫使当局收回成命，并同意成立国医馆。新中国成立后，孔伯华因医术高超和高风亮节，被党中央选定为毛泽东的保健医生。

【复习思考题】

1. 根据文中描述，若患者病邪流连于气分，期待其通过何种方式透邪外出？（ ）

A. 利尿排邪　　B. 呕吐祛邪　　C. 泻下逐邪

D. 战汗透邪　　E. 清热消邪

2. 文中提到战汗后患者出现肤冷一昼夜，其机理主要是？（ ）

A. 邪气未除，继续侵袭体表

B. 正气虚弱，阳气随汗外泄

C. 邪气内陷，病情恶化表现

D. 气血瘀滞，体表血液循环不畅

E. 阴虚火旺，热极生寒

3. 对于战汗后患者的护理，下列哪项是不当的？（ ）

A. 安舒静卧，避免打扰

B. 频频呼唤，观察病情

C. 保持室内温暖，避免风寒

D. 观察脉象，以辨病情进退

E. 注意饮食调养，促进胃气恢复

扫一扫，查阅复习思考题答案

（安荣华）

项目四 邪入营血

【学习目标】

1. 掌握温邪陷入营血的主证与治法；掌握斑出热不解的原因与证治。
2. 熟悉“务先安未受邪之地”的“治未病”理念。

【提要】

论述温邪陷入营血的主证与治法。

【原文】

前言辛凉散风，甘淡驱湿，若病仍不解，是渐欲入营也。营分受热，则血液受劫，心神不安，夜甚无寐，或斑点隐隐，即撤去气药[1]。如从风热陷入者，用犀角、竹叶之属；如从湿热陷入者，犀角、花露[2]之品，参入凉血清热方中。若加烦躁，大便不通，金汁[3]亦可加入，老年或平素有寒者，以人中黄[4]代之，急急透斑为要。（4）

【注释】

［1］撤去气药：指除去治疗邪在卫分所用的透风渗湿药。

［2］花露：是用花类药物置水上蒸馏，取其蒸馏水而成。这里指荷花露，或金银花露。

［3］金汁：药名，又名金水或粪清。性味苦寒，主要功效为清热解毒，凉血消斑。其清热效果极佳，常与生地黄、水牛角等清热凉血药同用。传统制法：取健康人的大便加清水稀释，搅匀成汁，以棉纸纱布过滤，加入黄土少许，入瓮，粗碗覆盖密封，埋入地下至少一年，年久弥佳。久贮后会分为三层，取其上层清液入药即为金汁。

［4］人中黄：药名，取甘草末置竹筒内，于人粪坑中浸渍后的制成品。性味甘寒，具有清热解毒之功。制法：将甘草粉碎为末，装入直径约 4～6 厘米的竹筒内，竹筒口用布片塞紧并用松香封口（注意一定要将竹筒外皮和竹青刮去，以利渗透）。将竹筒浸入粪坑中 2 至 3 个月（一般是于冬季浸入，翌年春季取出），取出后用清水漂洗 20 天左右，每日换水 1 次，至无臭味为度。待阴干后将竹筒劈开，取出甘草，晒干即得。

【解析】

1. 温邪在卫，夹风或夹湿，治不得效，则可能深入而陷入营血。由此可见，邪陷入营血的原因在于邪热较盛或正气不足，正不胜邪，邪气不能外解，内陷入营。

2. 心主血属营，营血有热，必致心神不安，夜甚无寐；营热窜扰血络，则斑点隐隐。营热内盛，临床还常伴有身热夜甚，时有谵语，舌绛，脉细数等见症。

3. 治疗营分证，原则有三：其一，撤去气药。邪已入营，前之辛凉散风、甘淡驱湿法不宜继续使用。其二，清营凉血，泄热透斑。从风热陷入者，加用竹叶之类透泄之品；从湿热陷入者，加用花露之类芳化之品。其三，清火解毒。热盛化火成毒，锢结于里时，治疗加金汁清火解毒，老人或素体虚寒，不耐金汁极凉之性者，加人中黄清解热毒，以泄热外达，使斑疹得透。

【执医考纲】

《温热论》中“前言辛凉散风……急急透斑为要”的内涵及其意义。

【提要】

论述斑出热不解的原因与证治，并提出“务先安未受邪之地”的“治未病”理念。

【原文】

若斑出热不解者，胃津亡也，主以甘寒，重则如玉女煎，轻则如梨皮、蔗浆之类。或其人肾水素亏，虽未及下焦，先自彷徨矣，必验之于舌，如甘寒之中加入咸寒，务在先安未受邪之地[1]，恐其陷入易易[2]耳。(5)

【注释】

［1］未受邪之地：指尚未受到邪气侵害的脏腑。

［2］易易：前一易字为容易之意，后一易字为变化之意，即容易发生变化。

【解析】

1. 阳明胃热若深入营血，迫血外溢可导致肌肤外发斑疹。斑出邪热有外泄之机，理应热势下降。如热势不降，多为邪热炽盛，耗伤胃津，津液不足，水不济火，水亏火旺所致，治疗当以甘寒生津，兼清阳明，轻者可予梨皮、蔗浆之类，重者可予玉女煎两清气营，生津养阴。

2. 素体肾水不足之人，温邪最易乘虚深入下焦，劫烁肾阴。即可在未及下焦之时，治疗应予甘寒之剂中加入咸寒之品以滋肾阴，防患于未然，是控制病变发展的一种积极举措。

【执医考纲】

《温热论》中“若斑出热不解者，胃津亡也……恐其陷入易易耳”的内涵及其意义。

杏林花繁

李振华（1924—2017 年），中共党员，教授，主任中医师。2009 年被授予首届“国医大师”称号。从事中医医、教、研工作 70 余年，临床长于温病及内科杂病的诊疗，晚年专于脾胃病研究。李振华教授有两次系统治疗温病的经历，分别是 1956 年洛阳伊川县发生的流行性脑脊髓膜炎和 1970 年河南禹县流行的乙型脑炎，均取得了成功。他的成功经验被广泛推广。他强调温病具有传染性，其病因是外界一种杂气“疠气”，由口鼻而入，治疗上宜清热解毒、辛凉透表散热为主。他还提出了热性传染病按叶天士的卫、气、营、血辨证分期治疗的方法。

【复习思考题】

1. 当病邪渐欲入营，营分受热时，患者可能出现哪些症状？（　　）

A. 白天精神亢奋，夜晚安睡

B. 血液受劫，心神不宁
C. 畏寒肢冷，脉沉迟
D. 口渴喜饮，小便清长
E. 头痛身痛，恶寒发热

2. 若病邪从风热陷入营分，治疗时应选择哪些药物组合？（ ）
A. 桂枝、芍药 B. 犀角、竹叶 C. 附子、干姜
D. 石膏、知母 E. 麻黄、杏仁

3. 对于老年或平素有寒的患者，在需要加入透斑药物时，以下哪种药物可作为人中黄的替代品？（ ）
A. 附子 B. 石膏 C. 金汁
D. 竹叶 E. 人中黄

4. 斑疹已出但热势未解，通常提示何种病理状态？（ ）
A. 肺气不宣 B. 胃津耗伤 C. 脾阳不足
D. 肝气郁结 E. 心火亢盛

5. 对于斑出热不解，胃津耗伤的治疗原则，以下哪项最符合？（ ）
A. 辛温解表 B. 甘温除热 C. 甘寒养阴
D. 苦寒泻火 E. 咸寒软坚

扫一扫，查阅复习思考题答案

（安荣华）

项目五 邪留三焦

【学习目标】

1. 掌握邪留三焦的病因、病机、治疗及转归。
2. 熟悉邪留三焦的转归。

【提要】

论述邪留三焦的病因、病机、治疗及转归。

【原文】

再论气病有不传血分，而邪留三焦，亦如伤寒中少阳病也。彼则和解表里之半，此则分消[1]上下之势，随证变法，如近时杏、朴、苓等类，或如温胆汤之走泄[2]。因其仍在气分，犹可望其战汗之门户，转疟之机括[3]。(7)

【注释】

[1] 分消：宣上、畅中、渗下，使湿邪分道而消。
[2] 走泄：意指行气泄湿。
[3] 机括：与“门户”义同，指邪气外达有去路。

【解析】

1. 湿热之邪久羁气分，既不外解，也不内陷营血分，可留于三焦。三焦主气机升降出入，通

行水道。邪留三焦，则湿阻热郁，气机郁滞，水道不利。

2. 三焦属手少阳，故邪留三焦多见寒热起伏，胸满腹胀等症状。其表现与伤寒少阳病相似，但病机实不相同。伤寒少阳病为邪在半表半里，足少阳胆经枢机不利；温病邪留三焦，虽亦属少阳为病，但为湿热夹痰阻遏上、中、下三焦气机，一身气机不利。

3. 邪留三焦，使得上、中、下三焦湿阻、热郁、气滞，可用杏、朴、苓或温胆汤宣上、畅中、渗下，使痰湿从上、中、下三焦分而消之，即所谓分消走泄。

4. 邪留三焦的转归有：治疗得法，气机宣通，痰湿得化，分消祛邪而愈；也可通过战汗，令邪与汗并，战汗驱邪而出；或通过转为寒热往来如疟状，逐渐外达而解；结合后文“三焦不得从外解，必致成里结”，三焦病证也可转为里结阳明证。

杏林花繁

吴鞠通，名瑭，字鞠通，是清代著名的中医温病学家，清山阳医派的创始人。编撰了《温病条辨》，系统总结了温病学的理论体系和治疗方法，创立了“三焦辨证”的学说，并结合“卫、气、营、血”理论，创造性地提出温病辨证论治的纲领和方法，成为中医温病学的重要经典著作之一，还有《医医病书》和《吴鞠通医案》等著作。

【复习思考题】

1. 在中医理论中，若气病不传血分而邪留三焦，其治法类似于伤寒中的哪种病证？（　　）

A. 太阳病　　B. 阳明病　　C. 少阳病　　D. 太阴病　　E. 厥阴病

2. 对于邪留三焦的气病，中医常用的治疗原则是什么？（　　）

A. 清热解毒，凉血散瘀

B. 和解表里，分消上下

C. 攻下泻热，通腑逐邪

D. 温阳散寒，健脾化湿

E. 滋阴润燥，养血补血

3. 在气病不传血分，邪留三焦的情况下，若使用如温胆汤等方剂进行治疗，其目的主要是？（　　）

A. 疏散风热，清热解毒

B. 调和气血，活血化瘀

C. 疏通气机，走泄邪热

D. 健脾和胃，消食化积

E. 滋阴降火，养心除烦

扫一扫，查阅复习思考题答案

（许海）

项目六 里结阳明

【学习目标】

1. 掌握邪留三焦发展成为里结阳明的病机、症状、治法及其与伤寒所用下法的区别。

2. 熟悉温热结于胃脘成痞的主症、治法及类似证候的辨治；熟悉痞证用苦泄法及腑实证的辨舌要点。

【提要】

论述邪留三焦发展成为里结阳明的病机、症状、治法及其与伤寒所用下法的区别。

【原文】

再论三焦不得从外解，必致成里结[1]。里结于何？在阳明胃与肠也。亦须用下法，不可以气血之分，就不可下也。但伤寒邪热在里，劫烁津液，下之宜猛；此多湿邪内搏，下之宜轻。伤寒大便溏为邪已尽，不可再下；湿温病大便溏为邪未尽，必大便硬，慎不可再攻也，以粪燥为无湿矣。(10)

【注释】

[1] 里结：指湿热病邪入里与肠道积滞相互交结。

【解析】

邪留三焦，经分消走泄，邪不外解，可里结于阳明胃肠，治疗当用下法。但所用下法与伤寒阳明腑实证的下法不同，伤寒腑实证为寒邪化热入里，劫烁津液，形成燥屎而大便干结不通，下之要快要猛，以急下存阴；湿热积滞搏结肠腑则便溏，非有燥屎形成，下之宜轻宜频。伤寒腑实证大便溏为燥屎已去，不可再攻；湿温大便转硬方为湿邪已尽，不可再下。

【执医考纲】

《温热论》中“再论三焦不得从外解……以粪燥为无湿矣”的临床意义。

【提要】

论述温热结于胃脘成痞的主症、治法及类似证候的辨治。

【原文】

再人之体，脘在腹上，其地位处于中，按之痛，或自痛，或痞胀，当用苦泄[1]，以其入腹近也。必验之于舌，或黄或浊，可与小陷胸汤或泻心汤，随证治之；或白不燥，或黄白相兼，或灰白不渴，慎不可乱投苦泄。其中有外邪未解，里先结者，或邪郁未伸，或素属中冷者，虽有脘中痞闷，宜从开泄[2]，宣通气滞，以达归于肺[3]，如近俗之杏、蔻、橘、桔等，是轻苦微辛，具流动之品可耳。(11)

【注释】

[1] 苦泄：“苦寒泄热”的简称，即用苦寒药，燥湿化痰，清热除痞。

[2] 开泄：“辛开宣泄”的简称，以轻苦微辛的药，宣通气机，宣化湿痰之邪的方法。

[3] 达归于肺：指开达气机，使湿邪上归于肺，在肺的宣发肃降作用下排出体外。

【解析】

胃脘部出现疼痛、压痛或痞满胀闷，即为痞证，此为湿热结于胃脘，胃脘气机郁滞而成，治疗当用苦泄法，由于病邪已经接近或即将进入腹部，当以泄为顺。

由于脘痞疼痛原因不一，治法亦不同，临床当依舌分辨：如舌苔黄浊，是湿热痰浊互结，用苦泄法，苦寒泄降以清热化痰除湿，其中偏于痰热者用小陷胸汤，偏于痰湿者用泻心汤。若见舌苔白而不燥，或黄白相兼，或灰白不渴者，为痰湿郁阻，或表未解、里已结，或阴邪壅滞、阳气不化，及素禀中冷者，虽均可见脘痞，却不可轻投苦泄之品，宜用开泄法，如以杏、蔻、橘、桔轻苦微辛，流动之品理气宣通化湿。

【提要】

论述痞证用苦泄法及腑实证的辨舌要点。

【原文】

再前云舌黄或浊，须要有地[1]之黄，若光滑者，乃无形湿热中有虚象，大忌前法。其脐以上为大腹，或满或胀或痛，此必邪已入里矣，表证必无，或十只存一。亦要验之于舌，或黄甚，或如沉香色，或如灰黄色，或老黄色，或中有断纹，皆当下之，如小承气汤，用槟榔、青皮、枳实、元明粉、生首乌等。若未见此等舌，不宜用此等法，恐其中有湿聚太阴[2]为满，或寒湿错杂为痛，或气壅为胀，又当以别法治之。(12)

【注释】

［1］有地：即（舌苔）有根。

［2］湿聚太阴：湿邪聚集于中焦，困阻于脾。

【解析】

苔黄腻浊，紧贴舌面，刮之不去，称之为“有地之黄”，是湿热痰浊结滞所致，治当用苦泄法；若苔黄而光滑，刮之即去，虽内有湿热，但中气已虚，则不可施以苦泄，以免苦寒伤中气。

脐上大腹部出现胀满疼痛，若并见舌苔黄甚，或如沉香色，或如灰黄色或老黄色，或中有断纹，是邪已入里，里结阳明，治当攻下，可用小承气汤加槟榔、青皮、枳实、元明粉、首乌等通导之品。仅大腹胀满，而未见上述种种舌苔，说明病变非腑实所致，是另有他因，如太阴脾湿停聚，或寒湿错杂，或气壅不通，均可出现大腹胀满疼痛，又当以他法治疗，切忌滥用攻下。

杏林花繁

章虚谷，名楠，字虚谷，是清代乾隆后期至道光年间的一位杰出医家，原籍浙江会稽（今绍兴）。在温病学说上卓然独见，明确提出“辨证论治”一词，并集中医体质学说大成，首次将人分为四种体质类型。留下了三部重要著作《医门棒喝》（初集）、《伤寒论本旨》（《医门棒喝》二集）和《灵素节注类编》（《医门棒喝》三集）。

【复习思考题】

1. 在湿温病中，关于里结成实与大便性状的关系，下列哪项描述是正确的？（　　）

A. 湿温病大便溏为邪已尽，无须再下

B. 湿温病大便硬结，表示里热炽盛，应重用攻下

C. 湿温病大便溏为湿邪未尽，不可轻易攻下

D. 湿温病大便性状与里结无直接关系

E. 湿温病大便干燥，说明气血已虚，禁用下法

2. 在中医理论中，若患者上腹部（脘部）出现疼痛、痞胀等症状，且舌苔表现为黄或浊时，应如何选方治疗？（　　）

A. 麻黄汤　　B. 小青龙汤　　C. 小陷胸汤
D. 逍遥散　　E. 麻黄附子细辛汤

3. 对于上腹部痞闷伴有外邪未解、里先结或邪郁未伸的患者，治疗时应采用哪种策略为主？（　　）

A. 苦寒泻下　　B. 甘温除热　　C. 开泄宣通
D. 益气养阴　　E. 清热解毒

4. 在中医辨证中，若患者舌黄而光滑，通常提示何种病机，且应如何避免误用治法？（　　）

A. 湿热内盛，宜用苦寒泻下
B. 寒湿内阻，宜用温阳化湿
C. 阴虚火旺，宜用滋阴降火
D. 湿热中夹有虚象，大忌苦寒泻下
E. 气血两虚，宜用补益气血

5. 患者脐以上大腹满胀或痛，若舌象表现为黄甚、沉香色、灰黄色、老黄色或中有断纹，治疗时应采用何种策略及方剂？（　　）

A. 发表解肌，如桂枝汤
B. 清热利湿，如龙胆泻肝汤
C. 攻下实热，如小承气汤加减
D. 温阳散寒，如理中汤
E. 疏肝理气，如柴胡疏肝散

（许海）

扫一扫，查阅复习思考题答案

项目七　论湿

【学习目标】

1. 掌握湿邪致病的特点及其不同体质所患湿热病的证治要点。
2. 熟悉不同体质所患湿热病的注意事项等内容。

【提要】

论述湿邪致病的特点及其不同体质所患湿热病的证治要点、注意事项等内容。

【原文】

且吾吴[1]湿邪害人最广，如面色白者，须要顾其阳气，湿盛则阳微也，法应清凉，然到十分之六七，既不可过于寒凉，恐成功反弃，何以故耶？湿热一去，阳亦衰微也；面色苍者，须要顾其津液，清凉到十分之六七，往往热减身寒者，不可就云虚寒而投补剂，恐炉烟虽熄，灰中有火也，须细察精详，方少少与之，慎不可直率而往也。又有酒客里湿素盛，外邪入里，里湿为合。在阳旺之躯，胃湿[2]恒多；在阴盛之体，脾湿[3]亦不少，然其化热则一。热病救阴犹易，通阳最难，救阴不在血，而在津与汗；通阳不在温，而在利小便，然较之杂证，则有不同矣。（9）

【注释】

[1] 吴：地名，即现在的苏州市及其附近地区。因春秋时吴国建都于此，故称吴。

[2] 胃湿：指热重于湿之证。

[3] 脾湿：指湿重于热之证。

【解析】

1. 湿邪有外湿、内湿之分。外湿自外感受而来；内湿多由脾胃失健，自内而生。嗜酒之人体内湿盛，一旦再受外湿，内外相合，酝酿成病。可见湿邪伤人，是里外之湿相合为病。

2. 外湿的产生有一定的地域性。吴地自然环境中湿气较重，多湿邪为患。推而广之，凡地势低平，气候潮湿之地域，均容易产生湿邪。

3. 感受湿热之邪，治疗总以清热利湿为法，但要重视患者的体质：素体阳虚者，治疗时须顾护阳气，药用到十分之六七即止，以免寒凉过度，重伤阳气，造成阳气虚衰的不良结局；阴虚火旺者，治疗时须顾护津液，药用到十分之六七时，若见热减身凉，不可误认为是虚寒而骤然温补，以防炉烟虽熄，灰中有火。

4. 湿热证病发后随人体体质的不同，转归各异：在阳旺之体，湿邪多从热而化，病多归于阳明胃，转成热重湿轻证，后期容易化燥伤阴；在阴盛之人，阳气偏衰，痰湿素盛，邪多从湿而化，病多留恋太阴脾，转成湿重热轻证，后期容易寒化伤阳，湿盛阳微。

5. 温邪最易伤阴，故滋阴法于温病邪热渐退，阴液耗伤之时普遍使用，主以补阴，辅以退热，阴生则热退，热退津自复，故“热病救阴犹易”。通阳法只有在湿热性温病中才有运用的机会，因湿邪易阻遏阳气，清热化湿用药既不能过于寒凉，不利于清解湿邪，又不可过于温燥，以免助热伤津，寒温法度不易把握；且湿性黏腻，缠绵难解，难以速去，故“通阳最难”。

6. 温病救阴、通阳与一般杂病不同：温病救阴的目的不完全只在滋补阴血，而在于生津养液与防止汗泄过多，损伤津液；通阳并不是用热药温补或温通阳气，而在于温化湿邪，通利小便，湿邪得以从小便而去，故曰“通阳不在温，而在利小便”。

【执医考纲】

《温热论》中“且吾吴湿邪害人最广……然较之杂证，则有不同也”的理解。

杏林花繁

王士雄，字孟英，号梦隐（一作梦影），又号潜斋，别号半痴山人、睡乡散人、随息居隐士、海昌野云氏（又作野云氏），祖籍浙江海宁盐官，迁居钱塘（今杭州）。他是清代著名的中医温病学家，毕生致力于中医温病学说的研究和发展，编写《温热经纬》和《霍乱论》等，被后世誉为温病学的集大成之作，尤其对温病学和霍乱的辨证治疗有独到的见解。

【复习思考题】

1. 在吴地（指多湿之地），对于面色白的患者，治疗时需注意什么原则，以防“成功反弃”？（　）

A. 重用温补阳气　　B. 不可过用寒凉　　C. 单纯清热利湿

D. 立即投以补剂　　E. 强调活血化瘀

2. 对于面色苍的患者，在热病过程中热减身寒时，应如何处理，以避免误投补剂？（　）

A. 立即重用温补药物

B. 细致观察，谨慎小量给药

C. 直接投以滋阴养血药物

D. 加大清热泻火药物剂量

E. 强调利水渗湿以通阳

3. 在论述湿热病的治疗时，提到“通阳不在温，而在利小便”的理论，这一观点主要强调了什么？（　　）

A. 湿热病应以温阳为主要治法

B. 利小便是治疗湿热病通阳的关键

C. 清热泻火是治疗湿热病的主要手段

D. 滋阴养血是治疗湿热病的重要原则

E. 活血化瘀是通阳的有效方法

（许海）

扫一扫，查阅复习思考题答案

项目八　辨舌验齿

【学习目标】

1. 掌握多种白苔、黄苔、黑苔、紫舌、淡红舌、绛舌的主病与治法。

2. 熟悉白苔如积粉、舌生芒刺的主病、治法和预后。

3. 了解验齿的意义及齿龈结瓣的病机、辨治和预后。

一、辨白苔

【提要】

论述多种白苔及初病舌干的主病和治法。

【原文】

再舌苔白厚而干燥者，此胃燥气伤也，滋润药中加甘草，令甘守津还之意。舌白而薄者，外感风寒也，当疏散之。若白干薄者，肺津伤也，加麦冬、花露、芦根汁等轻清之品，为上者上之也。若白苔绛底者，湿遏热伏[1]也，当先泄湿透热，防其就干也。勿忧之，再从里透于外，则变润也。初病舌就干，神不昏者，急加养正透邪之药；若神已昏，此内匮[2]矣，不可救药。(19)

【注释】

[1] 湿遏热伏：湿邪阻遏气机，使热邪不得外透而内伏营中。

[2] 内匮：邪热内陷，正气匮乏。

【解析】

1. 薄白苔为外感病初起，邪在肺卫之征。其中薄白而润者是外感风寒，当辛温疏散；薄白而干者是表邪未解，肺津已伤，应加麦冬、花露等甘寒轻润之品以生津润肺。肺居上焦，用药宜轻，是为“上者上之”。

2. 舌苔白厚而干燥，为胃津不足，肺气已伤，肺气伤则气机不化而苔白厚；胃津伤，津不上承而干，治疗应以滋润之品生津润燥，再加甘草扶养胃气，以生津布液，津液自生，所谓“甘守津还”。

3. 舌苔白而质绛者，是湿遏热伏之象，苔多厚腻。湿邪阻遏，苔白厚腻；热伏于内，舌质红绛，治疗当先开泄湿邪，湿开热才易外透。

4. 温病初起，也可见欠润而干之舌，因温为阳邪，易伤津液。但病初舌即干燥无津，是素赋津气亏损，要警惕。

【提要】

论述白苔黏腻和苔如碱状的主病和治法。

【原文】

再舌上白苔黏腻，吐出浊厚涎沫，口必甜味也，为脾瘅[1]病。乃湿热气聚与谷气相搏，土有余也，盈满则上泛。当用省头草[2]芳香辛散以逐之则退。若舌上苔如碱者，胃中宿滞夹浊秽郁伏，当急急开泄，否则闭结中焦，不能从膜原[3]达出矣。(22)

【注释】

[1] 脾瘅：病名。出自《素问·奇病论》。因脾胃湿热与谷气相搏，蕴蒸而上泛于口所致。

[2] 省头草：药名，即佩兰。性味辛平，其气芳香，功擅醒脾化湿，辟除秽浊。

[3] 膜原：①人体部位名。《素问·举痛论》：“寒气客于肠胃之间，膜原之下，血不得散，小络急引故痛。”王冰注：“膜，谓膈间之膜；原，谓膈肓之原。”这是指胸膜与膈肌之间部位。②解剖组织名，又称募原。泛指隔膜或肠胃之外的脂膜。《素问·疟论》：“由邪气内薄于五脏，横连募原也。”③温病辨证中指邪在半表半里的位置。吴又可《瘟疫论》指出：“邪自口鼻而入，则其所客，内不在脏腑，外不在经络，舍于伏膂之内，去表不远，附近于胃，乃表里之分界，是为半表半里。凡邪在经为表，在胃为里，今邪在募原者，正当经、胃交关之所，故为半表半里。”

【解析】

1. “脾瘅病”出自《黄帝内经·奇病论》，指因过食肥甘油腻致湿热内盛，壅结于脾而致的病证。可见舌苔白而黏腻，口吐浊厚涎沫，口有甜味等症，为湿热蕴脾，脾失健运，湿浊上犯而致，用省头草芳香辛散，化浊醒脾。

2. 若见舌上苔白如碱，坚敛不松，为胃中宿滞夹秽浊郁伏，治当急予开泄，开其秽浊，泄其宿滞。

【提要】

论述白苔如积粉的主病、治法和预后。

【原文】

若舌白如粉而滑，四边色紫绛者，温疫病初入膜原，未归胃府，急急透解[1]，莫待传陷而入，为险恶之病，且见此舌者，病必见凶，须要小心。(26)

【注释】

[1] 透解：使邪气自内向外透达。

【解析】

湿热疫可见舌苔白滑厚如积粉，舌边尖呈紫绛色的舌象变化，为湿热秽浊郁闭于膜原，尚未深入胃腑。治当急急透解，使病邪在膜原外透得解。否则一旦传里内陷，病情将迅速恶化，预后不良。

二、辨黄苔

【提要】

论述黄苔的润燥和厚薄判断津伤与否、邪气轻重及确定相应的治法。

【原文】

再黄苔不甚厚而滑者，热未伤津，犹可清热透表，若虽薄而干者，邪虽去而津受伤也，苦重之药[1]当禁，宜甘寒轻剂可也。（13）

【注释】

［1］苦重之药：性味苦寒，质重沉降，清热燥湿力强的药。

【解析】

1. 舌苔黄不甚厚而润滑者，是热虽传里，尚未伤津，病情轻浅，可清热透邪，达邪外解。

2. 黄苔薄而干燥者，是病邪虽解或邪热不甚，但津液已伤，宜用甘寒濡养津液，兼以清热，禁用苦寒，以免苦燥伤阴。

三、辨黑苔

【提要】

论述舌上黑如烟煤隐隐之浮苔的辨治。

【原文】

若舌无苔而有如烟煤隐隐者，不渴肢寒，知夹阴病[1]。如口渴烦热，平时胃燥舌也，不可攻之。若燥者，甘寒益胃；若润者，甘温扶中。此何故？外露而里无也。（23）

【注释】

［1］阴病：指内伤杂病，多为里证。

【解析】

1. 舌黑苔如烟煤隐隐，其主病有寒热虚实之分，当结合全身症状加以分析。

2. 舌上黑如烟煤隐隐，若并见不渴，肢冷，舌苔润滑者，是中阳虚衰，属虚寒证，治应甘温扶中。

3. 舌上黑如烟煤隐隐，若见口渴，烦热，舌干者，为胃燥津亏所致，治当甘寒生津益胃，不可误为里有宿食积滞而用下法。

【提要】

论述黑滑苔、黑干苔、黑燥而中厚的主病和治法。

【原文】

若舌黑而滑者，水来克火[1]，为阴证，当温之。若见短缩，此肾气竭也，为难治。欲救之，加人参、五味子勉希万一。舌黑而干者，津枯火炽，急急泻南补北[2]。若燥而中心厚者，土燥水竭[3]，急以咸苦下之。（24）

【注释】

［1］水来克火：指肾虚水泛，克制肾阳（命门之火）。

［2］泻南补北：即清泻心火，滋补肾阴。

［3］土燥水竭：肠燥腑实，应下失下，热结日久，使肾阴枯竭。

【解析】

1. 舌苔黑而润滑，系阴寒内盛，致肾阳衰微，治当温阳祛寒。若此苔兼见舌体短缩，则又为肾气衰竭，病情极恶，治疗可予所用方中加人参、五味子之类敛补元气，或有一线生机。

2. 舌苔黑而干燥系下焦肾阴枯竭，上焦心火亢盛，治疗应“泻南补北”，滋肾水，泄心火。

3. 舌苔黑燥而舌中心厚者，为阳明腑实，燥热太盛，下竭肾水所致，治疗当用咸苦的承气汤之类攻下为急务，腑实得下，使肾水免受其灼。

四、辨舌生芒刺

【提要】

论述舌生芒刺的病机及其所主疾病的轻重。

【原文】

又不拘何色，舌上生芒刺者，皆是上焦热极也，当用青布[1]拭冷薄荷水揩之，即去者轻，旋即生者险矣。（20）

【注释】

［1］青布：即用蓝靛染成的青色或黑色的布。蓝靛有清热解毒作用。

【解析】

1. 舌生芒刺，不论苔为何色，都是上焦热极的表现。据此推断其舌质多红或红绛，苔多老黄、焦黑、黑灰而干燥。

2. 舌生芒刺，局部可用青布浸冷薄荷水揩之判断预后：揩之即去，说明邪热尚未锢结，病情尚轻；揩后芒刺虽去而旋即生者，为热极成毒，锢结难解，病情凶险，预后不佳。

五、辨绛舌

【提要】

论述绛舌的诊断意义及其主病与治法。

【原文】

再论其热传营，舌色必绛。绛，深红色也。初传绛色，中兼黄白色[1]，此气分之邪未尽也。泄卫透营[2]，两和可也。纯绛鲜泽者，包络受病也，宜犀角、鲜生地、连翘、郁金、石菖蒲等。延之数日，或平素心虚有痰，外热一陷，里络[3]就闭，非菖蒲、郁金等所能开，须用牛黄丸、至宝丹之类以开其闭，恐其昏厥为痉也。（14）

【注释】

［1］黄白色：此指舌苔的颜色黄白相间。

［2］泄卫透营：包括“清气透营”，是针对邪入营分而卫分、气分病邪未尽的治法。

［3］里络：指心包络。

【解析】

1. 邪热传营，舌色必绛，强调了绛舌对营分证的诊断意义，即邪在营分，舌色必绛，绛舌是营分证的确诊依据之一。

2. 气分邪热初传入营，气分之邪尚未能完全入营，即气分之邪未尽，营热已现，此时绛舌上可罩黄白相兼苔，治疗当清气凉营，透泄邪热。

3. 邪入心包，其舌亦为绛舌，但色泽鲜明，质地濡润，同时伴见神昏、谵语等，用犀角、菖蒲、郁金等清心开窍。痰热互结，内闭包络，其神昏谵语较为严重，甚或昏愦不语，须以安宫牛黄丸、至宝丹等方急开窍闭。

【提要】

论述七种绛舌的主病与治法。

【原文】

舌色绛而上有黏腻似苔非苔者，中夹秽浊之气，急加芳香逐之。舌绛欲伸出口，而抵齿难骤伸者，痰阻舌根，有内风也。舌绛而光亮，胃阴亡也，急用甘凉濡润之品。若舌绛而干燥者，火邪劫营，凉血清火为要。舌绛而有碎点白黄者，当生疳[1]也，大红点者，热毒乘心也，用黄连、金汁。其有虽绛而不鲜，干枯而痿者，肾阴涸也，急以阿胶、鸡子黄、地黄、天冬等救之，缓则恐涸极而无救也。（17）

【注释】

［1］疳：此指舌上发生的疮疡。

【解析】

1. 舌质绛，舌面罩有黏腻似苔非苔，系邪热在营而中焦兼夹秽浊，急当于清营热方中加入芳香之品，开泄化浊逐秽。

2. 舌质红绛，舌体伸缩不利，以致欲伸舌出口，而舌抵齿难以骤伸，为营血热甚，肝风内动，可用犀角、菖蒲、郁金、钩藤等凉营开窍，息风化痰。

3. 舌绛而光亮，为胃阴衰亡，宜急用甘凉濡润之品救养胃阴。

4. 舌质红绛，干燥无津，为营热炽盛，劫烁营阴，当重用清营凉血泻火之剂，少佐滋阴之品。

5. 舌绛，舌面有黄白色小碎点，为热毒炽盛，舌将生疳疮，治以清营凉血，泻火解毒。

6. 舌绛，舌面上有大红点，属热毒乘心，心火炽盛，急用黄连、金汁类清心泻火解毒。

7. 舌质色绛不鲜，干枯萎软，毫无光泽，为肾阴枯涸之象，病情极重，急当用阿胶、鸡子黄等咸寒滋补肾阴，若治不及时，阴精枯竭而脱，则难以挽回。

六、辨紫舌

【提要】

论述三种紫舌的主病与治疗。

【原文】

再有热传营血，其人素有瘀伤宿血在胸膈中，夹热而搏，其舌色必紫而暗，扪之湿，当加入散血之品，如琥珀、丹参、桃仁、丹皮等。不尔，瘀血与热为伍，阻遏正气，遂变如狂[1]、发狂之证。若紫而肿大者，乃酒毒冲心。若紫而干晦者，肾肝色泛也，难治。（16）

【注释】

［1］如狂：营血之热与瘀血相结，遏阻气机，扰乱神明所致的神志错乱如发狂的症状。

【解析】

1. 紫舌较绛舌色更深，多系营血分热毒极盛，但也有其他原因而致者。

2. 如色紫瘀黯，扪之潮湿，为兼夹瘀血，治当予清凉剂中加入琥珀、丹参等活血散瘀之品。

3. 紫而肿大者，为嗜酒之人酒毒冲心所致。

4. 紫而晦暗干燥，为邪入下焦，劫烁真阴，精血干枯，肝肾脏色外露，预后多不良。

七、辨淡红舌

【提要】

论述淡红舌的主病与治法。

【原文】

舌淡红无色者，或干而色不荣者，当是胃津伤而气无化液[1]也，当用炙甘草汤，不可用寒凉药。(25)

【注释】

[1] 气无化液：脾胃气虚不能化生津血。

【解析】

温病中见较正常红润舌的色泽更淡者为淡红舌。淡红且干燥不荣，是胃津气耗伤，气虚不能化液而致，以炙甘草汤双补气液。不可将舌干误认为热甚伤津而用寒凉之品，徒伤胃气，反而加剧病情。

八、验齿

【提要】

论述验齿的意义及齿龈结瓣的病机、辨治和预后。

【原文】

再温热之病，看舌之后亦须验齿。齿为肾之余，龈为胃之络。热邪不燥胃津必耗肾液，且二经之血皆走其地，病深动血，结瓣[1]于上。阳血者色必紫，紫如干漆；阴血者色必黄，黄如酱瓣。阳血若见，安胃为主；阴血若见，救肾为要。然豆瓣色者多险，若证还不逆者尚可治，否则难治矣。何以故耶？盖阴下竭阳上厥[2]也。(31)

【注释】

[1] 结瓣：牙龈出血凝结于齿龈之间形成瓣状的血块，俗称齿龈结瓣。

[2] 阳上厥：虚阳上逆欲脱。

【解析】

1. 齿、龈与肾、胃有内在联系，而温邪又易耗伤胃津肾液，以致齿龈出现变化，因此观察齿、龈病变，可帮助了解热邪的轻重与津液受伤的状况，为辨证与论治提供依据。

2. 齿龈结瓣总属热甚动血，血凝结瓣于齿龈间而成，但证情有虚实之分。

3. 若瓣色紫，甚则紫如干漆，多为阳明热甚动血，其病属实，称为阳血，治宜着重清胃生津以安胃。

4. 若瓣色黄如酱瓣，为热灼肾阴，虚火迫血上溢，其病属虚，称为阴血，急当滋养肾阴。

5. 齿龈结瓣，全身未出现败象者，尚可救治，一旦齿龈间结瓣呈豆瓣色，为阴阳离决之败候，多难救治，预后不佳。

【提要】

论述从牙齿的润燥色泽判断其病机和治法。

【原文】

齿若光燥如石者，胃热甚也。若无汗恶寒，卫[1]偏胜也，辛凉泄卫[2]，透汗为要。若如枯骨色者，肾液枯也，为难治。若上半截[3]润，水不上承，心火上炎也，急急清心救水，俟[4]枯处转润为妥。(32)

【注释】

［1］卫：此指表证。

［2］泄卫：解表。

［3］上半截：指近齿的切缘部分。

［4］俟：等待，直到。

【解析】

1. 齿干燥如石，仍有光泽，系胃热炽盛，劫烁胃津。

2. 但若伴见无汗恶寒等表证者，则为邪郁卫表，卫气不通，津不上布，不可误认为是胃热炽盛，治疗应投以辛凉发散，泄卫透汗之剂，卫气得通，津能上输，自可转润。

3. 齿干色如枯骨，为肾阴枯竭，多属难救。

4. 见齿的上半截润而下半截燥，为肾水不足，不能上滋齿根，同时伴心火燔灼上炎，治疗急当清心救水并施，齿燥便可转润。

杏林花繁

曹炳章（1878—1956年），字赤电，又名彬章、琳笙，浙江鄞县（今浙江省鄞州区）人，是中国当代著名的中医学家。创立绍兴医药学会，被推为负责人，并编辑《绍兴医药学报》；创办和济药局，发行《医药学卫生报》，致力于考证药品、改革炮炙等，名动一时。编纂了《中国医学大成》，该书汇集汉代至清代100多位名医著作365种，共编辑成1000册，是一部医学百科全书。还著有《增订伪药条辨》《彩图辨舌指南》《辨舌指南》等多部医学专著，涉及中医各个科目。

【复习思考题】

1. 舌苔白而绛底，提示的病机是什么，治疗时应采取何种策略？（　　）

A. 外感风寒，疏散解表

B. 胃热炽盛，苦寒泻下

C. 湿遏热伏，泄湿透热

D. 阴虚火旺，滋阴降火

E. 气血两虚，补益气血

2. 舌白如粉而滑，四边色紫绛，常见于哪种疾病的初期阶段？（　　）

A. 风寒感冒　　B. 湿热内蕴　　C. 温疫病初入膜原

D. 脾胃虚寒　　E. 阴虚火旺

3. 若黄苔不甚厚而滑，提示何种病机？（　　）

A. 热盛伤津　　B. 湿热内阻　　C. 热未伤津　　D. 寒邪凝滞　　E. 阴虚火旺

4. 舌无苔而有如烟煤隐隐，不渴肢寒，多属何种病证？（　　）

A. 阴虚火旺　　B. 湿热内蕴　　C. 夹阴病　　D. 痰浊阻肺　　E. 阳虚水泛

5. 舌黑而滑，应如何辨证施治？（　　）

A. 清热泻火　　B. 滋阴润燥　　C. 温阳散寒　　D. 活血化瘀　　E. 温阳利水

6. 舌上生芒刺，通常表示什么？（　　）

A. 寒邪凝滞　　B. 湿热内阻　　C. 上焦热极　　D. 瘀血内停　　E. 痰浊阻肺

7. 舌色绛而中有黄白色，提示何种病机？（　　）

A. 热入营分，气分邪未尽　　B. 湿热并重　　C. 寒邪入里

D. 阴虚火旺　　E. 瘀血阻络

8. 舌绛而光亮，多因何所致？（　　）

A. 胃火炽盛　　B. 胃阴亡失　　C. 痰浊内阻　　D. 瘀血内停　　E. 湿热熏蒸

9. 舌绛而干燥，治疗时应以何为主？（　　）

A. 清热利湿　　B. 凉血清火　　C. 活血化瘀　　D. 滋阴润燥　　E. 益气生津

10. 舌紫而肿大，常见于哪种情况？（　　）

A. 湿热内蕴　　B. 痰浊阻肺　　C. 酒毒冲心　　D. 瘀血阻络　　E. 肾阳不足

扫一扫，查阅复习思考题答案

（许海）

项目九　辨斑疹白痦

【学习目标】

1. 掌握斑和疹的形态区别及其诊断意义。
2. 熟悉斑疹紫黑的诊断意义、发生机理及斑疹透发后的两种转归。
3. 了解白痦的形态、病机、治法及预后。

一、辨斑疹

【提要】

论述斑和疹的形态区别及其诊断意义。

【原文】

凡斑疹初见，须用纸捻[1]照见胸背两胁。点大而在皮肤之上者为斑，或云头隐隐[2]，或琐碎小粒者为疹，又宜见而不宜多见。按方书谓斑色红者属胃热，紫者热极，黑者胃烂[3]，然亦必看外证所合，方可断之。(27)

【注释】

[1] 纸捻：捻（niǎn，音捻），搓成的条状物。用表芯纸（又称土纸，用毛竹制成）搓成的细纸卷儿，用以点火或吸水烟。又称纸煤或纸媒。

[2] 云头隐隐：指斑疹像天空的浮云，朵朵露头，但又不显。

[3] 胃烂：此处代表斑的病机，斑色黑为阳明胃热极甚，故称胃烂。

【解析】

1. 斑疹初起时，多见于胸背两胁。斑与疹是两种不同形态的皮疹：斑点大而平铺于皮肤之上；疹呈琐碎小粒，如云头隐隐，高出皮肤。

2. 斑由阳明胃热炽盛，内迫营血，动血外溢肌肤而成。斑疹外发，在里之邪热可借机外达，故“宜见”，但密集而出，说明邪热深重，故“不宜见多”。

3. 温病病变过程中见斑色红者为胃热内迫营血；色紫表示热势加重，为热极；色黑为胃腑火

毒极甚，即斑颜色越深，邪热越重，故有“红轻，紫重，黑危”之说。但也不能仅凭色泽的浓淡来判断轻重，临证必须结合全身证候，综合分析，方能准确判断。

【提要】

论述斑疹紫黑的诊断意义、发生机理及斑疹透发后的两种转归。

【原文】

若斑色紫，小点者，心包热也；点大而紫，胃中热也。黑斑而光亮者，热胜毒盛，虽属不治，若其人气血充者，或依法治之，尚可救；若黑而晦者必死；若黑而隐隐，四旁赤色，火郁内伏，大用清凉透发，间有转红成可救者。若夹斑带疹，皆是邪之不一，各随其部而泄。然斑属血者恒多，疹属气者不少。斑疹皆是邪气外露之象，发出宜神情清爽，为外解里和[1]之意；如斑疹出而昏者，正不胜邪，内陷为患，或胃津内涸之故。（29）

【注释】

［1］外解里和：邪气外解，脏腑气血调和。

【解析】

1. 诊察斑疹之色泽，若斑疹形小色紫，为心包热盛；点大而紫，为胃热炽盛。黑色较紫色热势更为深重，随着热势的加重，以及体内气血盛与衰的不同，预后不一。若斑黑仍有光泽，热毒虽盛，但机体气血尚充，治疗得法，尚可救治；斑黑而隐隐，四旁色赤，为火毒郁伏，但气血尚活，大剂清凉透发，也有可救者；斑色黑而晦暗无泽，为热毒极盛，元气衰败，预后不佳。

2. 从外发斑疹机理而言，斑多为阳明热毒内迫营血，迫血妄行，血从肌肉而出所致；疹多为气分肺热波及营血，血从血络外出所致，故谓“斑属血者恒多，疹属气者不少”。

3. 斑疹外发后患者神情清爽，脉静身凉，系邪热能借斑疹外透，预后良好；发出后神情昏迷，脉微身冷，系正不胜邪，热毒内陷，或胃津枯涸，水不制火，火毒过盛所致，预后不佳。

二、辨白痦

【提要】

论述白痦的形态、病机、治法及预后。

【原文】

再有一种白痦，小粒如水晶色者，此湿热伤肺，邪虽出而气液枯也，必得甘药[1]补之。或未至久延，伤及气液，乃湿郁卫分，汗出不彻之故，当理气分之邪，或白如枯骨者多凶，为气液竭也。（30）

【注释】

［1］甘药：甘平清养之药。

【解析】

1. 白痦为皮肤上出现的白色如粟米大小的颗粒，高出皮肤，内含浆液，消退后有皮屑脱落。白痦为湿热郁蒸于气分，由肺外达肌肤所致，故白痦是辨识湿热证的重要依据，治疗以清热利湿为主。白痦可随汗泄而反复透发，容易耗伤气液，此时治疗当予甘平清养之剂培补气液。

2. 白痦颗粒饱满，色如水晶者，俗称“水晶痦”，体内气液虽有耗伤，但未至大伤，预后尚好；一旦气液枯竭。痦可色如枯骨，即为“枯痦”，属正气大伤，预后较差。

杏林花繁

王灿晖，中医温病及内科学专家，现任南京中医药大学教授、博士研究生导师。他的学术思想主要集中于温病学的研究，他是国家中医药管理局和江苏省重点学科——温病学、中医临床基础学科学术带头人。他在温病学领域有深厚的造诣和丰富的临床经验，为中医药事业的发展作出了重要贡献。

【复习思考题】

1. 斑疹初见时，中医常用何种方法观察其分布位置？（　　）

A. 舌诊　　B. 脉诊　　C. 问诊

D. 用纸捻照亮胸背两胁　　E. 闻诊

2. 斑疹中，点大且位于皮肤之上，形态如云头隐隐者，被称为什么？（　　）

A. 疹　　B. 斑　　C. 痧　　D. 瘫　　E. 痘

3. 根据方书记载，斑疹颜色为红色时，通常提示哪种病机？（　　）

A. 肺热　　B. 胃热　　C. 肝热　　D. 心热　　E. 脾热

4. 若斑疹色紫且小点密集，此症状多提示何脏器的热邪？（　　）

A. 肺　　B. 心包　　C. 胃　　D. 肝　　E. 肾

5. 黑斑而光亮，通常表示病情如何，以及治疗的可能性？（　　）

A. 病情轻微，易于治疗

B. 病情危重，但气血充者仍可救治

C. 病情稳定，无须治疗

D. 病情已愈，无须关注

E. 病情无法逆转，必死无疑

扫一扫，查阅复习思考题答案

（安荣华）

模块三　《温病条辨》选读

扫一扫，
查阅本模块
数字资源

项目一　温病大纲

【学习目标】

1. 掌握温病的范围及病因；掌握温病发病的部位及受邪途径。
2. 熟悉伤寒和温病发病的部位及受邪途径的区别。

【提要】

论述了温病的范围及病因。

【原文】

温病者：有风温、有温热、有温疫、有温毒、有暑温、有湿温、有秋燥、有冬温、有温疟。（上焦篇 1）

风温者，初春阳气始开，厥阴行令，风夹温也。温热者，春末夏初，阳气弛张，温盛为热也。温疫者，厉气流行，多兼秽浊，家家如是，若役使然也。温毒者，诸温夹毒，秽浊太甚也。暑温者，正夏之时，暑病之偏于热者也。湿温者，长夏初秋，湿中生热，即暑病之偏于湿者也。秋燥者，秋金燥烈之气也。冬温者，冬应寒而反温，阳不潜藏，民病温也。温疟者，阴气先伤，又因于暑，阳气独发也。

【解析】

本条明确提出温病的范围。温病是多种外感热病的总称，包括风温、温热、温疫、温毒、暑温、湿温、秋燥、冬温、温疟等九种温病。风温是指初春之时感受风热之邪，初起以肺卫表热证为主的一种急性外感热病。温热是指春末夏初之时，阳热之气弛张，气候由温转热，感受温热病邪，以里热证为主的温病，此处所指的温热与今天所讲的春温相似。温疫则是一种具有强烈传染性的一类疾病，乃感受了兼夹有秽浊的疫疠之气而成，发病后病情传变较快且危重。温毒则是由于温邪之中夹有毒邪，表现为头面肿大，或咽喉肿痛糜烂，或皮肤红肿发斑等局部热毒见症的温病。暑温、湿温吴氏皆归为暑病的范畴。但暑温是盛夏时节感受暑热病邪，初起以阳明气分热证为主要表现的温病；湿温则是在夏末秋初的长夏季节，因天暑下迫，地湿上蒸，人居其中，感受了湿热病邪，初起以湿象偏盛为主要表现的温病。秋燥是感受秋季燥热病邪而致的一种温病。冬温是发生于冬季，感受冬令反常之温气而致的一种温病。温疟是指人体的阴气先已耗伤，在夏季又感受了暑邪，主要表现为阳热亢盛特点的一种疟疾。这九种温病，虽然发生在不同季节，但都具有温热或湿热性质，因此都属于温病的范畴。

【执业考纲】

对条文“温病者：有风温、有温热……有冬温、有温疟”的理解。

【提要】

论述了温病发病的部位及受邪途径。

【原文】

凡病温者，始于上焦，在手太阴。（上焦篇 2）

伤寒由毛窍而入，自下而上，始足太阳。足太阳膀胱属水，寒即水之气，同类相从，故病始于此。古来但言膀胱主表，殆未尽其义。肺者，皮毛之合也，独不主表乎！……温病由口鼻而入，自上而下，鼻通于肺，始手太阴。太阴金也，温者火之气，风者火之母，火未有不克金者，故病始于此，必从河间三焦定论。再寒为阴邪，虽《伤寒论》中亦言中风，此风从西北方来，乃觱发[1]之寒风也，最善收引，阴盛必伤阳，故首郁遏太阳经中之阳气，而为头痛身热等证。太阳阳腑也，伤寒阴邪也，阴盛伤人之阳也。温为阳邪，此论中亦言伤风，此风从东方来，乃解冻之温风也，最善发泄，阳盛必伤阴，故首郁遏太阴经中之阴气，而为咳嗽、自汗、口渴、头痛、身热、尺热等证。太阴阴脏也，温热阳邪也，阳盛伤人之阴也。阴阳两大法门之辨，可了然于心目间矣。

【注释】

[1] 觱（bì）发：指自西北吹来的寒冷的风。

【解析】

温病的病因是温邪，温邪侵犯人体多从口鼻而入，鼻为肺窍，肺亦外合皮毛，因此温病初起多见邪袭肺卫证。应当说明的是，风温、温毒、秋燥、冬温这四种温病初起即见肺卫表证，但尚有许多温病并非起于上焦，更不在手太阴肺。因此，温病始于上焦只是温病较为常见的一种起病形式，但并非所有的温病皆是如此。

杏林花繁

刘完素（约 1120—1200 年），字守真，宋金时代河间（今河北河间）人，后人称其刘河间。刘氏非常重视《黄帝内经》理论的研究，故其“披阅《素问》一书，朝勤夕思，手不释卷，三十五年间，废寝忘食”，注重对五运六气和亢害承制理论的研究，在深入研究《黄帝内经》病机十九条的基础上，对火热病症详加阐发，形成了“火热论”的学术思想。

【复习思考题】

1.《温病条辨》上焦篇所述温病概念中，不包括（　　）

A. 风温　　B. 温疫　　C. 温毒　　D. 温疟　　E. 伏暑

2.《温病条辨》的作者是（　　）

A. 吴鞠通　　B. 吴又可　　C. 薛生白　　D. 张仲景　　E. 王孟英

3. 对于温病初起，吴鞠通提出的观点是（　　）

A. 凡病温者，始于中焦，在足阳明

B. 凡病温者，始于上焦，在手厥阴

C. 凡病温者，始于上焦，在手太阴

D. 凡病温者，始于中焦，在足太阴

E. 凡病温者，始于下焦，在足少阴

4.《温病条辨》一书创立并完善了哪种辨证纲领（　　）

A. 六经辨证　　B. 卫气营血辨证　　C. 三焦辨证

D. 脏腑辨证　　E. 经络辨证

5. 温病是多种外感热病的总称，《温病条辨》上焦篇首条列举了多少种常见温病（　　）

A. 5　　B. 7　　C. 9　　D. 11　　E. 12

（刘闯）

扫一扫，查阅复习思考题答案

项目二　上焦温病证治

【学习目标】

1. 掌握风温、温热、温疫、冬温、暑温、湿温、秋燥、温毒等温病的病因病机及在上焦的证候特点和治法方药。

2. 熟悉伏暑的病因病机及在上焦的证候特点和治法方药。

3. 了解温病治疗中的禁忌。

一、风温、温热、温疫、冬温

【提要】

论述温病初起，邪在卫分的证治及治忌。

【原文】

太阴风温、温热、温疫、冬温，初起恶风寒者，桂枝汤主之；但热不恶寒而渴者，辛凉平剂银翘散主之。温毒、暑温、湿温、温疟，不在此例。（上焦篇4）

桂枝汤方

桂枝六钱　芍药三钱（炒）　炙甘草二钱　生姜三片　大枣二枚（去核）

煎法服法，必如《伤寒论》原文而后可，不然，不惟失桂枝汤之妙，反生他变，病必不除。

辛凉平剂银翘散方

连翘一两　银花一两　苦桔梗六钱　薄荷六钱　竹叶四钱　生甘草五钱　芥穗四钱　淡豆豉五钱　牛蒡子六钱

上杵为散，每服六钱，鲜苇根汤煎，香气大出，即取服，勿过煮。肺气取轻清，过煮则味厚而入中焦矣。病重者，约二时一服，日三服，夜一服；轻者，三时一服，日二服，夜一服；病不解者，作再服。盖肺位最高，药过重，则过病所，少用又有病重药轻之患，故从普济消毒饮时时轻扬法。今人亦间有用辛凉法者，多不见效，盖病大药轻之故。一不见效，随改弦易辙，转去转远，即不更张，缓缓延至数日后，必成中下焦证矣。胸膈闷者，加藿香三钱、郁金三钱，护膻中[1]；渴甚者，加花粉；项肿咽痛者，加马勃、元参；衄者，去芥穗、豆豉，加白茅根三钱、侧柏炭三钱、栀子炭三钱；咳者，加杏仁利肺气；二、三日病犹在肺，热渐入里，加细生地、麦冬保津液；再不解，或小便短者，加知母、黄芩、栀子之苦寒，与麦、地之甘寒，合化阴气，而治热淫所胜。

方论：按温病忌汗，汗之不惟不解，反生他患。盖病在手经，徒伤足太阳无益。病自口鼻吸受而生，徒发其表亦无益也。且汗为心液，心阳受伤，必有神明内乱、谵语癫狂、内闭外脱之变。再，误汗虽曰伤阳，汗乃五液之一，未始不伤阴也。《伤寒论》曰：“尺脉微者为里虚，禁汗，”其义可见。其曰伤阳者，特举其伤之重者而言之耳。温病最善伤阴，用药又复伤阴，岂非为贼立帜乎？此古来用伤寒法治温病之大错也……本方谨遵《内经》“风淫于内，治以辛凉，佐以苦甘；热淫于内，治以咸寒，佐以甘苦”之训（王安道《溯洄集》，亦有温暑当用辛凉不当用辛温之论，谓仲景之书，为即病之伤寒而设，并未尝为不即病之温暑而设。张凤逵集治暑方。亦有暑病首用辛凉，继用甘寒，再用酸泄酸敛，不必用下之论。皆先得我心者）。又宗喻嘉言芳香逐秽之说，用东垣清心凉膈散，辛凉苦甘。病初起，且去入里之黄芩，勿犯中焦；加银花辛凉，芥穗芳香，散热解毒；牛蒡子辛平润肺，解热散结，除风利咽；皆手太阴药也。合而论之，《经》谓“冬不藏精，春必温病”，又谓“藏于精者，春不病温”，又谓“病温虚甚死”，可见病温者，精气先虚。此方之妙，预护其虚，纯然清肃上焦，不犯中下，无开门揖盗[2]之弊，有轻以去实[3]之能，用之得法，自然奏效，此叶氏立法，所以迥出诸家也。

【注释】

［1］膻中：即心包。

［2］开门揖盗：揖，作揖欢迎。指打开大门迎接盗贼，此处喻引进外邪的错误治法。

［3］轻以去实：以辛凉轻清之剂治疗有实邪的病证。

【解析】

风温、温热、温疫、冬温等四种温病初起，皆可表现为邪在肺卫。恶风寒较明显者，是表邪偏盛，可借辛温之剂外散表邪，但不可过用辛温峻汗之剂，以免助热化燥。“但热不恶寒而渴”，用辛凉平剂银翘散辛凉以疏解之。银翘散是温病初起，邪在肺卫的代表方，是治疗温病上焦证的首方，用药以辛凉为主，稍佐辛温芳香之品，共成辛凉平和之剂。煎服时注意服药量和煎煮时间，“上杵为散，每服六钱，鲜苇根汤煎，香气大出，即取服，勿过煮”，体现了吴氏“治上焦如羽，非轻不举”的上焦用药治则。

本条中所说的“温毒、暑温、湿温、温疟，不在此例”，是强调这些温病初起时多没有邪在肺卫之证，所以不用银翘散。但其中温毒初起时也往往可表现为邪在肺卫，此时银翘散也可酌情使用。所以上述各病“不在此例”，不可一概而论。

【执医考纲】

对条文“太阴风温、温热……湿温、温疟，不在此例”的理解。

【提要】

论述风热犯肺的证治。

【原文】

太阴风温，但咳，身不甚热，微渴者，辛凉轻剂桑菊饮主之。（上焦篇6）

咳，热伤肺络也。身不甚热，病不重也。渴而微，热不甚也。恐病轻药重，故另立轻剂方。

辛凉轻剂桑菊饮方

杏仁二钱　连翘一钱五分　薄荷八分　桑叶二钱五分　菊花一钱　苦梗二钱　甘草八分　苇根二钱

水二杯，煮取一杯，日二服。二、三日不解，气粗似喘，燥在气分者，加石膏、知母；舌绛暮热，甚燥，邪初入营，加元参二钱、犀角一钱；在血分者，去薄荷、苇根，加细生地、麦冬、玉竹、丹皮各二钱；肺热甚加黄芩；渴者加花粉。

方论：此辛甘化风、辛凉微苦之方也。盖肺为清虚之脏，微苦则降，辛凉则平，立此方所以避辛温也。今世佥[1]用杏苏散，通治四时咳嗽，不知杏苏散辛温，只宜风寒，不宜风温，且有不分表里之弊。此方独取桑叶、菊花者：桑得箕星[2]之精，箕好风，风气通于肝，故桑叶善平肝风；春乃肝令而主风，木旺金衰之候，故抑其有余，桑叶芳香有细毛，横纹最多，故亦走肺络，而宣肺气。菊花晚成，芳香味甘，能补金水二脏，故用之以补其不足。风温咳嗽，虽系小病，常见误用辛温重剂销烁[3]肺液，致久嗽成劳者，不一而足。圣人不忽于细，必谨于微，医者于此等处，尤当加意也。

【注释】

［1］佥：全，都。

［2］箕星：二十八宿之一，属于青龙七宿的最后一宿。

［3］销铄：原意为熔化，此处为消耗之意。

【解析】

本条强调主症为“但咳”，不甚热而口微渴，说明邪热不炽，津伤不重。为风热犯于肺卫，肺失宣降所致，病情较轻，可用辛凉轻剂桑菊饮宣肺透热止咳。因其宣表透热的力量逊于“辛凉平剂”的银翘散，故称为“辛凉轻剂”。临证如出现呼吸气粗如喘等邪热盛于肺经气分的表现，可加入石膏、知母；如见身热夜甚、舌红绛、口干等热入营分的表现，可加用玄参、犀角；如病邪进一步深入到血分，则去原方薄荷、芦根，加入麦冬、生地黄、玉竹、牡丹皮；如肺热较甚，可加入黄芩；如口渴较明显，则加入天花粉。

【提要】

论述热入气分，肺胃热盛的证治。

【原文】

太阴温病，脉浮洪，舌黄，渴甚，大汗，面赤，恶热者，辛凉重剂白虎汤主之。（上焦篇7）

脉浮洪，邪在肺经气分也。舌黄，热已深。渴甚，津已伤也。大汗，热逼津液也。面赤，火炎上也。恶热，邪欲出而未遂也。辛凉平剂焉能胜任，非虎啸风生，金飙[1]退热，而又能保津液不可，前贤多用之。

辛凉重剂白虎汤方

生石膏一两（研）　知母五钱　生甘草三钱　白粳米一合

水八杯，煮取三杯，分温三服，病退，减后服，不知再作服。

【注释】

［1］金飙（biāo）：秋季的狂风，意指重用辛寒以清气分之热。

【解析】

太阴温病，脉洪数有力，是邪入气分，里热亢盛的脉象。热盛伤津，故口渴重、舌苔黄；里热蒸迫津液外泄，故大汗出；里热上炎，故满面红赤、不恶寒反恶热。因邪热亢盛，病情重，银翘散等辛凉平剂已不能胜任，故用清气分大热之辛凉重剂白虎汤清热保津。方中石膏辛寒透热解肌，知母清热滋阴，两药相须为用；粳米、甘草甘平养胃生津，益气调中。诸药合用，具有较强的清泄气分无形邪热作用。

【提要】

论温热毒邪入血伤络，而口、鼻出血的辨证和治法。

【原文】

太阴温病，血从上溢者，犀角地黄汤合银翘散主之。有中焦病者，以中焦法治之。若吐粉红血水者，死不治；血从上溢，脉七、八至以上，面反黑者，死不治；可用清络育阴法。（上焦篇 11）

血从上溢，温邪逼迫血液上走清道[1]，循清窍而出，故以银翘散败温毒，以犀角地黄清血分之伏热，而救水即所以救金也。至粉红血水非血非液，实血与液交迫而出，有燎原之势，化源速绝。血从上溢，而脉至七、八至，面反黑，火极而似水，反兼胜己之化[2]也。亦燎原之势莫制，下焦津液亏极，不能上济君火，君火反与温热之邪合德，肺金其何以堪，故皆主死。化源绝，乃温病第一死法也。仲子曰：敢问死？孔子曰：未知生，焉知死？瑭以为医者不知死，焉能救生。细按温病死状百端，大纲不越五条。在上焦有二：一曰肺之化源绝者死；二曰心神内闭，内闭外脱者死。在中焦亦有二：一曰阳明太实，土克水者死；二曰脾郁发黄，黄极则诸窍为闭，移浊塞窍者死。在下焦则无非热邪深入，消铄津液，涸尽而死也。

犀角地黄汤方（甘咸微苦法）

干地黄一两　生白芍三钱　丹皮三钱　犀角三钱

水五杯，煮取二杯，分二次服，渣再煮一杯服。

银翘散（方见前）

已用过表药者，去豆豉、芥穗、薄荷。

【注释】

［1］清道：此处指头面口鼻诸窍。

［2］胜己之化：上言“火极似水”，即水胜火，火过亢盛，反有似水的表现。

【解析】

太阴温病，血从上溢，是指血从面部清窍而出，是由于邪热深入血分，血热亢盛，迫血伤络，使血液上循清道所致，表现为衄血、牙龈出血等症。病属血分，热迫血行，故用犀角地黄汤清热凉血散血，同时病在上焦，肺络受伤，故用银翘散辛散肺热，引经走上。两方合用，以达到保存阴液的目的，即吴氏所说“救水即所以救金”。若出现吐粉红色血水，或血从上溢，脉七八至以上，面反黑这两种情况，属于危重症。吴氏提出“可用清络育阴法”，即凉血安络、甘寒养阴的法则，可选用犀角地黄汤和黄连阿胶汤加减。吴氏在自注中提出的温病五种死证，也要灵活理解。这五种证候，是温病中最为危笃的证候，常有生命危险，但积极治疗仍有存活的可能。

【执医考纲】

对条文“太阴温病，血从上溢者……可用清络育阴法”的理解。

【提要】

论温病初期，热邪直入营分的症状和治法。

【原文】

太阴温病，寸脉大，舌绛而干，法当渴，今反不渴者，热在营中也，清营汤去黄连主之。（上焦篇 15）

渴乃温之本病，今反不渴，滋人疑惑。而舌绛且干，两寸脉大，的系温病。盖邪热入营，蒸腾营气上升，故不渴，不可疑不渴非温病也，故以清营汤清营分之热。去黄连者，不欲其深入也。

清营汤方（咸寒苦甘法）

犀角三钱　生地五钱　元参三钱　竹叶心一钱　麦冬三钱　丹参二钱　黄连一钱五分　银花三钱　连翘二钱（连心用）

水八杯，煮取三杯，日三服。

【解析】

现“寸脉大”，乃上焦热重之脉象，而舌绛而干，则知病位虽在上焦，但病邪已离开卫、气，深入于营分。口反不渴，是由于邪热深入营分后，蒸腾营阴上升而滋润于口咽，与卫分之口微渴、气分之口大渴明显不同。病邪深入营分，治疗当以清营泄热为主，方用清营汤。而黄连苦燥，能耗伤营阴，为了“不欲其深入”而去黄连。

【执医考纲】

对条文“太阴温病，寸脉大。舌绛而干，法当渴，今反不渴者，热在营中也，清营汤去黄连主之”的理解。

【提要】

论述温病忌汗之理及误汗而引起斑疹、邪闭心包等变证的证治。

【原文】

太阴温病，不可发汗，发汗而汗不出者，必发斑疹；汗出过多者，必神昏谵语。发斑者，化斑汤主之；发疹者，银翘散去豆豉，加细生地、丹皮、大青叶，倍元参主之。禁升麻、柴胡、当归、防风、羌活、白芷、葛根、三春柳。神昏谵语者，清宫汤主之，牛黄丸、紫雪丹、局方至宝丹亦主之。（上焦篇16）

温病忌汗者，病由口鼻而入，邪不在足太阳之表，故不得伤太阳经也。时医不知而误发之。若其人热甚血燥，不能蒸汗，温邪郁于肌表血分，故必发斑疹也。若其表疏，一发而汗出不止，汗为心液，误汗亡阳，心阳伤而神明乱，中无所主，故神昏。心液伤而心血虚，心以阴为体，心阴不能济阳，则心阳独亢，心主言，故谵语不休也。且手经逆传，世罕知之，手太阴病不解，本有必传手厥阴心包之理，况又伤其气血乎！

化斑汤方

石膏一两　知母四钱　生甘草三钱　元参三钱　犀角二钱　白粳米一合

水八杯，煮取三杯，日三服，渣，再煮一钟，夜一服。

方论：此热淫于内，治以咸寒，佐以苦甘法也。前人悉用白虎汤作化斑汤者，以其为阳明证也。阳明主肌肉，斑家遍体皆赤，自内而外，故以石膏清肺胃之热，知母清金保肺而治阳明独胜之热，甘草清热解毒和中，粳米清胃热而保胃液，白粳米阳明燥金之岁谷也。本论独加元参、犀角者，以斑色正赤，木火太过，其变最速，但用白虎燥金之品，清肃上焦，恐不胜任，故加元参启肾经之气，上交于肺，庶水天一气，上下循环，不致泉源暴绝也。犀角咸寒，禀水木火相生之气，为灵异之兽，具阳刚之体，主治百毒蛊疰[1]，邪鬼瘴气，取其咸寒，救肾水，以济心火，托斑外出，而又败毒辟瘟也；再病至发斑，不独在气分矣，故加二味凉血之品。

银翘散去豆豉加细生地、丹皮、大青叶、倍元参方

即于前银翘散内去豆豉，加细生地四钱，大青叶三钱，丹皮三钱，元参加至一两。

方论：银翘散义见前。加四物，取其清血热；去豆豉，畏其温也。

清宫汤方

元参心三钱　莲子心五分　竹叶卷心二钱　连翘心二钱　犀角尖二钱（磨冲）　连心麦冬三钱

加减法：热痰盛加竹沥、梨汁各五匙；咯痰不清，加栝楼皮一钱五分；热毒盛加金汁、人

中黄；渐欲神昏，加银花三钱、荷叶二钱、石菖蒲一钱。

方论：此咸寒甘苦法，清膻中之方也。谓之清宫者，以膻中为心之宫城也。俱用心者，凡心有生生不已之意，心能入心，即以清秽浊之品，便补心中生生不已之生气，救性命于微芒也。火能令人昏，水能令人清，神昏谵语，水不足而火有余，又有秽浊也。且离以坎为体，元参味苦属水，补离中之虚；犀角灵异味咸，辟秽解毒，所谓灵犀一点通，善通心气，色黑补水，亦能补离中之虚，故以二物为君。莲心甘苦咸，倒生根，由心走肾，能使心火下通于肾，又回环上升，能使肾水上潮于心，故以为使。连翘象心，心能退心热。竹叶心锐而中空，能通窍清心，故以为佐。麦冬之所以用心者，《本经》称其主心腹结气，伤中伤饱，胃脉络绝，试问去心，焉能散结气，补伤中，通伤饱，续胃脉络绝哉？盖麦冬禀少阴癸水之气，一本横生，根颗连络，有十二枚者，有十四五枚者，所以然之故，手足三阳三阴之络，共有十二，加任之尾翳，督之长强，共十四，又加脾之大络，共十五，此物性合人身自然之妙也，惟圣人能体物象，察物情，用麦冬以通续络脉。命名与天冬并称门冬者，冬主闭藏，门主开转，谓其有开合之功能也。其妙处全在一心之用，从古并未有去心之明文，张隐庵谓不知始自何人，相沿已久而不可改，瑭遍考始知自陶弘景始也，盖陶氏惑于诸心入心，能令人烦之一语，不知麦冬无毒，载在上品，久服身轻，安能令人烦哉！如参、术、芪、草，以及诸仁诸子，莫不有心，亦皆能令人烦而悉去之哉？陶氏之去麦冬心，智者千虑之失也。此方独取其心，以散心中秽浊之结气，故以之为臣。

安宫牛黄丸方

牛黄一两　郁金一两　犀角一两　黄连一两　朱砂一两　梅片二钱五分　麝香二钱五分　真珠五钱　山栀一两　雄黄一两　金箔衣　黄芩一两

上为极细末，炼老蜜为丸，每丸一钱，金箔为衣，蜡护。脉虚者人参汤下，脉实者银花、薄荷汤下，每服一丸。兼治飞尸[2]卒厥，五痫中恶，大人小儿痉厥之因于热者。大人病重体实者，日再服，甚至日三服；小儿服半丸，不知再服半丸。

紫雪丹方（从《本事方》去黄金）

滑石一斤　石膏一斤　寒水石一斤　磁石（水煮）二斤

捣煎去渣，入后药。

羚羊角五两　木香五两　犀角五两　沉香五两　丁香一两　升麻一斤　元参一斤　炙甘草半斤

以上八味，并捣锉，入前药汁中煎，去渣，入后药。

朴硝、硝石各二斤，提净，入前药汁中，微火煎，不住手将柳木搅，候汁欲凝，再加入后二味。

辰砂（研细）三两　麝香（研细）一两二钱

入煎药拌匀。合成，退火气，冷水调服一、二钱。

局方至宝丹方

犀角（镑）一两　朱砂（飞）一两　琥珀（研）一两　玳瑁（镑）一两　牛黄五钱　麝香五钱

以安息重汤炖化，和诸药为丸一百丸，蜡护。

【注释】

[1] 蛊疰：病名。指有四肢水肿，肌肤消瘦，咳逆腹大等症状。

[2] 飞尸：又称为传尸劳，为一种可以传染的虚劳病。

【解析】

太阴温病误用辛温发汗，若素体阴液不足，无作汗之源，汗不得出，邪热内逼营血，热盛动血，迫血妄行，可出现斑疹。发斑者，治疗当凉血解毒化斑，用化斑汤；发疹者，治疗当清营凉血，解毒透疹，用银翘散去豆豉，加生地黄、牡丹皮、大青叶，倍用元参。治疗温病的斑疹禁用升麻、柴胡、当归、防风、羌活、白芷、葛根、三春柳等辛温发散之品。

若卫表疏松，汗出不止，损伤心阳心阴，邪热可乘虚而入，闭阻心包，致神明失主，出现神昏谵语。治疗当清心泄热，开闭通窍，可用清宫汤，配合安宫牛黄丸、紫雪丹、局方至宝丹等。

安宫牛黄丸、至宝丹、紫雪丹三方皆有清热解毒、透络开窍、苏醒神志之功，属凉开之剂，是传统治疗温病神昏之要药，俗称“凉开三宝”。三方药物组成不同，功效各异。安宫牛黄丸药性最凉，长于清热兼能解毒，主要用于高热昏迷；紫雪丹药性偏凉，长于止痉息风，泄热通便，多用于高热惊厥；至宝丹则长于芳香辟秽，多用于窍闭谵语。

【提要】

论述邪入心包的证治及厥证产生的机理治法。

【原文】

邪入心包，舌蹇肢厥，牛黄丸主之，紫雪丹亦主之。（上焦篇 17）

厥者，尽也。阴阳极造其偏，皆能致厥。伤寒之厥，足厥阴病也。温热之厥，手厥阴病也。舌卷囊缩，虽同系厥阴现证，要之舌属手，囊属足也。盖舌为心窍，包络代心用事，肾囊前后，皆肝经所过，断不可以阴阳二厥混而为一。若陶节庵所云“冷过肘膝，便为阴寒”，恣用大热。再热厥之中亦有三等：有邪在络居多，而阳明证少者，则从芳香，本条所云是也；有邪搏阳明，阳明太实，上冲心包，神迷肢厥，甚至通体皆厥，当从下法，本论载入中焦篇；有日久邪杀阴亏而厥者，则从育阴潜阳法，本论载入下焦篇。

【解析】

邪入心包，机窍闭阻，则神昏谵语，舌体运转不灵活；气血运行郁滞，阴阳气不相顺接，则四肢厥冷，故急用牛黄丸、紫雪丹清心化痰开窍。

吴氏认为热厥可分为三类：上焦病见热厥以邪在心包络居多，当以芳香开窍为法，可用牛黄丸或紫雪丹。而中焦则因阳明太实，上冲心包，当急下存阴，可取承气汤。下焦热厥，多阴虚风动，当育阴潜阳，可用三甲复脉汤或大定风珠。吴氏对热厥内容的补充和完善，对临床有重要的指导意义。

【执医考纲】

对“邪入心包，舌蹇肢厥，牛黄丸主之，紫雪丹亦主之”的理解。

二、暑温

【提要】

论述暑温初起的证治和暑邪的致病特点。

【原文】

形似伤寒，但右脉洪大而数，左脉反小于右，口渴甚，面赤，汗大出者，名曰暑温，在手太阴，白虎汤主之；脉芤甚者，白虎加人参汤主之。（上焦篇 22）

此标暑温之大纲也。按温者热之渐，热者温之极也。温盛为热，木生火也。热极湿动，火生土也。上热下湿，人居其中而暑成矣。若纯热不兼湿者，仍归前条温热例，不得混入暑也。

形似伤寒者，谓头痛、身痛、发热恶寒也。水火极不同性，各造其偏之极，反相同也。故《经》谓水极而似火也，火极而似水也。伤寒，伤于水气之寒，故先恶寒而后发热，寒郁人身卫阳之气而为热也，故仲景《伤寒论》中有已发热或未发热之文。若伤暑则先发热，热极而后恶寒，盖火盛必克金，肺性本寒，而复恶寒也。然则伤暑之发热恶寒虽与伤寒相似，其所以然之故实不同也，学者诚能究心于此，思过半矣。脉洪大而数，甚则芤，对伤寒之脉浮紧而言也。独见于右手者，对伤寒之左脉大而言也，右手主上焦气分，且火克金也，暑从上而下，不比伤寒从下而上，左手主下焦血分也，故伤暑之左脉，反小于右。口渴甚、面赤者，对伤寒太阳证面不赤、口不渴而言也；火烁津液，故口渴。火甚未有不烦者，面赤者，烦也，烦字从火后页，谓火现于面也。汗大出者，对伤寒汗不出而言也。首白虎例者，盖白虎乃秋金之气，所以退烦暑，白虎为暑温之正例也，其源出自《金匮》，守先圣之成法也。

白虎加人参汤方

即于前方内加人参三钱。

【解析】

暑温初起之时，可见发热恶寒，与伤寒病相似。但伤寒恶寒是寒邪闭郁肌表，恶寒明显，且伴有身痛、口不渴、脉浮紧等。而暑温初起的恶寒见于热极之时，因“火盛克金”而致，并伴有高热、面赤、口大渴、脉洪数等暑犯阳明、气分热盛脉证。

暑邪的致病既有热的特性，又有湿的特性，所以兼具湿热双重性质。即吴氏所说：“上热下湿，人居其中而暑成矣”，与叶天士“暑必夹湿”的观点一致。但有的医家认为，暑与湿性质有阴阳之别，两者虽可兼夹，但毕竟不属一体，不能认为暑之中必有湿，所以提出了“暑多夹湿”的观点，较为妥帖。

暑温初起投用白虎汤或白虎加人参汤是依《伤寒论》例，且与叶天士“夏暑发自阳明”之说相合，所以吴氏说“白虎为暑温之正例”。

【提要】

论述暑温初起暑湿在表的证治。

【原文】

手太阴暑温，如上条证，但汗不出者，新加香薷饮主之。（上焦篇24）

证如上条，指形似伤寒，右脉洪大，左手反小，面赤口渴而言。但以汗不能自出，表实为异，故用香薷饮发暑邪之表也。按香薷辛温芳香，能由肺之经而达其络。鲜扁豆花，凡花皆散，取其芳香而散，且保肺液，以花易豆者，恶其呆滞也。夏日所生之物，多能解暑，惟扁豆花为最。如无花时，用鲜扁豆皮，若再无此，用生扁豆皮。厚朴苦温，能泻实满。厚朴，皮也，虽走中焦，究竟肺主皮毛，以皮从皮，不为治上犯中。若黄连、甘草，纯然里药，暑病初起，且不必用，恐引邪深入，故易以连翘、银花，取其辛凉达肺经之表，纯从外走，不必走中也。

温病最忌辛温，暑病不忌者，以暑必兼湿，湿为阴邪，非温不解，故此方香薷、厚朴用辛温，而余则佐以辛凉云。下文湿温论中，不惟不忌辛温，且用辛热也。

新加香薷饮方（辛温复辛凉法）

香薷二钱　银花三钱　鲜扁豆花三钱　厚朴二钱　连翘二钱

水五杯，煮取二杯。先服一杯，得汗止后服；不汗再服；服尽不汗，再作服。

【解析】

暑温初起，发热恶寒，右脉洪大，左手反小，面赤口渴，但无汗出，为暑湿郁阻于肌表，证属表实，治当清暑化湿，透表祛邪，治以新加香薷饮。方中香薷、厚朴、扁豆花解表散邪，涤暑化湿；银花、连翘辛凉清解。本条虽称为手太阴暑温，而其病变部位并不完全在肺，与暑湿内蕴脾胃也有密切关系，新加香薷饮中用厚朴之类，正是为此而设。

吴氏对暑病用温药的理由进行了阐述，即暑邪为患每夹湿邪，而湿邪非用温药不能解除，但因属暑热为患，又当用辛凉解暑之品，而新加香薷饮即为辛温与辛凉并用之方。

【提要】

论述暑温病邪在手太阴的证治。

【原文】

手太阴暑温，或已经发汗，或未发汗，而汗不止，烦渴而喘，脉洪大有力者，白虎汤主之；脉洪大而芤者，白虎加人参汤主之；身重者，湿也，白虎加苍术汤主之；汗多，脉散大，喘喝欲脱者，生脉散主之。（上焦篇26）

此条与上文少异者，只已经发汗一句。

白虎加苍术汤方

即于白虎汤内加苍术三钱。

汗多而脉散大，其为阳气发泄太甚，内虚不司留恋可知。生脉散酸甘化阴，守阴所以留阳，阳留，汗自止也。以人参为君，所以补肺中元气也。

生脉散方（酸甘化阴法）

人参三钱　麦冬二钱（不去心）　五味子一钱

水三杯，煮取八分二杯，分二次服，渣再煎服，脉不敛，再作服，以脉敛为度。

【解析】

本条虽冠以“手太阴暑温”，但病位不局限于肺，叶天士云：“夏暑发自阳明。”故白虎汤所主治皆为肺胃热盛。无论是否应用过汗法，只要表现为汗出不止、烦渴而喘、脉洪大的暑伤气分证即用白虎汤治疗。若兼有身重，则为阳明热盛兼有太阴脾湿，可用白虎加苍术汤治疗，白虎汤清泄阳明之热，苍术燥太阴脾湿。若见芤脉则为津气两虚，可用白虎加人参汤。若见出汗不止，脉象散大，呼吸急促如喘，则为津气欲脱，当用生脉散益气敛阴固脱。

三、湿温、伏暑

【提要】

论述湿温初起的证治及治禁。

【原文】

头痛恶寒，身重疼痛，舌白不渴，脉弦细而濡，面色淡黄，胸闷不饥，午后身热，状若阴虚，病难速已，名曰湿温。汗之则神昏耳聋，甚则目瞑不欲言，下之则洞泄，润之则病深不解。长夏深秋冬日同法，三仁汤主之。（上焦篇43）

头痛恶寒，身重疼痛，有似伤寒，脉弦濡，则非伤寒矣。舌白不渴，面色淡黄，则非伤暑之偏于火者矣。胸闷不饥，湿闭清阳道路也。午后身热，状若阴虚者，湿为阴邪，阴邪自旺于阴分，故与阴虚同一午后身热也。湿为阴邪，自长夏而来，其来有渐，且其性氤氲黏腻，非若寒邪之一汗即解，温热之一凉即退，故难速已。世医不知其为湿温，见其头痛恶寒，身重疼痛也，以为伤寒而汗之，汗伤心阳，湿随辛温发表之药蒸腾上逆，内蒙心窍则神昏，上蒙清窍则耳聋，目瞑不言。见其中满不饥，以为停滞而大下之，误下伤阴，而重抑脾阳之升，脾气转陷，湿邪乘势内渍，故洞泄。见其午后身热，以为阴虚而用柔药润之，湿为胶滞阴邪，再加柔润阴药，二阴相合，同气相求，遂有锢结而不可解之势。惟以三仁汤轻开上焦肺气，盖肺主一身之气，气化则湿亦化也。湿气弥漫，本无形质，以重浊滋味之药治之，愈治愈坏。伏暑、湿温，吾乡俗名秋呆子，悉以陶氏《六书》法治之，不知从何处学来，医者呆，反名病呆，不亦诬乎！再按：湿温较诸温，病势虽缓而实重，上焦最少，病势不甚显张，中焦病最多，详见中焦篇，以湿为阴邪故也，当于中焦求之。

三仁汤方

杏仁五钱　飞滑石六钱　白通草二钱　白蔻仁二钱　竹叶二钱　厚朴二钱　生薏仁六钱　半夏五钱

甘澜水八碗，煮取三碗，每服一碗，日三服。

【解析】

湿温病多发于夏秋之交，其起病较缓，传变较慢，病情缠绵难愈。湿温初起见头痛恶寒、身重疼痛、面色淡黄、胸闷不饥、午后身热较著、舌苔白腻、口不渴、脉弦细而濡等症状。

吴氏提出湿温初起治疗的“三禁”：一为禁汗，湿温初起有头痛恶寒、身重疼痛之症，不可误认为是伤寒表证而用辛温发汗之法。若发汗则耗伤心阳，湿浊随辛温发汗之药蒸腾，内闭心窍，上蒙清窍，出现神昏、耳聋、目瞑不言等症状。二为禁下，湿温初起若见胸闷脘痞，中满不饥，不可误认为是积滞内停而用下法。下后易致中焦受损，脾气下陷，脾运失司则洞泄，甚则完谷不化。三为禁润，湿温初起若见午后身热误以为阴虚之潮热，而用滋润之品，可使湿邪锢结难解，病情更加缠绵难愈。

因此，湿温初起既不像感受寒邪在表者通过辛温发汗即解，也不像治疗温热之邪运用寒凉药可得清泄，本病须用三仁汤治疗。三仁汤是治疗湿温初起，邪遏卫气的名方，具有芳香宣气化湿之功，能轻开肺气，因肺主一身之气，肺气一开，则湿邪自化。吴氏之用本方，乃示人以芳香宣化之法，具体应用时须根据病情进行加减。

【执医考纲】

对条文“头痛恶寒，身重疼痛……长夏深秋冬日同法，三仁汤主之”的理解。

【提要】

论述伏暑邪在气分兼表实的证治。

【原文】

太阴伏暑，舌白口渴，无汗者，银翘散去牛蒡、元参加杏仁、滑石主之。（上焦篇38）

此邪在气分而表实之证也。

银翘散去牛蒡子元参加杏仁滑石方

即于银翘散内，去牛蒡子、元参，加杏仁六钱，飞滑石一两。服如银翘散法。胸闷加郁金四钱，香豉四钱；呕而痰多，加半夏六钱，茯苓六钱；小便短，加薏仁八钱，白通草四钱。

【解析】

伏暑是夏季感受暑湿病邪或暑热病邪，伏藏于体内，至深秋或冬月，为秋冬时令之邪所诱发的一种急性热病，初起多为表里同病。本条发病之初既有口渴、舌白等气分里热和里湿见证，又有无汗等表实见证，即邪在气分兼表实。治疗当表里同治，用银翘散加杏仁、滑石等宣肺利湿之品，因牛蒡、玄参二药具阴腻之性有碍于祛湿，故去之。

【提要】

论述伏暑邪在血分兼表实的证治。

【原文】

太阴伏暑，舌赤口渴，无汗者，银翘散加生地、丹皮、赤芍、麦冬主之。（上焦篇39）

此邪在血分而表实之证也。

银翘散加生地丹皮赤芍麦冬方

即于银翘散内，加生地六钱，丹皮四钱，赤芍四钱，麦冬六钱。服法如前。

【解析】

伏暑初起多为表里同病，其里有气分、血分之别。上条论及气分兼表实证，本条则为血分兼表实证（按其症状及用药，似为营分兼表实）。发病之初既有口渴、舌赤等血分见证，又有无汗等表实见证，故用银翘散辛凉解表以治其表实，加生地黄、牡丹皮、赤芍、麦冬滋阴清热凉血，以培其汗源而治其血热。

四、秋燥

【提要】

论述秋燥邪在肺卫时的证治。

【原文】

秋感燥气，右脉数大，伤手太阴气分[1]者，桑杏汤主之。（上焦篇 54）

前人有云：六气之中，惟燥不为病，似不尽然，盖以《内经》少秋感于燥一条，故有此议耳。如阳明司天之年，岂无燥金之病乎？大抵春秋二令，气候较夏冬之偏寒偏热为平和，其由于冬夏之伏气为病者多，其由于本气自病者少，其由于伏气而病者重，本气自病者轻耳。其由于本气自病之燥证，初起必在肺卫，故以桑杏汤清气分之燥也。

桑杏汤方（辛凉法）

桑叶一钱　杏仁一钱五分　沙参二钱　象贝一钱　香豉一钱　栀皮一钱　梨皮一钱

水二杯，煮取一杯，顿服之，重者再作服（轻药不得重用，重用必过病所。再，一次煮成三杯，其三次之气味必变，药之气味俱轻故也）。

【注释】

[1] 气分：实际上是邪在肺卫。

【解析】

秋燥是秋季感受燥热病邪为病，初起除右脉浮数而大的临床表现外，还当有发热恶寒、干咳少痰、咽干鼻燥等燥邪侵犯肺卫之症。其治疗与风热之邪初犯肺卫相似，但因燥邪具有消耗津液之性，所以用药宜辛凉甘润。桑杏汤中桑叶、杏仁、淡豆豉辛凉发散；沙参、梨皮甘凉润燥；象贝润肺止咳；栀皮清泄燥热。诸药合用共奏辛凉甘润、轻透肺卫、疏表润燥之效。

【提要】

本条论述燥伤肺胃阴液的证治。

【原文】

燥伤肺胃阴分，或热或咳者，沙参麦冬汤主之。（上焦篇 56）

此条较上两条，则病深一层矣，故以甘寒救其津液。

沙参麦冬汤（甘寒法）

沙参三钱　玉竹二钱　生甘草一钱　冬桑叶一钱五分　麦冬三钱　生扁豆一钱五分　花粉一钱五分

水五杯，煮取二杯，日再服。久热久咳者，加地骨皮三钱。

【解析】

秋燥后期易伤肺胃之阴液，可用沙参麦冬汤以滋养阴液，清解余热。本条只提到热、咳二症，但其热当为低热，而咳则少痰或无痰。除此之外，当有口干、舌红少苔、脉细数等。沙参麦冬汤中以沙参、麦冬、玉竹、天花粉甘寒滋养肺胃阴液；扁豆、甘草和养胃气；桑叶清透余热。本方不仅可用于秋燥后期，也可用于各种温病引起的肺胃阴伤证。

【提要】

论述燥热在肺，诸气膹郁的证治。

【原文】

诸气膹郁，诸痿喘呕之因于燥者，喻氏清燥救肺汤主之。（上焦篇58）

喻氏云：诸气膹郁之属于肺者，属于肺之燥也，而古今治气郁之方，用辛香行气，绝无一方治肺之燥者。诸痿喘呕之属于上者，亦属于肺之燥也，而古今治法以痿呕属阳明，以喘属肺，是则呕与痿属之中下，而惟喘属之上矣，所以千百方中亦无一方及于肺之燥也。即喘之属于肺者，非表即下，非行气即泻气，间有一二用润剂者，又不得其肯綮[1]。总之，《内经》六气，脱误秋伤于燥一气，指长夏之湿为秋之燥。后人不敢更端其说，置此一气于不理，即或明知理燥，而用药夹杂，如弋获飞虫[2]，茫无定法示人也。今拟此方，命名清燥救肺汤，大约以胃气为主，胃土为肺金之母也。其天门冬虽能保肺，然味苦而气滞，恐反伤胃阻痰，故不用也；其知母能滋肾水清肺金，亦以苦而不用；至如苦寒降火正治之药，尤在所忌。盖肺金自至于燥，所存阴气不过一钱耳，倘更以苦寒下其气，伤其胃，其人尚有生理乎？诚仿此增损，以救肺燥变生诸证，如沃焦救焚，不厌其频，庶克有济耳。

清燥救肺汤方（辛凉甘润法）

石膏二钱五分　甘草一钱　霜桑叶三钱　人参七分　杏仁（泥）七分　胡麻仁（炒研）一钱　阿胶八分　麦冬（不去心）二钱　枇杷叶（去净毛，炙）六分

水一碗，煮六分，频频二、三次温服。痰多加贝母、瓜蒌；血枯加生地黄；热甚加犀角、羚羊角，或加牛黄。

【注释】

[1] 肯綮（qìng）：原指筋骨结合之处，此处喻关键所在。

[2] 弋（yì）获飞虫：原意指飞虫被射而得，此处喻能获取目标的可能性极小。

【解析】

吴氏提出在热性病中出现痿、喘、呕而由燥热引起者，是肺气膹郁所致，治疗方法在于清润肺经燥热，治用清燥救肺汤。本方为喻嘉言所制，方中桑叶、杏仁、枇杷叶轻宣肺气；石膏清肺经燥热；阿胶、麦冬、麻仁润肺滋液；人参、甘草益气生津。本方不仅可用于热性病肺胃有燥热者，而且对内伤杂病中各种肺胃燥热引起的痿、喘、呕等病证都可使用。该方清而不燥，润而不腻，兼能宣肺。吴氏提出加减之法，更切合临床应用。

五、温毒

【提要】

论述温毒的证治。

【原文】

温毒咽痛喉肿，耳前耳后肿，颊肿，面正赤，或喉不痛，但外肿，甚则耳聋，俗名大头温、虾蟆温者，普济消毒饮去柴胡、升麻主之。初起一、二日，再去芩、连，三、四日加之佳。（上焦篇18）

咽痛者，《经》谓“一阴一阳结，谓之喉痹”。盖少阴少阳之脉，皆循喉咙，少阴主君火，

少阳主相火，相济为灾也。耳前、耳后、颊前肿者，皆少阳经脉所过之地，颊车不独为阳明经穴也。面赤者，火色也。甚则耳聋者，两少阳之脉，皆入耳中，火有余则清窍闭也。治法总不能出李东垣普济消毒饮之外。其方之妙，妙在以凉膈散为主，而加化清气之马勃、僵蚕、银花，得轻可去实之妙；再加元参、牛蒡、板蓝根，败毒而利肺气，补肾水以上济邪火。去柴胡、升麻者，以升腾飞越太过之病，不当再用升也，说者谓其引经，亦甚愚矣！凡药不能直至本经者，方用引经药作引，此方皆系轻药，总走上焦，开天气，肃肺气，岂须用升、柴直升经气耶？去黄芩、黄连者，芩、连里药也。病初起未至中焦，不得先用里药故犯中焦也。

普济消毒饮去升麻柴胡黄芩黄连方

连翘一两　薄荷三钱　马勃四钱　牛蒡子六钱　芥穗三钱　僵蚕五钱　元参一两　银花一两　板蓝根五钱　苦梗一两　甘草五钱

上共为粗末，每服六钱，重者八钱。鲜苇根汤煎，去渣服，约二时一服，重者一时许一服。

【解析】

温毒是感受温热秽浊毒邪而致。咽喉肿痛是少阴与少阳之火结于咽喉部所致。耳前耳后及面颊部肿，因为这些部位是少阳经所过之处，颊车穴虽在阳明经上，但与足少阳经很近。面部红赤，是火毒上炎。手足少阳经脉循行入耳，少阳火邪循经上炎，耳窍闭塞，故甚则耳聋。

本病的治疗以清热解毒，利咽消肿为主，可用李东垣所制的普济消毒饮，该方以凉膈散为主，加入能轻清去秽浊之气的马勃、白僵蚕、金银花，有“轻可去实”之妙。另外，再加上玄参、牛蒡子、板蓝根，清热解毒而宣通肺气，补益肾水而上济邪火。本病是因少阳升发过度，故不用升麻、柴胡，避免升腾发散太过，而使少阳之火势更甚。但一般认为升、柴之升散与芩、连之苦寒相伍，一升一降，且升麻有解毒之功，柴胡有升散少阳之力，对于本病有一定治疗作用，所以不去为宜。温毒以局部红肿热痛，甚至溃烂为临床特征，涉及多种疾病，但这里吴氏所说的温毒只是其中之一，即大头瘟。

杏林花繁

喻昌（1585—1664年），字嘉言，明末清初江西新建人。后客居江苏常熟，悬壶应诊，医名卓著，受其学者甚众，较著名者有徐彬、罗子尚等。喻氏学问渊博，经验丰富，胆识超人，敢于创新，著有《寓意草》《尚论篇》《医门法律》等。其中《医门法律》主要阐述六气及杂病证治，力倡以“法”和“律”来确立行医的规范，被誉为一代名著。

【复习思考题】

1. “太阴温病，不可发汗，发汗而汗不出者，必发斑疹”，禁用（　　）

A. 细生地　B. 牡丹皮　C. 大青叶
D. 玄参　E. 柴胡

2. 手太阴温病，“汗多脉散大，喘喝欲脱者”，用（　　）

A. 白虎加人参汤　B. 四逆汤　C. 安宫牛黄丸
D. 生脉散　E. 白虎汤

3. “燥伤肺胃阴分，或热或咳者”的治疗主方为（　　）

A. 沙参麦冬汤　B. 五汁饮　C. 益胃汤
D. 生脉散　E. 清燥救肺汤

4. 吴鞠通提出：太阴风温、温热、温疫、冬温，初起但热不恶寒而渴者，主以（　　）

A. 白虎汤　　B. 桂枝汤　　C. 麻杏石甘汤

D. 银翘散　　E. 竹叶石膏汤

5.《温病条辨》指出：手太阴暑温，但汗不出者，主用（　　）

A. 银翘散　　B. 香薷饮　　C. 桑杏汤

D. 新加香薷饮　　E. 麻杏石甘汤

6. 吴鞠通认为，太阴温病，不可发汗，发汗而汗不出者，必发（　　）

A. 神昏　　B. 斑疹　　C. 痉厥

D. 吐血　　E. 心悸

7.《温病条辨》指出：太阴伏暑，舌白口渴，无汗者，治宜（　　）

A. 银翘散去豆豉加细生地、丹皮、大青叶倍元参方

B. 银翘散去牛蒡、元参加杏仁、滑石方

C. 银翘散去牛蒡、元参、荆芥穗加杏仁、石膏、黄芩方

D. 银翘散加生地、丹皮、赤芍、麦冬方

E. 以上都不是

8.《温病条辨》指出：温毒见咽痛喉肿，耳前耳后肿，颊肿，面正赤，治疗当用（　　）

A. 普济消毒饮去玄参、板蓝根

B. 普济消毒饮去柴胡、升麻

C. 普济消毒饮加大黄

D. 普济消毒饮加重黄芩、黄连

E. 普济消毒饮去马勃、僵蚕

9. 太阴风温，但咳，身不甚热，微渴者，哪首方主之（　　）

A. 辛凉轻剂桑菊饮　　B. 辛凉平剂银翘散　　C. 辛凉重剂白虎汤

D. 桂枝汤　　E. 达原饮

10. 吴鞠通认为上焦温病常见两种死证是（　　）

A. 肺之化源绝者和心神内闭，内闭外脱者

B. 逆传心包者和心神内闭，内闭外脱者

C. 逆传心包者和肺之化源绝者

D. 阳明太实，土克水者和肺之化源绝者

E. 阳明太实，土克水者和逆传心包者

扫一扫，查阅复习思考题答案

（刘阅）

项目三　中焦温病证治

【学习目标】

1. 掌握阳明温病的病因病机、证候分类及治法；掌握湿温病的病因病机、治法及禁忌。
2. 熟悉阳明温病兼证、变证的证治。
3. 了解阳明温病后期的调治方法。

一、阳明温病提纲

【提要】

论述阳明温病的证候，区别阳明经证和腑证的治法。

【原文】

面目俱赤，语声重浊，呼吸俱粗，大便闭，小便涩，舌苔老黄，甚则黑有芒刺，但恶热，不恶寒，日晡[1]益甚者，传至中焦，阳明温病也。脉浮洪躁甚者，白虎汤主之；脉沉数有力，甚则脉体反小而实者，大承气汤主之。暑温、湿温、温疟，不在此例。（中焦篇1）

阳明之脉荣于面，《伤寒论》谓阳明病面缘缘正赤[2]。火盛必克金，故目白睛亦赤也。语声重浊，金受火刑而音不清也。呼吸俱粗，谓鼻息来去俱粗，其粗也平等，方是实证；若来粗去不粗，去粗来不粗，或竟不粗，则非阳明实证，当细辨之，粗则喘之渐也。大便闭，阳明实也。小便涩，火腑不通，而阴气不化也。口燥渴，火烁津也。舌苔老黄，肺受胃浊，气不化津也。甚则黑者，黑，水色也，火极而似水也。又水胜火，大凡五行之极盛，必兼胜己之形。芒刺，苔久不化，热极而起坚硬之刺也；倘刺软者，非实证也。不恶寒，但恶热者，传至中焦，已无肺证。阳明者，两阳合明也，温邪之热，与阳明之热相搏，故但恶热也。或用白虎，或用承气者，证同而脉异也。浮洪躁甚，邪气近表，脉浮者不可下。凡逐邪者，随其所在，就近而逐之，脉浮则出表为顺，故以白虎之金飙以退烦热。若沉小有力，病纯在里，则非下夺不可矣，故主以大承气。按吴又可《温疫论》中云：舌苔边白但见中微黄者，即加大黄，甚不可从。虽云伤寒重在误下，温病重在误汗，即误下不似伤寒之逆之甚，究竟承气非可轻尝之品，故云舌苔老黄，甚则黑有芒刺，脉体沉实，的系燥结痞满，方可用之。

白虎汤（辛凉重剂）

生石膏（研）一两　知母五钱　生甘草三钱　白粳米一合

水八杯，煮取三杯，分温三服。病退，减后服；不知，再作服。

大承气汤

大黄六钱　芒硝三钱　厚朴三钱　枳实三钱

水八杯，先煮枳、朴，后纳大黄、芒硝，煮取三杯。先服一杯，约二时许，得利止后服；不知，再服一杯；再不知，再服。

【注释】

[1] 日晡：指申时，下午三至五点。

[2] 面缘缘正赤：满面持续通红。

【解析】

温邪传入阳明中焦，其病位在胃与大肠，正邪交争剧烈，主要表现以阳明里热亢盛的症状为主。阳明温病又有经证和腑证之分：阳明经证为无形热邪亢盛，充斥表里内外，故脉浮洪而躁急，可用白虎汤；阳明腑证为有形邪热与燥屎相结于肠腑，故脉沉而有力，可用大承气汤。

【执医考纲】

《温病条辨·中焦篇》第1条的内涵及临床意义。

二、阳明腑实轻证

【提要】

论述阳明腑实证轻者的证治。

【原文】

阳明温病，诸证悉有而微，脉不浮者，小承气汤微和之。（中焦篇3）

以阳明温病发端者，指首条所列阳明证而言也，后凡言阳明温病者仿此。诸证悉有，以非下不可，微则未至十分亢害，但以小承气通和胃气则愈，无庸芒硝之软坚也。

小承气汤（苦辛通法重剂）

大黄五钱　厚朴二钱　枳实一钱

水八杯，煮取三杯，先服一杯，得宿粪，止后服，不知再服。

【解析】

“诸证悉有而微”，指本篇首条阳明温病提纲所举诸证悉备，但程度较轻。“脉不浮者”，说明病不在经，而属阳明胃腑，当用承气法。“微和之”，意在轻下以和胃气，故用小承气汤。

三、热结旁流

【提要】

论述阳明温病热结旁流的证治。

【原文】

阳明温病，纯利稀水无粪者，谓之热结旁流[1]，调胃承气汤主之。（中焦篇7）

热结旁流，非气之不通，不用枳、朴。独取芒硝入阴以解热结，反以甘草缓芒硝急趋之性，使之留中解结。不然，结不下而水独行，徒使药性伤人也。吴又可用大承气汤者非是。

调胃承气汤（热淫于内，治以咸寒，佐以甘苦法）

大黄三钱　芒硝五钱　生甘草二钱

【注释】

[1] 热结旁流：由于里热盛实，燥屎结于大肠而不得下，但见下利稀臭粪水的证候。

【解析】

《伤寒论》321条：“少阴病，自利清水，色纯青，心下必痛，口干燥者，急下之，宜大承气汤。”吴鞠通认为，既然稀水能下，则肠腑并非气滞不通，故去大承气汤之枳实、厚朴；燥屎不下，只因邪结太甚，故用甘草使药效缓留于肠腑，延长大黄、芒硝之攻势。

四、热结阴亏

【提要】

论述阳明腑实而素体阴虚者的证治。

【原文】

阳明温病，无上焦证，数日不大便，当下之。若其人阴素虚，不可行承气者，增液汤主之。服增液汤已，周十二时观之，若大便不下者，合调胃承气汤微和之。（中焦篇11）

此方所以代吴又可承气养荣汤法也。妙在寓泻于补，以补药之体，作泻药之用，既可攻实，又可防虚。余治体虚之温病，与前医误伤津液、不大便、半虚半实之证，专以此法救之，无不应手而效。

增液汤（咸寒苦甘法）

元参一两　麦冬八钱（连心）　细生地八钱

水八杯，煮取三杯，口干则与饮，令尽，不便，再作服。

调胃承气汤（热淫于内，治以咸寒，佐以甘苦法）

大黄三钱 芒硝五钱 生甘草二钱

【解析】

阳明温病，没有上焦症状，数日不大便，应当用下法治疗。如果患者素体阴液亏虚，不可以用承气类方，应该用增液汤。服增液汤后，观察一昼夜，假如仍然不大便，可配合调胃承气汤轻下以调和胃气。

五、下汗伤阴

【提要】

论述阳明温病攻下后汗出伤阴的证治。

【原文】

阳明温病，下后汗出，当复其阴，益胃汤主之。（中焦篇12）

温热本伤阴之病，下后邪解汗出。汗亦津液之化，阴液受伤，不待言矣，故云当复其阴。此阴指胃阴而言，盖十二经皆禀气于胃，胃阴复而气降得食，则十二经之阴皆可复矣。欲复其阴，非甘凉不可。汤名益胃者，胃体阳用阴，取益胃用之义也。下后急议复阴者，恐将来液亏燥起，而成干咳身热之怯证[1]也。

益胃汤（甘凉法）

沙参三钱 麦冬五钱 冰糖一钱 细生地五钱 玉竹（炒香）一钱五分

水五杯，煮取二杯，分二次服，渣再煮一杯服。

【注释】

［1］怯证：指以虚损为主的病证。

【解析】

阳明温病，使用攻下法后邪解汗出，应当滋补阴液，用益胃汤治疗。

六、下后邪气未尽

【提要】

论述阳明温病下后邪气未尽的证治。

【原文】

下后数日，热不退，或退不尽，口燥咽干，舌苔干黑，或金黄色，脉沉而有力者，护胃承气汤微和之；脉沉而弱者，增液汤主之。（中焦篇15）

温病下后，邪气已净，必然脉静身凉。邪气不净，有延至数日邪气复聚于胃，须再通其里者，甚至屡下而后净者，诚有如吴又可所云。但正气日虚一日，阴津日耗一日，须加意防护其阴，不可稍有鲁莽，是在任其责者临时斟酌尽善耳。吴又可于邪气复聚之证，但主以小承气，本论于此处分别立法。

护胃承气汤方（苦甘法）

生大黄三钱 元参三钱 细生地三钱 丹皮二钱 知母二钱 麦冬三钱（连心）

水五杯，煮取二杯，先服一杯，得结粪止后服，不便，再服。

增液汤方（咸寒苦甘法）

元参一两 麦冬八钱（连心） 细生地八钱

水八杯，煮取三杯，口干则与饮，令尽，不便，再作服。

【解析】

温病下后，若邪气未尽，应治以苦甘法。当注意顾护阴液，观察患者正气强弱。若“脉沉而弱”，说明正气已虚，不耐攻伐，只可用增液汤滋阴润便；若“脉沉而有力”，邪气盛而正气未虚，也不可径直攻下，当用包含增液汤的护胃承气汤攻补兼施，顾护胃阴。

七、阳明腑实兼证

【提要】

论述阳明温病下之不通五证的证治。

【原文】

阳明温病，下之不通，其证有五：应下失下[1]，正虚不能运药[2]，不运药者死，新加黄龙汤主之；喘促不宁，痰涎壅滞，右寸实大，肺气不降者，宣白承气汤主之；左尺牢坚[3]，小便赤痛，时烦渴甚，导赤承气汤主之；邪闭心包，神昏舌短，内窍不通，饮不解渴者，牛黄承气汤主之；津液不足，无水舟停者，间服增液，再不下者，增液承气汤主之。（中焦篇17）

《经》谓下不通者死，盖下而至于不通，其为危险可知，不忍因其危险难治而遂弃之。兹按温病中下之不通者共有五因：其因正虚不运药者，正气既虚，邪气复实，勉拟黄龙法，以人参补正，以大黄逐邪，以冬、地增液，邪退正存一线，即可以大队补阴而生，此邪正合治法也。其因肺气不降，而里证又实者，必喘促寸实，则以杏仁、石膏宣肺气之痹，以大黄逐肠胃之结，此脏腑合治法也。其因火腑不通，左尺必现牢坚之脉，小肠热盛，下注膀胱，小便必涓滴，赤且痛也，则以导赤去淡通之阳药，加连、柏之苦通火腑，大黄、芒硝承胃气而通大肠，此二肠同治法也。其因邪闭心包，内窍不通者，前第五条已有先与牛黄丸，再与承气之法，此条系已下而不通，舌短神昏，闭已甚矣，饮不解渴，消亦甚矣，较前条仅仅谵语，则更急而又急，立刻有闭脱之虞，阳明大实不通，有消亡肾液之虞，其势不可少缓须臾，则以牛黄丸开手少阴之闭，以承气急泻阳明，救足少阴之消，此两少阴合治法也。再此条亦系三焦俱急，当与前第九条用承气、陷胸合法者参看。其因阳明太热，津液枯燥，水不足以行舟，而结粪不下者，非增液不可。服增液两剂，法当自下，其或脏燥太甚之人，竟有不下者，则以增液合调胃承气汤，缓缓与服，约二时服半杯沃之，此一腑中气血合治法也。

新加黄龙汤（苦甘咸法）

细生地五钱　生甘草二钱　人参一钱五分（另煎）　生大黄三钱　芒硝一钱　元参五钱　麦冬五钱（连心）　当归一钱五分　海参二条（洗）　姜汁六匙

水八杯，煮取三杯。先用一杯，冲参汁五分、姜汁二匙，顿服之。如腹中有响声，或转矢气者，为欲便也；候一、二时不便，再如前法服一杯；候二十四刻[4]，不便，再服第三杯。如服一杯，即得便，止后服，酌服益胃汤一剂，余参或可加入。

宣白承气汤（苦辛淡法）

生石膏五钱　生大黄三钱　杏仁粉二钱　栝楼皮一钱五分

水五杯，煮取二杯，先服一杯，不知再服。

导赤承气汤

赤芍三钱　细生地五钱　生大黄三钱　黄连二钱　黄柏二钱　芒硝一钱

水五杯，煮取二杯，先服一杯，不下再服。

牛黄承气汤

即用前安宫牛黄丸二丸，化开，调生大黄末三钱，先服一半，不知再服。

增液承气汤

即于增液汤内，加大黄三钱、芒硝一钱五分。

水八杯，煮取三杯，先服一杯，不知再服。

【注释】

［1］应下失下：应当用攻下法治疗而没能及时运用。

［2］正虚不能运药：正气严重亏损，影响药物的运化，导致药物功用不能发挥。

［3］左尺牢坚：左手尺部脉象实大弦长而硬。

［4］二十四刻：一小时四刻，二十四刻为六小时。

【解析】

阳明温病使用攻下法后，仍然大便不通，这类病证有以下五种情况：一是本该用攻下法的病证，因没有及时攻下，导致机体正气虚损，不能运化和吸收药物，使药物不能发挥作用，常常导致患者死亡，这种情况应当用新加黄龙汤治疗；二是患者出现气急喘促，坐卧不安，喉中痰涎壅阻不畅，脉象右寸实大，是肺气不能肃降所致，应当用宣白承气汤治疗；三是出现左手尺部的脉象实大弦长而硬，伴有小便色赤，尿时涩痛，时常感到心烦口渴，应该用导赤承气汤治疗；四是热邪内闭心包，出现神志昏迷，舌体短缩，口渴饮水却不能解渴，应当用牛黄承气汤治疗；五是津液不足，大便干燥不通，就像没有水，船舶不能行驶一样，可先服增液汤，服后仍不解大便，再用增液承气汤治疗。

【执医考纲】

《温病条辨·中焦篇》第17条的证候分型及临床运用。

八、热盛阴伤

【提要】

论述阳明温病热盛阴伤而致小便不利的证治。

【原文】

阳明温病，无汗，实证未剧，不可下，小便不利者，甘苦合化[1]，冬地三黄汤主之。（中焦篇29）

大凡小便不通，有责之膀胱不开者，有责之上游结热者，有责之肺气不化者。温热之小便不通，无膀胱不开证，皆上游热结，与肺气不化而然也。小肠火腑，故以三黄苦药通之；热结则液干，故以甘寒润之；金受火刑，化气维艰，故倍用麦、地以化之。

冬地三黄汤（甘苦合化阴气法）

麦冬八钱　黄连一钱　苇根汁半酒杯（冲）　元参四钱　黄柏一钱　银花露半酒杯（冲）　细生地四钱　黄芩一钱　生甘草三钱

水八杯，煮取三杯，分三次服，以小便得利为度。

【注释】

［1］甘苦合化：甘寒药和苦寒药相配，以甘寒养阴、苦寒清热，且养阴药数倍于清热药，使清热而不伤阴的治疗方法。

【解析】

阳明温病，无汗出，里实证候不严重，不能用攻下法治疗。如果伴有小便不利，应当用甘苦合化的治法，以冬地三黄汤治疗。

【执医考纲】

《温病条辨·中焦篇》第29条的病机特点和制方思路。

九、湿热内闭

【提要】

论述湿温病湿热困遏三焦而致神昏的证治。

【原文】

吸受秽湿[1]，三焦分布，热蒸头胀，身痛呕逆，小便不通，神识昏迷，舌白，渴不多饮，先宜芳香通神利窍，安宫牛黄丸；继用淡渗分消浊湿，茯苓皮汤。（中焦篇56）

按此证表里经络脏腑三焦，俱为湿热所困，最畏内闭外脱，故急以牛黄丸宣窍清热而护神明；但牛黄丸不能利湿分消，故继以茯苓皮汤。

安宫牛黄丸

牛黄一两　郁金一两　犀角一两　黄连一两　朱砂一两　梅片二钱五分　麝香二钱五分　真珠五钱　山栀一两　雄黄一两　金箔衣　黄芩一两

上为极细末，炼老蜜为丸，每丸一钱，金箔为衣，蜡护。脉虚者人参汤下，脉实者银花、薄荷汤下，每服一丸。兼治飞尸卒厥，五痫中恶，大人小儿痉厥之因于热者。大人病重体实者，日再服，甚至日三服；小儿服半丸，不知再服半丸。

茯苓皮汤（淡渗兼微辛微凉法）

茯苓皮五钱　生薏仁五钱　猪苓三钱　大腹皮三钱　白通草三钱　淡竹叶二钱

水八杯，煮取三杯，分三次服。

【注释】

[1] 秽湿：湿热夹秽浊之气。

【解析】

外感湿热夹秽浊之邪从口鼻而入，弥漫三焦，导致热势蒸腾，头胀，身体疼痛，呕吐，小便不通，神识昏蒙，舌苔白，口渴却不想多喝水。治疗应先用芳香开窍醒神的方法，给予安宫牛黄丸；神志清醒后，再用淡渗利湿之法分消浊邪，给予茯苓皮汤。

十、湿阻气机

【提要】

论述湿温病湿郁三焦而致气机阻滞的证治。

【原文】

三焦湿郁，升降失司，脘连腹胀，大便不爽[1]，一加减正气散主之。（中焦篇58）

再按此条与上第五十六条同为三焦受邪，彼以分消开窍为急务，此以升降中焦为定法，各因见证之不同也。

一加减正气散

藿香梗二钱　厚朴二钱　杏仁二钱　茯苓皮二钱　广皮一钱　神曲一钱五分　麦芽一钱五分　绵茵陈二钱　大腹皮一钱

水五杯，煮二杯，再服。

【注释】

[1] 大便不爽：排便时有大便黏腻、排便不畅、排便不尽感。

【解析】

湿邪郁阻三焦，气机升降失常，出现脘腹胀满，排便时有大便黏腻、排便不畅、排便不尽感，用一加减正气散治疗。

十一、湿滞经络

【提要】

论述湿温病湿郁三焦而致经络阻滞的证治。

【原文】

湿郁三焦，脘闷，便溏，身痛，舌白，脉象模糊，二加减正气散主之。（中焦篇 59）

上条中焦病重，故以升降中焦为要。此条脘闷便溏，中焦证也。身痛舌白，脉象模糊，则经络证矣，故加防己急走经络中湿郁；以便溏不比大便不爽，故加通草、薏仁，利小便所以实大便也；大豆黄卷从湿热蒸变而成，能化蕴酿之湿热，而蒸变脾胃之气也。

二加减正气散（苦辛淡法）

藿香梗三钱　广皮二钱　厚朴二钱　茯苓皮三钱　木防己三钱　大豆黄卷二钱

川通草一钱五分　薏苡仁三钱

水八杯，煮三杯，三次服。

【解析】

湿邪阻滞三焦，脘腹痞闷，大便稀溏，身体疼痛，舌苔白，脉象模糊不清，应当用二加减正气散治疗。

十二、湿郁化热

【提要】

论述湿温病湿郁化热而致气机阻滞的证治。

【原文】

秽湿着里，舌黄脘闷，气机不宣，久则酿热，三加减正气散主之。（中焦篇 60）

前两法，一以升降为主，一以急宣经隧为主；此则以舌黄之故，预知其内已伏热，久必化热，而身亦热矣，故加杏仁利肺气，气化则湿热俱化，滑石辛淡而凉，清湿中之热，合藿香所以宣气机之不宣也。

三加减正气散（苦辛寒法）

藿香三钱（连梗叶）　茯苓皮三钱　厚朴二钱　广皮一钱五分　杏仁三钱　滑石五钱

水五杯，煮二杯，再服。

【解析】

湿邪久郁于里，出现舌苔发黄，脘腹痞闷，是因湿邪久留，郁而化热，气机失宣所致，应当用三加减正气散治疗。

十三、湿困脾阳

【提要】

论述湿温病湿困脾阳的证治。

【原文】

秽湿着里，邪阻气分，舌白滑，脉右缓，四加减正气散主之。（中焦篇 61）

以右脉见缓之故，知气分之湿阻，故加草果、楂肉、神曲，急运坤阳[1]。使足太阴之地气不上蒸手太阴之天气也。

四加减正气散（苦辛温法）

藿香梗三钱　厚朴二钱　茯苓三钱　广皮一钱五分　草果一钱　楂肉五钱（炒）　神曲二钱

水五杯，煮二杯，渣再煮一杯，三次服。

【注释】

[1] 坤阳：脾阳。

【解析】

湿浊之邪留于体内，阻滞中焦气机，脾阳被困，舌苔白滑，右手脉缓，应当用四加减正气散治疗。

十四、湿伤脾阳

【提要】

论述湿温病湿伤脾阳而致泄泻的证治。

【原文】

秽湿着里，脘闷，便泄，五加减正气散主之。（中焦篇 62）

秽湿而致脘闷，故用正气散之香开；便泄而知脾胃俱伤，故加大腹运脾气，谷芽升胃气也。以上二条，应入前寒湿类中，以同为加减正气散法，欲观者知化裁古方之妙，故列于此。

五加减正气散（苦辛温法）

藿香梗二钱　广皮一钱五分　茯苓块三钱　厚朴二钱　大腹皮一钱五分　谷芽一钱　苍术二钱

水五杯，煮二杯，日再服。

【解析】

湿浊留于体内，损及脾阳，故不升清，出现脘腹痞闷，大便泄泻等症状，应当用五加减正气散治疗。

十五、湿热并重

【提要】

论述湿温病湿热并重胶着难解的证治和禁忌。

【原文】

脉缓，身痛，舌淡黄而滑，渴不多饮，或竟不渴，汗出热解，继而复热，内不能运水谷之湿，外复感时令之湿，发表攻里，两不可施，误认伤寒，必转坏证，徒清热则湿不退，徒祛湿则热愈炽，黄芩滑石汤主之。（中焦篇 63）

脉缓身痛，有似中风，但不浮，舌滑不渴饮，则非中风矣。若系中风，汗出则身痛解而热不作矣。今继而复热者，乃湿热相蒸之汗，湿属阴邪，其气留连，不能因汗而退，故继而复热。内不能运水谷之湿，脾胃困于湿也；外复受时令之湿，经络亦困于湿矣。倘以伤寒发表攻里之法施之，发表则诛伐无过之表，阳伤而成痉；攻里则脾胃之阳伤，而成洞泄寒中，故必转坏证也。湿热两伤，不可偏治，故以黄芩、滑石、茯苓皮清湿中之热，蔻仁、猪苓宣湿邪之正，再加腹皮、通草，共成宣气利小便之功，气化则湿化，小便利则火腑通而热自清矣。

黄芩滑石汤（苦辛寒法）

黄芩三钱　滑石三钱　茯苓皮三钱　大腹皮二钱　白蔻仁一钱　通草一钱

猪苓三钱

水六杯，煮取二杯，渣再煮一杯，分温三服。

【解析】

本证属湿温内外合邪，表里俱病。在治疗方面分析了四种情况：如果误诊为太阳中风而辛温解表，“汗之则神昏”，汗出过多伤阳耗津还会转为痉病；误诊为阳明里结而苦寒攻下，进一步损伤脾胃阳气，发为“下之则洞泄”的坏病，这两种情况均为辨证失误。如果见热只清热，过用寒凉，反而会使湿邪冰伏不解；如果见湿只利湿，过用温燥，反而会助热化燥伤阴，这两种情况则属于辨证不全面。对湿热合邪，要详细辨证，不可偏治，既要宣气清热，又要通下利湿。

杏林花繁

萧龙友（1870—1960年），四川三台人，被誉为北京四大名医之冠。1929年，南京国民政府卫生部通过了“废止旧医案”。虽经全国中医界的努力，废止中医提案被推翻，但萧龙友深感“非振兴中医，决不足以自存”，决心开办中医学校，培养中医人才。遂于1930年创办民国时期华北地区第一个中医高等学府“北平国医学院”，任董事长，并亲自教授。

【复习思考题】

1. 因“吸受秽湿”，而症见“热蒸头胀，身痛呕逆，小便不通，神识昏迷，舌白，渴不多饮”者，辨证为（　　）

A. 湿热闭阻下焦　　B. 湿热困阻三焦　　C. 湿热郁伏膜原

D. 湿热蕴结中焦　　E. 湿热壅塞上焦

2. “阳明温病，下之不通”，若因“应下失下，正虚不能运药”者，宜选（　　）

A. 增液承气汤　　B. 牛黄承气汤　　C. 宣白承气汤

D. 导赤承气汤　　E. 新加黄龙汤

3. “秽湿着里，舌黄脘闷，气机不宣，久则酿热”者，治宜选用（　　）

A. 一加减正气散　　B. 二加减正气散　　C. 三加减正气散

D. 四加减正气散　　E. 五加减正气散

4. 湿温病症见“脉缓身痛，舌淡黄而滑，渴不多饮，或竟不渴，汗出热解，继而复热”者，以何方主治（　　）

A. 黄芩滑石汤　　B. 桂枝汤　　C. 三仁汤

D. 枳实导滞汤　　D. 青蒿鳖甲汤

5. 阳明温病，“无汗，实证未剧，不可下，小便不利者”，治宜选用（　　）

A. 白虎汤　　B. 五苓散　　C. 加减复脉汤

D. 冬地三黄汤　　E. 麻黄汤

扫一扫，查阅复习思考题答案

（吴宁川）

项目四 下焦温病证治

【学习目标】

1. 掌握下焦温病的病因病机、辨证分型及治法。
2. 熟悉温病后期的调治方法。
3. 了解下焦温病的变证、兼证的治法。

一、阳亢阴竭

【提要】

论述温病深入下焦真阴耗损的证治。

【原文】

风温、温热、温疫、温毒、冬温，邪在阳明久羁[1]，或已下，或未下，身热面赤，口干舌燥，甚则齿黑唇裂，脉沉实者，仍可下之；脉虚大，手足心热甚于手足背者，加减复脉汤主之。（下焦篇1）

温邪久羁中焦，阳明阳土，未有不克少阴癸水者，或已下而阴伤，或未下而阴竭。若实证居多，正气未至溃败，脉来沉实有力，尚可假手于一下，即《伤寒论》中急下以存津液之谓。若中无结粪，邪热少而虚热多，其人脉必虚，手足心主里，其热必甚于手足背之主表也。若再下其热，是竭其津而速之死也。故以复脉汤复其津液，阴复则阳留，庶可不至于死也。去参、桂、姜、枣之补阳，加白芍收三阴之阴，故云加减复脉汤。在仲景当日，治伤于寒者之结代，自有取于参、桂、姜、枣，复脉中之阳；今治伤于温者之阳亢阴竭，不得再补其阳也。用古法而不拘用古方，医者之化裁也。

加减复脉汤（甘润存津法）

炙甘草六钱　干地黄六钱　生白芍六钱　麦冬五钱（不去心）　阿胶三钱　麻仁三钱

水八杯，煮取三杯，分三次服。剧者加甘草至一两，地黄、白芍八钱，麦冬七钱，日三夜一服。

【注释】

［1］羁：停留。

【解析】

风温、温热、温疫、温毒、冬温这几类疾病，假如邪气在阳明长久滞留，无论是已用下法，或尚未用下法，只要患者表现为身热面赤，口干舌燥，甚至牙齿黑，唇干裂，脉沉实有力，则仍可以用下法治疗；若患者脉象虚大，手足心比手足背热度高，则不能用下法，应当用加减复脉汤治疗。

【执医考纲】

《温病条辨·下焦篇》第1条的病机演变规律和鉴别诊断。

二、心肾不交

【提要】

论述下焦温病阴虚火炽而致心肾不交的证治。

【原文】

少阴温病，真阴欲竭，壮火[1]复炽，心中烦，不得卧者，黄连阿胶汤主之。（下焦篇 11）

按前复脉法为邪少虚多之治。其有阴既亏而实邪正盛，甘草即不合拍。心中烦，阴邪挟心阳独亢于上，心体之阴，无容留之地，故烦杂无奈；不得卧，阳亢不入于阴，阴虚不受阳纳，虽欲卧得乎！此证阴阳各自为道，不相交互，去死不远，故以黄芩从黄连，外泻壮火而内坚真阴；以芍药从阿胶，内护真阴而外捍亢阳。名黄连阿胶汤者，取一刚以御外侮，一柔以护内主之义也。其交关变化神明不测之妙，全在一鸡子黄。前人训鸡子黄，佥谓鸡为巽木，得心之母气，色赤入心，虚则补母而已，理虽至当，殆未尽其妙。盖鸡子黄有地球之象，为血肉有情，生生不已，乃奠安中焦之圣品，有甘草之功能，而灵于甘草；其正中有孔，故能上通心气，下达肾气，居中以达两头，有莲子之妙用。其性和平，能使亢者不争，弱者得振。其气焦臭，故上补心；其味甘咸，故下补肾；再释家有地水风火之喻，此证大风一起，荡然无余，鸡子黄镇定中焦，通彻上下，合阿胶能预熄内风之震动也。然不知人身阴阳相抱之义，必未能识仲景用鸡子黄之妙，谨将人身阴阳生死寤寐图形，开列于后，以便学人入道有阶也。

黄连阿胶汤（苦甘咸寒法）

黄连四钱　黄芩一钱　阿胶三钱　白芍一钱　鸡子黄二枚

水八杯，先煮三物，取三杯，去滓，纳胶烊尽，再纳鸡子黄，搅令相得，日三服。

【注释】

[1] 壮火：亢奋的病理之火，损耗人体正气。

【解析】

温热病邪深入手少阴心与足少阴肾，下灼足少阴肾水使阴液即将枯竭，上助手少阴心火使邪火更加炽盛，以致心烦不能安睡，应当用黄连阿胶汤治疗。

【执医考纲】

《温病条辨·下焦篇》第 11 条的病机特点和方剂配伍要点。

三、邪伏阴分

【提要】

论述温病后期邪伏阴分的证治。

【原文】

夜热早凉[1]，热退无汗，热自阴来者，青蒿鳖甲汤主之。（下焦篇 12）

夜行阴分而热，日行阳分而凉，邪气深伏阴分可知；热退无汗，邪不出表而仍归阴分，更可知矣。故曰热自阴分而来，非上中焦之阳热也。邪气深伏阴分，混处气血之中，不能纯用养阴，又非壮火，更不得任用苦燥。故以鳖甲蠕动之物，入肝经至阴之分，既能养阴，又能入络搜邪；以青蒿芳香透络，从少阳领邪外出；细生地清阴络之热；丹皮泻血中之伏火；知母者，知病之母也，佐鳖甲、青蒿而成搜剔之功焉。在此方有先入后出之妙，青蒿不能直入阴分，有鳖甲领之入也；鳖甲不能独出阳分，有青蒿领之出也。

青蒿鳖甲汤（辛凉合甘寒法）

青蒿二钱　鳖甲五钱　细生地四钱　知母二钱　丹皮三钱

水五杯，煮取二杯，日再服。

【注释】

[1] 夜热早凉：卫气夜间行于阴分与邪气交争而发热，白天行于阳分无与邪气交争而热退身凉无汗，是温病后期余邪留于阴分之象。

【解析】

卫气夜间行于阴分与邪气交争而发热，白天行于阳分无与邪气交争而热退身凉，由此可知，发热是邪气深伏阴分所致。热退却不出汗，更加证实了邪气不在肌表，乃深伏阴分。所以邪热来自阴分，而非上焦或中焦的阳热之邪。故当养阴与透络并施，以青蒿鳖甲汤主之。

【执医考纲】

《温病条辨·下焦篇》第 12 条的发热原理与组方特点。

四、痉厥将作

【提要】

论述下焦温病痉厥将作的证治。

【原文】

热邪深入下焦，脉沉数，舌干齿黑，手指但觉蠕动，急防痉厥[1]，二甲复脉汤主之。（下焦篇 13）

此示人痉厥之渐也。温病七八日以后，热深不解，口中津液干涸，但觉手指掣动[2]，即当防其痉厥，不必俟其已厥而后治也。故以复脉育阴，加入介属潜阳，使阴阳交纽，庶厥不可作也。

二甲复脉汤（咸寒甘润法）

即于加减复脉汤内，加生牡蛎五钱，生鳖甲八钱。

【注释】

[1] 痉厥：肢体抽搐、四肢不温、神志不清的表现。

[2] 掣动：抽动。

【解析】

温热病邪深入下焦，脉象沉数，舌面干燥，牙齿焦黑，手指微微震动，急需防止痉厥的发生，应当用二甲复脉汤治疗。

五、虚风内动

【提要】

论述下焦温病虚风内动的证治。

【原文】

下焦温病，热深厥[1]甚，脉细促，心中憺憺大动[2]，甚则心中痛者，三甲复脉汤主之。（下焦篇 14）

前二甲复脉，防痉厥之渐；即痉厥已作，亦可以二甲复脉止厥。兹又加龟板名三甲者，以心中大动，甚则痛而然也。心中动者，火以水为体，肝风鸱张[3]，立刻有吸尽西江之势。肾水本虚，不能济肝而后发痉，既痉而水难猝补，心之本体欲失，故憺憺然而大动也。甚则痛者，阴维为病主心痛，此证热久伤阴，八脉丽于肝肾，肝肾虚而累及阴维故心痛，非如寒气客于心胸之心痛，可用温通。故以镇肾气、补任脉、通阴维之龟板止心痛，合入肝搜邪之二甲，相济成功也。

三甲复脉汤（同二甲汤法）

即于二甲复脉汤内，加生龟板一两。

【注释】

［1］厥：指痉厥。

［2］心中憺憺大动：憺，空虚而震动。形容心跳剧烈，心神不安。

［3］鸱张：像鸱鸟张翼一样，比喻嚣张、凶暴。

【解析】

温热病邪传至下焦，患者热邪越盛，四肢厥冷抽搐的程度也越重，脉象细而数急，心剧烈跳动不安，严重的患者有心胸疼痛的表现，应当用三甲复脉汤治疗。

六、阴虚阳扰

【提要】

论述下焦温病阴虚阳扰而致呃逆的证治。

【原文】

既厥且哕[1]，脉细而劲，小定风珠主之。（下焦篇 15）

温邪久踞下焦，烁肝液为厥，扰冲脉为哕，脉阴阳俱减则细，肝木横强则劲。故以鸡子黄实土而定内风；龟板补任而镇冲脉；阿胶沉降，补液而熄肝风；淡菜生于咸水之中而能淡，外偶内奇，有坎卦之象，能补阴中之真阳，其形翕[2]阖[3]，故又能潜真阳之上动；童便以浊液仍归浊道，用以为使也。名定风珠者，以鸡子黄宛如珠形，得巽木之精，而能熄肝风，肝为巽木，巽为风也。龟亦有珠，具真武之德而镇震木。震为雷，在人为胆，雷动未有无风者，雷静而风亦静矣。亢阳直上巅顶，龙上于天也；制龙者，龟也。古者豢[4]龙御龙之法，失传已久，其大要不出乎此。

小定风珠（甘寒咸法）

鸡子黄（生用）一枚　真阿胶二钱　生龟板六钱　童便一杯　淡菜三钱

水五杯，先煮龟板、淡菜得二杯，去滓，入阿胶，上火烊化，纳鸡子黄，搅令相得，再冲童便，顿服之。

【注释】

［1］哕：胃气上逆发出的呃声。

［2］翕：合拢。

［3］阖：闭合。

［4］豢：饲养。

【解析】

温邪久居下焦，烁肝液为厥，扰冲脉为哕，阴虚则脉细，肝旺则脉弦劲有力，故治宜滋阴息风降冲，方以小定风珠。

七、阴虚风动兼脱

【提要】

论述下焦温病阴虚风动兼脱的证治。

【原文】

热邪久羁，吸烁真阴，或因误表，或因妄攻，神倦瘛疭[1]，脉气虚弱，舌绛苔少，时时欲脱者，大定风珠主之。（下焦篇 16）

此邪气已去八九，真阴仅存一二之治也。观脉虚苔少可知，故以大队浓浊填阴塞隙，介属潜阳镇定。以鸡子黄一味，从足太阴，下安足三阴，上济手三阴，使上下交合，阴得安其位，斯阳可立根基，俾阴阳有眷属一家之义，庶可不致绝脱欤！

大定风珠（酸甘咸法）

生白芍六钱　阿胶三钱　生龟板四钱　干地黄六钱　麻仁二钱　五味子二钱　生牡蛎四钱　麦冬六钱（连心）　炙甘草四钱　鸡子黄二枚（生）　鳖甲四钱（生）

水八杯，煮取三杯，去滓，再入鸡子黄，搅令相得，分三次服。喘加人参，自汗者加龙骨、人参、小麦，悸者加茯神、人参、小麦。

【注释】

[1] 瘛疭：手脚痉挛。

【解析】

热邪长久滞留在下焦，消灼真阴，或由于误用辛温解表的治法，或由于乱用苦寒攻下的治法，患者出现精神倦怠，手足抽搐，脉象虚弱，舌绛少苔，随时可能阴竭而脱，为阴虚风动兼脱之危重证候，治用大定风珠滋阴息风。

八、胃阴虚损

【提要】

论述温病愈后胃阴虚损的证治。

【原文】

温病愈后，或一月，至一年，面微赤，脉数，暮热，常思饮不欲食者，五汁饮主之，牛乳饮亦主之。病后肌肤枯燥，小便溺[1]管痛，或微燥咳，或不思食，皆胃阴虚也，与益胃、五汁辈。（下焦篇 35）

前复脉等汤，复下焦之阴。此由中焦胃用之阴不降，胃体之阳独亢，故以甘润法救胃用，配胃体，则自然欲食，断不可与俗套开胃健食之辛燥药，致令燥咳成痨也。

五汁饮（甘寒法）

梨汁　荸荠汁　鲜苇根汁　麦冬汁　藕汁

临时斟酌多少，和匀凉服，不甚喜凉者，重汤炖温服。

牛乳饮（甘寒法）

牛乳一杯

重汤炖熟，顿服之，甚者日再服。

益胃汤（甘凉法）

沙参三钱　麦冬五钱　冰糖一钱　细生地五钱　玉竹一钱五分（炒香）

水五杯，煮取二杯，分二次服，渣再煮一杯服。

【注释】

[1] 溺：同“尿”。

【解析】

吴鞠通认为：病后调理的重要性决不轻于治病本身。如果在疾病早期就开始治疗，没有犯大的错误，治法正确，轻症三到五天就可以治愈，重症七到八天也可以缓解，治愈后无邪气留恋。患者正气没有受到损伤，不必再用药物调理，只需饮食调理即可，如用五汁饮、牛乳饮等膳食。但若发病一开始感邪就重，医生又误用解表、攻下，过于温燥或寒凉，损伤病人气血，必将导致外感疾病演变为内伤疾病。此时须依赖善后调理来弥补过失，调治人为误治所产生的病证，恢复机体正气，如用益胃汤等方。本条所举益胃汤即药物调理之方。学者须举一反三，不可拘泥。

杏林花繁

蒲辅周（1888—1975年），四川梓潼人。1954年，石家庄乙脑爆发，中医运用白虎汤取得良效。然而，1956年北京乙脑爆发，白虎汤效果欠佳。蒲辅周分析：当年雨水多，天气湿热，患者多夹湿邪，若过用清凉苦寒药物，反而加重病情。故以宣解湿热、芳香透窍之法，选用藿香、郁金、佩兰、香薷、荷叶等药，取得显著疗效，遏制了乙脑疫情的蔓延。

【复习思考题】

1. 温病后期，“夜热早凉，热退无汗，热自阴来者”，治宜选用（　　）

A. 加减复脉汤　　B. 三甲复脉汤　　C. 黄连阿胶汤
D. 青蒿鳖甲汤　　E. 蒿芩温胆汤

2. 少阴温病，“真阴欲竭，壮火复炽，心中烦，不得卧者”，治宜选用（　　）

A. 加减复脉汤　　B. 三甲复脉汤　　C. 黄连阿胶汤
D. 青蒿鳖甲汤　　E. 蒿芩温胆汤

3. 风温、温热、温疫、温毒、冬温，邪热羁留阳明日久，若症见“脉虚大，手足心热甚于手足背者”，治宜选用（　　）

A. 大承气汤　　B. 加减复脉汤　　C. 枳实导滞汤
D. 黄连阿胶汤　　E. 青蒿鳖甲汤

4. 温病愈后，“肌肤枯燥，小便溺管痛，或微燥咳，或不思食”，其病机为（　　）

A. 肾阴亏耗　　B. 胃阴亏虚　　C. 肺阴不足
D. 心阴损伤　　E. 肝阴耗损

5. 属“酸甘咸法”的代表方剂是（　　）

A. 大承气汤　　B. 加减复脉汤　　C. 桂枝汤
D. 黄连阿胶汤　　E. 大定风珠

扫一扫，查阅复习思考题答案

（吴宁川）

项目五　治病法则（卷四·杂说）

【学习目标】

1. 掌握三焦病的治疗方法。
2. 熟悉外感、内伤治则的区别。

【提要】

论述外感、内伤治则的区别及三焦病的治疗方法。

【原文】

治外感如将[1]（兵贵神速，机圆法活，去邪务尽，善后务细，盖早平[2]一日，则人少受一日害）；治内伤如相[3]（坐镇从容，神机默运，无功可言，无德可见，而人登寿域）。治上焦如羽[4]（非轻不举）；治中焦如衡[5]（非平不安）；治下焦如权[6]（非重不沉）。（卷四·杂说）

【注释】

［1］如将：指像将军用兵打仗一样。

［2］平：治愈。

［3］如相：指像宰相治理国家一样。

［4］如羽：指像羽毛那样轻浮。

［5］如衡：指像秤杆那样保持平衡。

［6］如权：指像秤砣一样沉重。

【解析】

治疗外感疾病如同将军领军作战一样，用兵贵在神速，机动灵活，驱逐病邪务必彻底，善后治疗也务必细致周到，因为疾病早一天治愈，病人就能少受一日的病痛折磨。而治疗内伤杂病就如同宰相治理国家一样，要从容镇静，善于策划运筹，虽然短期内看不到明显的功德，但能使病人得以长寿。吴氏用“羽、衡、权”三字，突出了在三焦治疗上的主要特点。即治疗上焦病证要像羽毛那样轻，用轻清升浮的药物，用药剂量也要轻，煎煮时间也要少，不要过用苦寒沉降之品。治中焦病如同秤杆那样保持平衡，如湿热之在中焦，应予分消湿热，脾胃升降失常，当升脾降胃。治下焦病则如同秤砣一样，要用重镇滋潜味厚之品，使之直达于下，如滋补肾阴、潜阳息风之药就都具有重沉的特点。

【执医考纲】

《温病条辨》中“治外感如将……治下焦如权（非重不沉）”（杂说）的临床意义。

杏林花繁

杜怀棠，中医内科教授、主任医师、博士生导师，师从秦伯未、董建华教授，是中医内科领域的杰出代表。擅长治疗热病、肺系病、脾胃病、老年病及各种疑难杂症。在咳喘病、胃肠病、心肾病、消渴病（糖尿病）、眩晕（高血压）、关节病等方面积累了丰富的治疗经验，其学术思想涉及“三焦辨证”的应用。从事中医内科医疗、教学、科研工作已近60年，现为北京中医药大学东直门医院国际部内二科主任医师及离退休专家。

【复习思考题】

1. 关于“治内伤如相”的理解，下列哪项最准确？（　　）

A. 内伤病治疗应快速决断，不留余地

B. 内伤病治疗需从容不迫，注重整体调节

C. 内伤病只需简单调理，无须深入治疗

D. 内伤病治疗应重用峻猛药物，以攻为主

E. 内伤病治疗应追求立竿见影的效果

2. 在中医理论中，“治上焦如羽”指的是（　　）
   A. 治疗上焦疾病应使用重坠下沉的药物
   B. 上焦疾病多属实证，需用攻伐之法
   C. 治疗上焦疾病应选用轻清升散的药物
   D. 上焦疾病无须治疗，可自行恢复
   E. 上焦疾病多属虚证，需长期滋补
3. 下列关于“治中焦如衡”的阐述，错误的是（　　）
   A. 中焦是气机升降的枢纽
   B. 治疗中焦疾病需保持机体的平衡状态
   C. 中焦疾病多因湿热内蕴所致
   D. 治疗中焦疾病应使用峻猛的药物以求速效
   E. 平衡中焦气机是治疗中焦疾病的关键

（安荣华）

扫一扫，查阅复习思考题答案

扫一扫，
查阅本模块
数字资源

模块四 《湿热病篇》选读

项目一 湿热病提纲

【学习目标】

1. 掌握湿热病的提纲症状。

2. 掌握湿热病的病因、病机、侵入途径、病位、传变规律、湿热病正局、变局，以及湿热病与伤寒的鉴别诊断。

【提要】

为湿热病提纲。概括湿热病的病因、病机、侵入途径、病位、症状、传变规律、湿热病正局、变局，以及湿热病与伤寒的鉴别诊断。

【原文】

湿热证，始恶寒，后但热不寒，汗出胸痞，舌白，口渴不引饮。(1)

自注：此条乃湿热证之提纲也。湿热病阳明太阴经者居多，中气实则病在阳明，中气虚则病在太阴。病在二经之表者，多兼少阳三焦，病在二经之里者，每兼厥阴风木，以少阳厥阴同司相火，阳明太阴湿热内郁，郁甚则少火皆成壮火，而表里上下，充斥肆逆，故是证最易耳聋干呕，发痉发厥，而提纲中不言及者，因以上诸证，皆湿热病兼见之变局，而非湿热病必见之正局也。始恶寒者，阳为湿遏而恶寒，终非若寒伤于表之恶寒。后但热不寒，则郁而成热，反恶热矣。热盛阳明则汗出，湿蔽清阳则胸痞，湿邪内盛则舌白，湿热交蒸则舌黄。热则液不升而口渴，湿则饮内留而不引饮。然所云表者，乃太阴阳明之表，而非太阳之表。太阴之表四肢也、阳明也，阳明之表肌肉也、胸中也，故胸痞为湿热必有之证，四肢倦怠，肌肉烦疼，亦必并见。其所以不干太阳者，以太阳为寒水之腑，主一身之表，风寒必自表入，故属太阳。湿热之邪，从表伤者，十之一二，由口鼻入者，十之八九。阳明为水谷之海，太阴为湿土之脏，故多阳明太阴受病。膜原者，外通肌肉，内近胃腑，即三焦之门户，实一身之半表半里也，邪由上受，直趋中道，故病多归膜原。要之湿热之病，不独与伤寒不同，且与温病大异。温病乃少阴太阳同病，湿热乃阳明太阴同病也。而提纲中不言及脉者，以湿热之证，脉无定体，或洪或缓，或伏或细，各随证见，不拘一格，故难以一定之脉，拘定后人眼目也。

湿热之证，阳明必兼太阴者，徒知脏腑相连，湿土同气，而不知当与温病之必兼少阴比例，少阴不藏，木火内燔，风邪外袭，表里相应，故为温病。太阴内伤，湿饮停聚，客邪再至，内外相引，故病湿热。此皆先有内伤，再感客邪，非由腑及脏之谓。若湿热之证，不夹内伤，中气实者，其病必微。或有先因于湿，再因饥劳而病者，亦属内伤夹湿，标本同病。然劳倦伤脾为不足，湿饮停聚为有余，所以内伤外感孰多孰少，孰实孰虚，又在临证时权衡矣。

【解析】

本条指出湿热病初起的典型症状，以及湿热病发生发展规律及病变特点，为湿热病提纲。薛氏提出湿热病多由脾胃内伤，再感客邪，内外之邪相合而发病，即湿热病具有内外相引的发病特点。薛氏还认为“中气实者，其病必微。”脾气健运，里湿不盛者即使患湿热病亦必病轻易愈。此外湿热病邪十之八九由口鼻而入，十之一二由肌表而入，而且“邪由上受，直趋中道，病多归膜原。”邪阻膜原可作为湿热病初起的一种形式。另一方面，薛氏指出湿热病多以脾胃为中心，“湿热病属阳明太阴者居多”。发病以后，又因体质差异，有“中气实则病在阳明，中气虚则病在太阴”的不同转归。薛氏指出湿热病与伤寒的区别在于湿热病的表证乃太阴阳明之表，即四肢，肌肉与胸中，所以湿热病初起必见四肢倦怠，肌肉烦疼，胸痞等脾胃系病变。而伤寒为寒邪束表，表现为太阳表寒证。本条通过与温病、伤寒辨析，使湿热病自成体系，为温病明确分为温热、湿热两大类奠定基础。

【执医考纲】

《湿热病篇》掌握“湿热证，始恶寒……舌白，口渴不引饮”的内涵与临床意义。

杏林花繁

薛雪（1681—1770年），江苏吴县人，字生白，号一瓢，又号扫叶山人、磨剑山人、槐云山人，与叶天士同郡又同时代。薛氏少时醉心科举，举鸿博两次未遇，乃致力于医，以博学多才闻于世，工画兰，善拳勇，精于医学，尤其擅长湿热病的治疗，医著有《医经原旨》《膏丸档子》《扫叶庄医案》等，以《湿热病篇》名传于世。

【复习思考题】

1. 薛生白认为湿热病的脉象是（　　）

A. 濡脉　B. 脉无定体　C. 缓脉　D. 滑脉　E. 紧脉

2.《湿热病篇》中“阳明之表”所指的是（　　）

A. 肌肉，胸中　B. 阳明，四肢　C. 肌肉，阳明　D. 肌肉，四肢　E. 阳明，胸中

3. 提出“太阴内伤，湿饮停聚，客邪再至，内外相引，故病湿热”的是哪一位医家（　　）

A. 薛生白　B. 王孟英　C. 吴鞠通　D. 叶天士　E. 喻嘉言

扫一扫，查阅复习思考题答案

（杜相宇）

项目二　湿在卫表

【学习目标】

1. 掌握湿在卫表的临床表现及治法。
2. 熟悉阴湿和阳湿症状异同。

【提要】

论述湿邪伤表，尚未化热（阴湿）的证治。

【原文】

湿热证，恶寒无汗，身重头痛。湿在表分，宜藿香、香薷、羌活、苍术皮、薄荷、牛蒡子等味。头不痛者，去羌活。(2)

自注：身重恶寒，湿遏卫阳之表证，头痛必夹风邪，故加羌活，不独胜湿，且以祛风。此条乃阴湿伤表之候。

【解析】

此条论述阴湿伤表的证治。湿邪困遏卫表，卫阳郁闭故见恶寒无汗，湿阻气机则见身重头痛。因湿邪尚未化热，病位在表，里湿不著，所以治疗用藿香、香薷芳香辛散之品，佐以羌活祛风胜湿，薄荷、牛蒡子宣透卫表。湿热病头重头胀者居多，头痛为夹风之征，故头不痛者去羌活。

【提要】

论述湿邪伤表，湿已化热（阳湿）的证治。

【原文】

湿热证，恶寒发热，身重，关节疼痛。湿在肌肉，不为汗解，宜滑石、大豆黄卷、茯苓皮、苍术皮、藿香叶、鲜荷叶、白通草、桔梗等味。不恶寒者，去苍术皮。(3)

自注：此条外候与上条同，惟汗出独异，更加关节疼痛，乃湿邪初犯阳明之表。而即清胃脘之热者，不欲湿邪之郁热上蒸，而欲湿邪之淡渗下走耳。此乃阳湿伤表之候。

【解析】

此条论述阳湿伤表的证治。如湿邪偏胜且尚未化热，症状以湿象偏重者为“阴湿”；湿已化热，见症以热象明显者为“阳湿”。二者的鉴别诊断的关键在于汗之有无，“此条外候与上条同，唯汗出独异”。热郁湿中，湿热郁蒸，蒸液外达故汗出，然湿邪重浊黏滞，与热交混，故不能随汗出而解。有无汗出是反映湿邪是否化热的标志之一。因湿已化热，故用药不取香薷、羌活等辛温发散之品，而用滑石、大豆黄卷、茯苓皮清热利湿，配合苍术皮、藿香叶宣散在表之湿。

【执医考纲】

1.《湿热病篇》掌握“湿热证，恶寒无汗，……头不痛者，去羌活”的内涵与临床意义。

2.《湿热病篇》掌握“湿热证，恶寒发热……不恶寒者，去苍术皮”的内涵与临床意义。

杏林花繁

孟澍江（1921—2004 年），江苏省高邮市人，著名中医温病学家。自幼家境贫寒，17 时拜当地名医王少江为师学习中医，三年后学成归乡，开业行医，不久医名大振，求诊者门庭若市，更有上门要求从医学医者。1955 年被选拔到江苏省中医进修学校学习，一年后修业期满，被评为优等生。毕业后留校工作，投身于中医教育事业之中，主要从事温病学的教研活动，主要著作有《温病学》《孟澍江温病学讲稿》。

【复习思考题】

1. 薛生白认为湿热表证有阴湿阳湿之分，其区别是（　　）

A. 阴湿伤表：恶寒发热，身重头痛；阳湿伤表：恶寒无汗，身重关节疼痛，可为汗解

B. 阴湿伤表：恶寒发热，身重头痛；阳湿伤表：发热无汗，身重关节疼痛，得汗则解

C. 阴湿伤表：恶寒无汗，身重头痛；阳湿伤表：恶寒发热，身重关节疼痛，不为汗解

D. 阴湿伤表：恶寒无热，身重头痛；阳湿伤表：恶寒发热，身重关节疼痛，不为汗解

E. 阴湿伤表：恶寒发热，身重头痛；阳湿伤表：恶寒发热，身重关节疼痛，得汗则解

2.《湿热病篇》所说的阴湿伤表之候是（　　）

A. 恶寒发热，恶心纳呆

B. 恶寒发热，汗出胸痞

C. 恶寒发热，肌肉微疼，始终无汗

D. 恶寒无汗，身重头痛

E. 恶寒发热，汗出，身重骨节疼痛

3.《湿热病篇》所说的阳湿伤表之候是（　　）

A. 恶寒发热，恶心纳呆

B. 恶寒发热，汗出胸痞

C. 恶寒发热，肌肉微疼，始终无汗

D. 恶寒无汗，身重头痛

E. 恶寒发热，汗出，身重骨节疼痛

4. 阴湿伤表是否使用羌活，要看有无以下哪个症状（　　）

A. 恶寒　　B. 发热　　C. 肌肉疼痛

D. 头痛　　E. 汗出

5.《湿热病篇》阴湿伤表和阳湿伤表的区别是，前者（　　）

A. 病位较深，用药宜重

B. 治疗宜苦寒燥湿

C. 病机是湿未化热，湿遏卫阳

D. 治疗宜温中化湿散寒

E. 病机是脾湿素盛，寒湿郁表

扫一扫，查阅复习思考题答案

（杜相宇）

项目三　湿热在气分

【学习目标】

1. 掌握湿热在气分的临床表现及治法。

2. 掌握湿热在上、中、下三焦不同病位的症状和治法。

【提要】

论述湿热之邪蒙闭上焦气分之候的证治。

【原文】

湿热证，初起壮热，口渴，脘闷懊憹，眼欲闭，时谵语。浊邪蒙闭上焦，宜涌泄。用枳壳、桔梗、淡豆豉、生山栀，无汗者加葛根。（31）

自注：此与第九条宜参看，彼属余邪，法当轻散。此则浊邪蒙闭上焦，故懊侬脘闷。眼欲闭者，肺气不舒也；时谵语者，邪郁心包也。若投轻剂，病必不除。《经》曰：“高者越之”。用栀豉汤涌泄之剂，引胃脘之阳而开心胸之表，邪从吐散。

【解析】

初起壮热、口渴为气分热盛之象，同时伴有脘闷懊侬是邪郁上焦之征，“眼欲闭，时谵语”为湿热之邪蒙蔽上焦，欲陷心包而起，与热入心包之昏愦谵语，舌必红绛不同，自注中薛氏言此为“肺气不舒”比较牵强。治法用栀豉汤涌泄，使邪气得吐而散，本条湿热之邪蒙蔽上焦较重，仅用栀豉，略显力度不够，宜参入菖蒲、郁金、竹茹。

【提要】

论述湿热阻遏膜原的证治。

【原文】

湿热证，寒热如疟，湿热阻遏膜原，宜柴胡、厚朴、槟榔、草果、藿香、苍术、半夏、干菖蒲、六一散等味。（8）

自注：疟由暑热内伏，秋凉外束而成。若夏月腠理大开，毛窍疏通，安得成疟？而寒热有定期，如疟证发作者，以膜原为阳明之半表半里，热湿阻遏，则营卫气争，证虽如疟，不得与疟同治，故仿又可达原饮之例。盖一由外凉束，一由内湿阻也。

【解析】

此证为湿热之邪伏于半表半里而兼阻脾胃，既非阳明里证，又不同于少阳半表半里证。本证寒热往来如疟，但与疟证病机不同，治疗上不可效法疟证，治用吴又可达原饮之意，用厚朴、槟榔、草果苦温燥湿，疏利中焦，去知母、赤芍、黄芩意在专力治湿，加柴胡、藿香、苍术、半夏、石菖蒲增强行气燥湿之力，六一散利湿泄热，诸药合用可奏宣透膜原，辟秽化浊之功效。

【提要】

论述湿伏中焦，始见化热，湿重于热者的证治。

【原文】

湿热证，初起发热，汗出，胸痞，口渴，舌白，湿伏中焦，宜藿梗、蔻仁、杏仁、枳壳、桔梗、郁金、苍术、厚朴、半夏、干菖蒲、佩兰叶、六一散等味。（10）

自注：浊邪上干则胸闷，胃液不升则口渴，病在中焦气分，故多开中焦气分之药。此条多有夹食者，其舌根见黄色，宜加瓜蒌、楂肉、莱菔子。

【解析】

发热汗出而不恶寒，提示湿蕴化热而不在表。胸痞，湿阻中焦气机之故，舌白应腻或滑，口渴而应不欲饮，均为湿伏中焦的表现。治宜辛开化湿为主，少佐清热。用杏仁、桔梗、枳壳轻苦微辛，宣肃肺气，气化则湿化；藿香、佩兰、石菖蒲、豆蔻、郁金芳香运脾化湿；苍术、厚朴、草果、半夏辛苦温理气燥湿；湿已化热故用六一散淡渗清热利湿。此宣湿、化湿、燥湿、渗湿四法体现了薛氏治湿的基本方法，对临床颇具指导意义。

【提要】

论述湿邪极盛，阻滞中焦而尚未化热的证治。

【原文】

湿热证，舌遍体白，口渴，湿滞阳明，宜用辛开，如厚朴、草果、半夏、干菖蒲等味。（12）

自注：此湿邪极盛之候，口渴乃液不上升，非有热也。辛泄太过，即可变而为热，而此时湿邪尚未蕴热，故重用辛开，使上焦得通，津液得下也。

【解析】

舌遍体白腻，为湿邪极盛且并未化热的表现，口渴为湿邪内阻，津不上承，湿滞阳明，提示病位在于中焦，此外临床可见脘痞、腹胀、恶心等症。湿邪尚未化热，治宜重用辛开之剂理气化湿，使上焦通达，气机宜畅，津液得以上输下布，湿浊随之而解。厚朴、草果、半夏、干菖蒲均温燥，非湿盛无热者不可轻投。

【提要】

论述中焦湿渐化热而阻于中焦的证治。

【原文】

湿热证，舌根白，舌尖红，湿渐化热，余湿犹滞，宜辛泄佐清热，如蔻仁、半夏、干菖蒲、大豆黄卷、连翘、绿豆衣、六一散等味。(13)

自注：此湿热参半之证，而燥湿之中，即佐清热者，亦所以存阳明之液也。上二条凭验舌以投剂，为临证时要诀。盖舌为心之外候，浊邪上熏心肺，舌苔因而转移。

【解析】

本证虽舌根仍白腻，但舌尖红表明湿渐化热，薛氏虽称为“湿热参半”，但仍属湿重热轻之证。治疗在用豆蔻、半夏、石菖蒲辛散开泄的同时，用大豆黄卷、连翘清热，六一散、绿豆衣清热利湿，为湿热两解之法。薛氏主张“凭验舌以投剂，为临证时要诀”。但临床仍应四诊合参，全面分析。

【提要】

论述阳明热盛、太阴湿阻、热重湿轻证的证治。

【原文】

湿热证，壮热口渴，自汗身重，胸痞，脉洪大而长者，此太阴之湿与阳明之热相合。宜白虎加苍术汤。(37)

自注：热，渴，自汗，阳明之热也。胸痞身重，太阴之湿兼见矣。脉洪大而长，知湿热滞于阳明之经，故用苍术白虎汤以清热散湿，然乃热多湿少之候。

白虎汤，仲景用以清阳明无形之燥热也，胃汁枯涸者，加人参以生津，名曰白虎加人参汤；身中素有痹气者，加桂枝以通络，名曰桂枝白虎汤；而其实意在清胃热也。是以后人治暑热伤气身热而渴者，亦用白虎加人参汤；热渴汗泄，肢节烦疼者，亦用白虎加桂枝汤；胸痞、身重兼见，则于白虎汤中加入苍术，以理太阴之湿；寒热往来兼集，则于白虎汤中加入柴胡，以散半表半里之邪。凡此皆热盛阳明，他证兼见，故用白虎清热，而复各随证以加减。苟非热渴汗泄，脉洪大者，白虎便不可投。辨证察脉，最宜详审也。

【解析】

壮热、口渴、汗多、脉洪大，为阳明热盛的典型表现；身重、胸痞为湿阻太阴的征象。证属中焦阳明、太阴合病，但以阳明热盛为主，故治以白虎加苍术汤清阳明之热，兼化太阴之湿。自注中论述了白虎汤的加减之法，但如不是热渴汗泄，脉洪大者，不可以使用白虎汤。应当详细审察脉证，辨析清楚再使用。

【提要】

论述湿流下焦，泌别失职者的证治。

【原文】

湿热证，数日后，自利溺赤，口渴，湿流下焦，宜滑石、猪苓、茯苓、泽泻、萆薢、通草等味。(11)

自注：下焦属阴，太阴所司，阴道虚故自利，化源滞则溺赤，脾不转津则口渴，总由太阴湿盛故也。湿滞下焦，故独以分利为治，然兼证口渴胸痞，须佐入桔梗、杏仁、大豆黄卷开泄中上，源清则流自洁，不可不知。以上三条，俱湿重于热之候。

湿热之邪不自表而入，故无表里可分，而未尝无三焦可辨，犹之河间治消渴，亦分三焦者是也。夫热为天之气，湿为地之气，热得湿而愈炽，湿得热而愈横。湿热两分，其病轻而缓；湿热两合，其病重而速。湿多热少，则蒙上流下，当三焦分治。湿热俱多，则下闭上壅，而三焦俱困矣。犹之伤寒门二阳合病、三阳合病也。盖太阴湿化，三焦火化，有湿无热，止能蒙蔽清阳，或阻于上，或阻于中，或阻于下，若湿热一合，则身中少火悉化为壮火，而三焦相火，有不起而为虐者哉。所以上下充斥，内外煎熬，最为酷烈，兼之木火同气，表里分司，再引肝风，痉厥立至。胃中津液几何，其能供此交征乎？至其所以必属阳明者，以阳明为水谷之海，鼻食气，口食味，悉归阳明，邪从口鼻而入，则阳明为必由之路。其始也，邪入阳明，早已先伤其胃液，其继邪盛三焦，更欲资取于胃液，司命者可不为阳明顾虑哉。

或问木火同气，热盛生风，以致痉厥，理固然矣。然有湿热之证，表里极热，不痉不厥者何也？余曰：风木为火热引动者，原因木气素旺，肝阴先亏，内外相引，两阳相煽，因而动张。若肝肾素优，并无里热者，火热安能招引肝风也。试观产妇及小儿，一经壮热，便成瘛疭者，以失血之后，与纯阳之体，阴气未充，故肝风易动也。

或问曰：亦有阴气素亏之人，病患湿热，甚至斑疹外见，入暮谵语昏迷，而不痉不厥者何也？答曰：病邪自盛于阳明之营分，故由上脘而熏胸中，则入暮谵妄。邪不在三焦气分，则金不受囚，木有所畏，未敢起而用事。至于斑属阳明，疹属太阴，亦二经营分热极，不与三焦相干，即不与风木相引也。此而痉厥，必胃中津液尽涸，耗及心营，则肝风亦起，而其人已早无生理矣。

【解析】

湿热之邪流于下焦，引起大肠传导失职，膀胱气化不利，本条自利的病机为湿邪下注，与脾虚气陷之利有所区别，自注中薛氏所云“阴道虚”并非真虚证，应为肠道濡泄。溺赤，吴本作溺涩，可参。本条论湿热致病的特点是对首条提纲内容的补充。“湿热之邪不自表而入，故无表里之分”。湿热病初期即可见到里证，仅有表证而无里证者鲜有。湿多热少可蒙上流下，分阻于上、中、下三焦，湿热俱盛则下闭上壅而三焦俱困，故薛氏指出对湿热证则可从三焦辨治，对临床治疗湿热性疾病具有重要的指导意义。

【提要】

论述湿热病卫阳暂亡而湿热结于下焦的证治。

【原文】

湿热证，四五日忽大汗出，手足冷，脉细如丝或绝，口渴，茎痛，而起坐自如，神清语亮，乃汗出过多，卫外之阳暂亡，湿热之邪仍结，一时表里不通，脉故伏，非真阳外脱也。宜五苓散去术加滑石、酒炒川连、生地、芪皮等味。（29）

自注：此条脉证，全似亡阳之候，独于举动神气，得其真情。噫！此医之所以贵识见也。

【解析】

湿热证刚四五日，忽见大汗出，手足冷，脉细欲绝，似为真阳外脱之证，但仍起坐自如，神清语亮，全无亡阳虚脱当见的神气虚惫，倦卧欲寐，语声低微等现象，即可判断是由于一时汗出过多，卫阳随汗泄越而暂亡，在里之阳气一时未能达于肌表所致。阴茎内疼痛正是湿热蕴结下焦的征象，治疗用五苓散去术加滑石导湿热下行，芪皮固卫气以止汗，川黄连、生地黄清火救阴。

【执医考纲】

1. 掌握“湿热证，寒热如疟……干菖蒲、六一散等味”的内涵与临床意义。

2. 掌握“湿热证，初起发热……佩兰叶、六一散等味”的内涵与临床意义。

3. 掌握“湿热证，舌根白……绿豆衣、六一散等味”的内涵与临床意义。

杏林花繁

丁泽周（1865—1926年），字甘仁，江苏武进人。先行医于苏州，学习吴门温病学，后移居沪上，又从经方大家汪莲石学习，后得巢崇山提携。1917年创办上海中医专门学校，两年后又创办女子中医专门学校，培养中医人才，成绩卓著。于临床，打破常规，经方、时方并用治疗急症热病，开中医学术界伤寒、温病统一论之先河。著作有后人整理的《丁甘仁医案》等。

【复习思考题】

1.“湿热证，初起壮热口渴，脘痞懊侬，眼欲闭，时谵语”，为（　　）

A. 浊邪蒙闭上焦　　B. 浊邪蒙闭心包　　C. 浊邪郁阻胸膈

D. 浊邪郁闭肺气　　E. 浊邪流于下焦

2.“湿热证，舌遍体白，口渴，湿滞阳明”，宜用（　　）

A. 辛开　　B. 苦燥　　C. 淡渗

D. 苦泄　　E. 辛凉

3.“湿热证，舌遍体白，口渴……。”其口渴的原因是（　　）

A. 湿热内伏，津液暗耗

B. 湿邪化热，灼伤胃津

C. 素体阴虚，津液不足

D. 湿邪阻遏，津液不升

E. 脾胃气虚，升津无力

4.《湿热病篇》认为“湿热证，壮热口渴，自汗，身重，胸痞，脉洪大而长者”，治当用（　　）

A. 白虎加苍术汤　　B. 白虎加桂枝汤　　C. 白虎汤加厚朴

D. 白虎汤合三仁汤　　E. 白虎汤合连朴饮

5.《湿热病篇》中“湿热证，四五日，忽大汗出，手足冷，脉细如丝或绝，口渴”，其病机是（　　）

A. 阳气暴脱　　B. 卫阳暂亡　　C. 阴液亏涸

D. 肾阴耗竭　　E. 内闭外脱

扫一扫，查阅复习思考题答案

（杜相宇）

项目四　变证

【学习目标】

1. 掌握湿热病的变证的表现及治法。

2. 掌握湿热夹风侵犯经络而致痉、湿热化燥致成里结而发痉、湿热化燥，热结阴伤而昏痉的区别。

【提要】

讨论湿热化燥内陷心营的证治。

【原文】

湿热证，壮热口渴，舌黄或焦红，发痉，神昏、谵语或笑，邪灼心包，营血已耗，宜犀角、羚羊角、连翘、生地、玄参、钩藤、银花露、鲜菖蒲、至宝丹等味。（5）

自注：上条言痉，此条言厥。温暑之邪，本伤阳气，及至热极，逼入营阴，则津液耗而阴亦病，心包受灼，神识昏乱，用药以清热救阴，泄邪平肝为务。

【解析】

本条讨论湿热化燥内陷心营所致气营两燔的证治。壮热口渴，舌黄，为湿热已化燥，里热亢盛之征；舌焦红为邪热入营，劫灼营阴之象；神昏谵语或笑，为热扰心包；发痉乃热盛动风。综观本条乃气营两燔之候，治疗用犀角、生地黄、玄参清心凉营、滋阴养液，银花露、连翘清气泄热，羚羊角、钩藤凉肝息风。

【提要】

论述湿热化燥，热邪充斥表里三焦的证治。

【原文】

湿热证，壮热烦渴，舌焦红或缩，斑疹，胸痞自利，神昏痉厥，热邪充斥表里三焦。宜大剂犀角、羚羊角、生地、元参、银花露、紫草、方诸水[1]、金汁、鲜菖蒲等味。（7）

自注：此条乃痉厥中之最重者，上为胸闷，下夹热利，斑疹痉厥，阴阳告困。独清阳明之热，救阳明之液为急务者，恐胃液不存，其人自焚而死也。

【注释】

［1］方诸水：又名明水，方诸为古代在月下承取露水的器具名称。一说方诸水用大蛤，磨之令热，向月取之则水生，即当明月当空时取蚌体分泌之汁液，性甘寒无毒，功能止渴除烦，明目定心。王孟英谓："方诸水俗以蚌水代之，腥浊已甚，宜用竹沥为妙。"

【解析】

此条病情较重，由于热毒极盛充斥于上则胸痞，下迫大肠则自利，入厥阴则见神昏痉厥，自注云"此条乃痉厥中最重者"。薛氏提出"独清阳明之热，救阳明之液为急务"的治疗原则。重用大剂清热救阴之品，配合生地黄、玄参滋养阴液，方诸水清热止渴除烦，菖蒲开窍醒神。

【提要】

论述湿热化燥深入营血，热盛动血的证治。

【原文】

热证，上下失血，或汗血，毒邪深入营分，走窜欲泄。宜大剂犀角、生地、赤芍、丹皮、

连翘、紫草、茜根、银花等味。（33）

自注：热逼而上下失血、汗血，势极危而犹不即坏者，以毒从血出，生机在是，大进凉血解毒之剂，以救阴而泄邪，邪解而血自止矣。血止后，须进参芪善后乃得。汗血，即张氏所谓肌衄也。《内经》谓："热淫于内，治以咸寒"，方中当增入咸寒之味。

【解析】

湿热化燥热毒内陷，损伤血络，迫血外溢。阳络伤则血从上溢而为衄血、吐血；阴络伤则血从下溢而为溺血、便血；血从肌肤外溢则为汗血，又名肌衄。均属血热迫血妄行所致，病情危重。而不至于即死者，是因为热毒随血外出尚有生机。治疗应急以大剂凉血解毒，薛氏用犀角地黄汤凉血化瘀，再加金银花、连翘、紫草清热解毒，茜草活血行瘀。

【提要】

论述湿热病后期络脉凝瘀，气血呆滞，灵机不运的证治。

【原文】

湿热证，七八日，口不渴，声不出，与饮食亦不却。默默不语，神识昏迷，进辛香凉泄，芳香逐秽俱不效。此邪入厥阴，主客浑受。宜仿吴又可三甲散，醉地鳖虫、醋炒鳖甲、土炒穿山甲、生僵蚕、柴胡、桃仁泥等味。（34）

自注：暑热先伤阳分，然病久不解，必及于阴，阴阳两困，气钝血滞，而暑湿不得外泄，遂深入厥阴，络脉凝瘀，使一阳不能萌动，生气有降无升，心主阻遏，灵气不通，所以神不清而昏迷默默也。破滞通瘀，斯络脉通而邪得解矣。

【解析】

本证为湿热病后期的一种变证，以神志呆钝不清为主症。口不渴，非阳明热盛所致；予饮食亦不却，能食且并非完全昏迷，排除阳明腑实热盛上扰心包之证；治疗上予辛开凉泄，芳香逐秽俱不效，排除热闭或痰蒙心包之证。本条所见的神志呆钝，其原因是湿热先伤阳分，日久及阴分，即由气分入于营血，而致阴阳两困，气血凝滞，病邪无外泄之机，继而深入阴，使血络凝瘀。

"主客浑受"源于吴又可《温疫论》"主客交病"。所谓"主"指"正"而言，包括阴阳、气血、脏腑、血脉等。素体虚弱或慢性虚弱病证患者，日久精亏，或气滞，或血瘀，或津停，是久病入络，导致络脉凝瘀的内在病理基础。所谓"客"指病邪，此指暑湿病邪。"主客浑受"即为暑湿病邪久留，乘精血正气亏耗衰微而深入阴分和血脉之中，并与瘀滞之气血胶结，固结难解，形成络脉凝瘀之顽疾。治疗主以活血通络，破滞散瘀，仿吴又可三甲散法。

【提要】

论述湿热夹风侵犯经络而致痉的证治。

【原文】

湿热证，三四日即口噤，四肢牵引拘急，甚则角弓反张，此湿热侵入经络脉隧中。宜鲜地龙、秦艽、威灵仙、滑石、苍耳子、丝瓜藤、海风藤、酒炒黄连等味。（4）

自注：此条乃湿邪夹风者。风为木之气，风动则木张，乘入阳明之络则口噤；走窜太阴之经则拘挛。故药不独胜湿，重用息风，一则风药能胜湿，一则风药能疏肝也。选用地龙、诸藤者，欲其宣通脉络耳。

或问仲景治痉，原有桂枝加栝楼根及葛根汤两方，岂宜于古而不宜于今耶？今之痉者，与厥相连，仲景不言及厥，岂《金匮》有遗文耶？余曰：非也。药因病用，病源既异，治法自殊。伤寒之痉自外来，证属太阳，治以散外邪为主。湿热之痉自内出，波及太阳，治以息内风为主。

盖三焦与肝同司相火，中焦湿热不解，则热盛于里，而少火悉成壮火。火动则风生，而筋挛脉急；风煽则火炽，而识乱神迷。身中之气随风火上炎，而有升无降，常度尽失，由是而形若尸厥，正《内经》所谓："血之与气并走于上，则为大厥"者是也。外窜经脉则成痉，内侵膻中则为厥。痉厥并见，正气犹存一线，则气复返而生；胃津不克支持，则厥不回而死矣。所以痉与厥，往往相连，伤寒之痉自外来者，安有是哉。

暑月痉证，与霍乱同出一源。风自火生，火随风转，乘入阳明则呕，贼及太阴则泻，是名霍乱。窜入筋中则挛急，流入脉络则反张，是名痉。但痉证多厥，霍乱少厥。盖痉证风火闭郁，郁则邪势愈甚，不免逼乱神明，故多厥。霍乱风火外泄，泄则邪势外解。不至循经而走，故少厥，此痉与霍乱之分别也。然痉证邪滞三焦，三焦乃火化，风得火而愈煽，则逼入膻中而暴厥。霍乱邪走脾胃，脾胃乃湿化，邪由湿而停留，则淫及诸经而拘挛。火郁则厥，火窜则挛，又痉与厥之遗祸也。痉之挛结乃湿热生风，霍乱之转筋乃风来胜湿。痉则由经及脏而厥，霍乱则由脏及经而挛，总由湿热与风，淆乱清浊、升降失常之故。夫湿多热少，则风入土中而霍乱，热多湿少，则风乘三焦而痉厥，厥而不返者死。胃液干枯，火邪盘踞也，转筋入腹者死。胃液内涸，风邪独劲也。然则胃中之津液，所关顾不钜哉。厥证用辛开，泄胸中无形之邪也；干霍乱用探吐，泄胃中有形之滞也。然泄邪而胃液不上升者，热邪愈炽。探吐而胃液不四布者，风邪更张，终成死候，不可不知。

【解析】

薛氏认为此证病机为"湿热侵入经络脉隧中"，即湿热夹风侵入脾胃之经络而致，阳明经脉夹口环唇，而脾主四肢，湿热夹风侵入阳明胃经则见口噤，湿邪走窜太阴脾经则四肢牵引拘挛，甚则角弓反张。由于本病痉证发生较早，未见高热，神昏，脉洪数等热盛动风之象，当属外风。薛氏用药亦从治外风着手，并未用平息内风之药。

自注另提出两则鉴别：一是区别伤寒痉与湿热痉；二是论霍乱与暑月痉症同源而症有异。伤寒之痉自外而来，证属太阳；湿热之痉自内而出，波及太阳，因中焦湿热不解，火动风生，外窜经脉为痉，甚则风煽火炽，内侵心包为厥。

【提要】

讨论湿热化燥致成里结而发痉厥的证治。

【原文】

湿热证，发痉，神昏笑妄，脉洪数有力，开泄不效者，湿热蕴结胸膈，宜仿凉膈散。若大便数日不通者，热邪闭结肠胃，宜仿承气微下之例。（6）

自注：此条乃阳明实热，或上结，或下结，清热泄邪止能散络中流走之热，而不能除肠中蕴结之邪，故阳明之邪，仍假阳明为出路也。

【解析】

本证见发痉、神昏笑妄，形似热入心包、热盛动风，但"开泄不效"是指经用安宫牛黄丸等清心开窍之剂无效，证明本证非邪入心肝，而是阳明实热内结所致，辨别本证的关键在于舌脉，脉洪数而不弦不细，舌亦不红绛，可知不在心肝。以通下之剂攻下胃肠实热，薛氏所谓"阳明之邪仍假阳明为出路"，实亦釜底抽薪，治病求本之意。

【提要】

论述湿热化燥，营阴亏耗，肝风上逆的证治。

【原文】

湿热证，数日后，汗出热不除，或痉，忽头痛不止者，营液大亏，厥阴风火上升，宜羚羊

角、蔓荆子、钩藤、元参、生地、女贞子等味。（20）

自注：湿热伤营，肝风上逆，血不荣筋而痉，上升巅顶则头痛，热气已退，木气独张，故痉而不厥。投剂以息风为标，养阴为本。

【解析】

湿热病后期，湿热化燥，必然伤阴，汗出亦可耗泄营阴，自注言热气已退，本证邪热已不甚，而营阴大亏，肝失濡养，可作痉，可为头痛。薛氏提出的治疗方法为“以息风为标，养阴为本”。故用玄参、生地黄、女贞子等滋阴养营，羚羊角、钩藤平肝息风。

【提要】

论述湿热化燥，热结阴伤而昏痉的证治。

【原文】

湿热证，口渴，苔黄起刺，脉弦缓，囊缩舌硬，谵语，昏不知人，两手搐搦，津枯邪滞。宜鲜生地、芦根、生首乌、鲜稻根等味。若脉有力，大便不通，大黄亦可加入。（35）

自注：胃津劫夺，热邪内踞，非润下以泄邪则不能达，故仿承气之例，以甘凉易苦寒，正恐胃气受伤，胃津不复也。

【解析】

阳明胃热引动肝风且劫烁阴液，筋脉拘急，证属危重。薛氏提出仿承气之例，以甘凉易苦寒，药用鲜生地黄、芦根、生何首乌、鲜稻根滋养阴液，冀肠中阴液得复而热结自下，即所谓“增水行舟”之意。若腑实较甚，脉有力而便秘者，也可用大黄。本条所列药物，生石膏、知母、紫雪丹等清热生津、凉肝息风可参入。

杏林花繁

宋鹭冰（1905—1985 年），四川省三台县人。青年时曾就读于四川省外国语专门学校，后矢志学医，先后执业于重庆、三台等地。1956 年被聘调成都中医进修学校，后转成都中医学院执教，讲授温病学及中医名家学说。著作有后人整理的《宋鹭冰 60 年疑难杂症治验录》。

【复习思考题】

1.“湿热证，发痉，神昏笑妄，脉洪数有力，开泄不效者，湿热蕴结”的病位为（　　）

A. 上焦　　B. 心包　　C. 胸膈

D. 阳明　　E. 下焦

2. 薛生白认为：“湿热证，三四日即口噤，四肢牵引拘急，甚则角弓反张，”此为（　　）

A. 湿热蕴结，经脉失和

B. 湿热化燥，伤阴灼津

C. 湿热化燥，化火生风

D. 湿热侵入经隧

E. 血虚风动

3.《湿热病篇》中治疗“邪入厥阴，主客浑受”证，所用的方剂是（　　）

A. 仿吴又可三甲散

B. 仿吴又可桃仁承气汤

C. 仿张仲景桃核承气汤

D. 仿张仲景大黄牡丹皮汤

E. 仿张仲景下瘀血汤

4. “湿热证，壮热口渴，舌黄或焦红，发痉，神昏、谵语或笑，邪灼”（　　）

A. 元神之府　　B. 心包　　C. 胸膈

D. 中焦　　E. 下焦

5. 湿热夹风侵犯经络而致痉治疗宜选用的药物不包括（　　）

A. 鲜地龙、秦艽　　B. 威灵仙、滑石　　C. 苍耳子、丝瓜藤

D. 海风藤、酒炒黄连　　E. 羌活、荆芥

扫一扫，查阅复习思考题答案

（杜相宇）

项目五　类证

【学习目标】

1. 掌握湿热未净，元气已伤的证治；掌握暑月外感寒湿的证治；掌握湿热化燥，损伤肠络，燔灼肝经所致之腹痛便血的证治。

2. 熟悉寒湿内侵脾胃吐利的证治；熟悉寒湿伤脾肾，虚阳外越的证治。

3. 了解湿热痢疾的成因及其证治；了解久痢伤阳的证治；了解痢久伤阴，虚坐努责的证治；了解湿热病亡阳的证治。

一、暑病

【提要】

论述湿热未净，元气已伤的证治。

【原文】

湿热证，湿热伤气，四肢困倦，精神减少，身热气高，心烦溺[1]黄，口渴自汗，脉虚者，用东垣清暑益气汤主治。（38）

自注：同一热渴自汗而脉虚身倦，便是中气受伤而非阳明郁热，清暑益气汤乃东垣所制，方中药味颇多，学者当于临证斟酌去取可也。

【注释】

［1］溺：同“尿（niào）”，指小便。

【解析】

1. 本证虽名为“湿热伤气”，而究其实质为暑热损伤津气所致，多见于暑温病暑热炽盛，津气损伤的病变。暑热病邪极易消灼津气，津气损伤则见四肢困倦，精神不振，气促，口渴，自汗，脉虚；暑热炽盛则见身热，心烦，溺黄，治疗当补益津气，清暑泄热，方用清暑益气汤。

2. 东垣清暑益气汤以补养气阴，健脾和中为主，清化湿热为辅，清暑泄热之味较少，有清暑之名而无清暑之实。所以薛生白提出“方中药味繁多，学者当于临证时斟酌去取可也”。临床应用时选择王孟英清暑益气汤则更为恰当。

【提要】

论述暑月外感寒湿的证治。

【原文】

暑月乘凉饮冷，阳气为阴寒所遏，皮肤蒸热，凛凛畏寒，头痛头重，自汗烦渴，或腹痛吐泻者，宜香薷、厚朴、扁豆等味。（40）

自注：此由避暑而感受寒湿之邪，虽病于暑月而实非暑病，昔人不曰暑月伤寒湿而曰阴暑，以致后人淆惑，贻误匪轻，今特证之。其用香薷之辛温，以散阴邪而发越阳气，厚朴之苦温，除湿邪而通行滞气，扁豆甘淡，行水和中。倘无恶寒头痛之表证，即无取香薷之辛香走窜矣。无腹痛吐利之里证，亦无取厚朴、扁豆之疏滞和中矣；故热渴甚者，加黄连以清暑，名四味香薷饮，减去扁豆名黄连香薷饮；湿盛于里，腹膨泄泻者，去黄连加茯苓、甘草，名五味香薷饮；若中虚气怯汗出多者，加人参、芪、白术、橘皮、木瓜，名十味香薷饮。然香薷之用，总为寒湿外袭而设，不可用以治不夹寒湿之暑热也。

【解析】

1. 夏季暑热当令一般多暑热为患，但因天气炎热常有乘凉露宿或过食生冷而遭受寒湿侵袭者。邪郁肌表，阳气为阴寒所遏，常表现为皮肤蒸热，凛凛畏寒，头痛头重；寒湿内犯中焦脾胃，则见腹痛吐泻等。治疗当散寒透表，和中化湿，以香薷饮加减。

2. “自汗烦渴”为暑热内郁之象，与本证的病机和治法不相符合。当然“自汗烦渴”可见于暑月暑湿内郁而兼外寒束表之证，其表证亦属“阳气为阴寒所遏”，见症与本证相似，外见发热恶寒，头痛，身形拘急，无汗；内见脘痞，心烦或渴。可用新加香薷饮治疗。

二、下利

【提要】

论述湿热化燥，损伤肠络，燔灼肝经所致之腹痛便血的证治。

【原文】

湿热证，十余日后，左关弦数，腹时痛，时圊血[1]，肛门热痛。血液内燥，热邪传入厥阴之证，宜仿白头翁法。（23）

自注：热入厥阴而下利，即不圊血，亦当宗仲景治热利法。若竟逼入营阴，安得不用白头翁汤凉血而散邪乎！设热入阳明而下利，即不圊血，又宜师仲景治下利谵语，用小承气汤之法矣。

【注释】

［1］圊血：圊（音 qīng），指厕所。圊血，大便有血，此处指便下脓血。

【解析】

1. 湿热郁滞肠道，损伤肠络，肠腑气机失调，传导失司可致便下脓血，肛门热痛，腹时痛，左关弦数，并可伴里急后重等症状。治疗以清化肠道湿热，凉血止痢为主，方用白头翁汤。

2. 薛生白在自注中提出热利有两种类型，一为热入厥阴，一为热入阳明。热入厥阴下利者，多为湿热蕴结肠道，症见便下脓血，腹痛后重，治疗当用白头翁汤清肠止利；热入阳明而利者多为阳明腑实，燥屎内结，热结旁流，症见纯利稀水，腹部硬痛拒按，潮热谵语等，治疗可用承气汤通下热结。

【提要】

论述湿热痢疾的成因及其证治。

【原文】

湿热内滞太阴，郁久而为滞下，其证胸痞腹痛，下坠窘迫，脓血稠黏，里结后重，脉软数者，以厚朴、黄芩、神曲、广皮、木香、槟榔、柴胡、煨葛根、银花炭、荆芥炭等味。(41)

自注：古之所谓滞下，即今所谓痢疾也。由湿热之邪内伏太阴，阻遏气机，以致太阴失健运，少阳失疏达，热郁湿蒸，传导失其常度，蒸为败浊脓血，下注肛门，故后重；气壅不化，乃数至圊而不能便。伤气则下白，伤血则下赤，气血并伤，赤白兼下，湿热盛极，痢成五色。故用厚朴除湿而行滞气，槟榔下逆而破结气，黄芩清庚金之热，木香、神曲疏中气之滞，葛根升下陷之胃气，柴胡升土中之木气。热侵血分而便血，以银花、荆芥入营清热。若热盛于里，当用黄连以清热；大实而痛，宜增大黄以逐邪。昔张洁古制芍药汤以治血痢，方用归、芍、芩、连、大黄、木香、槟榔、甘草、桂心等味，而以芍药名汤者，盖谓下血必调藏血之脏，故用之为君，不特欲其土中泄木，抑亦赖以敛肝和阴也。然芍药味酸性敛，终非湿热内蕴者所宜服。倘遇痢久中虚，而宜用芍药甘草之化土者，恐难任芩、连、大黄之苦寒，木香、槟榔之破气。若其下利初作，湿热正盛者，白芍酸敛滞邪，断不可投。此虽昔人已试之成方，不敢引为后学之楷式也。

【解析】

1. 湿热之邪侵犯中焦，脾胃运化失常，升降失司，气机壅滞，可见胸痞腹痛，里急后重；湿热壅滞肠道，蒸腐肠道脂膜，损伤肠络，故见便下脓血黏稠；脉软数即为濡数之脉，为湿热内蕴之象。总之本证为湿热积滞壅结肠道，伤及气血而致的痢疾。

2. 薛生白认为本证的形成机理为“湿热内滞太阴”。此处的“太阴”是从太阴脾之运化失常而致痢来说的，但“太阴”非单纯指脾，确切地说当指胃肠。痢疾古称滞下，其种类很多。在湿热痢中，以伤气为主者，多表现为痢下白冻；以伤血为主者，则痢下脓血；气血并伤则痢下赤白，湿热极甚则可痢下五色。

3. 湿热痢疾的治疗方法为清肠止痢，化湿导滞，药用厚朴、木香、槟榔、陈皮理气行滞化湿，葛根、柴胡升举下陷之清阳之气，银花、连翘、荆芥炭清解肠道热毒，黄芩清热燥湿，神曲消食化滞。在药物加减方面薛生白认为热盛于里者，可加黄连，大实而痛者加大黄。

【提要】

论述久痢伤阳的证治。

【原文】

痢久伤阳，脉虚滑脱者，真人养脏汤加甘草、当归、白芍。(42)

自注：脾阳虚者，当补而兼温，然方中用木香，必其腹痛未止，故兼疏滞气；用归、芍，必其阴分亏残，故兼和营阴。但痢虽脾疾，久必传肾，以肾为胃关，司下焦而开窍于二阴也。况火为土母，欲温土中之阳，必补命门之火。若虚寒甚而滑脱者，当加附子以补阳，不得杂入阴药矣。

【解析】

1. 湿热痢久不愈，脾阳大伤，而中气下陷，表现为大便滑脱不禁，脉虚弱，并可伴有痢下白冻，腹痛喜按，形寒怕冷，舌淡苔白润滑等。治疗当温中补虚，涩肠固脱，以真人养脏汤加甘草、当归、白芍治之。若虚寒甚而滑脱明显者，为脾阳久虚致肾阳不足，其治疗“欲温土中之阳，必补命门之火”，可加入附子温补肾阳。

2. 薛生白认为“用归、芍必其阴分亏残，故兼和营阴”，本证为虚寒痢，虽以阳虚寒盛为主，但痢久营阴必伤，故每于温阳散寒之中适当佐以和营养阴之品，既可救阴液之损，亦可避免温燥之品伤阴耗液之弊。但本证终究以虚寒为主，所以阴柔之品必须慎用。

【提要】

论述痢久伤阴，虚坐努责的证治。

【原文】

痢久伤阴，虚坐努责者，宜用熟地炭、炒当归、炒白芍、炙甘草、广皮之属。（43）

自注：里结欲便，坐久而仍不得便者，谓之虚坐努责。凡里结属火居多，火性传送至速，郁于大肠，窘迫欲便，而便仍不舒，故痢疾门中，每用黄芩清火，甚者用大黄逐热。若痢久血虚，血不足则生热，亦急迫欲便，但久坐而不得便耳。此热由血虚所生，故治以补血为主。里结与后重不同，里结者急迫欲便，后重者肛门重坠。里结有虚实之分，实为火邪有余，虚为营阴不足。后重有虚实之异，实为邪实下壅，虚由气虚下陷。是以治里结者，有清热养阴之异；治后重者，有行气升补之殊。虚实之辨，不可不明。

【解析】

1.湿热痢迁延日久，不仅可损伤阳气，更易耗伤阴液，痢久伤阴多表现为虚坐努责，急迫欲便但又不得解出，潮热，口干而渴，舌光红或剥，脉细数等，治疗当和营养阴，佐以和中理气。

2.里急指排便急迫不畅，后重指肛门有重坠感，里急与后重常同时出现，故可不必细分。其形成的病机有虚实之异，实者多为湿热积滞蕴阻肠道；虚者多为气阴不足，气虚下陷。实证的治疗当以清化肠道湿热积滞为主，如白头翁汤、芍药汤等；虚证的治疗当以益气养阴，升举中气为主，如补中益气汤等。

三、寒湿

【提要】

论述湿热病亡阳的证治。

【原文】

湿热证，身冷脉细，汗泄胸痞，口渴舌白，湿中少阴之阳，宜人参、白术、附子、茯苓、益智等味。（25）

自注：此条湿邪伤阳，理合扶阳逐湿。口渴为少阴证，乌得妄用寒凉耶。

【解析】

1.身冷、胸痞、脉细、舌白为寒湿内阻，阳气不足的表现；口渴为寒湿内盛，阳气虚弱不能上布津液于口的表现；汗泄为阳气大伤而有外脱之势。治疗当温阳化湿，即薛生白提出的“扶阳除湿”，以人参、附子、益智补阳温肾；白术、茯苓健脾化湿。在湿热证病变过程中由于患者素体阳气不足，或湿邪久留损伤阳气，或治疗中使用寒凉药物太过等，都可导致湿从寒化，寒湿内阻，损伤阳气。

2.本证的口渴系寒湿内盛，阳气虚衰不能布化津液所致，其口渴多不欲饮，或喜热饮，不能误认为是里热偏盛或阴液损伤。从本证的病情和治疗用药来看，证候虽为阳虚湿阻，但以阳虚为主，寒湿不甚，治疗应着重益气回阳，人参、白术配伍附子可以固欲脱之气，救将亡之阳。若对于一般之寒湿内阻，阳虚不甚之证，可加厚朴、半夏、干姜以温化寒湿，若过用补益之品，易于壅滞寒湿之邪。

【提要】

论述寒湿内侵脾胃吐利的证治。

【原文】

暑月饮冷过多，寒湿内留，水谷不分，上吐下泻，肢冷脉伏者，宜大顺散。（45）

自注：暑月过于贪凉，寒湿外袭者，有香薷饮；寒湿内侵者，有大顺散。夫吐泻肢冷脉伏，是脾胃之阳为寒湿所蒙，不得升越，故宜温热之剂调脾胃，利气散寒。然广皮、茯苓似不可少，此即仲景治阴邪内侵之霍乱，而用理中汤之旨乎。

【解析】

寒湿内侵脾胃而见吐利，寒湿甚而致阳气不能达于四肢，故见四肢逆冷，伴有腹痛，吐利，胸痞，恶寒肢冷，面黄，口不渴，神倦，四肢倦怠无力，脉沉弱或缓或伏。治疗以温脾祛寒化湿之大顺散，或用来复丹温中散寒，健脾化湿。自注提出加入广皮、茯苓等理气渗湿之品，更为切证。临证恐仅大顺散力所不及，还可考虑加理中、四逆之类。

【提要】

论述寒湿伤脾肾，虚阳外越的证治。

【原文】

腹痛下利，胸痞，烦躁，口渴，脉数大，按之豁然空者，宜冷香饮子。(46)

自注：此不特湿邪伤脾，抑且寒邪伤肾。烦躁热渴，极似阳邪为病，惟数大之脉按之豁然而空，知其躁渴等症，为虚阳外越，而非热邪内扰。故以此方冷服，俾下咽之后，冷气既消，热性乃发，庶药气与病气无扞格[1]之虞也。

【注释】

[1] 扞格：排斥格拒。

【解析】

1. 寒湿伤阳，脾肾阳虚，虚阳外越，可见腹痛下利，胸痞，烦躁，口渴，脉数大，按之豁然而空。其“烦躁，口渴，脉数大”，非实热证之象，而是虚阳外越之假热之象，其虽口渴，但必不欲饮或喜热饮；脉虽数大，但按之必豁然中空；虽烦躁，但无蒸蒸发热，气粗声重，舌红苔黄之症。同时必伴有小便清长，大便稀溏，舌苔白滑，舌质淡胖等阴寒之象。本证为湿从寒化或感受寒湿之邪，损伤脾肾阳气，阳气大伤，虚阳外越所致，为真寒假热之证。治当温补脾肾，回阳散寒，方用冷香饮子。

2. “热药冷服”取反佐法之意，主要用于真寒假热之证。因虚阳外越，投以热药恐被虚阳格拒而发生呕吐，致使药物不能发挥应有的作用，因而采用热药冷服之法，使“药气与病气无扞格之虞”。此“药气”当为温补药物之阳热之性，“病气”当为虚阳外越之假热之病性。

杏林花繁

李士懋（1936—2015 年），山东省黄县人，国医大师，中医界的杰出代表，在临床上擅长治疗内科杂症，他形成了“溯本求源，平脉辨证”的思辨体系。著作包括《脉学心悟》《温病求索》《濒湖脉学解索》《相濡医集》《冠心病中医辨治求真》《中医临证一得集》《李士懋、田淑霄脉学心得》和《汗法临证发微》等，对湿热病证有深入的研究，并提出了各自的治疗方法和经验。

【复习思考题】

1. 湿热证中，湿热伤气导致四肢困倦、精神减少，治疗宜选用何方？（　）

A. 藿香正气散　　B. 茵陈蒿汤　　C. 清暑益气汤

D. 甘露消毒丹　　E. 龙胆泻肝汤

2. 暑月乘凉饮冷后，出现皮肤蒸热、凛凛畏寒、头痛头重等症状，治疗时应考虑以哪味药为主？（　　）

A. 桂枝　　B. 香薷　　C. 麻黄

D. 生姜　　E. 葛根

3. 湿热证后期，热邪传入厥阴，左关弦数，腹时痛，时圊血，肛门热痛，宜仿用何方治疗？（　　）

A. 白头翁汤　　B. 芍药汤　　C. 葛根芩连汤

D. 桃花汤　　E. 真人养脏汤

4. 湿热内滞太阴，郁久成滞下，见胸痞腹痛、下坠窘迫、里急后重等症状，治疗时不宜使用的药物是（　　）

A. 厚朴　　B. 黄芩　　C. 肉桂

D. 神曲　　E. 槟榔

5. 痢久伤阳，脉虚滑脱者，治疗宜选用的方剂是（　　）

A. 真人养脏汤加甘草、当归、白芍

B. 芍药汤

C. 葛根芩连汤

D. 理中汤

E. 参苓白术散

6. 痢久伤阴，虚坐努责者，治疗时应重点考虑的药物组合是（　　）

A. 熟地炭、炒当归、炒白芍

B. 附子、干姜、肉桂

C. 黄连、黄芩、黄柏

D. 石膏、知母、麦冬

E. 人参、白术、茯苓

7. 湿热证中，出现身冷脉细、汗泄胸痞、口渴舌白等症状，提示湿中少阴之阳，治疗时应选用的药物组合不包括（　　）

A. 人参　　B. 白术　　C. 附子

D. 柴胡　　E. 益智

8. 暑月饮冷过多，寒湿内留，水谷不分，上吐下泻，肢冷脉伏者，治疗应选用的方剂是（　　）

A. 大顺散　　B. 藿香正气散　　C. 平胃散

D. 四逆汤　　E. 理中汤

9. 腹痛下利，胸痞烦躁，口渴，脉数大，按之豁然空者，治疗时应考虑使用的方剂是（　　）

A. 冷香饮子　　B. 芍药汤　　C. 葛根芩连汤

D. 白头翁汤　　E. 真人养脏汤

10. 湿热证中，若见四肢困倦、精神减少，同时又有心烦溺黄、口渴自汗等症状，最符合的病机是（　　）

A. 湿热困阻脾胃　　B. 湿热伤阴　　C. 湿热伤气

D. 湿热下注膀胱　　E. 湿热蕴结肝胆

（安荣华）

扫一扫，查阅复习思考题答案

项目六　善后调理

【学习目标】

1. 掌握湿热余邪蒙绕清阳，胃气未醒的证治。

2. 熟悉湿热病阴液已伤，余湿留滞的证治。

【提要】

论述湿热余邪蒙绕清阳，胃气未醒的证治。

【原文】

湿热证，数日后脘中微闷，知饥不食，湿邪蒙绕三焦，宜藿香叶、薄荷叶、鲜荷叶、枇杷叶、佩兰叶、芦尖、冬瓜仁等味。（9）

自注：此湿热已解，余邪蒙蔽清阳，胃气不舒，宜用极轻清之品以宣上焦阳气。若投味重之剂，是与病情不相涉矣。

【解析】

残余湿邪蒙蔽清阳，胃气不舒，可见脘中微闷，知饥不食等症。治宜薛氏五叶芦根汤轻宣芳化，清泄湿热，醒脾舒胃。不可使用浓浊味厚质重之品，恐腻滞不化，反生变证。

【提要】

论述湿热病阴液已伤，余湿留滞的证治。

【原文】

湿热证，十余日，大势已退，唯口渴、汗出、骨节痛，余邪留滞经络，宜元米汤[1]泡於术[2]，隔一宿，去术煎饮。（19）

自注：病后湿邪未尽，阴液先伤，故口渴身痛。此时救液则助湿，治湿则劫阴。宗仲景麻沸汤之法，取气不取味，走阳不走阴，佐以元米汤养阴逐湿，两擅其长。

【注释】

［1］元米汤：即糯米泔水。

［2］於术：即产于浙江于潜县之白术。

【解析】

湿热病后期，患者热退神清，但仍有骨节痛、口渴、汗出等临床表现，此乃湿热损伤阴液，余湿留滞经络所致。治用元米汤泡于术，养阴而不碍湿，化湿而不伤阴。若湿滞经络较甚，骨节疼痛明显，可酌情加入防己、薏苡仁、络石藤、丝瓜络、秦艽等化湿通络之品。

杏林花繁

赵绍琴（1918—2001 年），北京市（祖籍浙江绍兴，但十代世居北京），出身于一个御医世家，其曾祖父、祖父和父亲赵文魁（曾任清代太医院院使）均为清太医院御医。自幼随父学医，曾任北京中医学院温病教研室主任、北京中医药大学终身教授、主任医师、研究生导师，以及中国中医药学会内科学会顾问、中国医学基金会理事、第七、八届全国政协委员等职务。从医 60 余年，以辨证准确、用药精炼、疗效显著闻名于世，被赞为“平正清灵一名医”。撰写出版了《温病纵横》《赵绍琴临证400法》《文魁脉学》《赵绍琴临床经验集》《赵绍琴内科学》等10余部医学著作。

【复习思考题】

1. 湿热证患者，数日后出现脘中微闷，知饥不食，湿邪蒙绕三焦，治疗时可选用的药物组合不包括（　　）

A. 藿香叶　　B. 薄荷叶　　C. 鲜荷叶

D. 肉桂　　E. 佩兰叶

2. 湿热证患者，经过十余日治疗，大势已退，但仍有口渴、汗出、骨节痛，提示余邪留滞经络，此时宜采用的治疗方法是（　　）

A. 直接使用大剂量清热利湿药

B. 针灸疏通经络

C. 用元米汤浸泡於术后，去术煎饮

D. 艾灸温通经络

E. 服用滋阴补肾药物

3. 下列哪项不属于湿热证后期，余邪留滞经络的常见临床表现？（　　）

A. 口渴欲饮　　B. 汗出不止　　C. 骨节疼痛

D. 畏寒肢冷　　E. 舌苔微黄腻

（安荣华）

扫一扫，查阅复习思考题答案

【参考书目】

1. 黄帝内经素问［M］. 北京：人民卫生出版社，2012.
2. 刘衡如 . 灵枢经［M］. 北京：人民卫生出版社，2013.
3. 姚春鹏 . 黄帝内经［M］. 北京：中华书局，2022.
4. 王庆国 .《伤寒论选读》［M］. 北京：高等教育出版社，2007.
5. 熊曼琪 .《伤寒学》［M］. 北京：中国中医药出版社，2007.
6. 刘渡舟 . 刘渡舟伤寒论讲稿［M］. 北京：人民卫生出版社，2008.
7. 张仲景 . 注解伤寒论［M］. 北京：人民卫生出版社，2012.
8. 郝万山 . 郝万山伤寒论讲稿［M］. 北京：人民卫生出版社，2022.
9. 李心机 . 伤寒论［M］. 北京：中华书局，2022.
10. 陈仁旭 . 金匮释要［M］. 北京：人民卫生出版社，2009.
11. 高文柱 . 外台秘要方校注［M］. 北京：学苑出版社，2011.
12. 李克光，杨百茀 . 金匮要略讲义［M］. 上海：上海科学技术出版社，1985.
13. 苏宝刚 . 金匮要略讲义［M］. 北京：学苑出版社，1995.
14. 张仲景 . 金匮要略［M］. 北京：人民卫生出版社，2005.
15. 庞鹤 . 金匮要略讲稿［M］. 北京：中国中医药出版社，2020.
16. 范永升，姜德友 . 金匮要略［M］. 北京：中国中医药出版社，2021.
17. 周安方 . 中医经典选读［M］. 北京：中国中医药出版社，2009.
18. 苏新民 . 中医经典医著选读［M］. 北京：中国中医药出版社，2022.
19. 巢元方 . 诸病源候论［M］. 太原：山西科学技术出版社，2015.
20. 方药中，许家松 . 温病条辨讲解［M］. 北京：人民卫生出版社，2007.
21. 姜建国 . 中医经典选读［M］. 北京：人民卫生出版社，2011.
22. 马健，杨宇 . 温病学（第 2 版）［M］. 北京：人民卫生出版社，2013.
23. 周安方 . 中医经典选读［M］. 北京：中国中医药出版社，2015.
24. 谷晓红，马健 . 温病学（新世纪第五版）［M］. 北京：中国中医药出版社，2021.
25. 徐江雁，胡方林 . 中医各家学说（第 2 版）［M］. 北京：科学出版社，2022.
26. 岳冬辉 . 温病条辨精选原文评析［M］. 北京：中国中医药出版社，2022.

教材目录

注：凡标☆者为"十四五"职业教育国家规划教材。

序号	书名	主编		主编所在单位	
1	医古文	刘庆林	江琼	湖南中医药高等专科学校	江西中医药高等专科学校
2	中医药历史文化基础	金虹		四川中医药高等专科学校	
3	医学心理学	范国正		娄底职业技术学院	
4	中医适宜技术	肖跃红		南阳医学高等专科学校	
5	中医基础理论	陈建章	王敏勇	江西中医药高等专科学校	邢台医学院
6	中医诊断学	王农银	徐宜兵	遵义医药高等专科学校	江西中医药高等专科学校
7	中药学	李春巧	林海燕	山东中医药高等专科学校	滨州医学院
8	方剂学	姬水英	张尹	渭南职业技术学院	保山中医药高等专科学校
9	中医经典选读	许海	姜侠	毕节医学高等专科学校	滨州医学院
10	卫生法规	张琳琳	吕慕	山东中医药高等专科学校	山东医学高等专科学校
11	人体解剖学	杨岚	赵永	成都中医药大学	毕节医学高等专科学校
12	生理学	李开明	李新爱	保山中医药高等专科学校	济南护理职业学院
13	病理学	鲜于丽	李小山	湖北中医药高等专科学校	重庆三峡医药高等专科学校
14	药理学	李全斌	卫昊	湖北中医药高等专科学校	陕西中医药大学
15	诊断学基础	杨峥	姜旭光	保山中医药高等专科学校	山东中医药高等专科学校
16	中医内科学	王飞	刘菁	成都中医药大学	山东中医药高等专科学校
17	西医内科学	张新鹛	施德泉	山东中医药高等专科学校	江西中医药高等专科学校
18	中医外科学☆	谭工	徐迎涛	重庆三峡医药高等专科学校	山东中医药高等专科学校
19	中医妇科学	周惠芳		南京中医药大学	
20	中医儿科学	孟陆亮	李昌	渭南职业技术学院	南阳医学高等专科学校
21	西医外科学	王龙梅	熊炜	山东中医药高等专科学校	湖南中医药高等专科学校
22	针灸学☆	甄德江	张海峡	邢台医学院	渭南职业技术学院
23	推拿学☆	涂国卿	张建忠	江西中医药高等专科学校	重庆三峡医药高等专科学校
24	预防医学☆	杨柳清	唐亚丽	重庆三峡医药高等专科学校	广东江门中医药职业学院
25	经络与腧穴	苏绪林		重庆三峡医药高等专科学校	
26	刺法与灸法	王允娜	景政	甘肃卫生职业学院	山东中医药高等专科学校
27	针灸治疗☆	王德敬	胡蓉	山东中医药高等专科学校	湖南中医药高等专科学校
28	推拿手法	张光宇	吴涛	重庆三峡医药高等专科学校	河南推拿职业学院
29	推拿治疗	唐宏亮	汤群珍	广西中医药大学	江西中医药高等专科学校

序号	书　名	主　编		主编所在单位	
30	小儿推拿	吕美珍	张晓哲	山东中医药高等专科学校	邢台医学院
31	中医学基础	李勇华	杨　频	重庆三峡医药高等专科学校	甘肃卫生职业学院
32	方剂与中成药☆	王晓戎	张　彪	安徽中医药高等专科学校	遵义医药高等专科学校
33	无机化学	叶国华		山东中医药高等专科学校	
34	中药化学技术	方应权	赵　斌	重庆三峡医药高等专科学校	广东江门中医药职业学院
35	药用植物学☆	汪荣斌		安徽中医药高等专科学校	
36	中药炮制技术☆	张昌文	丁海军	湖北中医药高等专科学校	甘肃卫生职业学院
37	中药鉴定技术☆	沈　力	李　明	重庆三峡医药高等专科学校	济南护理职业学院
38	中药制剂技术	吴　杰	刘玉玲	南阳医学高等专科学校	娄底职业技术学院
39	中药调剂技术	赵宝林	杨守娟	安徽中医药高等专科学校	山东中医药高等专科学校
40	药事管理与法规	查道成	黄　娇	南阳医学高等专科学校	重庆三峡医药高等专科学校
41	临床医学概要	谭　芳	向　军	娄底职业技术学院	毕节医学高等专科学校
42	康复治疗基础	王　磊		南京中医药大学	
43	康复评定技术	林成杰	岳　亮	山东中医药高等专科学校	娄底职业技术学院
44	康复心理	彭咏梅		湖南中医药高等专科学校	
45	社区康复	陈丽娟		黑龙江中医药大学佳木斯学院	
46	中医养生康复技术	廖海清	艾　瑛	成都中医药大学附属医院针灸学校	江西中医药高等专科学校
47	药物应用护理	马瑜红		南阳医学高等专科学校	
48	中医护理	米健国		广东江门中医药职业学院	
49	康复护理	李为华	王　建	重庆三峡医药高等专科学校	山东中医药高等专科学校
50	传染病护理☆	汪芝碧	杨蓓蓓	重庆三峡医药高等专科学校	山东中医药高等专科学校
51	急危重症护理☆	邓　辉		重庆三峡医药高等专科学校	
52	护理伦理学☆	孙　萍	张宝石	重庆三峡医药高等专科学校	黔南民族医学高等专科学校
53	运动保健技术	潘华山		广东潮州卫生健康职业学院	
54	中医骨病	王卫国		山东中医药大学	
55	中医骨伤康复技术	王　轩		山西卫生健康职业学院	
56	中医学基础	秦生发		广西中医学校	
57	中药学☆	杨　静		成都中医药大学附属医院针灸学校	
58	推拿学☆	张美林		成都中医药大学附属医院针灸学校	